最新 薬剤学

第 11 版

顧 問

高崎健康福祉大学薬学部長・教授
東京薬科大学名誉教授　　　　　　林　　正弘

編 集

名古屋市立大学大学院薬学研究科教授　尾関　哲也
東京薬科大学薬学部教授　　　　　　　井上　勝央

東京　廣川書店 発行

―――― 執筆者一覧〔五十音順〕 ――――

市 川 秀 喜	神 戸 学 院 大 学 薬 学 部 教 授
伊 藤 清 美	武 蔵 野 大 学 薬 学 部 教 授
井 上 勝 央	東 京 薬 科 大 学 薬 学 部 教 授
岡 田 弘 晃	東 京 薬 科 大 学 名 誉 教 授 (株) 岡 田 Ｄ Ｄ Ｓ 研 究 所 所 長
岡 本 浩 一	名 城 大 学 薬 学 部 教 授
尾 関 哲 也	名古屋市立大学大学院薬学研究科教授
片 山 博 和	福 山 大 学 薬 学 部 教 授
楠 原 洋 之	東 京 大 学 大 学 院 薬 学 系 研 究 科 教 授
佐 久 間 信 至	摂 南 大 学 薬 学 部 教 授
白 坂 善 之	東 京 薬 科 大 学 薬 学 部 准 教 授
高 島 由 季	東 京 薬 科 大 学 薬 学 部 准 教 授
田 上 辰 秋	名古屋市立大学大学院薬学研究科講師
根 岸 洋 一	東 京 薬 科 大 学 薬 学 部 准 教 授
東 顕 二 郎	千 葉 大 学 大 学 院 薬 学 研 究 院 准 教 授
深 水 啓 朗	明 治 薬 科 大 学 教 授
前 田 和 哉	東 京 大 学 大 学 院 薬 学 系 研 究 科 講 師
森 部 久 仁 一	千 葉 大 学 大 学 院 薬 学 研 究 院 教 授
山 﨑 啓 之	崇 城 大 学 薬 学 部 教 授
山 崎 浩 史	昭 和 薬 科 大 学 教 授
山 本 浩 充	愛 知 学 院 大 学 薬 学 部 教 授

最新薬剤学 ［第 11 版］

| 編 者 | 尾 関 哲 也
井 上 勝 央 | 昭和 34 年 4 月 25 日　初版発行 ©
平成 30 年 4 月 30 日 | 第 11 版
1 刷 発 行 |

発 行 所　株式会社　廣 川 書 店

〒 113-0033　東京都文京区本郷 3 丁目 27 番 14 号

電話 03(3815)3651　FAX 03(3815)3650

第11版発行に際して

本書の初版は，1959年4月に竹中 英雄編集により発行された．その後，日本薬局方の改正に伴いそのつど対応して本書の改訂が行われ，第8版（2002年3月発行）では，粟津 荘司，川嶋 嘉明，乾 賢一が，第9版（2006年9月発行）では，林 正弘，川嶋 嘉明，乾 賢一が，第10版（2012年4月発行）では，林 正弘，乾 賢一，尾関が編集を担当した．2016年4月に第十七改正日本薬局方（日局17）が施行され，2017年12月には第一追補が制定された．これに伴い第11版を発行することになった．

日局17の作成方針として，「最新の学問・技術の積極的導入による質的向上」，「国際化の推進」などがあげられている．これらに関して，通則，一般試験法の改正，医薬品各条，標準品，容器・包装関係の整備がされた．医薬品の品質保証における容器・包装の役割の観点，国際調和の視点を加味しながら容器・包装の用語，定義，規定の整備を行うために，製剤総則中に新たに「製剤包装通則」が設けられた．また，残留溶媒に係る規定や無菌関連用語として「無菌」，「滅菌」，「無菌操作」の定義が設けられた．第一追補で吸入剤の評価法に関し，「吸入剤の送達量均一性試験法」および「空気力学的粒度測定法」が新たに収載された．本書では上記の改正点を取り入れた内容となっている．

第10版は，広範な薬剤学の学問領域を網羅すべく，物理薬剤学，生物薬剤学，製剤工学，医療薬剤学の4分野から構成されたが，本書では，平成25年度改訂版・薬学教育モデル・コアカリキュラムにおける主要な薬剤学領域（医療薬学：E4 薬の生体内運命，E5 製剤化のサイエンス）への対応に主眼をおき，取り扱う領域を，物理薬剤学，生物薬剤学，製剤学の3分野に絞るとともに，最新の基礎的情報を取り入れ，わかりやすさと内容の充実を図った．さらに，これらの内容に対する理解を深めるために，薬剤師国家試験で出題された関連の問題を精選し，練習問題として章末にまとめた．また，各章の執筆は，その研究領域で先端研究を推進されている諸先生にご担当して頂いた．

本書が，薬剤師・薬学研究者を目指す学部生，大学院生あるいは製剤・動態研究者の方々に読まれ，学習に利用されることを望むとともに，薬剤学の基礎理論，製剤化技術，薬物動態，薬物相互作用，さらにはドラッグデリバリーシステム等を理解する上で有用な教科書となることを願う．

本書の企画・編集・出版に際しご協力頂いた廣川書店編集部の各位に深甚なる謝意を表する．

2018年3月

尾関　哲也
井上　勝央

目　次

1　総　論 …………………………………………………………… *1*

1.1　薬剤学	（井上勝央）	*3*
1.2　物理薬剤学	（尾関哲也）	*5*
1.3　生物薬剤学	（井上勝央）	*6*
1.4　製剤学	（尾関哲也）	*7*
1.5　薬剤学の将来	（岡田弘晃）	*8*

2　物理薬剤学 ………………………………………………… *11*

2.1　**物理薬剤学の基礎**	（深水啓朗）	*13*
2.1.1　固体原薬の結晶状態		*13*
2.1.2　固体原薬に働く分子間力		*19*
2.1.3　固体医薬品の評価法		*21*
演習問題		*24*
2.2　**溶液の性質**	（深水啓朗）	*26*
2.2.1　濃度の表現（日局 17 準拠）		*26*
2.2.2　溶媒の分類		*27*
2.2.3　溶液の化学（活量とイオン強度）		*29*
2.2.4　希薄溶液の束一性		*30*
演習問題		*33*
2.3　**界面現象と界面活性剤**	（森部久仁一）	*36*
2.3.1　界面張力と界面エネルギー		*36*
2.3.2　界面吸着と表面張力		*38*
2.3.3　界面活性剤溶液の性質		*40*
2.3.4　界面活性剤の分類		*44*
2.3.5　界面活性剤の作用と HLB		*47*
演習問題		*52*
2.4　**分散系とその安定性**	（森部久仁一）	*54*
2.4.1　コロイド分散系		*54*

2.4.2 乳剤（エマルション）		57
2.4.3 懸濁剤（サスペンション）		59
演習問題		61
2.5 レオロジー	（田上辰秋）	63
2.5.1 ニュートンの流動法則		64
2.5.2 非ニュートン流動		65
2.5.3 チキソトロピー		67
2.5.4 粘弾性		68
2.5.5 レオロジー的性質の測定法		72
演習問題		76
2.6 粉体の科学	（深水啓朗）	79
2.6.1 粒子の特性および評価方法		79
2.6.2 粉体の物理化学的性質		87
演習問題		92
2.7 製剤からの薬物溶出	（東顕二郎）	95
2.7.1 薬物の溶解度		95
2.7.2 薬物の溶解速度		98
2.7.3 薬物溶出性		101
2.7.4 薬物放出の制御		102
演習問題		106
2.8 製剤の安定性と安定化	（片山博和）	108
2.8.1 製剤の安定性とその影響因子		108
2.8.2 製剤の安定性の予測		114
2.8.3 製剤の安定化		124
演習問題		126

3 生物薬剤学 ……………………………………………… 131

3.1 薬物の吸収	（白坂善之）	133
3.1.1 薬物の細胞膜透過		133
3.1.2 薬物の消化管吸収		145
3.1.3 生理活性物質の消化管吸収		186
3.1.4 薬物の消化管外吸収		187
演習問題		200
3.2 薬物の分布	（山﨑啓之）	204
3.2.1 薬物の組織分布の決定因子		205
3.2.2 分布容積		208

目　　次　　*vii*

　　3.2.3　血漿タンパク結合の解析　　**210**
　　3.2.4　血漿タンパク結合の測定法　　**212**
　　3.2.5　リンパ管系への移行性　　**213**
　　3.2.6　脳への移行性　　**214**
　　3.2.7　胎児への移行性　　**217**
　　3.2.8　乳汁への移行性　　**218**
　　演習問題　　**221**
　3.3　**薬物の代謝**　　　　　　　　　　　　（山崎浩史）　**224**
　　3.3.1　薬物動態と薬物代謝　　**224**
　　3.3.2　薬物代謝反応を触媒する酵素　　**225**
　　3.3.3　薬物代謝酵素活性の変動　　**228**
　　3.3.4　薬物代謝酵素の薬理遺伝学　　**230**
　　演習問題　　**231**
　3.4　**薬物の排泄**　　　　　　　　（楠原洋之，前田和哉）　**234**
　　3.4.1　尿中排泄　　**242**
　　3.4.2　胆汁中排泄　　**246**
　　演習問題　　**253**
　3.5　**薬物速度論**　　　　　　　　　　　　（井上勝央）　**257**
　　3.5.1　コンパートメントモデル　　**257**
　　3.5.2　生理学的薬物速度論モデル　　**274**
　　3.5.3　非線形モデル　　**280**
　　3.5.4　モデル非依存的方法　　**283**
　　3.5.5　バイオアベイラビリティ　　**285**
　　演習問題　　**287**
　3.6　**薬物相互作用**　　　　　　　　　　　（伊藤清美）　**291**
　　3.6.1　薬物動態学的相互作用　　**291**
　　3.6.2　薬力学的相互作用　　**298**
　　演習問題　　**299**

4　製剤学　　　　　　　　　　　　　　　　　　　　　　　　*301*

　4.1　**製剤総論**　　　　　　　　　　　　　（尾関哲也）　**303**
　　4.1.1　製剤総則　　**303**
　4.2　**経口投与する製剤および口腔内に適用する製剤**　　（市川秀喜）　**311**
　　4.2.1　経口投与する製剤　　**311**
　　4.2.2　口腔内に適用する製剤　　**326**
　　4.2.3　主な添加剤　　**331**

演習問題　333

4.3　注射により投与する製剤，透析に用いる製剤および目に投与する製剤
（佐久間信至）　336

4.3.1　注射により投与する製剤　336

4.3.2　透析に用いる製剤　349

4.3.3　注射剤などの無菌製剤に用いる添加剤　349

4.3.4　滅菌法および無菌操作法　355

4.3.5　目に投与する製剤　358

演習問題　362

4.4　気管支・肺に適用する製剤，耳に投与する製剤および鼻に適用する製剤
（岡本浩一）　364

4.4.1　気管支・肺に適用する製剤　364

4.4.2　耳に投与する製剤　367

4.4.3　鼻に適用する製剤　368

演習問題　369

4.5　直腸に適用する製剤，腟に適用する製剤および皮膚などに適用する製剤
（片山博和）　371

4.5.1　直腸に適用する製剤　371

4.5.2　腟に適用する製剤　374

4.5.3　皮膚などに適用する製剤　375

演習問題　387

4.6　生薬関連製剤
（尾関哲也）　391

4.6.1　エキス剤　391

4.6.2　丸　剤　392

4.6.3　酒精剤　392

4.6.4　浸剤・煎剤　393

4.6.5　茶　剤　393

4.6.6　チンキ剤　394

4.6.7　芳香水剤　395

4.6.8　流エキス剤　395

演習問題　397

4.7　薬物送達システム（DDS）
（根岸洋一）　398

4.7.1　プロドラッグ　398

4.7.2　放出制御システム　399

4.7.3　ターゲティング　409

4.7.4　将来の薬物治療システム　418

演習問題　423

4.8 日局一般試験法中の製剤試験法　　　　　　　　　（高島由季）　**430**

4.8.1　崩壊試験法　　　**430**

4.8.2　溶出試験法　　　**433**

4.8.3　製剤均一性試験法　　　**435**

4.8.4　製剤の粒度の試験法　　　**439**

4.8.5　制酸力試験法　　　**439**

4.8.6　粘着力試験法　　　**439**

4.8.7　皮膚に適用する製剤の放出試験法　　　**442**

4.8.8　注射剤の不溶性異物検査法　　　**445**

4.8.9　注射剤の不溶性微粒子試験法　　　**446**

4.8.10　注射剤の採取容量試験法　　　**447**

4.8.11　点眼剤の不溶性微粒子試験法　　　**448**

4.8.12　点眼剤の不溶性異物検査法　　　**448**

4.8.13　眼軟膏剤の金属性異物試験法　　　**448**

4.8.14　注射剤用ガラス容器試験法　　　**449**

4.8.15　プラスチック製医薬品容器試験法　　　**450**

4.8.16　輸液用ゴム栓試験法　　　**451**

4.8.17　エンドトキシン試験法　　　**451**

4.8.18　発熱性物質試験法　　　**452**

4.8.19　無菌試験法　　　**453**

4.8.20　浸透圧測定（オスモル濃度測定法）　　　**454**

4.8.21　アルコール数測定法　　　**454**

4.8.22　鉱油試験法　　　**455**

4.8.23　熱分析法　　　**455**

4.8.24　粘度測定法　　　**455**

4.8.25　粉末 X 線回折測定法　　　**456**

4.8.26　かさ密度およびタップ密度測定法　　　**457**

4.8.27　比表面積測定法　　　**459**

4.8.28　粉体の粒子密度測定法　　　**459**

4.8.29　粒度測定法　　　**460**

4.8.30　収着 – 脱着等温線測定および水分活性測定法　　　**461**

演習問題　　　**463**

4.9 日局の製剤総則中およびその他の製剤試験法　　　　　　　　（高島由季）　**468**

4.9.1　錠剤の硬度・摩損度試験法　　　**468**

4.9.2　軟膏剤の試験　　　**468**

4.9.3　安定性試験　　　**469**

4.9.4　製剤に関する試験法の一覧　　　**471**

演習問題　　　**474**

4.10 製剤工学 （山本浩充） 476

4.10.1 粉　砕　476

4.10.2 篩過・分級　479

4.10.3 混　合　481

4.10.4 造粒法　484

4.10.5 乾燥法　489

4.10.6 圧縮と打錠　492

4.10.7 コーティング　496

4.10.8 カプセル剤　499

4.10.9 製剤プロセスの自動化　501

4.10.10 製剤プロセスのバリデーション　502

演習問題　503

4.11 製剤の品質管理 （岡田弘晃） 507

4.11.1 医薬品の品質保証　507

4.11.2 製剤の品質管理と保証　512

演習問題　514

索　引　517

目　次

薬学教育モデル・コアカリキュラムとの対応表

第1章　総論	
第2章　物理薬剤学	
2.1	E5（1）製剤の性質　①1,2,3,4,5　②1,2　③1,2,3,4　④1,2,3
2.2	E5（1）製剤の性質　②1,2
2.3	E5（1）製剤の性質　③1　④1
2.4	E5（1）製剤の性質　①1,2,3,4,5　②1,2　③1,2,3,4　④1,2,3
2.5	E5（1）製剤の性質　②1
2.6	E5（1）製剤の性質　①1,2,3,4,5
2.7	E5（1）製剤の性質　①2,3,4,5 E5（3）DDS（Drug Delivery System：薬物送達システム）②2　③2
2.8	E5（1）製剤の性質　③3,4　④2,3
第3章　生物薬剤学	
3.1	E4（1）薬物の体内動態　①1,2　②1,2,3,4,5
3.2	E3（3）個別化医療　④2,3
	E4（1）薬物の体内動態　③1,2,3,4,5,6
3.3	E4（1）薬物の体内動態　④1,2,3,4,5
3.4	E3（3）個別化医療　①2
	E4（1）薬物の体内動態　①2　②5　⑤1,2,3,4,5
3.5	E4（2）薬物動態の解析　①1,2,3,4,5
3.6	E4（1）薬物の体内動態　②4　③6　④5　⑤5
第4章　製剤学	
4.1	E5（2）製剤設計　①1,2,3,4,5,6
4.2	E5（2）製剤設計　①2,3　②1,2
4.3	E5（2）製剤設計　①1,4,6　②1,2,3
4.4	E5（2）製剤設計　①3
4.5	E5（2）製剤設計　①3,5
4.6	E5（2）製剤設計　①6
4.7	E5（3）DDS（Drug Delivery System：薬物送達システム）①1,2　②1,2,3 ③1,2,3　④1,2
4.8	E5（2）製剤設計　②4
4.9	E5（2）製剤設計　②4
4.10	E5（2）製剤設計　②1,2,3
4.11	E5 製剤化のサイエンス

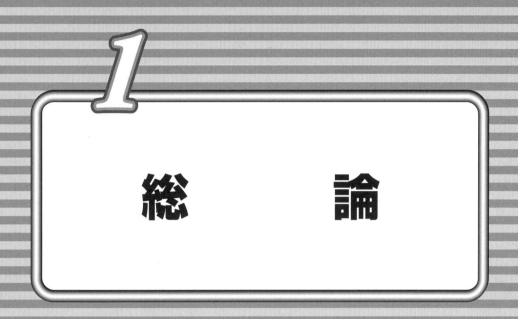

1.1 薬剤学　pharmaceutics

薬剤学とは，薬物の物理化学的特性と体内動態特性の理解に基づき，医薬品開発における分子設計の提案,薬剤の剤形や投与ルートの開発を行うための理論とその応用技術を研究することで，薬物の有用性と安全性を高めるための方法論を追求する学問である．また，これまでに確立されてきた方法論は，製薬企業等における医薬品開発や臨床での薬物治療に適応され，より効率的な医薬品開発や医薬品の適正使用を可能にしているだけでなく，実用面での利便性や経済性，患者のQOLやコンプライアンスの向上など，社会的ニーズに対応するべく，さらなる発展を続けている．

薬物治療を最適化する薬剤学的アプローチとしては，1) 品質保証に関わる薬物の安定化，2) 時空間的な薬物の体内動態の制御と予測，そして 3) 疾患部位などの特定部位への薬物の標的化などが重要となる．これらのアプローチに必要な基礎知識と基盤技術を与える薬剤学の学問領域として，薬物や製剤添加物の物理化学的特性に関して研究する物理薬剤学，実際の各種剤形の製法，性質から品質管理に至るまでを研究する製剤学，薬物の吸収，分布，代謝，排泄，さらに体

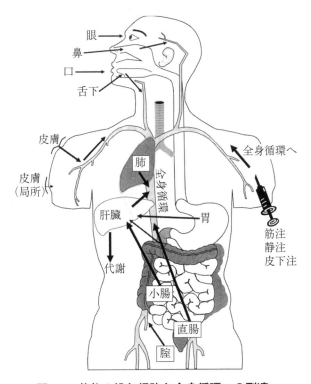

図 1.1　薬物の投与経路と全身循環への到達

内動態を解析する手法について研究する生物薬剤学がある．これら3学問領域は互いに連携しており，その研究成果として様々な方法論が誕生し，それに基づき開発された医薬品が数多く臨床応用されている．

　ヒトへの投与経路を例にとれば，図1.1に示されるように，体循環に直接投与する静脈内投与（注射剤），消化管からの吸収を指向した経口投与（経口製剤）や直腸投与（坐剤），肺胞上皮からの吸収を指向した経肺投与（吸入剤），皮膚を経由する経皮投与（外用剤）など，様々な投与経路と投与剤形が存在する．これらの投与方法は目的とする薬物および治療部位によって最適なものが選択されている．

　近年では医薬品の概念が拡大し，医薬品開発のパラダイムシフトが進行してきていることから，薬剤学が果たすべき役割もさらに広がりつつある．従来，医薬品の多くは低分子有機化合物を対象として様々な剤形修飾や製剤化が行われて臨床応用されてきた．しかし，近年では抗体や生理活性ペプチドなどの高分子バイオ医薬品が次々と上市され，臨床で良好な治療実績を上げてきており，今後も高分子バイオ医薬品に対するニーズは高まっていくことが予想される．さらに，現在，DNAやRNAを用いた核酸医薬やiPS細胞に代表される細胞医薬に関する研究開発が急速に推進されている状況を鑑みると，高分子バイオ医薬品や細胞医薬に対する剤形修飾や体内動態に対する関心が高まることは容易に予想され，それらの有用性の最適化や適正使用のための方法論の開発が求められるであろう．

　したがって，薬剤学の体系的な学習は，現在の薬物治療の実践や医薬品開発過程の理解に役立つとともに，将来的に多様な医薬品の最適化や適正使用に関わる課題を発見・解決する能力を身に付けることに繋がるものと期待される．

1.2 物理薬剤学 physical pharmacy

薬理活性を有する化合物を種々の添加剤とともに適切な剤形とし，その有効性，安全性および品質の保証された「くすり」をデザインし，安定に製造・供給・保管するための総合科学が製剤学であり，物理薬剤学は「製剤学」を物理化学的な側面から研究する分野であり，溶液論，界面科学，レオロジー，粉体科学など物性論を中心とした学問である．薬剤の品質の向上，維持，または適切な体内動態を示すような薬剤の設計，製造に寄与する物理化学的な知識を扱う．

溶液論として，溶媒・溶液の種類，浸透圧や溶解度を学ぶことで希薄溶液，電解質溶液，高分子溶液の性質を理解し，注射剤などの等張化や緩衝能などを説明できるようになる．界面現象および界面活性剤の種類・性質を理解することは，薬物の可溶化に必須である．また，乳剤・懸濁剤の調製には界面活性剤が必要である．乳剤・懸濁剤の分散安定性の評価にはストークスの沈降式の理解が必要である．これらの分散粒子表面が帯電すると水溶液中で表面に電気二重層が形成される．この電気二重層の厚みと表面電位（ゼータ電位）が，分散系の安定性に関係する．高分子溶液，濃厚溶液，半固形製剤は，せん断応力下においては変形と流動を生じ，固体と液体を合わせた性質（弾性と粘性の両方）を示す．この物性を定量的に解析する科学がレオロジーである．レオロジー的性質は製剤の品質と使用性に関係する．様々な剤形があるが，その原料の形態はほとんどが固体粒子である．粉体科学によって，結晶形，結晶性，粒子径，粒子形状，密度などの粒子物性（一次物性）と，流動性，かさ密度，圧縮特性，ぬれ性など粒子が集合した状態の物性（二次物性）の物理的な意味やその測定方法を学ぶ．これらの物性と製剤の含量均一性，安定性，機械的強度，製剤の崩壊性，製剤からの薬物放出性との関係を学ぶ．製剤の長期保存安定性とその予測法（アレニウス式）の理解は，製剤の品質管理に非常に重要である．

1.3

生物薬剤学　biopharmaceutics

　生物薬剤学は，投与された薬物が体内を巡り，体外へ排泄されるまでの生体内運命について研究する学問領域であり，最近では薬物動態学と同一に扱われる．薬物治療において薬物の薬効を最大限に発揮するためには，剤形，処方，投与方法を工夫することが必要であるが，生物薬剤学ではそれぞれの製剤学的諸要因に影響を与える生理学的要因について，そして製剤から放出された薬物の体内動態に及ぼす生理応答について詳細に検討することを目的としており，薬物の物理化学的特性と生物学的効果との関係を追究する学問領域であるともいえる．

　経口製剤を例にとると，消化管内で崩壊，溶解した薬物は，小腸上皮細胞層の細胞膜を透過し，体内に吸収される．体循環に移行した薬物は様々な組織に分布しながら，薬効部位へ到達する．その過程で一部は代謝を受けながら，最終的には体外へと排泄される．したがって，吸収，分布，代謝，排泄という薬物の体内動態に関わる組織や臓器における薬物の挙動を制御する機構が主要な研究対象となる．特に，近年では薬物の代謝に関わる代謝酵素や細胞膜透過に関わるトランスポーターが数多く同定され，分子レベルで薬物の挙動を記述できるようになってきた．本教科書でも最新の分子機構に関する情報を収載している．

　生物薬剤学の中では，薬物の体内動態について量的・時間的変化を定量的に取り扱う薬物速度論 pharmacokinetics も重要である．薬物の血中濃度や尿中排泄量の時間変化を数式化し，薬物の体内動態特性をパラメータ化することで，そのパラメータに基づく薬物動態の把握や個々の患者に対する最適な投与設計が可能となる．臨床だけでなく，医薬品開発においても薬物速度論は重要であり，特に生物学的利用率のパラメータは薬物の剤形を決定する指標として汎用されている．

　また，生物薬剤学に関する研究とその成果は医薬品開発においても必要不可欠となっている．現在の医薬品開発では，開発速度を短縮し，臨床試験における成功確率を高めるために，*in vitro* 試験において高い薬効を有する医薬品候補化合物の中から，早期に体内動態特性に優れた候補化合物を予測し，選択することが求められている．候補化合物の細胞膜透過性の予測には，小腸様細胞株の単層培養系を用いた透過性試験が行われ，主要な薬物代謝酵素の同定には，各種チトクローム P-450（CYP）の発現系が用いられる．また，薬物間相互作用の予測には，各種薬物代謝酵素の活性や薬物トランスポーターの輸送活性に対する候補化合物の阻害効果などが検討されている．

　以上のように，生物薬剤学は，投与方法の開発や投与設計を通じて，薬物治療の最適化に役立つとともに，医薬品候補化合物を効率よくスクリーニングする方法を通じて，医薬品開発に貢献している．

1.4 製剤学 pharmaceutical technology

薬物の原末が，そのまま投与されることはほとんどなく，錠剤や注射剤といった種々の形態（剤形）に加工されて医薬品として用いられる．化合物を「患者さんが使えるくすり」，すなわち剤形とすることを製剤化という．製剤化においては，薬物や添加剤の物理的，化学的，生物学的性質をよく理解し，薬剤学の知識を集めて，有効性・安全性が高い有用な製剤とする必要がある．すなわち，患者に優しい医薬品 patient friendly medicine の製造には，物理薬剤学，生物薬剤学に加え，薬物と剤形，最適な製造方法を研究する製剤学（製剤設計学・製剤工学）の知識・技術が必要である．

日本薬局方（日局）において，製剤を投与経路・適用部位で分類すると，経口投与する製剤，口腔内に適用する製剤，注射により投与する製剤，透析に用いる製剤，気管支・肺に適用する製剤，目に投与する製剤，耳に投与する製剤，鼻に適用する製剤，直腸に適用する製剤，腟に適用する製剤，皮膚等に適用する製剤に大別される．その各製剤の分類の中に，錠剤，注射剤などの種々の剤形がある．また，生薬を含有する製剤は「生薬関連製剤」としてまとめられている．

例えば固体の製剤の場合，製剤化の工程は，単位操作と呼ばれる一連の粉体処理操作からなる．原料の粉砕，分級，混合，造粒，乾燥，圧縮，容器への包装などの操作である．各単位操作は高品質の製剤を製造するために必要であり，その操作の目的，使用する装置とその原理をよく理解する必要があり，製剤工学を学ぶことによってこれらを習得する．高品質な製剤を安定に製造し管理するために，「医薬品の製造管理及び品質管理規則」GMP（Good Manufacturing Practice）が制定されている．品質管理についてもよく理解する必要がある．

製剤には，日局の一般試験法や種々の製剤試験法が適用される．各試験法の意義，試験方法，評価方法を理解する必要がある．

薬物の放出制御，吸収促進，ナノテクノロジーを駆使したターゲティングなどによる薬物投与の最適化を目指した DDS（drug delivery system）（薬物送達システム）がますます注目されている．有効で安全な DDS の創製には，高度で綿密な製剤設計が必須である．

1.5 薬剤学の将来

　薬剤学は，前述の通り3分野の異なる科学の集合体である．薬剤学の知識と技術を用いて医薬品の最終形態である製剤が設計・製造され，患者に投与されて治療される．したがって，製造する人も使用する人も，医薬品製剤の目的・機能を十分理解できることが重要である．薬学が6年制となり，疾病や医療現場のニーズを理解できる創薬薬剤師，ベッドサイドで患者に最適な薬物治療（精密医療 Precision Medicine）を選択でき医師の片腕となれる病院薬剤師，予防や環境科学を通じて人類の健康に資する生命科学薬剤師が期待されている．

　最近，創薬の現場では大きな変革が起きている．画期的な慢性C型肝炎治療薬「ハーボニー®配合錠」（プロドラッグ，Gilead Sciences 社）が上市され，発売されて2年後の2015年には世界売上 19,140 百万ドル（約2.1兆円）のトップ医薬品になった．これによって日本のC型肝炎は3年で撲滅できるとされている．一方2016年，世界で3番目の遺伝子治療薬「Strimvelis®」（英GSK 社）が承認された．アデノシン・デアミナーゼ（ADA）欠損重症免疫不全症治療薬で，採取した自己の骨髄細胞に ADA 遺伝子をレトロウイルス・ベクターで導入した，世界初の小児用 *ex vivo* 幹細胞遺伝子治療薬である．ADA はリンパ球の産生に必要で，欠損により免疫システムが構築できず，感染症を発症して早期に死に至る．投与回数1回のみで，自己細胞であるため拒絶反応が無く，静脈内注射後，一部が骨髄に戻り ADA が長期にわたり産生される．現在，この治療を受けた18人の患者全員が生存している．しかも，効果が得られなかった場合，薬剤費は全額返却 money-back guarantee される．

　これまでの低分子化合物の製剤設計に加え，華々しく登場してきたバイオ医薬品においては，多くの薬剤学の知識と DDS 技術の集約が必要となる．例えば，アミノ酸トランスポーターを用いた *p*-boronophenylalanine と中性子線によるピンポイント放射線療法（中性子捕捉療法），インスリン吸入剤，酢酸リュープロレリンおよび GLP-1 受容体作動薬の長期徐放性注射剤，多くの PEG 修飾サイトカイン，新しいメカニズムの免疫チェックポイント阻害抗体，自己骨格筋由来培養細胞シート（ハートシート®）などが上市されている．また，化学合成できる DNA エイズワクチン，疾患バイオマーカー・治療ターゲットとしての miRNA，遺伝子サイレンシング素材 siRNA，サンバイオ社や札幌医科大学による骨髄由来間葉系幹細胞による脳梗塞，脊髄損傷治療薬などが臨床試験されている．さらに最近，遺伝子治療に画期的なゲノム編集技術「CRISPR/Cas9 システム」が導入され，標的ゲノムの DNA 塩基配列の一部を特異的に排除するか，外来遺伝子を狙った場所に挿入できるようになった．これによって Duchenne 型筋ジストロフィーのエキソンスキッピングやT細胞表面の PD-1 受容体のサイレンシングの臨床試験が米国で始まる．

1.5 薬剤学の将来

　一方，抗がん抗体薬などのように，数か月の延命効果で薬剤費が数百万円もするものが多く，世界中で医療は質調整生存年 quality-adjusted life year（QALY）をエンドポイントとして，費用対効果で評価されるようになってきた．医薬品は，より有効で，より安全で，患者に優しい製剤でなければならない．これまでに確立された多くの製剤技術に加え，バイオ素材を対象とした新しい確実な製剤が必要である．多くの若い研究者が，これらの革新的創薬をより強力に支援する新しい製剤技術の開発に挑戦されることを期待したい．

2

物理薬剤学

2.1 物理薬剤学の基礎

我が国で生産される医薬品のうち，錠剤やカプセル剤などの固体医薬品が金額ベースで約6割を占めている．医薬品の最終形態である剤形が液体（例えば注射剤や点眼剤）であっても，製造上の観点からは取扱性や安定性に優れた固体の方が原薬として望ましい．ここで原薬とは，drug substance の訳語であり，医薬品の活性本体である薬物分子を指す用語として用いられている．英語では active pharmaceutical ingredient（API）という呼称の方が一般的であるが，日本語では統一的に原薬と呼ばれている．固体原薬の多くは結晶性であり，我が国で用いられる医薬品の品質を規定する日本薬局方（日局）で，その各条に収載されている医薬品の性状の項には，結晶性であるか否かが最初に記載されている．そこで本節では医薬品の最小単位である分子が秩序正しく配列している結晶と，ランダムに集合している非晶質について解説する．また，その分子間に働く相互作用や代表的な評価法について述べる．

2.1.1 固体原薬の結晶状態

A 結晶多形

i）結晶多形

結晶性である原薬において，分子の配列の異なる結晶形を結晶多形 polymorphs と呼ぶ（図 2.1.1）．同一の化学構造をもつ薬物分子でありながら，その配列が異なることにより，固体としての性質も異なる点が重要である．固体医薬品の物性で最も重要視されるのは，水に対する溶解性および保存安定性ということができる．その中でも生物学的利用能，つまりは薬効に直結する溶解性に最も留意すべきである．溶解は，結晶格子から分子が解離して溶媒和する現象ともいい

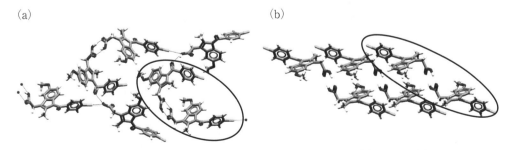

図 2.1.1 インドメタシンの結晶多形ならびに結晶構造：（a）α 形，（b）γ 形
両結晶形ともインドメタシン分子がカルボキシ基どうしの水素結合によりダイマー（二量体）を形成しているが（楕円で囲った部分），全体の分子配列は異なっている．

換えられるため，分子配列すなわち格子エネルギーの違いにより，溶媒（水）に対する溶解度あるいは溶解速度にも差が現れる．

ii）安定形と準安定形

医薬品の結晶多形は2種類に限らず，それ以上の多形を有するものが知られている．その中で最も安定な結晶形を安定形 stable form と称し，それ以外の多形は準安定形 metastable form と呼ぶ．一般的に，安定形は結晶（固体）として最も安定に存在する分子配列であるため，他の準安定形と比較して，相対的に低い溶解性を示す（図2.1.2）．結晶多形を有するインドメタシンの準安定形は α 形であり，水に対する溶出プロファイルでは過飽和の状態を示す．後述する非晶質ではさらに顕著な過飽和状態が認められる．

iii）多形転移（エナンチオトロピーとモノトロピー）

準安定形から安定形への相転移を多形転移という．固体状態のままで可逆的な転移が観察できる場合を互変（二）形 enantiotropy，準安定形から安定形への転移のみが認められるものを単変（二）形 monotropy と呼ぶ．互変形の場合，安定形および準安定形の溶解度を複数の温度で測定すると，溶解度の対数値と絶対温度の逆数の間に van't Hoff プロットが作成できる（図2.1.3）．測定温度範囲で溶解熱が一定であるとき，各多形について直線関係が得られ，傾きから溶解にともなうエンタルピー変化，傾きの差から転移にともなうエンタルピー変化（転移熱），直線の交点から転移温度を求めることができる．

B 溶媒和物（無水物や水和物）

常温で液体である分子種（溶媒）を固体結晶の構成成分として含むものを溶媒和物 solvate と

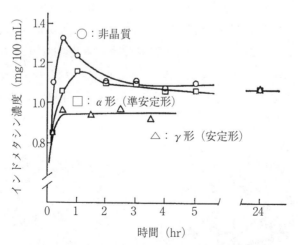

図 2.1.2 結晶多形の医薬品（インドメタシン）が示す典型的な溶出プロファイル
インドメタシンの場合は γ 形が安定形である．準安定形の α 形と非晶質固体の場合は過飽和現象が認められ，後者の方がより顕著である．
（Imaizumi, H., *et al.* (1980) *Chem. Pharm. Bull.*, **28**, 2565-2578）

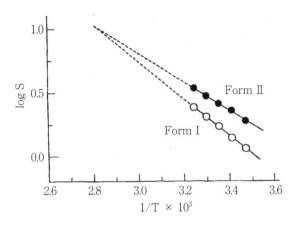

図 2.1.3 エナンチオトロピーを示す薬物（セラトロダスト）の van't Hoff プロット
両直線を外挿した交点から転移温度が 83.4℃ と見積もることができる．
（池田幸弘ら(1995) 薬学雑誌, 115, 937-943）

いう．結晶性医薬品の中には少なからず水分子を結晶構造内に含む水和物 hydrate が存在する．普段，特に気にすることもなく使用している医薬品にも水和物は数多く存在する．例えば主薬ではカフェインの一水和物，賦形剤として汎用される乳糖も一水和物である．無水物と水和物の比較で重要なのは溶出プロファイルの差である．その結晶構造内に水分子を含む水和物と含まない無水物の構造を取り得る医薬品（つまり無水物と水和物が存在する医薬品）では，両者の溶出プロファイルが異なる．すなわち無水物は水中で溶解した後，水和物へと転移するため，最終的には（平衡状態では）水和物の溶解度を示す．したがって無水物は水和物と比較して，一般的に速やかに溶解する．

C　塩・共結晶

塩 salt の代表例としては塩酸塩あるいはナトリウム塩があげられる．古くは天然物から薬物を抽出する際に，塩基性薬物の場合は酸性のカウンターイオン，酸性薬物の場合は塩基性のカウンターイオンを添加することにより，溶媒に不溶性の結晶（固体）として取り出す手法が用いられてきたこと，また塩酸も Na も生体内に存在するため，医薬品として使用しやすいことが理由と考えられる．最近では必ずしも酸塩基反応によらず，中性の薬物であっても水素結合などの分子間相互作用により結晶性の複合体を得る共結晶 cocrystal が利用されており，結晶性医薬品の一形態として普及しつつある（図 2.1.4）．

D　非晶質（アモルファス）

i）非晶質固体

非晶質 amorphous は，一定の配列をもたない物質の状態を表す総称であり，ガラスとほぼ同義で用いられる．図 2.1.5 に固体のエンタルピーと温度の関係の概念図を示す．結晶は融点にお

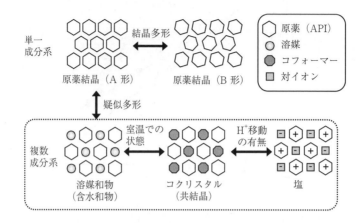

図 2.1.4　医薬品の開発に用いられている結晶形態の模式図

原薬と対をなすカウンター分子が室温環境下で液体か固体か，あるいは分子間相互作用がイオン性であるかどうか（プロトンが移動しているかどうか）で，溶媒和物，共結晶および塩を分類する定義が提唱されている．

（深水啓朗(2011) ファルマシア, **47**, 1044-1048）

いて融解熱を吸収して液体になる．これを急速に冷却すると結晶化せずに過冷却液体 super cooled liquid となり，ある温度を境にエンタルピーの減少が緩くなる．この温度をガラス転移温度 glass transition temperature と呼び，分子の配向がランダムなまま分子運動が抑制された透明な固体になる．非晶質固体は結晶に比べて不安定であるが，それだけ溶解度が高く，難水溶性医薬品を経口投与した際に吸収速度や吸収率を高めることができる一方，安定な結晶に転移するリスクをともなうため非晶質の原薬のみでは製剤化や医薬品としての開発は困難である．

ii）固体分散体

上述したように，非晶質は非平衡状態であるため，医薬品として市場に流通させる場合には物

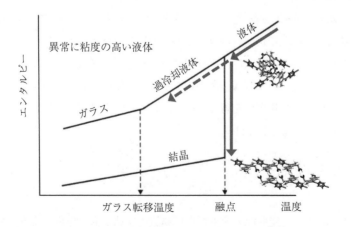

図 2.1.5　固体におけるエンタルピーの温度変化

理的な安定性が課題となる．すなわち，結晶よりも高い溶解度を期待して非晶質の原薬を採用した場合，製造あるいは保存中に結晶化して溶解性が低下するリスクが考えられる．そこで原薬とポリマー（高分子）を配合し，両者の相互作用を利用することによって原薬を分子状態で安定に分散させた固体分散体 solid dispersion（あるいは厳密に非晶質固体分散体と呼ぶ）が利用されている（図 2.1.6）．この技術により，固体状態では分子分散の状態，水溶液中では過飽和状態が生じる．代表的なポリマーとして，ポリビニルピロリドンあるいはヒドロキシプロピルメチルセルロースなどのセルロース類が用いられている．

iii）共融混合物

粉末医薬品を混合した場合，組合せによっては，各成分の融点よりも低い融点を示す共融混合物 eutectic mixture が生成する．難水溶性の医薬品に対して溶解速度を高める効果が期待できるものの，品質管理の観点から実用化にはハードルが高い．むしろ散剤の調剤において，共融混合物の生成は配合不適の一因として注意する必要がある．

iv）固溶体

固溶体 solid solution は，固体が他の固体の結晶格子中に侵入あるいは置換する様式で，均一分散した固体である．非晶質固体分散体と混同されやすいが，厳密には異なる状態を表している．

E 複合体

医薬品として用いられる複合体 complex は，一般的に原薬と添加剤の分子間に生じる特異的な相互作用を利用して，原薬の物性を改善するために用いられる．改善される物性のほとんどは，水への溶解性および化学的な安定性である．溶解性の改善およびその評価に用いる溶解度相図については 97 頁，安定性の改善については 124 〜 126 頁に詳述されている．複合体は，広義では上述した原薬と高分子からなる固体分散体を含むこともあるが，一般的あるいは狭義では，特定の分子間で生じるペアを指し，塩 salt，共結晶 cocrystal，包接化合物 inclusion compound なら

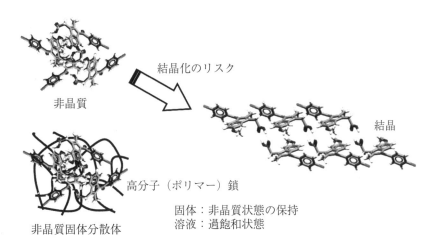

図 2.1.6 非晶質と固体分散体の概念図

びに錯体 chelate compound などが知られている．これらの複合体は，溶液中のみで観察される可溶性の場合と，固相（結晶）として単離できる場合とがある．

i）塩と共結晶

上述した通り，合成された医薬品原薬を固体として取り出す結晶化の操作として，あるいは溶解性等の原薬物性を改善する手法として用いられてきた．現在では，固体原薬の物性（水への溶解性，物理的・化学的安定性，粉体特性等）改善を目的として，様々なカウンターイオンあるいは分子（使用実績のある医薬品添加剤が汎用される）を組合せる結晶工学 crystal engineering 的なアプローチが盛んに行われている．

ii）包接化合物

ある種の分子（例：シクロデキストリン cyclodextrins, デンプン starch）は，その特異的な立体構造から他の分子を取り込む．これらの複合体を特別に，包接化合物という．包接格子をつくる分子をホスト分子 host molecule, 包接される分子をゲスト分子 guest molecule と呼び，それらの間には弱い結合力が働いているが，空間的な相補性もまた重要な条件となっている．

シクロデキストリンは，グルコースが環状 α (1-4) グリコシド結合によって6個（α 体），7個（β 体）あるいは8個（γ 体）連なったカゴ型の分子で，その内部に形成された空洞の直径は，およそ 0.5～0.8 nm である．空洞の内部が疎水的な環境を提供している一方，分子の外側は水酸基が配置される親水性であるため，疎水性（難水溶性）の薬物を内部に取り組み，包接化合物として水溶液中に分散することで，薬物の見かけ上の溶解度を上昇させることができる（図 2.1.7）．あるいは加水分解されるような官能基を保護することで，薬物の安定化に寄与することもできる．化学的に不安定なプロスタグランジン類の包接化合物が医薬品として実用化されている．

iii）キレート化合物（錯体）

孤立電子対を供与することができる原子（例：窒素，酸素）を有する分子やイオンがカルシウム，コバルト，鉄などの金属とキレート（エビやカニのはさみという意味）化合物を生成する．

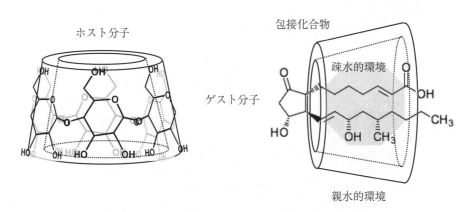

図 2.1.7　シクロデキストリンによる薬物分子の包接

エデト酸 ethylenediaminetetraacetic acid（EDTA）ナトリウムは代表的なキレート化剤で Mg^{2+} や Ca^{2+} などと１：１のキレート化合物をつくる．キレート化剤は，酸化（分解）反応を触媒する金属イオンを固定化できるため，原薬というよりも分解反応を抑制する抗酸化剤として利用されている．あるいは消化管内において，薬物に不慮のキレート化が生じることにより薬物吸収が低下することがある．

2.1.2 固体原薬に働く分子間力

　薬効を示す分子の集合体である結晶を理解するために，分子間力についての基礎知識は欠かせない．また，製剤は当然ながら混合系であり，固形，液体および半固形等の様々な状態の製剤について，原薬と添加剤の分子間に働く相互作用について理解することが重要である．本項では，分子間相互作用の中でも比較的弱いが万物に生じるファンデルワールス van der Waals 力と，比較的強く医薬品にとっても重要な役割を果たしている水素結合を中心に，いくつかの分子間力について解説する．

A　ファンデルワールス力

　すべての分子（原子）間に存在する力で，下記の３つが考えられている．ファンデルワールス力のポテンシャルエネルギーは，いずれも r^6（r は距離）に反比例する．このことは，引力の中心間の距離が離れるにつれて急激に減衰することを示している．

i）（永久）双極子間引力（配向効果）

　有機化合物のほとんどは異種の原子から構成されており，かつ立体的に非対称であることから，分子内における電荷の分布には常に偏りがある．このような極性分子 polar molecule は永久双極子 permanent dipole をもち，その程度は双極子モーメントで表され，（永久）双極子間引力 dipole-dipole force といえる．異種の電荷が引き合って分子が配向することから，配向効果 orientation effect という（図 2.1.8(a)）．

ii）（永久）双極子－誘起双極子間引力（誘起効果）

　分子が極性，無極性 nonpolar molecule にかかわらず，永久双極子をもつ分子が近づくと，その電場の影響を受けて双極子能率を誘起し，瞬間的に新たな引力，（永久）双極子－誘起双極子間引力 dipole-induced dipole force が生じる（図 2.1.8(b)）．これを誘起効果 induction effect という．この効果は分子の分極率 polarizability が大きいほど，電場による電荷の変位が大きい．

iii）誘起（瞬間）双極子間引力（分散効果）

　永久双極子をもたない分子，すなわち電荷の偏りがない He や N_2 のような対象的な分子においても，電子は核の周りを運動しているので瞬間的には双極子能率が生じる．このような分子が互いに接近すると，誘起双極子能率によって誘起（瞬間）双極子間引力 induced dipole-induced dipole force が生じる（図 2.1.8(c)）．この引力はすべての原子，分子間に生ずるもっとも基本

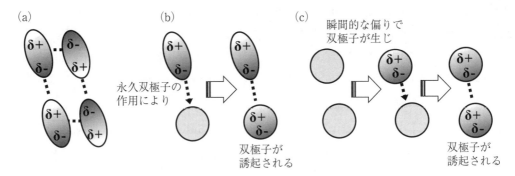

図 2.1.8　各種の双極子間に働く分子間相互作用の模式図

的な力（分散力 dispersion force）であり，狭義のファンデルワールス力ともいわれている．

B　水素結合

水素原子は陽子，電子それぞれ 1 個からなる構造のために強い分極を示す．したがって，水素原子をはさんでフッ素や酸素のような電気陰性度 electronegativity の大きい原子と静電気的な結合を示し，これを水素結合 hydrogen bonds という．水は誘電率や沸点が高く，蒸気圧は異常に低い．また，多くの物質に対する溶解能が大きいことも水素結合に起因している．図 2.1.1 で示したように，水素結合はインドメタシンのようなカルボキシ基を有する医薬品の結晶格子内で，主要な分子間水素結合 intermolecular hydrogen bonds を形成し，結晶構造の安定化に寄与している．あるいはマレイン酸のようなジカルボン酸では，分子内水素結合 intramolecular hydrogen bonds を形成する．また，水溶液中のタンパク質や核酸の立体構造にも密接に関係している．

C　静電相互作用

静電相互作用 electrostatic interaction はカルボキシ基やアミン中の窒素に生じた点電荷の間に働くクーロン力 Coulomb force を主に指している．クーロン力は，無機化合物の多くでみられる陽イオン cation と陰イオン anion の間で形成されるイオン結合の実体でもある．イオン結合は極性分子間結合のうちでもっとも強力なものであり，ときに共有結合に匹敵するため，無機化合物では高い融点を示す．クーロン力のポテンシャルエネルギーは r に反比例するので，ファンデルワールス力に比べてはるかに遠距離まで作用する力である．

D　電荷移動相互作用

電子を放出しやすい傾向をもつ電子供与体 electron donor（D）と電子を受け取りやすい電子受容体 electron acceptor（A）との間に電子の移動が起きたとき，完全に電子が移動してイオン構造 D^+A^- の状態と，完全移動は起こらず非結合性構造 $D^{\delta+}A^{\delta-}$ の状態の間で共鳴のために安

定化する（D⁺A⁻⇔D^δ⁺A^δ⁻）．このような結合力を電荷移動力と呼び，生成物を電荷移動錯体 charge-transfer complex という．

E 疎水性相互作用

タンパク質，レシチンあるいは胆汁酸など，生体成分の分子構造は疎水性部分 hydrophobic moiety と親水性部分 hydrophilic moiety からなっている．このような物質を水に溶解すると，疎水性部分が水分子によって排斥されるため，疎水性部分は互いに凝集し，極性の高い親水性部分が水と接触するように配向する傾向が生じる．疎水性相互作用 hydrophobic interaction は水素結合と同様にタンパク質，核酸など生体高分子の挙動と密接に関係している．

2.1.3 固体医薬品の評価法

医薬品に関連する公定試験法は，日本薬局方の一般試験法と参考情報の欄に 100 種類ほど収載されているが，その中で結晶状態を評価できる方法は限られている．本項では以下の代表的な試験法について解説する．

A 粉末 X 線回折測定法（日局 17 一般試験法〈2.58〉）

粉末試料に X 線を照射し，その物質中の電子を強制振動させることにより生じる干渉性の散乱 X 線を測定する．X 線回折は，X 線の波長 m と入射角 i，および結晶格子内で原子が配列している面の間隔 d の間に成り立つブラッグ Bragg の法則式（1）に基づいている．

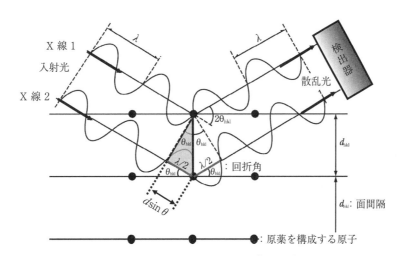

図 2.1.9 粉末 X 線回折測定の原理となるブラッグ Bragg の法則
X 線 1 と 2 の光路差（$2 \times d\sin\theta$）と X 線の波長 λ が等しくなった場合に，散乱 X 線の位相が揃って強い X 線（回折ピーク）が観測される．

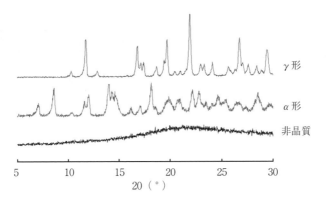

図 2.1.10 粉末 X 線回折測定の典型的な回折パターン

X 線の入射角と，ある原子の面間隔が Bragg の法則を満たすとき，回折ピークが観測される．つまり，結晶多形では分子（原子）の配列が異なるため，異なる角度でピークが観察される（多形の判別）．

$$2d \sin\theta = n\lambda \tag{1}$$

図 2.1.1 で結晶多形の一例としてあげられているインドメタシンでは，それぞれ異なる回折角においてピークが認められている（図 2.1.10）．非晶質固体では分子がランダムに配向しているため，ブラッグの条件を満たす面が存在しないことから，回折ピークをもたないブロードなパターン（ハローパターンと呼ばれる）が観察される．

B 熱分析法（日局 17 一般試験法〈2.52〉）

融点や融解エンタルピーなど，試料の熱力学的なパラメータの測定に用いられている．主要な測定法として熱重量分析 thermogravimetry（TG）と示差走査熱量測定 differential scanning calorimetry（DSC）がある．TG では温度変化に応じた重量変化を測定できるため，水分量の測定などに用いられている．DSC では温度変化に応じた試料のエネルギー現象，すなわちエンタルピーや比熱の変化を測定することができる．準安定形から安定形への結晶転移，あるいは非晶質から結晶化が起きる際は発熱ピークが観察されるので，それらのエンタルピーや温度を知ることにより，安定性に関わる情報を得ることができる（図 2.1.11）．

C 赤外吸収スペクトル測定法（日局 17 一般試験法〈2.52〉）

赤外線 infrared ray（IR），が試料を通過するときに吸収される度合いを各波数について測定する方法である．吸収波数と強度は対象とする物質の化学構造に由来することから，物質の確認に汎用されている．例えば図 2.1.1 に示したように，同じ化学構造をもつ原薬分子でも，その配列が異なることで，官能基によっては周辺の環境が異なるため，吸収ピークがシフトすることを利用して，多形の判別に用いることもできる（図 2.1.12）．近年は赤外吸収スペクトルと相補性をもつとされるラマン分光法も発展が著しい．

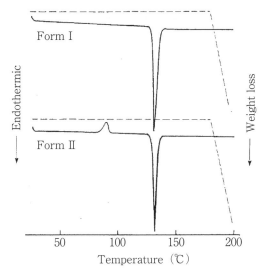

図 2.1.11　結晶多形の医薬品(セラトロダスト)が示す典型的な熱分析曲線（実線：DSC, 点線：TG）
準安定形であるForm Ⅱは90℃付近でForm Ⅰへの結晶転移にともなう発熱ピークが認められた．したがってForm ⅠおよびⅡともに，Form Ⅰの融点である130℃付近で融解による吸熱ピークが観察された．TG曲線では180℃付近まで変化が認められなかったことから，試料中に水や溶媒を含んでいないことを示している．

（池田幸弘ら(1995) 薬学雑誌, 115, 937-943 ）

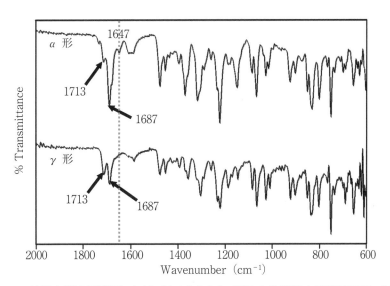

図 2.1.12　結晶多形の医薬品（インドメタシン）が示す典型的な赤外吸収スペクトル
α形には状態の異なるカルボニル（C = O）に由来すると考えられるピークが1647 cm^{-1}付近に認められた．

演習問題

問 1 薬物の物性に関する記述の正誤について回答しなさい．
1 非晶質は，熱力学的に平衡状態にある．
2 共融混合物では，異なる成分どうしが結晶格子を形成している．
3 水和物結晶は，その無水物結晶よりも水に対する溶解度が高い．
4 固溶体中において，薬物は結晶状態で分散している．
5 結晶多形において，安定形の融点は準安定形の融点に比べて高い．

(第98回薬剤師国家試験 問175を一部修正)

問 2 同一化学組成の化合物 a と b の粉末 X 線回折パターンが下図のようになった．この図から推定される化合物 a と b の関係はどれか．**1つ選べ**．
1 同一の結晶形である．
2 非晶質と結晶である．
3 結晶多形である．
4 粒子径が異なる．
5 真密度が等しい．

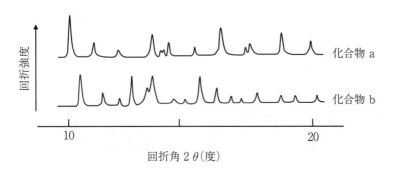

(第99回薬剤師国家試験 問54を一部修正)

解答と解説

問 1
1 誤　非晶質は，結晶を構成する分子がランダムに配列して高いエネルギー状態にあるため，平衡状態にあるとはいえない．
2 誤　共融混合物は，異なる成分どうしの微細結晶が混合した状態のものである．
3 誤　薬物が結晶化するときに，一定の分子比率で水を結晶中に取り込んだ結晶を水和物と

いう. 一般に水和物は，無水物と比較して溶解度が低い.

4 誤　固溶体は，ある固体の結晶中に，他の固体が均一に分散したものである.

5 正　結晶多形は，化学構造は同じでも結晶構造が異なるもので，多形の中で融点が高く，溶解度の小さい方を安定形という.

問 2

1 誤　同一の結晶であれば同じ回折角にピークが出現し，パターンが一致する.

2 誤　非晶質ではブラッグの法則を満たす分子配列が存在しないため，回折パターンを示さない.

3 正　結晶多形の判別に最も利用される測定法である.

4 誤　通常，粒子径の評価には用いられない.

5 誤　通常，真密度の評価には用いられない.

参 考 文 献

1) 日本薬局方解説書編集委員会（2016）第十七改正 日本薬局方解説書，廣川書店
2) 山本晶，岡本浩一，尾関哲也編（2017）製剤学 改訂第7版，南江堂
3) 山本恵司監修，髙山幸三，寺田勝英，森部久仁一編（2016）基礎から学ぶ製剤化のサイエンス 第3版，エルゼビア・ジャパン

2.2 溶液の性質

溶液 solution とは，気体，液体および固体に限らず，2種以上の物質が均一に分子分散した，液体状態の混合物である．一般的には，主要な液体成分の溶媒 solvent と，その他の成分である溶質 solute で構成される．懸濁液 suspension および乳濁液 emulsion は（それぞれコーヒーおよび牛乳が例示できる），一見すると溶液に思えるかもしれないが，実は固体あるいは液体の微粒子が溶媒に分散した系であるため，溶液とは区別して後の節で詳述する．薬物は様々な状態(剤形) で製造，保管および投与されるが，生体内においては，ほぼ分子状態で存在している．したがって，薬物の挙動を正しく理解するためにも溶液に関する知識を深めたい．

2.2.1 濃度の表現（日局 17 準拠）

溶液の濃度を示す表記法としては，表 2.2.1 に示すように，溶質の量をモル数で表すものや，質量や容量の百分率で表す場合などがある．容量モル濃度や規定度は，温度変化にともなって溶液の体積が変わるため，その数値が変わるという欠点を有している．そのため，溶液の単位体積あたりに存在する溶質や溶媒分子の個数に関係する蒸気圧および浸透圧の測定では，質量モル濃

表 2.2.1　濃度の表示形式

表記法	日局*	記　号	定　義
（容量）モル濃度 molarity	○	mol/L	溶液 1 L 中の溶質のモル数（日局では「モル毎リットル」）
質量モル濃度 molality		mol/kg	溶媒 1 kg 中の溶質のモル数
規定度 normality		N	溶液 1 L 中の溶質のグラム当量数
モル分率 mole fraction		X_n, x_n	各成分の総モル数に対する各成分の割合
モル百分率		mol%	モル分率 ×100
質量百分率	○	% w/w%	溶液 100 g 中の溶質の g 数
容量百分率	○	vol% v/v%	溶液 100 mL 中の溶質の mL 数（日局では「体積百分率」）
質量対容量百分率	○	w/v%	溶液 100 mL 中の溶質の g 数（点眼剤や注射剤などの製剤処方または成分濃度を示す場合に用いる）

＊日局 17 の通則 9 で定義されている表現方法

2.2 溶液の性質

表2.2.2 日局における溶解性の表現方法

用 語	溶質1gまたは1mLを溶かすのに要する溶媒量（mL）	質量対容量百分率（w/v%）
極めて溶けやすい very soluble	1 mL 未満	S > 100 （g/100 mL）
溶けやすい freely soluble	1 mL 以上 10 mL 未満	100 ≧ S > 10
やや溶けやすい soluble	10 mL 以上 30 mL 未満	10 ≧ S > 3.3
やや溶けにくい sparingly soluble	30 mL 以上 100 mL 未満	3.3 ≧ S > 1
溶けにくい slightly soluble	100 mL 以上 1000 mL 未満	1 ≧ S > 0.1
極めて溶けにくい very slightly soluble	1000 mL 以上 10000 mL 未満	0.1 ≧ S > 0.01
ほとんど溶けない practically insoluble	10000 mL 以上	0.01 （g/100 mL） ≧ S

度を用いる．日局では，日局13より規定度を廃止し，モル濃度（あるいはミリモル濃度）での表記に統一した．vol%やw/v%は医薬品分野に特徴的な表記であり，臨床上の用途や識別性の目的から採用されている．

　一定の温度において，一定量の溶媒に溶解できる溶質の量は一定である．この状態を，その温度における飽和溶液 saturated solution といい，飽和溶液の溶質濃度を溶解度 solubility という．一般的に溶解度は質量百分率（w/w%）で表される．例えば NaCl の水に対する溶解度は20℃で約36 g/100 g（w/w%）である．臨床分野では100 mLあたりの溶質量である質量対容量百分率（w/v%）が汎用されるため，変換する際は若干の注意が必要である．日局では，表2.2.2に示すように，通則で規定する方法にしたがって測定した溶液中の薬物濃度から，溶解性という表現を用いて医薬品の溶けやすさを表す尺度を定めている．近年開発される医薬品は「ほとんど溶けない」ものが多いため，経口投与の場合には溶解性ならびに吸収性に留意する必要がある．

2.2.2　溶媒の分類

A　理想溶液

　理想溶液 ideal solution とは，溶液を構成する成分の混合比（モル分率）のみによって，蒸気圧等の物性が決まる溶液であり，ラウールの法則 Raoult's law に完全に従う．混合溶液における成分 A および B のモル分率をそれぞれ X_A および X_B，分圧をそれぞれ P_A および P_B，各純成分の蒸気圧を $P_A°$ および $P_B°$ とすると，各成分の分圧は，

$$P_A = P_A° X_A \tag{1}$$

$$P_B = P_B° X_B \tag{2}$$

で表され，すべての混合比（モル分率）で，各成分の分圧が直線性を示す．溶液の全圧 P は

$$P = P_A + X_B \tag{3}$$

であり，図 2.2.1(a) のように示される．

B 実存溶液

実存溶液 real solution では，溶質と溶媒間に働く力が，溶質分子どうしおよび溶媒分子どうしに働く力と異なるため，その蒸気圧はラウールの法則に従わない（図 2.2.1）．溶質分子間および溶媒分子間よりも溶質−溶媒分子間の引力の方が強い場合，溶液の蒸気圧はラウールの法則より負にずれる．水溶液における強い水和などがその例としてあげられる．一方，同分子間の引力が異分子間より強い場合，溶液の蒸気圧はラウールの法則から正にずれる．

C 希薄溶液

溶質の濃度が十分に希薄である場合，溶質の分子は多数の溶媒分子によって取り囲まれているため，一様な環境にあると考えることができる．したがって，図 2.2.1 において溶質のモル分率 X_B が非常に小さい（溶質が低濃度の）領域では，ヘンリーの法則 Henry's law が成り立つ．

$$P_B = kX_B \tag{4}$$

ここで k はヘンリーの定数であり，この法則は希薄溶液 dilute solution の溶質にのみ適用される．

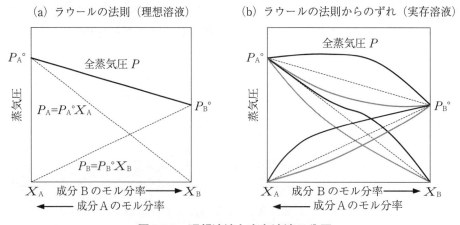

図 2.2.1　理想溶液と実存溶液の分圧

2.2.3 溶液の化学（活量とイオン強度）

A 活量および活量係数

　溶質は一般に非電解質 nonelectrolyte と電解質 electrolyte に分けられる．非電解質は，水溶液中でイオンに解離しない物質であり，ブドウ糖やアルコール類などである．一方，電解質には強電解質（NaClなど）と弱電解質（酢酸など）がある．強電解質の希薄水溶液においては，解離したイオン間に静電的引力あるいは会合といった相互作用が生じるため，完全解離と仮定して計算した値からずれが生じる．例えば，後述する溶液の束一性（凝固点降下など）において，実測値が理論値よりも小さくなる場合である．すなわち，溶質のモル数が実際に加えた量よりも小さく見積もられることになり，これを有効濃度と呼ぶ場合がある．

　このようなずれを補正するために活量 activity という概念が生まれた．希薄溶液の場合は，a（activity）$= C$（concentration）なので，

$$\frac{a_{solute}}{C_{solute}} = \gamma_{solute} = 1 \tag{5}$$

である．この場合，活量係数 γ active coefficient は 1 であるが，溶質の濃度が増加するにつれて γ_{solute} の値は 1 からずれていく．

B イオン強度

　非電解質の希薄溶液および弱電解質溶液においては，活量と濃度は実質的に等しいとみなされる．一方，強電解質および塩や他の電解質と共存している緩衝液 buffer solution は，酵素反応や薬物の安定性などを検討するための媒質として日常的に利用されている．緩衝液中では，解離したイオンの静電的相互作用により溶質の活量が変動し，薬物の分解速度や他の反応速度に多大な影響を及ぼす．したがって，緩衝液中におけるイオンと活量の関係を定量的に把握しておく必要がある．ルイス Lewis は全イオンの寄与をイオン強度 ionic strength として次式のように定義した．

$$I = \frac{1}{2} \sum c_i z_i^2 = \frac{1}{2} (c_1 z_1^2 + c_2 z_2^2 + \cdots\cdots + c_n z_n^2) \tag{6}$$

　ここで c_i はイオン種のモル濃度（mol/L），z_i は各イオンの電荷の数（価数）である．イオン強度は溶液中のすべてのイオンの静電力への寄与を表している．イオン価の2乗を導入して，高電荷のイオンを重みづけしているので，例えば Ca^{2+} のような2価イオンは Na^+ などの1価イオンと比較して4倍の寄与がある．また，陽イオンと陰イオンが全静電引力に寄与するので，合計値の1/2を用いている．

C 電解質溶液の平均活量係数（デバイ・ヒュッケル理論）

デバイ・ヒュッケル Debye-Hückel は，強電解質は希薄溶液中で完全にイオン化しており，電解質溶液の理想溶液からのずれは，互いに反対に荷電したイオン間の静電効果によるとした．このとき電解質溶液の平均活量係数 $\gamma_{\pm}$ は，

$$\log \gamma_{\pm} = -A \cdot |z_+ \cdot z_-| \cdot \sqrt{I} \tag{7}$$

で計算できることが示されている．ここで z_+ および z_- は陽イオンおよび陰イオンの電荷，A は溶媒に固有の値で一定（298 K の水の場合，$A = 0.509$），I は全体のイオン強度である．

D 化学ポテンシャル

化学ポテンシャル chemical potential は，混合物中に存在する各成分 1 モルあたりの自由エネルギーであり，常に純物質の自由エネルギーよりも小さい．2 相系における化合物の化学ポテンシャルは，一定の温度と圧力で平衡状態にある場合には，両相において同一である．平衡状態にない 2 相系に存在する物質は，高い化学ポテンシャルを有する相から低い化学ポテンシャルを有する相へと自発的に拡散する傾向がある．希薄溶液中の 1：1 電解質の化学ポテンシャル μ は次式で与えられる．

$$\mu = \mu° + 2RT \ln m\gamma_{\pm} \tag{8}$$

ここで $\mu°$ は標準状態にある成分の化学ポテンシャル，m はモル濃度である．

2.2.4 希薄溶液の束一性

純溶媒に不揮発性の溶質が溶解すると，その溶液の蒸気圧，沸点，凝固点および浸透圧は変化する．例えば，蒸気圧について成立しているラウール Raoult の法則では，溶質が溶媒の逃散傾向を減少させるため，溶質分子の相対的な数に比例して，溶液の蒸気圧が低下する．同様に溶液の凝固点，沸点，浸透圧は成分の性質よりも粒子（原子や分子）の数に依存している．このような性質を溶液の束一性あるいは束一的性質 colligative property と呼んでいる．

A 蒸気圧降下

希薄溶液の蒸気圧は，純溶媒と比較して蒸気圧降下 vapor-pressure depression が認められる．式（1）より，

$$P_A° - P_A = \Delta P = P_A°(1 - X_A) = P_A° X_B \tag{9}$$

ただし，添字 A, B はそれぞれ溶媒，溶質を表し，ΔP は蒸気圧降下である．蒸気圧降下の現象は，

不揮発性物質の存在による溶媒濃度の変化と捉えることができる（図2.2.2）．より具体的には，希薄溶液において $n_A \gg n_B$（溶媒のモル数 ≫ 溶質のモル数）なので，式（9）は，

$$\Delta P = P_A° \left(\frac{n_B}{n_A} \right) = P_A° \left(\frac{M_A W_B}{M_B W_A} \right) \tag{10}$$

ただし，M は分子量，W は質量である．

溶質を質量モル濃度 m で表せば

$$\Delta P = \left(\frac{P_A° W_A}{1000} \right) m_B \tag{11}$$

となり，蒸気圧降下 ΔP は，溶質の質量モル濃度に比例する．溶液の蒸気圧は，直接圧力計によって測定される．より正確な測定のためには，示差圧力計を用いた等圧法や，熱電気法が利用される．

B 沸点上昇

束一性は分子またはイオン数に比例する．液体の蒸気圧が大気圧に等しくなると溶液は沸騰する．したがって，沸点上昇 ΔT_b は蒸気圧降下 ΔP と比例関係にあるので，

$$\frac{\Delta T_b}{\Delta P} = k \quad (k：定数) \tag{12}$$

$$\Delta T_b = k\Delta P = \frac{k P_A° M_A}{1000} m_B \tag{13}$$

$k P_A° M_A / 1000 = k_b$ とおくと，この値は溶媒のみに関係する値となり，k_b を沸点上昇定数 ebullioscopic constant という．溶媒が水の場合，$k_b = 0.51$ である（図2.2.3）．

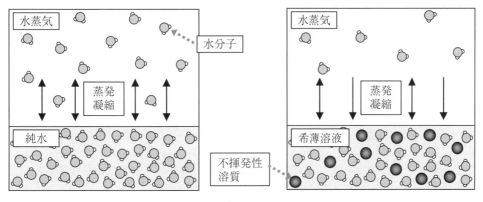

図2.2.2　蒸気圧降下の模式図
不揮発性溶質の存在により，界面における水分子の数が減少し，凝縮が優勢となる．

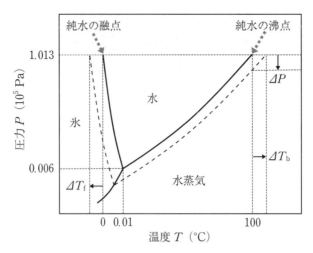

図 2.2.3　水の相図と蒸気圧降下 ΔP, 沸点上昇 ΔT_b, 凝固点降下 ΔT_f（目盛は任意）

C　凝固点降下

凝固点あるいは融点は，1気圧のもとで固相と液相が平衡にある温度で，

$$\frac{\Delta T_f}{\Delta P} = k \quad (k：定数) \tag{14}$$

$$\Delta T_f = k_f m_B \tag{15}$$

ここで k_f を凝固点降下定数 cryoscopic constant という．k_f は溶媒によって異なり，水の場合は $k_f = 1.86$ である．

D　浸透圧

溶媒分子だけを通過させる半透膜（セロハン膜が用いられる）によって，溶質濃度の異なる溶液が隔てられている場合，低濃度側の溶媒が半透膜を通して高濃度側へ移動する（図 2.2.4）．この現象を浸透といい，半透膜で区切られた両側の溶液の化学ポテンシャルが等しくなるまで溶媒が移動する．その際，両側の液面を等しくするために必要な圧力に相当するものが浸透圧である．

浸透圧 osmotic pressure については，ファントホッフ van't Hoff の式がよく知られている．

$$\pi V = nRT \tag{16}$$

ここで π は浸透圧，V は容積，n は溶質のモル数，R は気体定数，T は絶対温度である．この式を容量モル濃度 c で表すと式（17）となるが，実際の実験データは他の束一的性質と同様に，モース Morse が表した質量モル濃度 m の式（18）の方がよく一致するようである．

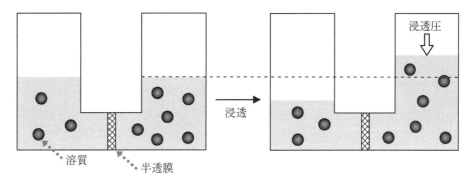

図 2.2.4 浸透の模式図
半透膜の左側の溶媒のみが右側に浸透し，右側の液面が高まり，両側の溶液の濃度（化学ポテンシャル）が等しくなって静止する．点線で示される元の液面まで押し戻すのに必要な圧力が浸透圧である．

$$\pi = RTc \qquad (17)$$

$$\pi = RTm \qquad (18)$$

水 1 kg に溶質 1 モル（6.02×10^{23}）が溶解している溶液の浸透圧濃度を 1 オスモル（Osm）という．溶質 1 ミリモルの場合は 1 ミリオスモル（mOsm）と表し，涙液や血清の浸透圧の単位として用いられる．例えば血清の凝固点降下は 0.52℃ なので，溶質濃度は式 (15) より，

$$0.52 = 1.86 \times m_B$$

となるため，$m_B = 280$ mmol/kg となる．すなわち血清の浸透圧は 280 mOsm（実際には 280～295 mOsm）であり，0.9% 生理食塩水の浸透圧濃度は 286 mOsm であることから，この両者を等張 isotonic 溶液という．体液と大きく異なる浸透圧を示す溶液（高張液あるいは低張液）は，組織に刺激や障害を与える可能性があるので，注射剤や点眼剤の調製においては等張化が重要である．

演習問題

問 1 溶液の束一的性質に関する記述の正誤について答えよ．

a 希薄溶液で質量モル濃度が同じであれば，ブドウ糖水溶液の方が NaCl 水溶液よりも凝固点降下度は大きい．

b ブドウ糖希薄溶液の浸透圧 π は，$\pi = cRT$ で表される．ただし，c はモル濃度，R は気体定数，T は絶対温度である．

c 凝固点降下度を ΔT_f，モル凝固点降下定数を K とすると，希薄溶液の浸透圧 π は近似的に $\pi = \Delta T_f RT/K$ で表される．

34　　　　　　　　　　　　　　第 2 章　物理薬剤学

d 非電解質の希薄水溶液の凝固点は，溶質の質量モル濃度に比例して降下し，その比例定数はモル凝固点降下と呼ばれ，溶質固有の定数である．

e ラウールの法則が成立する溶液について，揮発性溶媒 A の蒸気圧降下の大きさ ΔP が下式で示されるのは，溶質 B が不揮発性の場合である．

$\Delta P = P^0_A \cdot X_B$（$P^0_A$：純溶媒 A の蒸気圧，$X_B$：溶質 B のモル分率）

（第 94 回，第 93 回薬剤師国家試験一部改変）

問 2　塩化ナトリウム 1000 mg を 5.0 w/v% ブドウ糖溶液 100 mL に溶解させた．この溶液の浸透圧（mOsm/L）を計算せよ．ただし，原子量は Na：23.0，Cl：35.5 とし，ブドウ糖の分子量は 180 とする．

（第 82 回薬剤師国家試験一部改変）

解答と解説

問 1

a 誤　NaCl のような電解質では，イオンも含めた溶質全粒子のモル濃度が関与するため，NaCl 水溶液の方がブドウ糖水溶液と比較して凝固点降下度が大きい．

b 正　正しい記述である．

c 正　希薄溶液においては，質量モル濃度 cm とモル濃度 c がほぼ等しいと考えられるので，浸透圧 π は近似的に，$\pi = \Delta T_f RT / K$ で表される．

d 誤　モル凝固点降下定数は，溶媒固有の定数である．

e 正　蒸気圧降下の定義であり，正しい記述である．

問 2

＊ブドウ糖溶液 1000 mL に換算して考えることとする．

5.0 w/v% ブドウ糖溶液：$(50\,g/180)/1000\,mL = 0.278\,mol/L$

塩化ナトリウム：$(1\,g \times 10/(23+35.5))/1000\,mL = 0.171\,mol/L$

＊溶液中に非電解質が 1 mol/L 存在するときの浸透圧が 1 Osm/L である．

ブドウ糖による浸透圧：$0.278\,Osm/L$

塩化ナトリウムによる浸透圧：$0.171 \times 2 = 0.342\,Osm/L$（水中で解離して 2 つのイオンになる）

この溶液の浸透圧：$0.278 + 0.342 = 0.620\,Osm/L = 620\,mOsm/L$

参 考 文 献

1) 四ッ柳智久, 檀上和美, 山本昌編集（2007）製剤学 改訂第 5 版, 南江堂
2) 永井恒司, 園部尚編集（2010）製剤化のサイエンス～基礎と CMC ～, じほう
3) 森本雍憲他（2009）新しい図解薬剤学 改訂 4 版, 南山堂
4) Atwood, D., Florence, A. T. 著, 櫨本紀夫, 坂巻弘之, 秋田谷龍男訳（2008）FAST track 物理系薬剤学, 共立出版

2.3 界面現象と界面活性剤

　ある1つの均一な相がもう1つの均一な相と接触するとき，それらの境界面を界面 interface という．気体，液体，固体のいずれか2相が接触してつくる界面には，液体-気体，液体-液体，液体-固体，固体-気体と固体-固体の5種類がある．2相のうち，1相が気体である液体-気体と固体-気体の界面は表面 surface と呼ばれる．医薬品製剤は複数の相を含む不均一な分散系であることが多い．表2.3.1 には分散系と代表的製剤の関係を示した．

表2.3.1　分散系と製剤の関係

分散媒	分散相	状　態	関係する製剤
気体	液体 液体・固体 固体	霧 エアゾール 煙	スプレー剤 吸入・外用エアゾール剤 同上，吸入粉末剤，点鼻粉末剤
液体	気体 液体 固体	泡 エマルション サスペンション	薬用石ケン，スプレー剤 エアゾール剤（噴霧時） 軟膏剤，乳剤，クリーム剤，坐剤，ローション剤，乳濁注射剤，シロップ剤 懸濁剤，懸濁注射剤，ゲル剤
固体	気体 液体 固体	 粉体	 坐剤，軟膏剤 錠剤，貼付剤

　また，多くの界面を含む不均一系から成り立っている生体組織は，リン脂質などからなる二重膜構造や界面活性物質により構成・安定化されている．したがって，生命現象を理解するためにも界面化学は重要である．

2.3.1　界面張力と界面エネルギー

　固体でも液体でもその界面や表面は，相内部と比較してエネルギー的に高い状態にある．例えば液体が空気と接している場合，液体内部の分子が周りの分子から受ける力（引力）は均等であり，エネルギー的にも安定である．一方，液体表面に存在する分子が受ける力は液体内部と表面とで異なる．特に空気から受ける力がごくわずかなため，トータルとして液体内部方向に引力が発生する（図2.3.1）．この発生した過剰なエネルギーを界面自由エネルギー interfacial free energy（J）という．界面自由エネルギーを低くしようとする力（引力）により，液体の表面が

2.3 界面現象と界面活性剤

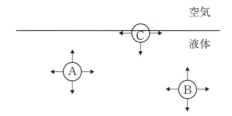

図 2.3.1 液体の表面張力

小さくなる．これが界面張力（図 2.3.1 の場合は表面張力 surface tension）で，単位面積当たりの界面自由エネルギー（J·m^{-2}）あるいは単位長さ当たり力（N·m^{-1}）として表される．新しく表面や界面をつくるには，これに逆らって仕事がなされなくてはならない．いま 18 g の水を細かく分けて，直径 d cm の水滴をつくる．水の密度は 1 g/cm^3（4℃）であり，液滴の数 n は $18/(\pi d^3/6)$ となる．また，全表面積 S は $n\pi d^2$ である．水の表面張力（表面自由エネルギー）$\gamma =$

表 2.3.2 水 18 g（1 mol）のもつ表面自由エネルギー

粒子径 (d/cm)	粒子数 (n)	全表面積 (S/cm^2)	全表面自由エネルギー (G/J)
1	3.44×10	1.08×10^2	8.12×10^{-4}
10^{-1} (1 mm)	3.44×10^4	1.08×10^3	8.12×10^{-3}
10^{-4} (1 μm)	3.44×10^{13}	1.08×10^6	8.12×10
10^{-7} (1 nm)	3.44×10^{22}	1.08×10^9	8.12×10^3
10^{-8} (1 Å)	3.44×10^{25}	1.08×10^{10}	8.12×10^4

表 2.3.3 種々の液体の表面張力（mN/m）（20℃）

液　体	表面張力	水との界面張力
水	72.8	
メタノール	22.6	
エタノール	22.3	
クロロホルム	27.1	32.8
四塩化炭素	26.7	45.0
二硫化炭素	31.4	
エーテル	17.1	10.7
ベンゼン	28.8	35.0
トルエン	28.5	34.2
n-オクタノール	27.5	8.5
オリーブ油	35.8	22.0
酢酸	27.8	
オレイン酸	32.5	15.6
n-ヘキサン	18.4	51.1
n-ヘプタン	20.3	
n-オクタン	21.8	50.8
n-ヘキサデカン	30.0	52.1
水銀	185.0	375.0

$75\,\mathrm{mN\cdot m^{-1}}$ なので，1モルの水の全表面自由エネルギー W は，水滴の大きさから次式により求められる．

$$W = \gamma S = \gamma \left(\frac{1.08}{d} \times 10^{-6} \right) = \frac{8.1}{d} \times 10^{-4} \ \ (\mathrm{J}) \tag{1}$$

表2.3.2には，水滴の直径 d と全表面自由エネルギー W の関係を示した．液滴を1nmの大きさにすると，水は約2kcalの過剰エネルギーをもつ．表2.3.3には各種液体の表面張力と水に対する界面張力を示した．水銀の表面張力が他の液体に比較して著しく大きいことは，水銀が金属で原子間の相互作用が強いことから理解できる．水の表面張力も他の有機化合物の液体と比較して大きな値になっている．これは，水の分子間には水素結合のような比較的強い相互作用が働くのに対して，有機化合物ではファンデルワールス力などより弱い相互作用が主に働いていることを反映している．このように，分子間に働く力が強いほど表面張力は大きくなっている．

界面エネルギーの増大は薬物の溶解性に影響する．水に難溶性の薬物の微粒子化はモル当たりの界面エネルギーを大きくし，次の Ostwald-Freundlich の式で示されるように溶解度の増大に寄与する．

$$\ln \left(\frac{S}{S_0} \right) = \frac{2\gamma V}{RT} \cdot \frac{1}{\gamma} > 0 \tag{2}$$

V はモル体積，S_0 は大きな粒子の溶解度（半径が∞），S は微小粒子（半径 r）の時の溶解度，R は気体定数，T は絶対温度である．本式が成り立つのは粒子が球形の場合であり，顕著な溶解度の変化が認められるのは，実際のところ，分子量が1000程度の薬物で粒子径が100nm以下の場合である．

Ostwald-Freundlich の式は，液滴のサイズと蒸気圧との関係を表した Kelvin の式

$$\ln \left(\frac{P}{P_0} \right) = \frac{2\gamma V}{RT} \cdot \frac{1}{\gamma} > 0 \tag{3}$$

（液滴の蒸気圧：P，通常の蒸気圧：P_0）と同じで同様な議論が可能である．Kelvin の式は，異なるサイズ（特にナノサイズ）の液滴が共存する場合，表面エネルギーの高い小さい液滴が合一して大きなサイズの液滴になる可能性を示している（オストワルド熟成）．

2.3.2 界面吸着と表面張力

ある物質を液体に溶かした場合，溶液中の溶質濃度 C の変化に伴う表面張力 c の変化は図2.3.2のようになる．水分子との相互作用の強い無機電解質やショ糖などは水に速やかに溶解し，その濃度の増加とともに水の表面張力をわずかに増加させる（Ⅰ型）．石ケン，タンパク質，アルコール，その他の有機化合物は濃度の増加に伴い水の表面張力を低下させる（Ⅱ型あるいはⅢ

2.3 界面現象と界面活性剤

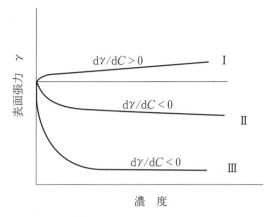

図 2.3.2 界面活性剤水溶液の表面張力と溶質濃度の関係

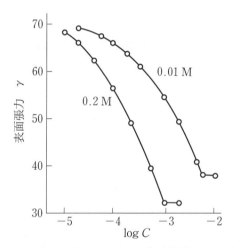

図 2.3.3 0.01 および 0.2 M NaCl 水溶液中でのラウリル
硫酸ナトリウム溶液の表面張力と濃度の関係

型).表面張力 γ の変化は,溶質の溶解表面への吸着量 adsorption amount (Γ) と密接に関係する.

$$\Gamma = -\frac{C}{RT} \cdot \frac{d\gamma}{dC} = -\frac{1}{RT} \cdot \frac{d\gamma}{d\ln C} \tag{4}$$

これはギブス Gibbs の吸着式である.Ⅱ型やⅢ型のように,濃度 C の増加とともに γ が低下し,表面の吸着量 Γ が増大する物質を界面活性な物質という($\Gamma > 0$:正吸着).この場合,溶質の濃度は溶液内部よりも表面の方が高い.特に,Ⅲ型のように,微小濃度で大きな表面張力の低下をもたらす物質を界面活性剤 surfactant,surface active agent という.一方,Ⅰ型のように濃度 C の増加とともに γ がわずかに増加する物質は界面不活性である($\Gamma < 0$:負吸着).この場合,溶質の濃度は表面よりも溶液内部の方が高い.

石ケンのような界面活性剤は分子内に親水基と親油基（疎水基）を有するが，水中である濃度以上になると親油基間の凝集力により分子の集合が起こる．この集合はミセル micelle と呼ばれている．ミセル形成が始まると，溶液中の単分子状態の分子の濃度はほぼ一定となる．このとき，吸着量も表面張力もほぼ一定となる．図2.3.3には，ラウリル硫酸ナトリウム溶液の表面張力の変化を示した．臨界ミセル濃度 critical micelle concentration（cmc）の手前での傾きは，0.2 M NaCl 溶液では -30 である．したがって，式（1）より，$\varGamma = 30/(2.303RT) = 5 \times 10^{-10}$ mol/cm^2 である．ただし，気体定数 $R = 8.3145$ J/K·mol，$T = 313$ K である．

これは 1 cm^2 の水面に約 3×10^{14} 個のラウリル硫酸イオンが集まることになる．

表面張力の測定法には，水面に対して垂直に立てた毛細管中の液体の上昇度から評価する毛細管上昇法，白金製のリングを液面から引き離す際にかかる力を評価する円環法，薄板を液面から引き離す際にかかる力を評価するつり板法などがある．

2.3.3 界面活性剤溶液の性質

A ミセル形成

界面活性剤は分子内に長鎖アルキル基に代表される非極性（親油性，疎水性）基と，極性（親水性）基をもっている．したがって，親油基は水から逃れる方向に，親水基は水に接近する方向に配向する．両者の傾向を満足させる場所は水の表面である．図2.3.4のように，少量の界面活性剤を水に溶解させると，一部の界面活性剤は単分子（モノマー）状態で溶液中に存在し，水面

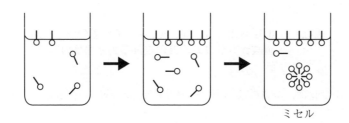

図2.3.4　界面活性剤の濃度変化に伴う溶解挙動とミセル形成

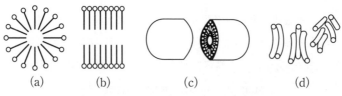

図2.3.5　界面活性剤のミセル構造模型
(a) 球状ミセル　(b) 層状ミセル
(c) 棒状ミセル　(d) 小型ミセル

に吸着した界面活性剤は親油基を水面の上側に，親水基を水の内部に向けて安定化する．溶液の濃度が増すと，単分子膜を形成できる限度まで水面に吸着する．これが完成すると空気と接するのは水ではなく表面張力の小さい親油基（アルキル基）となるので，溶液の表面張力はオクタンなどに近い値まで低下することになる．

界面活性剤濃度がさらに増加すると水溶液内部でも数十～数百個程度の界面活性剤分子が集まって，疎水基を内側に向け，親水基を外側に向けた，球状または楕円状（棒状）の集合体（ミセル）を形成するようになる（図2.3.5）．このような状態では，界面活性剤濃度が増加しても，その分子はほとんどミセル形成 micelle formation に使われ，溶液中の単分子状態の分子の濃度はほぼ一定となり，吸着も表面張力も一定となる．ミセル形成が始まる濃度は臨界ミセル濃度 critical micelle concentration（cmc）と呼ばれる．cmc は界面活性剤の分子状分散の溶解度に相当するもので，イオン性界面活性剤では 10^{-4}～10^{-2} mol/L の範囲であり，非イオン性界面活

表 2.3.4　界面活性剤の cmc（mol/L）（25℃，水）

アニオン性界面活性剤		カチオン性界面活性剤	
$CH_3(CH_2)_8COONa$	9.5×10^{-2}	$CH_3(CH_2)_9N(CH_3)_3Cl$	6.3×10^{-2}
$CH_3(CH_2)_{10}COONa$	2.5×10^{-2}	$CH_3(CH_2)_{11}N(CH_3)_3Cl$	1.7×10^{-2}
$CH_3(CH_2)_{12}COONa$	6.5×10^{-3}	$CH_3(CH_2)_{13}N(CH_3)_3Cl$	4.5×10^{-3}
$CH_3(CH_2)_8COOK$	1.0×10^{-1}	両性界面活性剤	
$CH_3(CH_2)_9COOK$	5.0×10^{-2}	$CH_3(CH_2)_9N^+(CH_3)_2CH_2COO^-$	2.0×10^{-2}
$CH_3(CH_2)_{10}COOK$	2.6×10^{-2}	$CH_3(CH_2)_{10}N^+(CH_3)_2CH_2COO^-$	6.0×10^{-3}
$CH_3(CH_2)_{11}COOK$	1.2×10^{-2}	$CH_3(CH_2)_{11}N^+(CH_3)_2CH_2COO^-$	2.0×10^{-3}
$CH_3(CH_2)_{12}COOK$	6.5×10^{-3}	$CH_3(CH_2)_{13}N^+(CH_3)_2CH_2COO^-$	2.0×10^{-4}
$CH_3(CH_2)_9SO_4Na$	3.2×10^{-2}	非イオン性界面活性剤	
$CH_3(CH_2)_{11}SO_4Na$	8.0×10^{-3}	$CH_3(CH_2)_7O(CH_2CH_2O)_6H$	9.8×10^{-3}
$CH_3(CH_2)_{13}SO_4Na$	2.0×10^{-3}	$CH_3(CH_2)_9O(CH_2CH_2O)_6H$	9.0×10^{-4}
		$CH_3(CH_2)_{11}O(CH_2CH_2O)_6H$	8.7×10^{-5}

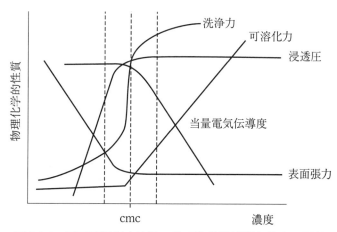

図 2.3.6　界面活性剤水溶液の物理化学的性質と濃度の関係

性剤では 10^{-2} mol/L 以下になる．表2.3.4 に界面活性剤の cmc を示した．cmc は種々の因子によって影響される．一般的には，疎水基に二重結合や側鎖が入ると cmc 値は大きくなる．親水基の種類による影響はイオン性界面活性剤では少ないが，非イオン性界面活性剤の場合，エチレンオキシド鎖が長くなると cmc は大きくなる．また一定温度でアルキル鎖の炭素数（n）との間で次式のような直線関係が成立する．

$$\log(\text{cmc}) = \text{A} - \text{B} \cdot n \tag{5}$$

ここで，定数 A，B は親水基の構造に依存するが，A は 1.70 で，B は単鎖型疎水基をもつ多くのイオン性界面活性剤において約 0.3，非イオン性界面活性剤では約 0.5 となる．イオン性界面活性剤ではアルキル鎖の炭素が 1 個増すと cmc は 1/2 になる．非イオン性や両性界面活性剤ではアルキル基の炭素が 1 個増すと cmc は約 1/3 になる（Traube 則）．

cmc は無機塩類等の水溶性物質の添加，ミセルに取り込まれるような非極性物質の添加によっても影響される．図 2.3.6 に示すように，界面活性剤水溶液の物理化学的性質は cmc 前後の狭い領域で著しく変化する．可溶化 solubilization はミセルの内部に他の物質が溶解し，見かけ上は溶液中に溶けたようにみえる現象である．ロダミン 6 G などの親油性色素は可溶化によりミセル内に取り込まれるために溶解度が急増する．また，溶存色素の環境が水溶液内の親水性からミセル内の疎水性環境に変化するため色調も変化する．したがって，これらの性質を測定すれば cmc を求めることができる．その他，界面活性剤溶液の電気伝導度，表面張力，粘度，浸透圧，氷点降下，密度などの変化などによっても cmc を求めることができる．ミセルの構造は界面活性剤の構造やその濃度によって変化する．例えば，イオン性界面活性剤は cmc 付近の濃度では球状ミセルを形成するが，界面活性剤の濃度が濃くなると，棒状ミセルになる．さらに濃くなると，ミドル相や，キュービック相，ラメラ相等の液晶相を形成する．この相では光学異方性を示し，偏光顕微鏡などで調べることができる．ラメラ相では板状ミセルを形成し，界面活性剤分子は疎水基の末端が向かい合った，4〜5 nm 位の二分子膜を形成している．このような薄膜が球状の閉鎖小胞となった構造体はリポソーム liposome またはベシクル vesicle と呼ばれている．リポソームは薬物送達システム（DDS）の担体として研究されている．界面活性剤は水溶液中でミセルを形成するだけでなく，非極性溶媒中では水中とは逆に極性基を中央に集め，外側に親油基を配向させた逆ミセル reverse micelle を形成する．

B クラフト点

イオン性界面活性剤では水に溶解する濃度が，図 2.3.7 のように，ある温度を境にして急増する．この温度をクラフト点 Krafft point という．クラフト点における界面活性剤濃度はその温度の cmc に等しい．クラフト点以下では曲線 AD がモノマーの溶解度であり，それ以上界面活性剤濃度が高くなってもミセル形成は起こらない．一方，クラフト点以上（曲線 DB より高温側）では界面活性剤はほとんどミセルとなって溶解している．また，クラフト点が高い界面活性剤は

2.3 界面現象と界面活性剤

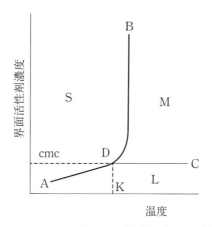

図 2.3.7 イオン性界面活性剤の水への溶解
Sは湿潤した固相, Lはモノマー溶液, Mはモノマーとミセルの平衡溶液, Kはクラフト点.

室温ではほとんど溶けず, クラフト点以下に冷却すると結晶が析出することがある. 例えば, ラウリル硫酸ナトリウムの水溶液をそのクラフト点 (12℃) 以下に冷却すると板状の結晶が析出するが, それはラウリル硫酸ナトリウムの水和物の結晶である. クラフト点以上に加熱すると, この結晶が融解する. すなわち, クラフト点は水和した界面活性剤結晶の融点である. クラフト点は対イオンや共存するイオンの種類によっても変わる. 非イオン性界面活性剤ではクラフト点は普通観測されない. ミセルの構造はイオン性界面活性剤の濃度が高くなると, 球状ミセルから棒状ミセルへと変化する. さらに高濃度になると液晶となる.

C 曇 点

ミセルを形成している界面活性剤の分子数をミセル会合数という. 一般にイオン性界面活性剤のミセル会合数は数十～百数十程度で, 直径が5nm程度の球形となり, 温度が高くなってもほとんど変化しない. しかし, 非イオン性界面活性剤の会合数は温度の上昇とともに急激に増加する. さらに温度を上げると, 非イオン性界面活性剤の溶解度が急激に減少して相分離を起こし白濁する. この白濁する温度を曇点 cloud point という. 例えば, ポリオキシエチレングリコールを親水基とする非イオン性界面活性剤では, そのエーテル酸素と水との弱い水素結合によって溶解性を高めている. このような界面活性剤水溶液の温度を高くすると, 弱い水素結合を形成していた水分子の脱水和が起こる. 界面活性剤はミセル状に溶解せず, 濃厚な界面活性剤相が分離してくる. したがって, これらの界面活性剤の水溶液は温度を曇点以上にすると白濁する. 温度を下げればまた透明に溶解する. 温度上昇により白濁することは, 製剤にとって好ましくない現象である. 曇点は各界面活性剤に固有の値であり, 親水基が大きいほど多くの水素結合形成が可能であるので曇点は高くなる. すなわち, 曇点は非イオン性界面活性剤の水に対する溶解度と比例関係があり, 親水性の尺度と考えられる. 水素結合は塩類やアルコール類の影響を受けることか

ら，曇点も共存する物質により変化する．無機塩類では陰イオンの影響が大きく，塩析作用のあるCl⁻，SO_4^{2-}などは曇点を低下させる作用がある．尿素や低級アルコールなどのような水の会合構造を破壊する傾向のある有機化合物によっても曇点は上昇する．曇点はpHによっても変化するが，これは緩衝液中の塩による変化である．このほか，曇点はイオン性界面活性剤の添加によっても鋭敏に上昇する．

2.3.4 界面活性剤の分類

界面活性剤分子は，図2.3.8のように，水溶性を高めようとする親水基と，水に反発して油溶性を高めようとする親油基という相反する性質の部分からなる両親媒性物質 amphipathic compound である．このような二重性を分子内にもつ界面活性剤分子は，親水基と親油基の釣合いによって，図2.3.9に示すように，溶解性に偏りが起こる．すなわち，釣合いが一方に著しく片寄ると，分子はAのように水中に溶け込むか，逆にCのように油中に溶け込む．界面活性剤を界面に集まりやすくするには，Bのように適当なバランスが必要である．

表2.3.5には代表的な界面活性剤の親水基と疎水基を示した．分子中の親水基が負に荷電するものがアニオン性，正に荷電するものがカチオン性，正負の両荷電を有するものが両性界面活性剤である．非電離性の親水基をもつものは非イオン性界面活性剤である．

A アニオン性界面活性剤

現在，最も広く使用されている．胆汁酸塩は天然のアニオン性界面活性剤 anionic surfactant で，

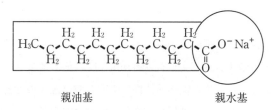

図 2.3.8 界面活性剤分子

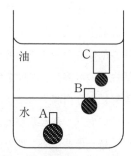

図 2.3.9 界面活性剤の親水性と親油性のバランス

2.3 界面現象と界面活性剤　　　　*45*

表 2.3.5　界面活性剤の親油基と親水基

親油基
　アルキル基　　　　　　$CH_3CH_2CH_2\cdots\cdots$
　アルキルベンゼン

親水基
　陰イオン性　　　　　　$-COONa, \ -OSO_3Na, \ -SO_3Na$
　　　ステアリン酸ナトリウム　　$C_{17}H_{35}COONa$
　　　ラウリル硫酸ナトリウム　　$C_{12}H_{25}-OSO_3Na$
　陽イオン性　　　　　　$-N^+(CH_3)_2 \cdot Cl^-, \ -NH_3^+Cl^-$

　　　ベンザルコニウム塩化物

$$\text{（ベンジル基）}-CH_2-N^+\overset{CH_3}{\underset{CH_3}{|}}-R \ Cl^-$$
　　　　　　　　アルキル基 R は $C_8 \sim C_{18}$

　　　ベンゼトニウム塩化物

$$H_3C-\overset{CH_3}{\underset{CH_3}{C}}-\overset{CH_3}{\underset{CH_3}{C}}-\text{（フェニル）}-O-CH_2CH_2-O-CH_2CH_2-N^+\overset{CH_3}{\underset{CH_3}{|}}-CH_2-\text{（フェニル）} \ Cl^-$$

　両性
　　　アルキルベタイン

$$R-\overset{O}{\overset{||}{C}}-\overset{H}{\overset{|}{N}}-CH_2CH_2CH_2-N^+\overset{CH_3}{\underset{CH_3}{|}}CH_2COO^-$$

　　　レシチン

$$\begin{array}{l} CH_2OR \\ R'-O-CH \quad O \\ \quad CH_2OP-OCH_2CH_2N^+(CH_3)_3 \\ \qquad\quad O^- \end{array}$$

　非イオン性
　　　多価アルコール型
　　　　糖エステル（ショ糖エステルなど）
　　　　モノグリセリド　　　$\begin{array}{l} R-C-O-CH_2 \\ \quad || \qquad\ \ CH-OH \\ \quad O \qquad\ \ CH_2-OH \end{array}$

　　　　アンヒドロソルビトール脂肪酸エステル
　　　　　　（Span，スパン）

　　　ポリエチレングリコール型
　　　　ポリオキシエチレンアルキルエーテル　　　　$RO(CH_2CH_2O)_nH$

　　　　ポリオキシエチレンアルキルフェニルエーテル　　　$R-\text{（フェニル）}-O(CH_2CH_2O)_nH$

　　　　ポリオキシエチレンアンヒドロソルビトール脂肪酸エステル（Tween，ツイーン）

ステロイド骨格の疎水基をもっているコール酸ナトリウムやデオキシコール酸ナトリウムがある．胆汁酸塩は，脂質やタンパク質の溶解性を高め消化を高めている．日常の生活や製剤には，次のような合成品が使われている．

i）石ケン類

RCOOM の一般式を有する脂肪酸とアルカリの塩である．M の種類により，アルカリ石ケン，金属石ケン，有機塩石ケンに分類される．アルカリ石ケンは M に 1 価のナトリウムかカリウムが用いられる場合で，アルキル鎖の長短と二重結合の存在によって性能が影響される．金属石ケンは長鎖脂肪酸と 2 価以上の金属から形成される塩で水に不溶である．ステアリン酸カルシウム，ステアリン酸マグネシウムは錠剤を調製する際に滑沢剤として使用される．モノステアリン酸アルミニウムは賦形剤や懸濁化剤などとして使用されている．

ii）アルキル硫酸塩

高級アルコールの硫酸エステル塩である．代表的なものとして，ラウリル硫酸ナトリウム（SLS，SDS）$CH_3(CH_2)_{11}OSO_3Na$ が知られている．これは水への溶解性や洗浄性にすぐれた中性洗剤である．

iii）アルキルベンゼンスルホン酸塩

硫酸エステルに比べ，水溶性や耐硬水性に劣るが，エステルでないため加水分解に対して安定である．アルキル基が分岐構造（ABS）をもつハード型と直鎖構造（LAS）をもつソフト型があるが，現在は生分解性が高いソフト型がもっぱら使われている．

B カチオン性界面活性剤

カチオン性界面活性剤 cationic surfactant は 4 級アンモニウム塩型とアミン型に大別される．ベンザルコニウム塩化物，ベンゼトニウム塩化物などの 4 級アンモニウム塩は殺菌消毒剤，点眼剤などの保存剤として使用される．

C 両性界面活性剤

分子内にアニオン性残基とカチオン性残基を有する．レシチンはグリセロールのリン酸エステル型のアニオン部分と 4 級アンモニウム塩型のカチオン部分をもつ天然の両性界面活性剤 zwitterionic surfactant or ampholytic surfactant である．卵黄中にも 10% 程度含まれるが，工業的には大豆油の副産物として得られる．食品，坐剤，乳剤の乳化剤として広く用いられている．ラウリルジヒドロキシエチルベタインやステアリルジメチルベタインなどのベタイン型両性界面活性剤は，酸性でも中性やアルカリ性でも水への溶解性がよく，起泡性や洗浄力にすぐれている．刺激性も低く，シャンプーなどとして使用される．

D 非イオン性界面活性剤

非イオン性界面活性剤 nonionic surfactant は解離基をもたない構造で，多価アルコールやポ

リオキシエチレン鎖の存在により親水部が形成される．電解質の影響を受けにくく，他の界面活性剤との併用も可能である．また，生体に対する刺激性が少ないことから医薬品，化粧品，食品の分野で広く用いられている．

i）多価アルコール型界面活性剤

脂肪酸等に親水基としてグリセリン，ソルビトール，ショ糖などの多価アルコールをエステル結合させたものである．安定性に優れており，食品用乳化分散剤として重要である．特に，工業的にも重要なアンヒドロソルビトール（ソルビタン）脂肪酸エステル（Span）は，D-グルコースを還元して得られるD-ソルビトールの脂肪酸エステルがエステル化の過程で分子内脱水を起こしたものである．Spanは脂肪酸の種類により，Span 20（ラウリン酸エステル）やSpan 80（オレイン酸エステル）など，種々のものが合成されているが，それらの溶解度は低く，単独で用いられることは少ない．しかし，水溶性の高い界面活性剤と配合して用いるとすぐれた乳化力を発揮するため，軟膏，坐剤，ローション剤，シロップ剤，乳剤，懸濁剤の乳化懸濁化剤として重要な位置を占めている．その他，モノステアリン酸グリセリンやソルビタンセスキオレイン酸エステルも医薬品原料として使用されている．

ii）ポリエチレングリコール型界面活性剤

脂肪酸，脂肪アルコール，アルキルフェノール等に親水基としてポリエチレングリコール基を結合させたものである．ポリエチレングリコール鎖の親水性は，その鎖中のエーテル酸素—O—と水の水素結合によるもので，しかも，ポリエチレングリコール型界面活性剤ではエーテル酸素が分子の外側に集まるような分子構造を取り，親水性を高めているといわれている．親水基の鎖長を任意に定めることができ，親油性から親水性までの広い性能をもたせることができる．日本薬局方ではマクロゴールの名称で，マクロゴール 400 やマクロゴール 4000，マクロゴール 6000，マクロゴール 20000 などが記載され，医薬品や化粧品原料として使用されている．ポリソルベート 80 はソルビタン脂肪酸エステル（Span）にポリエチレングリコールを結合させたポリオキシエチレンソルビタン脂肪酸エステル（Tween）で，可溶化剤として使用される．

2.3.5　界面活性剤の作用とHLB

A　HLB

界面活性剤の応用において，図 2.3.8 に示したような，親水基と親油基による二重性を分子内にもつ界面活性剤分子の溶解性をその分子構造から推定することは重要である．このような界面活性剤の性質の定量的な尺度として，親水性親油性バランス hydrophile-lipophile balance（HLB）が用いられている．これは，化学構造の類似した界面活性剤の親水性と親油性の強さの比から推定したもので，提唱者のグリフィン Griffin の定義によると，最も親水性の高いものを 20，最も親油性の高いものを 0 としている．HLB は広い範囲の非イオン性界面活性剤のみならず，イオ

第 2 章　物理薬剤学

表 2.3.6　界面活性剤の水溶性と HLB 値

界面活性剤	HLB
Oleic acid	1.0
Sorbitan tristearate（Span 65）	2.1
Sorbitan sesquioleate（Span 83, Arlacel 83）	3.7
Sorbitan monooleate（Span 80）	4.3
Sorbitan monstearate（Span 60）	4.7
Sorbitan monopalmitate（Span 40）	6.7
Sorbitan monolaurate（Span 20）	8.6
Polyoxyethylene sorbitan tristearate（Tween 65）	10.5
Polyoxyethylene sorbitan monostearate（Tween 60）	14.9
Polyoxyethylene sorbitan monopalmitate（Tween 40）	15.6
Polyoxyethylene sorbitan monolaurate（Tween 20）	16.7
Sodium oleate	18.0
Sodium lauryl sulphate	40.0

表 2.3.7　Davis の基数

基	基　数	基	基　数
親水基		親油基	
$-SO_4^- Na^+$	38.7	$> CH-, -CH_2-, CH_3-$	-0.475
$-COO^- K^+$	21.1	$= CH-$	
$-COO^- Na^+$	19.1		
N（三級アミン）	9.4	誘導基	
ソルビタン環	6.8	$-CH_2CH_2O-$	0.33
エステル	2.4	$= CH_2CH(CH_3)O-$	-0.15
$-COOH$	2.1		
$-OH$	1.9		
$-O-$	1.3		
$-OH$（ソルビタン環）	0.5		

ン性界面活性剤にまで適用されている（表 2.3.6）．現在，種々の HLB 値の計算法が提唱されているが，種々の親水基や親油基に対する Davis の基数（表 2.3.7）を用いれば，次式により求めることができる．

$$HLB = 7 + \Sigma（親水基の基数）- \Sigma（親油基の基数） \tag{6}$$

　2 種以上の界面活性剤を併用したとき，HLB は次式のように加成性が成り立つ．界面活性剤 A と B を混合して使用する場合ならば，

$$HLB_{AB} = f_A \cdot HLB_A + f_B \cdot HLB_B \tag{7}$$

ここで，f は重量（W）平均値で，$f_A = W_A/(W_A + W_B)$, $f_B = W_B/(W_A + W_B)$ である．これにより，乳化の際の油相に合わせた HLB を得ることができる．例えば，ソルビタンセスキオレ

2.3　界面現象と界面活性剤

表 2.3.8　油状物質の要求 HLB

油状物質	要求 HLB	
	o/w 型乳剤	w/o 型乳剤
トコフェロール	6	—
綿実油	6〜7	—
鉱油	10.5	4
パラフィン	10〜12	5〜6
蜜ロウ	12	5
Wool fat	12〜14	8
ラウリルアルコール	14	—
Castor oil	14	—
セチルアルコール	13〜16	—
ステアリルアルコール	15〜16	—
ラウリン酸	16	—
オレイン酸	17	—
ステアリン酸	17	—

（磯田孝一，藤本武彦共著：界面活性剤入門，p.147；Atlas
HLB System, ICI Americas；Becher, P. (1966) Emulsion：
Theory and Practice, 2nd Edition, Reinhold, New York, p. 249
より引用）

表 2.3.9　HLB 値と用途

HLB	用途	例（カッコ内はHLB値）

20 ┐
　　　可溶化剤 / 洗浄剤 / o/w 型乳化剤
　　　オレイン酸 K　（20.0）
　　　オレイン酸 Na（18.0）
　　　Tween 20（16.7）
　　　Tween 40（15.6）
　　　Tween 60（15.0）

　　　湿潤剤
　　　Tween 85（11.0）
　　　Tween 81（10.0）
　　　Span 20（8.6）
10　　Span 40（6.7）

　　　w/o 型乳化剤
　　　Span 60（4.7）

　　　消泡剤
　　　Span 65（2.1）
0 ┘

表 2.3.10　非イオン性界面活性剤の水溶性と HLB 値

水溶性	HLB 範囲
分散せず	1〜3
わずかに分散	3〜6
強力な攪拌でミルク状に分散	6〜8
安定なミルク状分散	8〜10
半透明ないし透明な分散	10〜13
透明に溶解	13 +

イン酸エステル（HLB は 3.7）3.0 g とポリソルベート 80（HLB は 15.0）7.0 g を混合した場合，混合界面活性剤の HLB は 11.61 である．また，油相についても，これが乳化されるのに必要な要求 HLB required HLB（RHLB）が知られており（表 2.3.8），これらも油の混合物も次式のように加成性が成立する．

$$RHLB_{AB} = f_A \cdot RHLB_A + f_B \cdot RHLB_B \tag{8}$$

　HLB 値は界面活性剤のおよその性質や用途を推測するのにも有用である（表 2.3.9，表 2.3.10）．しかし，実際の界面活性剤を用いる系は種々の条件の影響を受けるので，HLB はあくまでも指標の 1 つと考え，その構造より他の要因を検討して活性剤を選択することが必要である．

例題　ソルビタンセスキオレイン酸エステルとポリソルベート 80 を用いて，要求 HLB が 11.6 の油性物質の o/w 型乳剤を調製する．ソルビタンセスキオレイン酸エステルとポリソルベート 80 を合わせて 10.0 g 用いる場合，最適な HLB にするためのポリソルベート 80 の添加量（g）に最も近いものはどれか．なお，ソルビタンセスキオレイン酸エステルとポリソルベート 80 の HLB はそれぞれ 3.7 および 15.0 であり，加成性が成り立つとする．　　（第 90 回薬剤師国家試験を一部改変）

　　1　3.0　　　2　4.0　　　3　5.0　　　4　6.0　　　5　7.0

解答　**5**　2 種類の界面活性剤の混合物の HLB_{AB} は，ポリソルベート 80 の添加量を x（g）とすると，$HLB_{AB} = [3.7 \times (10 - x) + 15.0 \times x]/10 = 11.6$ より，$x = 7.0$ g である．

B　界面活性剤の作用

i）湿潤作用　wetting

　湿潤とは液体が固体表面をぬらして広がることである．このためには，液体の表面張力も液体–固体の界面張力も小さく，液体の固体に対する接触角が小さいことが必要である．界面活性剤は液体の表面張力や界面張力を低下させ湿潤を引き起こす（「粉体のぬれ」参照）．

ii）起泡作用と消泡作用　forming and antiforming

　泡は気体が液体の薄膜で包まれたものである．界面活性剤は水の表面に吸着膜を形成し，水の薄膜を安定化させるため，起泡剤として使用される．逆に，この泡に，比較的親水性の低い界面活性剤を加えると，局所的に表面張力が変化して，膜の不均一化が起こり，消泡する．

iii）分散作用　dispersion

　固体粒子に対する湿潤作用，吸着した界面活性剤による保護コロイド作用や電気二重層形成によりコロイド粒子の分散性は増強される．応用として，シロップ剤，ローション剤，懸濁注射剤などがある．

2.3 界面現象と界面活性剤　　　　　　　　　　　　　　　　　　　　　51

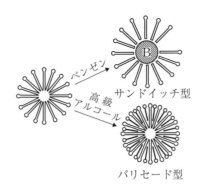

図 2.3.10　界面活性剤による難溶性物質の可溶化
B：ベンゼン，⊂⊃：界面活性剤，⊂━◯：高級アルコール

iv) 乳化作用　emulsification

　界面活性剤は混和しない水と油の界面張力を低下させ，一方の液体の他方の液体への分散を助ける．界面膜による液滴粒子の安定化や電気二重層の形成を引き起こし，乳剤を安定化する．

v) 可溶化作用　solubilization

　水に難溶性の物質が界面活性剤のミセル内に取り込まれ，外見上溶解したように見える現象を可溶化という．ベンゼンなどの無極性物質はミセル内部に溶け込むことによって可溶化するが，極性基をもつ高級アルコールなどは図 2.3.10 のように界面活性剤分子の間に挟まれ可溶化される．このような可溶化の型をそれぞれ，サンドイッチ型とパリセード型という．

　界面活性剤は注射剤や経口液剤への難溶性薬品の配合に用いられる．溶血性の点からポリオキシエチレン硬化ヒマシ油 60 が，味の点よりポリソルベート 80（Tween 80）が用いられることが多い．

　イオン性界面活性剤水溶液に可溶化限界を超えて飽和炭化水素などの油を加えると，油は油相として分離し，o/w 型の乳化が起こる．一方，非イオン性界面活性剤の中では，ポリオキシエチレン鎖が長く，親水性が強い場合は，可溶化限界を超えて油を加えると，油が分離して，二相を形成する．非イオン性化界面活性剤のHLBは，温度によって著しく変化するので，温度の上昇に従いミセルが大きくなり，可溶化量が上昇する．さらに高温にすると，曇点に達して，ミセルは水に溶解できなくなる．可溶化限界は非イオン性界面活性剤の濃度によっても変化し，可溶化が最大となる温度をHLB温度という．

vi) 洗浄作用　detergency

　汚れやほこり（固体）は油類が繊維などに吸着したもので，界面活性剤は汚れと繊維の界面に浸透し，汚れがほぐされ，分散や可溶化されて繊維より分離する．このように界面活性剤の洗浄作用は湿潤，分散，可溶化，起泡作用の総合作用である．したがって，洗浄作用は共存物質の影響も受ける．ビルダー builder（洗浄助剤）は洗浄作用を強める働きのある物質である．ビルダーには炭酸ナトリウム，トリポリリン酸ナトリウム，ケイ酸ナトリウム，硫酸ナトリウムなどの

52　　　　　　　　　　第 2 章　物理薬剤学

無機ビルダーとカルボキシメチルセルロースやメチルセルロースなどの有機ビルダーがある.

vii）殺菌作用　pasteurization

　カチオン性の 4 級アンモニウム塩は，逆性石ケンの名で殺菌や消毒剤として広く使用されている. 陰電荷を帯びている細菌に，4 級アンモニウム塩（陽イオン系界面活性剤）の陽電荷が吸着し，細菌タンパク質を溶解・変性させて殺菌すると考えられている. 殺菌作用は化学構造と関係があり，アルキル鎖の炭素数が C_8〜C_{18} のとき強い殺菌作用があるとされている.

演習問題

問 1　表面・界面張力に関する記述のうち正しいのはどれか.

1　表面・界面張力は表面・界面過剰ギブズ自由エネルギーとして表すことができ，その単位は J/m^2 で表される.

2　油滴が水中に存在するときサイズが小さい油滴ほどエネルギー的に安定である.

3　界面活性剤とは表面・界面過剰ギブズ自由エネルギーを増大させる化合物の総称である.

4　食塩水は純水に比べて表面張力が大きい.

5　ヘキサンは純水に比べて表面張力が大きい.

（第 99 回薬剤師国家試験を一部改変）

問 2　界面活性剤に関する記述のうち正しいのはどれか.

1　イオン性界面活性剤においてアルキル鎖が長くなるほどクラフト点は低くなる.

2　親水性親油性バランス（HLB）値が小さい界面活性剤ほど，疎水性が高い.

3　HLB 値が 3.7 の界面活性剤 2 g と HLB 値が 11.5 の界面活性剤 1 g を混合して得た界面活性剤の HLB 値は，7.6 である.

4　イオン性界面活性剤水溶液のモル電気伝導率は臨界ミセル濃度以上で急激に減少する.

5　臨界ミセル濃度以上では界面活性剤分子はミセルを形成するため単分子として溶解しているものはない.

（第 100 回薬剤師国家試験を一部改変）

解答と解説

問 1　1，4

1　正

2　誤　サイズが小さい油滴ほど水と接する面積が大きくなるため，エネルギー的に不安定になる.

3　誤　界面活性剤とは表面・界面過剰ギブズ自由エネルギーを減少させる化合物の総称である.

2.3 界面現象と界面活性剤

4 正　水分子との相互作用の強い無機電解質や糖類は水に速やかに溶解し，濃度の増加とともに水の表面張力はわずかに増大する．図2.3.2のⅠ型に相当する．

5 誤　表2.3.3参照．

問 2　2, 4

1 誤　クラフト点は水和したイオン性界面活性剤の融点に相当する．一般にはアルキル鎖が長くなるほど融点は高くなるため，クラフト点も高くなる．

2 正

3 誤　$3.7 \times 2/3 + 11.5 \times 1/3 = 6.3$

4 正　図2.3.6参照．

5 誤　臨界ミセル濃度以上では界面活性剤分子はミセルを形成するが，その際，単分子として溶解している界面活性剤分子も存在する．

2.4

分散系とその安定性

　ある物質（分散媒 dispersion medium）中に他の物質（分散相 dispersed phase）が散在する系を分散系という．分散相の大きさによって，分子分散系，コロイド分散系，粗大分散系に分類される（表 2.4.1）．分散媒が液体である分子分散系は，いわゆる溶液である．コロイド粒子は，粒子径が 1〜500 nm の範囲にあり，10^3〜10^9 個の原子を含んだものである．以下にコロイド分散系および粗大分散系の中で医薬品に用いられる乳剤，懸濁剤について解説する．

表 2.4.1　分散系の種類と特徴

分　類	分子分散系	コロイド分散系	粗大分散系
粒子径	1.0 nm 以下	1.0 nm 〜 0.5 μm	0.5 μm 以上
特　徴	電子顕微鏡で観察不可能 半透膜を透過する	光学顕微鏡で観察不可能 電子顕微鏡で観察可能 限外顕微鏡で検出可能 半透膜を透過しない ろ紙を通る	光学顕微鏡で観察可能 半透膜を透過しない ろ紙を通らない
例	NaCl 水溶液 グルコース水溶液	界面活性剤ミセル 高分子水溶液 AgI コロイド	乳剤 懸濁剤

2.4.1　コロイド分散系

A　コロイドの性質

i）ブラウン運動

　分散媒分子が熱運動により衝突することで，コロイド粒子は不規則に動く．この動きをブラウン運動 Brownian motion という．コロイド分散系が沈降・浮上・凝集せず安定に存在することに寄与する．高温ほどまたコロイド粒子が小さいほどブラウン運動は激しい．

ii）チンダル現象

　コロイド粒子は光学顕微鏡では観察できないが，光を当てると光の通路が見える．コロイド粒子が光を散乱するために起こるこの現象をチンダル現象 Tyndall phenomenon という．特殊な照明装置により試料を観察できる限外（暗視野）顕微鏡で粒子の散乱光を観察することで，コロイド粒子の存在や動きを観察できる．

iii）電気泳動

コロイド粒子表面でのイオンの解離や吸着などにより粒子表面が荷電すると，溶液中の反対電荷のイオンが強く引き寄せられ，固定層（シュテルン層 Stern layer）を形成する．粒子表面電荷と釣り合うための残りの反対電荷イオンは粒子表面近傍に分布し，自由に動ける拡散層を形成する（図 2.4.1）．固定層と拡散層を合わせて電気二重層 electrical double layer といい，コロイド分散系の安定性に寄与する．帯電したコロイド粒子の溶液に外部から電場をかけると，粒子は電場の力を受けて陽極または陰極に引き寄せられる．その際，同時に溶液からの粘性抵抗を受けるため，最終的に粒子は等速で電極に移動する．この現象を電気泳動 electrophoresis という．コロイド粒子の電気泳動に影響するのは，粒子表面の電位ではなく固定層よりやや外側の層の表面（滑り面）の電位，すなわちゼータ電位である．

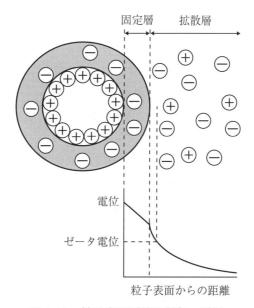

図 2.4.1 粒子表面近傍の電気二重層

B　コロイドの種類と安定性

i）親水コロイド

電解質の添加により沈殿しにくいものを親水コロイドという．タンパク質など水溶性高分子の水溶液では，高分子に多数の水分子が配位して水和層を形成し，安定な親水コロイドを形成する．親水コロイドは少量の電解質に対しては安定であるが，多量の電解質を加えると電荷の中和とともに水和層が減少するため凝集する．この現象を塩析 salting out という．イオンの塩析力の強さは次に示す離液順列（系列）lyotropic series（あるいはホフマイスター順列 Hofmeister series）で示される．アルコールやアセトンを添加し予め水和層を除去すると，少量の電解質の添加でも塩析が起こる．

1価陽イオン：$Li^+ > Na^+ > K^+ > Rb^+ > Cs^+$

2価陽イオン：$Mg^{2+} > Ca^{2+} > Sr^{2+} > Ba^{2+}$

陰イオン：$SO_4^{2-} > CH_3COO^- > Cl^- > Br^- > NO_3^- > I^- > SCN^-$

親水コロイドにアルコールなど水和作用を低下させる物質を添加すると，コロイド粒子同士が疎水性相互作用により集まることでコロイドに富む相とコロイドが希薄な液相に分離する．この現象をコアセルベーション coacervation という．コアセルベーションは親水コロイド溶液同士の混合や親水コロイド溶液と疎水コロイド溶液の混合などによっても生じる．マイクロカプセルの調製法としても応用されている．

ii）疎水コロイド

電解質の添加により沈殿しやすいものを疎水コロイドという．金属や無機物などが分散した疎水コロイドでは表面に溶媒層がほとんど形成されず，少量の電解質の添加により電荷が中和され容易に凝集する．凝集に必要な電解質の最小濃度を凝析価という．凝集には粒子表面電荷と反対符号のイオンが有効で，その価数が大きいほど凝析価は小さくなる（シュルツ・ハーディの法則 Schulze-Hardy rule）．

コロイド粒子の溶液中での安定性を，粒子間の静電的反発力とファン・デル・ワールス van der Waals 力のバランスで説明した DLVO（Derjaguin-Landau-Verwey-Oberbeek）理論によれば，分散粒子間にはたらく総ポテンシャルエネルギー（V_T）は，粒子間の静電的反発力（V_R）と引力（V_A）の和になる（図2.4.2）．電解質濃度が低くポテンシャル障壁が十分高ければ，粒子は凝集することなく分散する．電解質の添加によりポテンシャル障壁が低くなった場合，あるいは粒子の運動エネルギーが大きくなった場合，粒子同士はポテンシャル障壁を超えて接近し強く凝集して再分散が困難になる．また，距離がやや離れたところに，第二の極小が現れる場合が

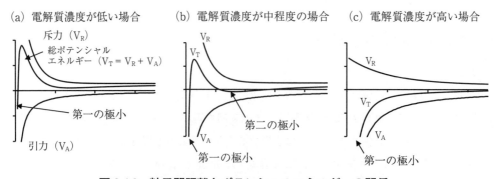

図2.4.2 粒子間距離とポテンシャルエネルギーの関係

ある.この付近では粒子は弱い力で凝集し,振とうにより容易に再分散できる.電解質濃度が高い場合,粒子間の V_R が抑制されポテンシャル障壁がなくなるため,粒子同士は凝集する.

疎水コロイドに親水コロイドを加えると,後者が前者に吸着して凝集しにくい保護コロイドを形成する.

iii)会合コロイド

界面活性剤などの両親媒性物質では,ある濃度以上で会合してミセルのような会合コロイドを形成する.

2.4.2 乳剤（エマルション）

液体である分散媒（連続相）に互いに溶解しない液体である分散相（内相）が分散したものが乳剤 emulsions である.乳剤は内用液剤や静注用脂肪乳剤,クリーム剤の基材として用いられている.

A 乳化の型

連続相が水である水中油型 oil in water（o/w 型）と連続相が油である油中水型 water in oil（w/o 型）がある（図 2.4.3）.o/w 型の乳剤は一般に内服用液剤や注射剤に用いられている.

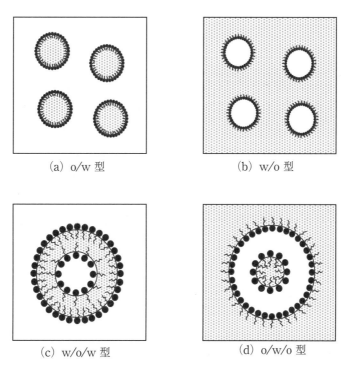

(a) o/w 型　　(b) w/o 型

(c) w/o/w 型　　(d) o/w/o 型

図 2.4.3　乳剤の型

多重乳剤としては，w/o 型の内相に油が分散した o/w/o 型と o/w 型の内相に水が分散した w/o/w 型がある．w/o/w 型乳剤を乾燥させて調製した筋注の持続性注射剤として，リュープリン®注射用がある．

i）乳剤の型を決める因子

① 乳化剤の種類：一般に乳化剤が溶けやすい方の液相が連続相になるという Bancroft の経験則がある．HLB の大きい（8〜18）乳化剤すなわち親水性の高い乳化剤は o/w 型の乳剤を，HLB の小さい（3〜6）乳化剤すなわち親油性の高い乳化剤は w/o 型の乳剤を形成する（表 2.3.9 参照）．

② 相の容積比：一般には容積の大きい相が連続相となる．内相がすべて等しい大きさの球形の液滴と考えると内相の最大容積は 74% を超えることはできないが，実際には内相が 90% 以上を占める乳剤も調製されている．

③ 調製法：一般に水中に油を少しずつ加えながら乳化を行えば o/w 型の乳剤が得られ，油中に水を少しずつ加えていくと w/o 型の乳剤が得られる．

ii）転相

乳剤の型が変わる現象を転相 phase inversion といい，以下のような場合に起こる．

① 内相の増量：内相の量を増加させていくと転相が起こる．

② 温度変化：非イオン性界面活性剤は曇点を境に溶解度が急激に変化する．高温では疎水性，低温では親水性になるため高温で調製した w/o 型の乳剤を冷却していくと親水性が回復し，ある温度（転相温度 phase inversion temperature）で転相が起こって o/w 型の乳剤になる（Bancroft の経験則参照）．この方法は親水クリームの調製法として利用されており，転相の際に効果的な微細化が起こる．

③ 電解質の添加：オレイン酸ナトリウムは o/w 型の乳剤を，オレイン酸カルシウムは w/o 型の乳剤を安定化する．オレイン酸ナトリウムを乳化剤とする o/w 型乳剤に塩化カルシウムを加えて振り混ぜると，オレイン酸カルシウムが生成し，w/o 型に転相する．

iii）乳剤の型の識別方法

① 希釈法：乳剤は同じ連続相と同じ性質の溶媒で希釈できる．乳剤 1 滴を水に滴下したとき，水面に広がれば o/w 型，広がらなければ w/o 型である．

② 電気伝導度法：o/w 型は高い電気伝導度を示すが，w/o 型はほとんど電気伝導度を示さない．

③ 色素法：メチレンブルー，メチルオレンジなど水溶性色素を乳剤に加えた際に全体が着色されるのであれば o/w 型であり，スダンⅢなどの脂溶性色素で全体が着色されるならば w/o 型である．

B　乳剤の安定性

乳剤中の分散相は微小でその表面積が大きいため，熱力学的に不安定である．そのため表面積を減らそうという力が働く．例えば不安定な乳剤は，クリーミング，凝集，合一の 3 段階を経て

2層に分離する（図2.4.4）．界面活性剤等の乳化剤を添加して連続相と分散相の界面張力を下げることで乳剤は安定化する．

i) クリーミング

分散媒と分散相の密度差により分散相分子が浮上したり沈降したりする現象で，液上部あるいは下部に内相の濃度の高い部分を生じる．一般にw/o型乳剤では内相は沈降し，o/w型乳剤では内相は浮上する．クリーミングcreamingの原因となる分散液滴の浮上あるいは沈降速度はStokesの式（80頁参照）で与えられるので，粒子径を小さくする，連続相と分散相の密度差を小さくする，連続相の粘度を大きくすることでクリーミングの速度を抑制できる．クリーミング状態の乳剤は振り混ぜれば再びもとの乳剤になる．

ii) 凝集

液滴粒子どうしが付着し凝集体を形成する現象 coagulation, flocculation で，粒子間には乳化剤の膜が存在するため，混ぜれば再分散される．

iii) 合一

凝集した粒子間の乳化剤の吸着膜が破れて内相が大きな液滴となる現象を合一 coalescence といい，水相と油相に分離する．単なる振とうだけではもとの乳剤に戻らなくなる．

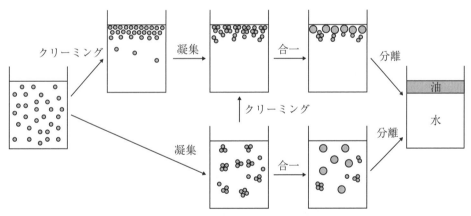

図2.4.4　乳剤の不安定化の過程

2.4.3　懸濁剤（サスペンション）

液体である分散媒（連続相）に固体である分散相（内相）が分散したものが懸濁剤 suspensions である．懸濁剤は内用液剤，外用液剤，注射剤，点眼剤等として用いられている．

A　懸濁剤の安定性

懸濁剤は一般に粒子径が大きく，時間とともに粒子は沈降する．沈降の形式は大きく分けて自

由沈降,凝集沈降の2つがある(図2.4.5).

i) 自由沈降

分散粒子間の凝集力が小さいと,粒子の1つ1つが独立して沈降する.粒子濃度が低いときにはStokesの式が成立する.沈降界面は不明瞭で沈降層は密に凝集し,再分散が困難になる.この現象をケーキングcakingという.でんぷん粒子を水中で沈降させた場合などにみられる.

ii) 凝集沈降

粒子間の凝集力が大きい場合には,いくつかの粒子が集まって二次粒子を形成して沈降する.Stokesの式は適用できない.二次粒子の隙間に多量の液がはさまれてやわらかい沈積物(フロックfloc)を形成するので再分散されやすい.フロックの上部は透明となり,明瞭な境界が認められる.

B 懸濁液の安定化

懸濁剤の安定には,以下に示すような方法でケーキングを防ぐことが重要である.

① 電解質を加え,ゼータ電位を調整して粒子間の反発力を抑制し,適度な凝集状態におく.
② 界面活性剤や親水性高分子を加え,粒子表面に水和層を形成させ分散系を安定化する.
③ 分散相の粒子径を小さくする.
④ 分散相と分散媒の密度差を小さくする.
⑤ 分散媒の粘度を大きくする.

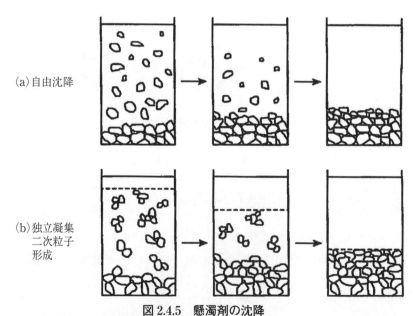

(a)自由沈降

(b)独立凝集
二次粒子
形成

図2.4.5 懸濁剤の沈降
(瀬﨑仁,木村聰城郎,橋田充編集(2011)薬剤学 第5版,図3.27,廣川書店より引用)

2.4 分散系とその安定性 *61*

演習問題

問 1 コロイド分散系に関する記述のうち，正しいのはどれか．**1つ選べ**.
1 コロイド粒子は電子顕微鏡で観察できる.
2 限外顕微鏡でコロイド粒子の個数を計測できる.
3 コロイド粒子はブラウン運動により規則正しい運動をする.
4 疎水コロイドを反対符号のイオンで凝集する際，その価数が大きいほど凝析価は大きくなる.
5 コロイド粒子の電気的な性質は固定層の電位（ステルン電位）の影響を受ける.

問 2 乳剤・懸濁剤に関する記述のうち，正しいのはどれか.
1 HLB の大きい（8〜18）乳化剤すなわち親水性の大きい乳化剤は w/o 型の乳剤を，HLB の小さい（3〜6）乳化剤すなわち親油性の大きい乳化剤は o/w 型の乳剤を形成する.
2 液滴粒子どうしが付着により凝集したものは，振とうによる再分散が困難になる.
3 w/o 型乳剤は o/w 型乳剤よりも高い電気伝導度を示す.
4 スダンⅢを乳剤に加えた際に全体が着色される乳剤は w/o 型である.
5 懸濁剤の自由沈降で沈積層が密に凝集することをクリーミングという.

解答と解説

問 1 1
1 正 コロイド粒子は光学顕微鏡では観察できないが，電子顕微鏡では観察できる.
2 誤 限外顕微鏡でコロイド粒子の存在や動きは観察できるが，数や位置，形状は観察できない.
3 誤 コロイド粒子はブラウン運動により不規則な運動をする.
4 誤 疎水コロイドを反対符号のイオンで凝集する際，その価数が大きいほど凝析価は小さくなる.
5 誤 コロイド粒子の電気的な性質はすべり面の電位（ゼータ電位）の影響を受ける.

問 2 4
1 誤 HLB の大きい（8〜18）乳化剤すなわち親水性の大きい乳化剤は o/w 型を，HLB の小さい（3〜6）乳化剤すなわち親油性の大きい乳化剤は w/o 型の乳剤を形成する.
2 誤 液滴粒子どうしが合一したものは再分散できないが，付着により凝集したものは振とうによる再分散が可能である.
3 誤 電気伝導度は連続相が水である o/w 型乳剤の方が高い値を示す.

第 2 章　物理薬剤学

4　正　水溶性色素（メチレンブルー，メチルオレンジ）は o/w 型乳剤，脂溶性色素（スダ
　　ンⅢ）は w/o 型乳剤で全体が着色する．

5　誤　懸濁剤の自由沈降で沈積層が密に凝集することはケーキングという．

2.5 レオロジー

レオロジー rheology という言葉は，ギリシャ語の「流れ *rheo*」と「科学 *logos*」とに由来しており，物質の変形 deformation と流動 flow の科学を意味する．

変形は固体にかかわる性質である．外部からの応力 stress により生じた変形が，応力を取り除くともとに戻る性質を弾性 elasticity という．このような可逆的な変形を弾性変形と呼ぶ．流動は，液体や気体の示す性質である．流れにくさは物質により異なり，これを粘性 viscosity という．流動は一種の非可逆的な変形ともみなせる．多くの物質は，外力に対して，弾性と粘性の両性質を示す．この性質をレオロジー的性質と呼び，これを定量的に解析する科学がレオロジーである．

製剤におけるレオロジーは，表 2.5.1 に示されるように，製剤設計だけでなく，製造プロセス，製剤の使用においても重要である．さらに生体内現象の解明にも応用されている．たとえば，軟膏剤や乳剤等の使用感の感覚的な特性の解析は，サイコレオロジー psychorheology として，血液や涙液，筋肉，肺等の機能にかかわる物性の解析は，バイオレオロジー biorheology として発展している．ここでは，液状，半固形製剤のレオロジーを中心に述べる．

表 2.5.1　製剤におけるレオロジーの応用分野

1.　液　体	a. 混合 b. せん断による分散系の粒子の粉砕 c. 瓶への充填，瓶からの流出などを含む．オリフィスからの流動および注射針からの流動 d. 液体の輸送，パイプを通しての流動や輸送なども含む e. 分散系の物理的安定性
2.　半固体	a. 伸びと皮膚への粘着性 b. 瓶からの取り出しやチューブからの押し出し c. 液体と混合可能な固体の許容量 d. 基剤からの薬物の放出
3.　固　体	a. 製錠時のホッパーから臼への固体の流動性，またはカプセル充填時のカプセルへの流動 b. 粉末状または顆粒状固体の充填性
4.　製造工程	a. 装置の生産能力 b. 操作の効率

2.5.1 ニュートンの流動法則

図2.5.1のように，面積の平行平板間に粘性液体をはさみ，下の板を固定して上の板に力 F を加え，一定速度で動かす．板と液体との間にすべりが起きなければ，はさまれた液体は，下の固定層からの距離に比例した速度で動く．dy だけ離れた液体の2つの面の速度差が dv のとき，dv/dy は速度勾配 velocity gradient を表し，これをせん断速度またはずり速度 rate of shear という．このように液体にある一定速度の流動を起こさせるのに必要な単位面積当たりの力 S（$=F/A$）を，せん断応力またはずり応力 shearing stress と呼ぶ．万有引力の法則で知られるニュートンは，水のような低粘性の液体において，せん断応力 S がせん断速度 D に比例するというニュートンの粘性の法則 Newton's law of viscosity を見いだした．

$$S = \frac{F}{A} = \eta D = \eta \frac{dv}{dy} \tag{1}$$

ここで，η は一定温度においてその液体に固有の定数で，粘性係数 coefficient of viscosity または粘度 viscosity という．式（1）に適合する液体を理想液体またはニュートン液体（流体） Newtonian liquid (fluid) という．また，その流動をニュートン流動 Newtonian flow，または粘性流動 viscous flow という．

粘度は，国際単位（SI系単位）では，パスカル秒（Pa・s）で表される．日本薬局方では，通例，粘度の実用単位としては，ミリパスカル秒（mPa・s）が用いられる．粘度の CGS 系単位はポアズ poise，P で，図 2.5.1 において，1 cm 離れた 1 cm^2 の平行液面間に 1 cm/sec の速度を生じさせるのに必要なせん断応力として定義される（P = dyn・s/cm^2 = g/cm・s）．Pa・s は 10 P に相当する．

粘度を同温度のその液体の密度で徐した値 $\nu(\eta/\rho)$ を動粘度 kinematic viscosity と呼ぶ．日本薬局方では，動粘度の単位として平方メートル毎秒（m^2/s）が，通例，実用単位として平方ミリメートル毎秒（mm^2/s）が用いられる．CGS 系単位はストークス stokes, St(cm^2/s) と，その 1/100 のセンチストークス cSt で表される．1 mm^2/s は 1 cSt に相当する．

粘度の逆数 ϕ（$=1/\eta$）は，流動率と呼ばれ，この値が大きいほど流体が流れやすいことを示す．Andrade は，分子が別の空間に移動するためには，移動に必要なエネルギー（活性化エ

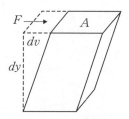

図 2.5.1 ニュートンの流動モデル

ネルギー）をもつ分子のみが移動できるとし，流動率と温度の関係をArrhenius式（109頁を参照）に類似した式（2）により表した．

$$\phi = \phi_A \exp(-\frac{\Delta E}{RT}) \qquad (2)$$

式（2）は温度が高いほど流動率が増大することを示している．このことは，粘度は流動率の逆数であるので，温度の上昇とともに粘度が減少することも示している．式（2）を粘度の関係式に直せば，式（3）のAndrade式となる．

$$\eta = \eta_A \exp(\frac{\Delta E}{RT}) \qquad (3)$$

ここで，η_Aは液体の分子量と分子容（分子体積）に依存する定数で，ΔEは分子の流動を開始させるのに必要な活性化エネルギーactivation energyである．

2.5.2 非ニュートン流動

高分子溶液やコロイド溶液，乳濁液，懸濁液，軟膏等の液体／液体，液体／固体の不均一分散系の製剤の流動では，ニュートンの流動式（1）に従わないことが多い．このようなニュートンの流動式に従わない物体を非ニュートン流体non-Newtonian fluid，その流動を非ニュートン流動non-Newtonian flowと呼ぶ．せん断速度Dとせん断応力Sの関係を示すグラフをレオグラムrheogramと呼び，ここで得られたD-S曲線を流動曲線flow curveまたは稠度曲線consistency curveという．この流動曲線により，流体のレオロジー的性質を知ることができる．ニュートン流体は，既に式（1）で述べたように，その流動曲線は原点を通る直線として表される（図2.5.2(a)）．非ニュートン流体の流動は，その流動曲線の型から一般に次のように分類されている．

準粘性流動：D-S曲線が原点を通る上向きに曲がった曲線で表される場合である（図2.5.2(b)）．せん断応力が増加すると粘性が低下し，せん断速度が増加する流動で，非常に広い範囲の溶液で

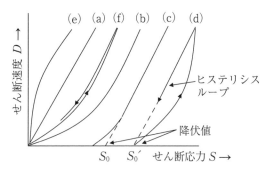

図2.5.2　流動曲線

認められる．この流動を準粘性流動 quasi viscous flow と呼ぶ．トラガント，アルギン酸ナトリウム，メチルセルロース，カルメロースの1%前後の水溶液の流動曲線がこの型になる．このような鎖状高分子は，せん断応力が増大するにつれて，流れの方向に分子の長軸を向けて並ぶようになる．この分子の配向が流動抵抗を減少させ，せん断応力の増加に伴う見かけの粘度の減少をもたらす．この性質は，レオペクシー rheopexy とも呼ばれる．この場合の流動式は式（4）で表される．

$$D = \frac{S^n}{\eta_a} \qquad (n > 1) \tag{4}$$

ここで η_a は見かけの粘度 apparent viscosity であり，任意のせん断速度において，その点における曲線の接線の勾配から求められる．

塑性流動：流動曲線は原点を通らないが，直線となる（図 2.5.2(c)）．曲線の直線部分をせん断応力軸に外挿するとき交わる点を降伏値 yield value と呼ぶ．溶質あるいは懸濁粒子が構造体を形成しており，せん断応力が降伏値に相当する応力以上にならないと，構造体が抵抗となり流動は開始しない．この流動を塑性流動 plastic flow，または提唱者の名前にちなんでビンガム流動 Bingham (plastic) flow と呼ぶ．降伏値を S_0 とすれば，塑性流動は，式（5）で表される．

$$D = \frac{(S - S_0)^n}{\eta'} \qquad (n = 1) \tag{5}$$

η' を塑性粘度 plastic viscosity という．この逆数を易動度 mobility と呼ぶ．流動が式（5）で表される物質を理想的な塑性体 ideal plastic body またはビンガム体 Bingham body という．ペイントやシロップ等の濃厚懸濁液に見られる．

擬塑性流動：流動曲線が，降伏値 S_0' 以上のせん断応力部分で上向きに曲がる場合である（図 2.5.2(d)）．このような流動を擬塑性流動 pseudoplastic flow と呼ぶ．メチルセルロース，カルメロース等の鎖状高分子の2～3%濃厚溶液がこの性質を示す．鎖状高分子は，静置下で水素結合などの分子間相互作用により三次元の網目構造を形成し，降伏値以下のせん断応力では，これが抵抗となり流動しない．降伏値以上の応力が加わると，網目構造が部分的に壊れ始め，流動が起こるようになる．せん断応力の増加とともに網目構造の破壊並びに鎖状高分子の応力方向への配向などが進み，粘度が低下し，せん断速度の増加割合が大きくなる．変化の原因は粒子あるいは分子間に形成された構造に起因し（構造粘性と呼ばれる），流動開始時の網目構造の強さにより流動が準粘性流動になったり，擬塑性流動になったりする．

ダイラタント流動：流動曲線は原点を通るが，せん断応力の増大に伴いせん断速度の増加割合が減少する（粘性が増大する）場合であり（図 2.5.2(e)），準粘性流動と全く逆である．このよう

な流動をダイラタント流動 dilatant flow と呼ぶ．流動式は式（4）と同じであるが，$n < 1$ である．カタクリやデンプン等の粒子径の小さな非擬集性の粒子を高濃度（＞50％）に含む濃厚水性懸濁液がこの流動を示す．静止状態では，粒子は最密充填構造をとり，粒子間空隙は分散媒で十分に満たされた状態にある．せん断応力が低い場合には，粒子の配列はほとんど乱されず，比較的流動しやすい．強いせん断応力のもとでは，粒子は配列が乱れた疎充填構造をとるようになり，かさ（容積）が増大する．そのため粒子間空隙が分散媒で十分に満たされなくなり，部分的に乾燥した状態になり，粒子間の摩擦が増大して流動に対して強い抵抗力が生じる．この性質は，ダイラタンシー dilatancy とも呼ばれる．

2.5.3 チキソトロピー

　非ニュートン流体では，せん断速度を変化させながらせん断応力をプロットし流動曲線を描くとき，せん断速度を必要な最大速度に達せしめた後に減少させると，しばしば下降曲線が上昇曲線の左側に移動する．そのため，流動曲線はヒステリシスループ hysteresis loop（履歴曲線ともいう）を描く（図 2.5.2(d), (f)）．このことは，上昇曲線を描くときに，せん断応力により破壊された構造が，応力が取り除かれたり減少したりしても，直ちに再生されないことを示している．このように，"せん断応力により減少した物質の粘度が，それを等温下で放置するときに穏やかに回復する"現象をチキソトロピー thixotropy，揺変性という．すなわち，チキソトロピーとは，粘度がせん断応力の強さだけでなく，せん断応力をかける速度や時間によっても変化する性質である．一般に，チキソトロピーを示す流体は，系全体に三次元の網目構造を形成している．静止状態では，この構造は固体状を呈しゲル状であるが，せん断応力下では崩壊し流動性が増す．そのため，等温可逆的ゾル－ゲル変換 sol-gel transformation が生じる．この現象を利用した剤形が，プロカインペニシリン油性懸濁注射液である．

チキソトロピーの測定：チキソトロピーを表す指標は，ヒステリシスループの面積であり，これは求積計 planimeter や他の方法によって求められる．

　チキソトロピーを表す方法として次の2つの方法が知られている．第1の方法は，せん断速度一定のもとで，時間に伴う構造の破壊を測定する方法である．図2.5.3において，せん断速度を（a）から（b）まで増大させた後，せん断速度を t 時間一定に保つと，そのせん断速度を維持するのに必要なせん断応力および粘度は，せん断時間 t_1, t_2 に応じて減少する．続いてせん断速度を減少させると，ヒステリシスループ abce や abcde が観察される．このとき，一定せん断速度下での時間に伴う破壊の程度は，チキソトロピー係数 B として式（6）で表される．

$$B = \frac{(\eta_1 - \eta_2)}{\ln(t_2/t_1)} \tag{6}$$

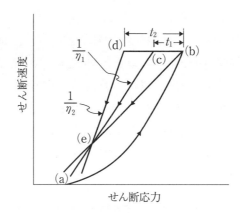

図2.5.3　せん断時間に伴う構造破壊

ここで，η_1とη_2は図2.5.3から計算される粘度である．

第2の方法は，せん断速度の増大による構造の破壊を測定する方法である．図2.5.4に示されるように，異なった最大せん断速度v_1とv_2をもつ2つのヒステリシスループを描き，それに対応する粘度η_1とη_2を求める．チキソトロピー係数Mは式（7）より求められる．

$$M = \frac{2(\eta_1 - \eta_2)}{\ln(v_2/v_1)^2} \tag{7}$$

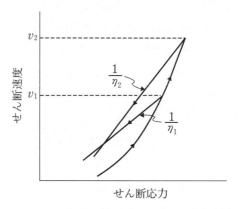

図2.5.4　せん断速度の増大に伴う構造破壊

2.5.4　粘弾性

粘弾性 viscoelasticity は，分散系や高分子材料物質にみられる粘性と弾性の性質が混在した力学的性質のことをいう．これらの物体を変形させてこれを一定に保つとき，物質の粘性の作用に

より塑性変形し，その物体の示す応力は時間とともに減少していく．この現象を応力緩和 stress relaxation という．またこれらの物体に一定荷重をかけたとき，その変形または伸びは時間とともに変化し，あたかも流体のような性質を示す．この現象をクリープ creep と呼ぶ．

これらの粘弾性は，粘性（Newton の法則）と弾性（Hooke の法則）をモデル化した，油のつまったダッシュポット（ダンパー，衝撃吸収装置）（粘度, η）とバネ（弾性率, G）を種々の方法で組合わせた力学模型によって表すことができる．

Maxwell モデル：ダッシュポットとバネを直列につないだ図 2.5.5(a) のモデルをいう．このモデルに力 S をかけるとき，バネの伸びを γ_1，ダッシュポットの伸びを γ_2 とすると，全体の伸び γ は式（8）で表せる．

$$\gamma = \gamma_1 + \gamma_2 \tag{8}$$

また，力 S と伸び γ_1，γ_2 との間にはそれぞれ式（9），および式（10）が成立する．

$$\text{Hooke の法則:} \quad S = G\gamma_1 \tag{9}$$

$$\text{Newton の法則:} \quad S = \eta \frac{d\gamma_2}{dt} \tag{10}$$

式（8），（9），（10）から Maxwell の粘弾性方程式（11）を得る．

$$\frac{d\gamma}{dt} = \frac{1}{G}\frac{dS}{dt} + \frac{S}{\eta} \tag{11}$$

伸びが一定 $\left(dc/dt = 0\right)$ のときは，式（11）より式（12）および式（13）を得る．

$$\frac{dS}{dt} = -\frac{G}{\eta} S \tag{12}$$

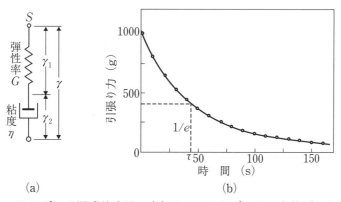

図 2.5.5 (a) Maxwell モデルの図式的表示，(b) Maxwell モデルの一定伸びにおける応力の緩和

$$S = S_0 \exp\left(-\frac{t}{\tau}\right) \qquad ただし,\ \tau = \frac{\eta}{G} \tag{13}$$

式（13）は，伸びを一定に保つときの応力の時間的変化を表している．その様子を図 2.5.5(b) に示す．τ は緩和時間 relaxation time と呼ばれ，応力が最初の応力の $1/e$ になるまでの時間を表している．

Voigt モデル：ダッシュポットとバネを並列につないだ図 2.5.6 (a) のモデルをいう．このモデルに力 S を加えるとき，バネ（S_1）ならびにダッシュポット（S_2）にかかる力は各々式（14）および式（15）で表せる．

$$Hooke\ の法則：\quad S_1 = G\gamma \tag{14}$$

$$Newton\ の法則：\quad S_2 = \eta\frac{d\gamma}{dt} \tag{15}$$

$S = S_1 + S_2$ であるので，式（16）が成立する．これを Voigt の粘弾性方程式という．

$$S = Gc + \eta\frac{d\gamma}{dt} \tag{16}$$

一定荷重の場合（$S = S_0$），式（16）を積分すると式（17）を得る．

$$\gamma = \frac{S_0}{G}\left(1 - \exp\left(-\frac{t}{\lambda}\right)\right) \qquad ただし,\ \lambda = \frac{\eta}{G} \tag{17}$$

式（17）は一定荷重をかけたときのクリープ現象を伸びの時間的変化で表したものである．この様子は図 2.5.6(b) の実線 ABCD で示される．λ は全変形量の $1/e$ を残すまで変形するのに要する時間で，遅延時間 retardation time と呼ばれる．図中の D 点で荷重を除去した場合には，初めの伸びが $\gamma = S_0/G$ で，$S = 0$ であるので，式（16）を積分して式（18）を得る．伸びの変

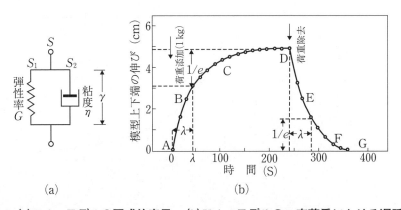

図 2.5.6 (a) Voigt モデルの図式的表示，(b) Voigt モデルの一定荷重における遅延弾性

2.5 レオロジー

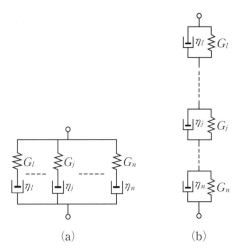

図 2.5.7 一般化された Maxwell モデル(a) と Voigt モデル(b)

化の様子は図中の実線 DEFG で表される.

$$\gamma = \frac{S_0}{G} \exp\left(-\frac{t}{\lambda}\right) \quad \text{ただし,} \ \gamma = \frac{\eta}{G} \tag{18}$$

多要素モデル：軟膏，乳剤，ローション等のさらに複雑な製剤学的特性を説明するためには，3つ以上のダッシュポットとバネを種々の方法で組み合わせた力学モデルによって表すことができる．

一般化された Maxwell モデル：図 2.5.7 (a) に示されるように，Maxwell 要素を多数並列結合したものをいう．このモデルの式 (13) に対応する式は式 (19) で表される．

$$S = \sum_{j=1}^{n} S_{j0} \exp\left(-\frac{t}{\tau_j}\right) = c \sum_{j=1}^{n} G_j \exp\left(-\frac{t}{\tau_j}\right) \tag{19}$$

ただし，$S_{j0} = G_j \gamma$, $\tau_j = \dfrac{\eta_j}{G_j}$

一般化された Voigt モデル：図 2.5.7 (b) に示されるように，Voigt 要素を多数直列結合したものをいう．このモデルの式 (17) に対応する式は，式 (20) で表される．

$$\gamma = S_0 \sum_{j=1}^{n} \frac{1}{G_j} \left(1 - \exp\left(-\frac{t}{\lambda_j}\right)\right) \tag{20}$$

ここで，弾性率の逆数 $J_j = 1/G_j$ をコンプライアンスと呼び，弾性率を表す1つの定数とみなすことができる．

2.5.5 レオロジー的性質の測定法

　レオロジー的性質の評価は，一般に，物質の流動曲線の形と，それから算出される粘度によってなされる．したがって，粘度計の適正な選択は重要である．物質がニュートン流動することがわかっている場合には，一定のせん断速度で操作する粘度計を使用することができるが，未知の場合や非ニュートン流動の場合には，種々のせん断速度で操作できる粘度計を使用する必要がある．日局17では次に示す方法のうち，毛細管粘度計法（第1法）と回転粘度計法（第2法）が用いられている．

A　粘度測定法

i）日局17 第1法　毛細管粘度計法　capillary viscometer method

　本法は，ニュートン液体の粘度を測定する方法である．一定体積（V_0 cm^3）の液体が流下するのに要する時間 t sec を測定し，動粘度 v を算出する方法である．

$$v = kt, \quad \eta = kt\rho \tag{21}$$

ここで ρ は液体の密度，k は粘度計の定数で，粘度計校正用標準液を用いてあらかじめ決めておく．毛管粘度計としては，図2.5.8に示される (a) オストワルド Ostwald 型粘度計，(b) Cannon–Fenske 型粘度計，(c) ウベローデ Ubbelohde 型粘度計（日局17第1法で使用）がよく使用されている．これらの粘度計は高分子溶液，懸濁剤，乳剤，界面活性剤のような会合体溶液等の非ニュートン液体の粘度測定には不適当である．これらの溶液の濃度が希薄で，ニュートン流動からのかたよりが少ない場合には，本法を準用することができる．高分子希薄溶液の粘度の濃度依存性を調べ，得られた直線の濃度を0に外挿することにより，[η] 高分子の極限粘度（mL/g）を求めることができる．極限粘度は溶液中における高分子の広がりの度合いを示すものであり，高分子の分子量，大きさ，形状等と密接に関係している．極限粘度と高分子の分子量（M）の間には，式（22）のような比例関係が成立する．

$$[\eta] = KM^a \tag{22}$$

ここで，K および a は，高分子に固有の定数である．これを利用してデキストラン40等の分子量が測定される．極限粘度は式（23）より算出される．

$$[\eta] = \lim_{c \to 0} \frac{\ln \frac{t}{t_0}}{c} \quad \text{または} \quad [\eta] = \lim_{c \to 0} \frac{(\frac{t}{t_0}) - 1}{c} \tag{23}$$

ここで，c は試料溶液濃度（g/100 mL），t および t_0 は試料溶液および溶媒の流下時間である．

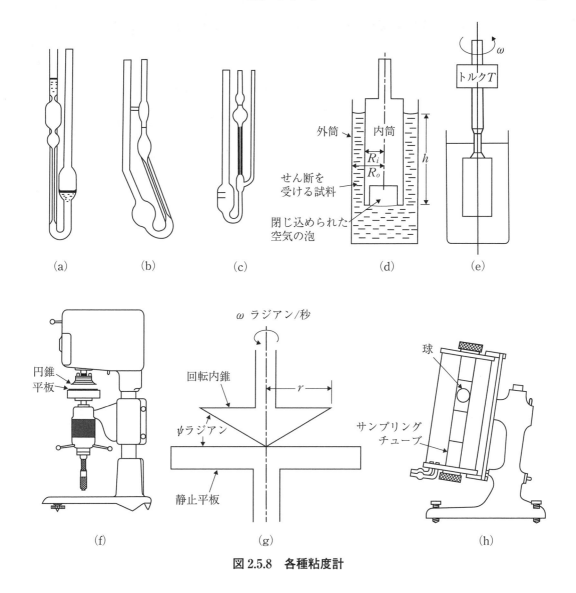

図 2.5.8　各種粘度計

表 2.5.2 に日局 17 で粘度測定が適用される医薬品またはその添加物を示す．

ii) 日局 17 第 2 法　回転粘度計法

本法は，ニュートン液体あるいは非ニュートン液体に対して適用する方法で，液体中を一定の角速度で回転するローターに作用する力（トルク）をバネのねじれ度で検出し，粘度に換算する．測定装置は次のいずれかを使用する．

(1) 共軸二重円筒形回転粘度計（クエット型粘度計）：本法の測定原理は図 2.5.8 (d) に示すように内筒と外筒の同軸二重円筒間に高さ h(cm) まで液体を入れ，角速度 ω で内筒または外筒を回転させたときに円筒に加わる回転応力（トルク）T（10^{-7} N·m）を測定し，せん断応力を求める方法である．粘度 η(mPa·s) は，式 (24) により求められる．

表 2.5.2　粘度測定法（日局 17 第 1 法）の適用を受ける局方品

医薬品名	粘　度
局Ⅰ	
デキストラン 40	0.16 〜 0.19（極限粘度）（25℃）
	0.27 以下（高分子分画の極限粘度）
	0.09 以上（低分子分画の極限粘度）
デキストラン 40 注射液	0.16 〜 0.19（極限粘度）（25℃）
デキストラン 70	0.21 〜 0.26（極限粘度）（25℃）
	0.35 以下（高分子分画の極限粘度）
	0.10 以上（低分子分画の極限粘度）
デキストラン硫酸エステルナトリウム　イオウ 5	0.030 〜 0.040（極限粘度）（25±0.02℃）
デキストラン硫酸エステルナトリウム　イオウ 18	0.020 〜 0.032（極限粘度）（25±0.02℃）
局Ⅱ	
酢酸フタル酸セルロース	45 〜 90 mPa・s（25±0.2℃）
結晶セルロース	平均重合度 P 値 350 以下（25±0.1℃）
粉末セルロース	平均重合度 P 値 440 〜 2250 以下（25±0.1℃）
軽質流動パラフィン	37 mm^2 s^{-1} 未満（37.8℃）
流動パラフィン	37 mm^2 s^{-1} 以上（37.8℃）
ヒドロキシプロピルメチル　セルロース 2208	表示単位の 80 〜 120%（20℃）
ヒドロキシプロピルメチル　セルロース 2906	表示単位の 80 〜 120%（20℃）
ヒドロキシプロピルメチル　セルロース 2910	表示単位の 80 〜 120%（20℃）
ヒドロキシプロピルメチル　セルロースフタレート	表示単位の 80 〜 120%（20℃）
ポビドン	粘度測定により K 値を求める
ポリソルベート 80	345 〜 445 mm^2 s^{-1}（25℃）
メチルセルロース	表示単位の 80 〜 120%（20℃）

$$\eta = \frac{100T}{4\pi l\omega}\left(\frac{1}{R_i^2} - \frac{1}{R_o^2}\right) \tag{24}$$

(2) 単一円筒形回転粘度計（ブルックフィールド型粘度計）：本法の原理図を図 2.5.8（e）に示す．試料中の円筒を一定角速度で回転させたときの回転応力を測定し，式（25）より粘度を求めることができる．

$$\eta = K_B \frac{T}{\omega} \tag{25}$$

ここで K_B は装置定数（rad/cm^3）で，粘度計校正用標準液を用いて実験的に決める．

(3) 円錐 – 平板形回転粘度計（コーンプレート型粘度計）：図 2.5.8（f）と（g）に装置の概略とその原理図を示す．本装置では，同一回転軸をもつ平円板および頂角の大きい円錐の隙間に試料液体をはさんで，一方を回転させ，他方の受けるトルクまたは角速度を測定する．使用する試料量が少なくてすむ．また試料全体に一定のせん断速度を与えることができ，レオグラムを直接

XYレコーダーで描くことができる．そのため半固形製剤のレオロジー的評価に広く使用することができる．粘度は式 (26) により求めることができる．

$$\eta = \frac{3\alpha}{2\pi R^3} \frac{100T}{\omega} \tag{26}$$

iii ）落球粘度計法

本法の原理は，ストークスの式（80頁を参照）を利用して粘度を測定する方法である．試料の液体を入れたガラス円筒中へ密度と半径のわかっているガラス球やボールベアリングなどの鋼球を落下させ，球が一定距離（2本の標線の間）を落下するのに要する時間を測定して粘度を求める．本装置の概略を図 2.5.8(h) に示す．

B 製剤のレオロジーの評価法

軟膏，クリーム，乳濁液等の製剤の，伸びや肌ざわり等の感覚的なレオロジーの性質を調べる装置として，ペネトロメーター（針入度計）penetrometer，カードテンションメーター curd tension meter，スプレッドメーター spread meter 等が使用される．

ペネトロメーター（針入度計）（図 2.5.9(a)）は，軟膏等の硬さを調べる装置である．JIS および ASTM（American Society for Testing and Materials）規格のものがある．ワセリン等の比較的柔らかいものには，図のような二重円錐針が使用される．ワックスのように硬いものでは，細く鋭い針を使用する．通常 0.1 mm を 1 単位として表す．軟膏剤では 200〜240，眼軟膏では 240 前後が適当といわれている．

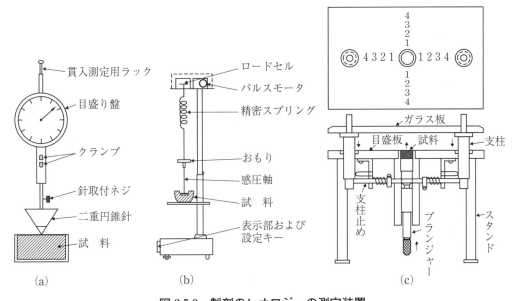

図 2.5.9　製剤のレオロジーの測定装置
(a) ペネトロメーター，(b) カードテンションメーター，(c) スプレッドメーター

カードテンションメーター（図2.5.9(b)）は，軟膏やクリームの硬さを測定する装置である（カード"curd"は，チーズ原料の凝乳の意味がある）．スプリングにつるした感圧軸に，所定のおもりをのせて垂直に懸垂する．可動台板上に試料をのせて一定速度で上昇させ，懸垂した感圧軸を試料中に侵入させる．このときの侵入速度を記録ドラムから読みとる．

スプレッドメーターは，2枚の平行板の間に試料をサンドイッチ状にはさみ，一定の圧力をかけ，はさんだ試料が流動し，広がっていくときの速度から，試料の展延性（延び）を調べる装置（図 2.5.9(c)）である．この物性は，軟膏類の使用感覚と密接な関係にある．印刷インキ，ペンキ等の物性測定にも応用することができる．

演習問題

問 1 液体の流動に関する記述の正誤について，正しいものを**2つ**選べ．

1 液体に加わるせん断応力とせん断速度との間に直線関係が成り立つ場合のすべてをニュートン流動という．

2 高分子溶液の極限粘度を測定すれば高分子の分子量を知ることができる．

3 液体に加わるせん断応力とせん断速度との間に直線関係が成立しない場合をチキソトロピーという．

4 メチルセルロースやカルメロースナトリウムなどの鎖状高分子の1％前後の水溶液は原点を通る直線関係を示さない．

（第86回薬剤師国家試験を改変）

問 2 レオロジーに関する記述の正誤について，<u>誤っている</u>ものを**1つ**選べ．

1 動粘度の単位は mm^2/s である．

2 毛細管粘度計の測定側からニュートン流体の動粘度を算出し，その温度における液体の密度を測定し粘度を求めることができる．

3 ニュートン流体がチキソトロピーを示すことはない．

4 ニュートン流体の流動曲線は温度の影響を受けないが，非ニュートン流体の流動曲線は温度の影響を受ける．

（第90回薬剤師国家試験を改変）

問 3 下図の流動曲線に関する記述について，誤っているものを**1つ**選べ．

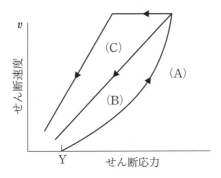

1 流動曲線（A）が原点を通らない理由は，せん断応力がYに達するまで流動が起きないためである．
2 メチルセルロースやカルメロースナトリウムの2〜3％水溶液をせん断するとき，せん断速度をvより下げたときの流動曲線（B）が，流動曲線（A）と重ならないのは，せん断速度をvまで上げたときよりも粘性が高くなるためである．
3 2で述べた水溶液をせん断速度vで一定時間せん断後，せん断速度を下げるときの流動曲線が（C）のようになるのは，破壊された内部構造の回復が緩やかなためである．
4 モノステアリン酸アルミニウムを添加したエストラジオール安息香酸エステル油性懸濁液は，この図に示されるような流動曲線を示す．

（第77回薬剤師国家試験を改変）

問 4 製剤のレオロジー特性の測定に関する次の記述について，正しいものを**2つ**選べ．
1 ウベローデ型粘度計は毛細管粘度計の1つであり，動粘度が求められる．
2 共軸二重円筒形回転粘度計や単一円筒形回転粘度計は，ニュートン液体だけでなく非ニュートン液体に対しても適用できる．
3 ペネトロメーターは，軟膏剤の展延性を測定する装置である．
4 粘弾性モデルには，マックスウェルモデルとフォークトモデルがあるが，前者はバネとダッシュポットの並列結合，後者は直列結合によって構成されている．

（第84回薬剤師国家試験を改変）

解答と解説

問 1　2，4
1　誤　ニュートン流動はせん断応力とせん断速度との間に原点を通る直線関係が成り立つ．
2　正　極限粘度がわかれば，デキストラン40やポビドンなどの高分子化合物の分子量が推定できる．
3　誤　チキソトロピーとは，せん断応力を増加させたときに得られる流動曲線とせん断応力

を減少させたときに得られる流動曲線が重ならないヒステリシスループを描く流体の性質をいう.

4　正　原点を通り，上向きに曲がる準粘性流動曲線が得られる.

問 2　4

1　正　動粘度とは粘度を液体の密度で割った値である.

2　正　毛細管粘度計法は，一定体積の液体が毛細管を通って流下するのに要する時間 t(s) を測定する方法で，動粘度 v は次式で求められる.

$v = kt$

k は粘度計の定数である.

4　誤　ニュートン流体でも温度によって粘度が変化し，直線の傾きが変化する.

問 3　2

2　高分子水溶液によく見られる現象で，溶液中で分子が形成している網目構造がせん断応力により破壊され，応力を減少させても，すぐには網目構造が再形成されないため粘性が低下するために起こる.

問 4　1，2

1　正　ウベローデ型粘度計は，適量の試料を粘度計に入れ，一定体積の液体が毛細管を流出するのに要する時間から，粘度を求める装置で，試料の動粘度を求めることができる.

2　正　これらの測定装置は日局 17 一般試験法第 2 法回転粘度計法で使用される装置で，他に円錐－平板形回転粘度計がある.

3　誤　ペネトロメーターは，軟膏剤への針入度から固さを測定する装置である. 展延性の測定にはスプレッドメーターが用いられる.

4　誤　マックスウェルモデルは，バネとダッシュポットを直列に，フォークトモデルは並列に結合したモデルである.

2.6 粉体の科学

粉体とは多数の固体粒子が比較的弱い力で集合体を形成したものをいう．粉体の科学は粒子の生成，粒子の構造と特性，粒子特性と粒子集合体である粉体の挙動との関係を対象とする．固体医薬品の粒子径は溶解速度に直接影響し，吸収速度ひいては薬効に関与することから，その理解は重要である．また，調剤においては散剤や顆粒剤のような剤形の取扱いに関わるため，薬学の様々な場面において基本となる物理学的特性ということができる．

2.6.1 粒子の特性および評価方法

粉体の粒子径は粉体の性質を決定づける物性である．粒子径測定法は，顕微鏡像から便宜的に求めるものと，実際の粒子をある物理量に関してそれと同等な規則形状粒子に置き換える方法に大別される．後者によって得られる粒子径を相当径と称する．多くは個々の粒子についての測定から粒度分布を求めるが，比表面積の測定では平均粒子径のみが得られる．

A 粒子径の測定法

i）光学顕微鏡法（日局17 一般試験法〈3.04〉 粒度測定法 第1法）

光学顕微鏡を用いて肉眼または顕微鏡写真によって直接，個々の粒子の外観および形状を観察し，その大きさを測定する方法である．また，これにより粒子径分布を求めることもできる．粒子径の測定は粒子形状に応じて複雑に変化するので，不規則な形状の粒子の場合には図2.6.1のような定義に基づいて測定する．

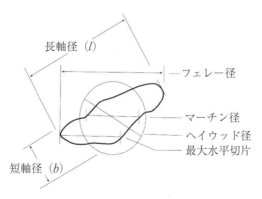

図2.6.1 日本薬局方において一般的に用いられる粒子径
（日本薬局方解説書編集委員会（2016）第十七改正日本薬局方解説書, B-454）

ii）ふるい分け法（日局 17 一般試験法〈3.04〉 粒度測定法 第 2 法）

一連の標準ふるい（日局17 一般試験法〈9.62〉 計量器・用器参照）を用いて，試料粉体をふるい分け，各ふるい上に留まった粉体質量を測定することから，質量基準の粒度分布が得られる．ふるいは呼び寸法である目開きによって区別され，ふるい番号では 100 号（呼び寸法 150 μm，目開き 0.150 mm）と称する．

iii）コールターカウンター coulter counter 法（体積相当径）

図 2.6.2 のように，電解質溶液中に細孔を有する隔壁を設け，両側に電圧をかけ，細孔の一方の側から粒子を通過させる．細孔内を粒子が通過する際に変化する電気抵抗（電圧パルス）を測定する．パルスの高さから粒子体積（球とすれば等体積球相当径）を，パルス数から粒子数を算出する．

iv）沈降法（沈降速度相当径，ストークス径）

重力場でストークスの抵抗法則に従って沈降する球形粒子は次の運動法則に従う．

$$\left(\frac{\pi}{6}\right) d^3 \rho \frac{dv}{dt} = \left(\frac{\pi}{6}\right) \cdot d^3 \cdot \rho \cdot g - \left(\frac{\pi}{6}\right) \cdot d^3 \cdot \rho_0 \cdot g - 3\pi \cdot \eta_0 \cdot v \cdot d \quad (1)$$

d：粒子径，ρ：粒子密度，ρ_0：媒体密度，v：沈降速度，η_0：媒体粘度，g：重力加速度

速度がある大きさに達すると式（1）の右辺は零となり，加速度が零の等速で粒子が沈降する．このときの速度を終末速度 terminal velocity と称する．この際，t 時間に h の距離を沈降すれば $v = h/t$ であり，これを式（1）の右辺 = 0 に代入して，d について解けばストークス Stokes の式（2）が得られる．

$$d = \sqrt{\frac{18\eta_0}{(\rho - \rho_0)g} \cdot \frac{h}{t}} \quad (2)$$

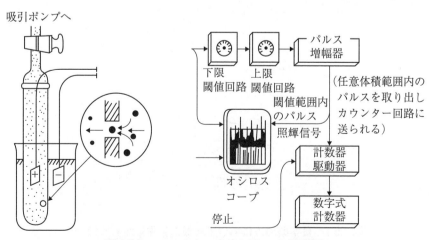

図 2.6.2 コールターカウンターの原理図

したがって，一定の沈降距離 h を沈降する時間 t を測定すれば粒子径が得られる．実際は時間毎に特定の沈降位置での粒子濃度や沈降量を測定して粒度分布を求める．これには光透過法粒度分布測定装置や沈降天秤が用いられる．図 2.6.3 に沈降天秤法による測定原理を示す．

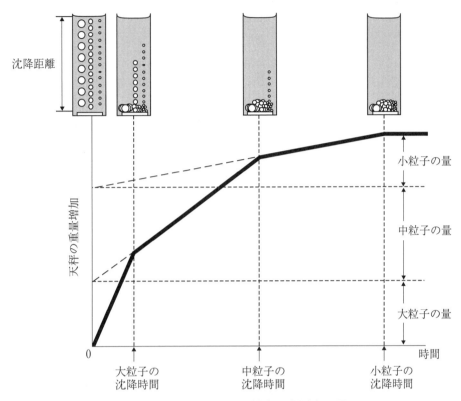

図 2.6.3 沈降天秤法による粒度分布測定の原理

v) レーザー回折法（日局 17 参考情報 G2. 物性関連）

試料を適切な液体または気体中に適正な濃度で分散し，レーザー光を横切るように通過させた際，粒子によって種々の角度に散乱された光を，複数の素子をもつ検出器で測定する（図 2.6.4）．散乱パターンは数値化された後，適切な光学モデルと数学的手法を用いることで体積基準の粒子径分布が得られる．

vi) 動的光散乱 dynamic light scattering（DLS）法（日局 17 参考情報 G2. 物性関連）

液体中に分散したサブミクロン粒子の平均粒子径および粒子径分布を測定する方法である（図 2.6.5）．溶液や懸濁液中でブラウン運動をしている粒子にレーザー光を照射すると，粒子からの散乱光には拡散係数に応じた揺らぎが生じる．大きな粒子は動きが遅いので散乱光強度の揺らぎは緩やかである一方，小さな粒子は動きが速いので散乱光強度の揺らぎは急激に変化する．この拡散係数を反映した散乱光の揺らぎを検出し，ストークス・アインシュタイン式を利用して粒子径を測定する．本法で求められる平均粒子径および粒子径分布は，乳濁性注射剤，懸濁性注

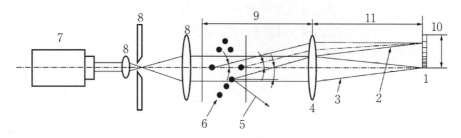

図 2.6.4　レーザー回折装置の構成例
1：吸光度（オブスキュレーション）検出器，2：散乱光，3：直射光，4：フーリエレンズ，5：レンズ4で集められない散乱光，6：粒子集団，7：レーザー光源，8：ビーム調整部，9：レンズ4の有効距離，10：複数の素子をもつ検出器，11：レンズ4の焦点距離
（日本薬局方解説書編集委員会（2016）第十七改正日本薬局方解説書，F-42，廣川書店）

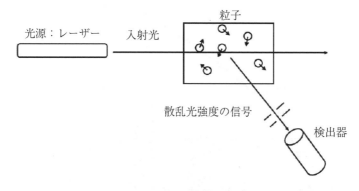

図 2.6.5　測定原理の概略図
（日本薬局方解説書編集委員会（2016）第十七改正日本薬局方解説書，F-29，廣川書店）

射剤，リポソーム製剤などのコロイド分散系の製剤を中心にその特性を示す重要な因子の1つである．

B 比表面積（比表面積平均径）の測定法

i）比表面積から算出する平均粒子径（比表面積平均径）

比表面積は単位質量または単位体積の粉体のもつ表面積を表す．比表面積S_wが得られれば，平均粒子径dは式（3）で与えられる．

$$d = \frac{6}{\rho \cdot S_w} \tag{3}$$

表面積の測定は，吸着法または透過法によって行われる．吸着法では，粉体に分子断面積が既知の窒素ガスなどを単分子吸着させ，後述する Langmuir または BET の吸着等温式により粉体の単位重量当たりの単分子吸着量V_mを求め，式（4）から表面積を算出する．

$$S_w = \frac{V_m \alpha N}{22400\,m} \tag{4}$$

N：アボガドロ数，a：吸着気体1分子の有効断面積（窒素の場合，$0.162 \times 10^{-18}\,\mathrm{m}^2$），

22400：気体1モルが占める体積，m：粉体の質量

通常，吸着法で求めた粉体の比表面積は，透過法で求めたそれよりも大きい．これは，吸着法では粉体粒子の外表面積に加えて細孔などの内部表面積も測定に影響を与えるためである．

ii）比表面積（単分子吸着量）測定法（Langmuir 型）（日局 17 一般試験法〈3.02〉 比表面積測定法）

一般に，固相・液相・気相間の界面で物質が濃縮される現象を吸着 adsorption という．固体微粒子の集合体である粉体は，比表面積が大きいため，気体を多量に吸着しうる．例えば，薬用炭は，消化管内の異常発酵による生成ガスの吸着に用いられる．温度一定で気体を固体へ吸着させ，吸着が平衡に達したときの気体の圧力（または濃度）と吸着量の関係を示した式を吸着等温式 adsorption isotherm，その曲線を吸着等温線という．典型的な吸着等温式として，ラングミュア Langmuir 型や BET 型（提唱者の $\underline{B}$runauer，$\underline{E}$mmett，$\underline{T}$eller の3者の氏名の頭文字から命名）が知られている．

Langmuir 型の吸着等温式は，図 2.6.6（a）に示すように，気体が固体表面上に存在する吸着部位に単分子層（1分子の厚さの層）吸着する場合の吸着等温線であり，式（5）で示される．

$$V = \frac{V_{\mathrm{m}} \cdot k \cdot p}{1 + k \cdot p} \tag{5}$$

V：固体単位質量当たりに吸着された気体の量，V_{m}：固体が気体の単分子層で完全に覆われたときの固体単位質量当たりの気体の飽和吸着量，k：定数，p：気体の圧力

この式は，両辺の逆数を取り，p 倍すると次式に変形できる．

$$\frac{p}{V} = \frac{p}{V_{\mathrm{m}}} + \frac{1}{V_{\mathrm{m}} \cdot k} \tag{6}$$

p に対する p/V のプロットは直線となり，勾配と切片から V_{m} と k が求められる．

iii）比表面積（単分子吸着量）測定法（BET 型）（日局 17 一般試験法〈3.02〉 比表面積測定法）

図 2.6.6（b）に示すように，気体の圧力 p が増加すると，吸着量がいったん飽和に達した後，さらに増大することがある．これは単分子吸着層の上に気体分子がさらに吸着して凝縮し多分子層を形成するためである．BET 式は，このような多分子吸着の代表的な吸着等温式であり，式（7）で表され，式（8）のように変形できる．

$$V = \frac{V_{\mathrm{m}} \cdot k \cdot p}{(p_0 - p)[1 + (k-1)(p/p_0)]} \tag{7}$$

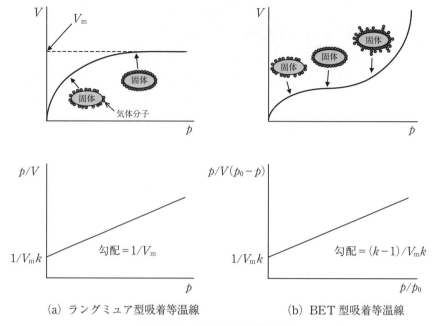

(a) ラングミュア型吸着等温線　　(b) BET 型吸着等温線

図 2.6.6　代表的な吸着等温線

$$\frac{p}{V(p_0-p)} = \frac{k-1}{V_m \cdot k} \cdot \frac{p}{p_0} + \frac{1}{V_m \cdot k} \tag{8}$$

p_0 は気体の飽和蒸気圧である．式（7）において，相対圧 $p/p_0 \ll 1$ のときは式（5）と同じ形式で表され，Langmuir 型を多分子層吸着へと展開した式であることがわかる．BET 型は粉体の表面積の算出に用いられる．式（8）に基づき，p/p_0 に対して $p/V(p_0-p)$ をプロットして得られる直線の勾配と切片から V_m を求め，式（4）に代入して S_w を算出する．

iv）透過法による比表面積測定法（Kozeny-Carman 式）

透過法は，粉体層をはさんで圧力差 ΔP のもとでの気体の透過量 Q から，Kozeny-Carman の式（9）を用いて表面積を求める．

$$S_w \cdot \rho = \sqrt{\frac{g \cdot A \cdot \Delta P \cdot t \cdot \epsilon^3}{K \cdot L \cdot \eta \cdot Q(1-\epsilon)^2}} = 14\sqrt{\frac{A \cdot \Delta P t \epsilon^3}{L \cdot \eta \cdot Q(1-\epsilon)^2}} \tag{9}$$

A：粉体層の断面積，L：粉体層の厚さ，η：気体の粘度，t：体積 Q の気体が粉体層を通過するのに要した時間，ϵ：粉体層の空隙率，K：Kozeny 係数（一般に 5.0 とする）

C　粒子径および粒度分布の表現に関する定義

i）粒度分布の表示方法と基準

実在の粉体は粒子径に分布を有する．この分布の表示のしかたについて述べる．表 2.6.1 に示すように，ある粉体の粒度を測定して各粒子径範囲に属する粒子の個数 n_i を計数したとする．

2.6 粉体の科学

図2.6.7 (a), (c) に示すように, 粉体の各粒子径区分に含まれる粒子量を示したものを頻度分布曲線という. また図2.6.7 (b), (d) に示すように, これをもとにある粒子径よりも大きい (ふるい上) または小さい (ふるい下) 粒子量とその粒子径との関係を表したものを積算分布曲線という. 粒子量は, 粒子径測定から直接得られる個数および重量で表され, それぞれ個数基準分布 (図2.6.7 (a), (b)) および重量基準分布 (図2.6.7 (c), (d)) という. 例えば, コールターカウンター法では個数基準, ふるい分け法では重量基準で表される.

ⅱ） 粒子形状

粒子径や平均粒子径は規則形状粒子を想定して表現するが, 実際の粉体粒子の形状は極めて複雑である. 同じ体積をもつ粒子でも形状が異なればこの粉体は異なった性質をもつため, 粒子形状は重要な粉体物性値である. 粒子形状の表現方法としては次のようなものがある.

a） 形状指数：図2.6.1のように b および l を測定して, l/b を長短度 elongation と称し, 形状を反映する尺度とする.

b） 形状係数：粒子の実体積 V, 実表面積 S および粒子径 d を式 (10) で関係づける.

$$V = \phi_V \cdot d^3, \qquad S = \phi_S \cdot d^2 \tag{10}$$

ϕ_V を体積形状係数, ϕ_S を表面積形状係数という. 実際の粒子が球であれば $\phi_V = \pi/6$, $\phi_S = \pi$, 立方体であれば $\phi_V = 1$, $\phi_S = 6$ となる. また, 比表面積形状係数 ϕ は式 (11) で表される. ϕ は球でも立方体でも6になる.

$$S_\text{w} \cdot \rho = \frac{S}{V} = \frac{\phi_S \cdot d^2}{\phi_V \cdot d^3} = \phi \, \frac{1}{d} \tag{11}$$

ⅲ） 粒子密度

粒子密度は粒子の質量と体積から決定されるが, 正確な体積測定は困難なことが多い. 粒子の

表2.6.1　粒度分布と平均粒子径の計算例

粒子径範囲 (μm)	中心径 (μm)	n_i	$n_i/\Sigma n_i$ (%)	累積 (%)	$n_i d_i$ $\times 10^{-2}$	$n_i d_i^2$ $\times 10^{-4}$	$n_i d_i^3$ $\times 10^{-5}$	$n_i d_i^3/\Sigma n_i d_i^3$ (%)	累積 (%)	$n_i d_i^4$ $\times 10^{-7}$
0 〜 10	5	10	2.3	2.3	0.5	0.0	0.0	0.0	0.0	0.0
10 〜 20	15	24	5.5	7.8	3.6	0.5	0.8	0.1	0.1	0.1
20 〜 30	25	45	10.4	18.2	11.3	2.8	7.0	1.0	1.1	1.8
30 〜 40	35	68	15.7	33.9	23.8	8.3	29.2	4.0	5.1	10.2
40 〜 50	45	**89**	20.5	54.4	40.1	18.0	81.1	11.1	16.2	36.5
50 〜 60	55	78	18.0	72.4	**42.9**	23.6	129.8	17.8	34.0	71.4
60 〜 70	65	57	13.1	85.5	37.1	**24.1**	156.5	21.5	55.5	101.7
70 〜 80	75	39	9.0	94.5	29.3	21.9	**164.5**	22.6	78.1	**123.4**
80 〜 90	85	19	4.4	98.8	16.2	13.7	116.7	16.0	94.1	99.2
90 〜 100	95	5	1.2	100.0	4.8	4.5	42.9	5.9	100.0	40.7
計		434	100.0		209.3	117.6	728.5	100.0		485.0

$$D_1 = \Sigma n_i d_i / \Sigma n_i = \mathbf{48.2} \qquad\qquad D_4 = \Sigma n_i d_i^4 / \Sigma n_i d_i^3 = \mathbf{66.6}$$

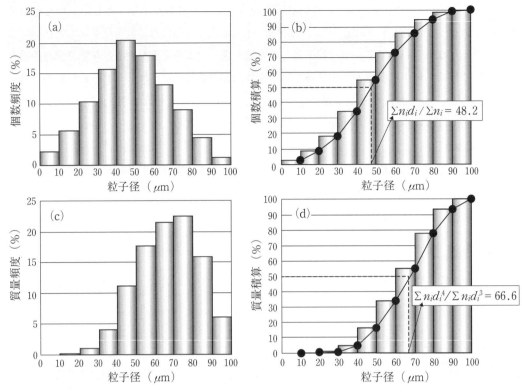

図 2.6.7　粒度分布の表示法

表面には細孔や割れ目，内部には閉じた空隙が存在するからである．粉体を構成する個々の粒子を一次粒子，いくつかの一次粒子が凝集体を形成したものを二次粒子という（図 2.6.8）．したがって，粒子の密度といっても複数の定義があり，測定法に依存したものとなる．

a）真密度 true density：物質そのものの密度で，結晶格子内の分子あるいは原子のレベルで大きな空隙はないとした場合の密度である．多形転移や非晶質化などの結晶構造の変化は，真密度の変化をもたらす．

b）粒子密度 particle density：液体中での粒子による排除体積を粒子体積とした場合の密度で，液体が侵入できない空隙を粒子体積として含むため，用いる液体に依存した値となる．

c）かさ密度 bulk density：測定容器に，静かに，圧密せずに充填した（緩み状態での）粉体試料の体積と質量から求めた密度である．みかけの密度 apparent density と呼ばれることもあるが，後述するタップ密度も含まれる場合があるので，本項では用いない．

d）タップ密度 tapped density：粉体試料を充填した容器を機械的にタップした後に測定した体積から求めた密度である．増大したかさ密度という解釈もできる．

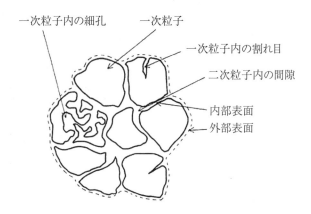

図 2.6.8 一次粒子,二次粒子および表面の概念図
(竹内洋文ほか編(2016)最新製剤学 第 4 版,図 1.57,廣川書店)

2.6.2 粉体の物理化学的性質

A 流動性

　粉体の流動性は調剤,製錠やカプセル充填,粉体の供給・輸送操作などの成否に関係する.通常,粉体を扱う際の感触から,さらさらした自由流動性粉体 free flowing powder と,湿った感じで扱いにくい付着性粉体 sticky (cohesive) powder とに大別される.粒子径の大きな粉体は,通常,自由流動性であるが,粒子径が小さくなると同一物質であっても付着性になってくる.

i) 流動性の測定法

a) 安息角 angle of repose：粉体の流動性を表す代表的な指標として用いられている.安息角とは,静止した粉体層の自由表面が水平となす角度 δ をいう(図 2.6.9(a)).δ が小さいほど流動性は大きい.

b) オリフィスからの流出速度：製剤を生産する際に機械装置の管を通過させる意味で,流動性の直接的な指標となる.円筒容器の底の中心部に,粒子径に比べて十分大きなオリフィス(出口)をつけた容器に粉体を入れ,流出速度を測定する.流出速度が大きいほど流動性がよい.

c) 内部摩擦係数：粉体に圧力が加わった状態での流動性を評価する指標といえる.図 2.6.9(b))に示す装置で,粉体層がせん断によってすべり始めるとき,そのせん断面にかかる垂直応力 σ_Y とせん断応力 τ_Y との関係を求めると,Newton の摩擦法則では

$$\tau_Y = \sigma_Y \tan\phi + C \tag{12}$$

のように表される.$\tan\phi$ を粉体の内部摩擦係数,ϕ を内部摩擦角,C を付着力という.これら

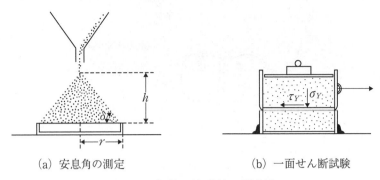

(a) 安息角の測定　　　(b) 一面せん断試験

図 2.6.9　粉体の流動性の測定法

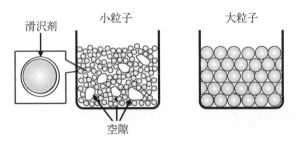

図 2.6.10　粉体の流動性に及ぼす粒子径の影響および流動性を改善する方法

の値が小さい粉体は流動性がよい．

ii）流動性の改善法

粉体の流動性を改善させるためには以下の方法が考えられる（図 2.6.10）．

a）粒子径の増大：付着・凝集性の大きな粉体は，造粒して顆粒や細粒にすると流動性がよくなる．

b）粉体の乾燥：粉体は吸湿によって付着水や凝縮水が粒子間の付着力を増大させるため，流動性が悪くなる（合成ケイ酸アルミニウム，デンプン等）．このような場合，乾燥によって流動性が改善される．

c）滑沢剤の添加：タルクやステアリン酸マグネシウムなどの滑沢剤を 1〜2％程度添加すると流動性が増加する．ただし，添加量には至適値があり，増量し過ぎると流動性はかえって悪化する．

B　充填性（かさ密度およびタップ密度）

充填性の表現方法を表 2.6.2 に示す．粉体層の全体積のうちで粒子が占める割合を充填率，逆に空隙が占める割合を空隙率 porosity という．粉体層の質量をその全体積で割ったものを，かさ密度 bulkdensity，1 g の粉体が占める体積をかさ比容積という．

前項でも述べたが，一般的な粉体の法則として，同じ物質で比較した場合，粒子径の小さい方

2.6 粉体の科学

表 2.6.2 充塡性の表示法

表示法	物理的意味	関係式
かさ密度 bulk density	単位かさ体積（V_b）当たりの質量（W）	$\rho_b = \dfrac{W}{V_b}$
空隙率 porosity	粉体層中の空隙の体積割合	$\epsilon = \dfrac{V_b - V_p}{V_b}(\times 100) = 1 - \dfrac{\rho_b}{\rho_p}(\times 100)$
充塡率	粉体層中の粒子の体積割合	充塡率 $= \dfrac{V_p}{V_b} = \dfrac{W}{V_b \rho_p} = \dfrac{\rho_b}{\rho_p}$
配位数 coordination number	1個の粒子に接触している粒子の数	
見かけ比容積 apparent specific volume	単位重量当たりのかさ体積	$\dfrac{V_b}{W} = \dfrac{1}{\rho_b} = \dfrac{1}{\rho_p (1 - \epsilon)}$
空隙比	粒子の正味固体体積に対する空孔体積の比	$\dfrac{V_b - V_p}{V_p} = \dfrac{\epsilon}{1 - \epsilon}$

が流動性は悪い．これは粉体粒子の自重が小さくなるため，相対的に付着・凝集性が大きく作用し，少ない接触点で粒子が支えられるようになるためである（図 2.6.10）．流動性の悪化にともない，充塡率は減少するため，逆に空隙率は上昇する．ここでのポイントは，粒子径が小さい方が，粒子間の隙間が埋まって充塡性がよいと勘違いしないことである．これらの関係性は，(i) 医薬品として用いられる粉体の多くが有機化合物であり，粒子密度が比較的小さい，(ii) 製剤の製造で取扱われる粉体の粒子径は数 μm ～数 $100\,\mu$m 程度という，ある一定の条件下で成り立つ関係ということである．医薬品の製剤分野における粒子径の大小と粉体物性（流動性と充塡性）の関係をまとめて表 2.6.3 に示す．

表 2.6.3 粒子径の大小と粉体物性のまとめ

粉体物性		粒子径	
		小	大
流動性	流動性	悪（小）	良（大）
	安息角	大	小
	オリフィスの流出速度	遅（小）	速（大）
充塡性	充塡性	悪（低）	良（高）
	空隙率	高	低
	かさ密度	低	高
	かさ比容積	大	小
	比表面積	大	小

C ぬれ

粉体のぬれは，錠剤，顆粒剤などの崩壊や溶出に関係する．図2.6.11(a)のように固体表面上の液滴を考えると，表面張力の釣合からYoungの式（13）が成立する．

$$\gamma_S = \gamma_{LS} + \gamma_L \cos\theta \tag{13}$$

γ_S：固体の表面張力，γ_{LS}：固－液界面張力，γ_L：液体の表面張力，θ：接触角

θが小さいほどぬれやすい．通常，粉体を圧縮した平面を用いて測定される．

図2.6.11(b)のように，円筒中に粉体をつめ，下端をろ紙などでふさいで液につけ，粉体層を液体が浸透する速度を測定する方法も用いられる．粉体層が半径Rの毛細管からなるとすると，Washburnの式（14）が導かれる．

$$h^2 = \frac{R \cdot \gamma_L \cos\theta}{2\eta} \cdot t \tag{14}$$

h：t時間後の液体の上昇の高さ，η：液体の粘度

実際上，Rを求めることは困難なので相対的な比較がなされることが多い．

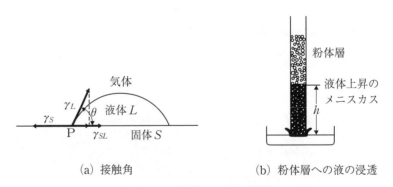

(a) 接触角　　　　　　(b) 粉体層への液の浸透

図2.6.11　粉体のぬれの測定

D 吸湿性

粉末医薬品は空気中にさらすと吸湿して，流動性の低下，固結，湿潤および液化，あるいは化学反応が促進されて分解や着色などが起こる．これは，水不溶性の物質では水蒸気の吸着や凝縮が，水溶性の物質では溶解が起こるためである．吸着平衡曲線を図2.6.12に示す．

i）水不溶性物質の吸湿

固体表面に対する水蒸気吸着のためであり，図2.6.12(a)は吸着等温線に相当する．

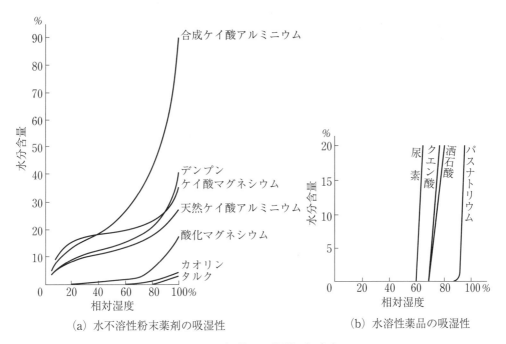

(a) 水不溶性粉末薬剤の吸湿性　　(b) 水溶性薬品の吸湿性

図 2.6.12　粉体の吸湿性（37℃）

ii）水溶性物質の吸湿

図 2.6.12(b) のように，相対湿度がある限界を超えると急激に吸湿が進行し，ついには潮解 deliquescence する．この限界湿度を臨界相対湿度 critical relative humidity（CRH）という．CRH は飽和水溶液の蒸気圧が空気中の蒸気圧に等しい点である．したがって，CRH 以上の相対湿度では固体が完全に溶け，さらに希釈されてその溶液の蒸気圧が空気中の蒸気圧に等しくなるまで吸湿が進行する．なお，水和物の解離圧が空気中の水蒸気圧より低い場合に結晶水が失われる現象を風解 efflorescence という．

iii）水溶性物質の混合物の吸湿

混合物の CRH は各成分の CRH より低く，式（15）によって近似的に計算される．

$$\mathrm{CRH(AB)} = \mathrm{CRH(A)} \times \mathrm{CRH(B)} \tag{15}$$

　　CRH（AB）：混合物の CRH，CRH（A），CRH（B）：A，B 成分の CRH

これはエルダーの仮説 Elder's hypothesis といわれる．この場合は A，B 両成分の飽和水溶液の蒸気圧が臨界相対湿度に対応する．

演習問題

問 1 粒子および粉体に関する記述の正誤について答えよ．
1. 粉体の内部摩擦係数と付着力が小さいほど，流動性はよい．
2. 沈降法による粒度分布測定では，質量基準の粒度分布が得られる．
3. エルダーの仮説が成立する場合，2種類以上の水溶性粉体の混合物の臨界相対湿度（CRH）は，個々の粉体のCRHよりも大きくなる．
4. 粉体を圧縮して製した平面に液体を滴下した場合，拡張ぬれの接触角は付着ぬれの接触角よりも大きい．

（第95回薬剤師国家試験 問168を一部修正）

問 2 大小2種類の粒子径を有する同一物質の混合粒子の質量を，分散沈降法により沈降天秤を用いて測定したところ，図に示す結果を得た．以下の記述のうち，正しいのはどれか．**2つ**選べ．ただし，粒子の沈降はストークスの式に従うものとする．
1. 大粒子と小粒子の粒子径比は2：1である．
2. 大粒子と小粒子の粒子径比は4：1である．
3. 大粒子と小粒子の質量比は1：2である．
4. 大粒子と小粒子の質量比は2：3である．
5. 大粒子と小粒子の質量比は1：4である．

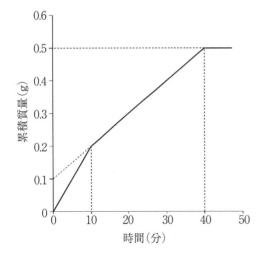

（第99回薬剤師国家試験 問176を一部修正）

2.6 粉体の科学 *93*

問 3 医薬品粉体のぬれおよび吸湿に関する記述の正誤について答えよ．

1 ぬれやすいほど粉体に対する液体の接触角が大きい．

2 水溶性の結晶性粉体では，臨界相対湿度（CRH）未満において急激な吸湿は起こらない．

3 CRH では，粉体粒子表面を覆う薬物の飽和水溶液の水蒸気圧と，空気中の水蒸気圧が等しい．

4 粉体は，吸湿により安息角が減少する．

5 2種類の水溶性の結晶性粉体を混合して得られた粉体の CRH は，個々の粉体の CRH と比べて高い．

（第101回薬剤師国家試験 問174を一部修正）

解答と解説

問 1

1 正　粉体の流動性は，内部摩擦係数と付着力が小さいほどよい．

2 正　溶媒中を沈降していく粒子の沈降速度からストークスの式に基づいて粒子径や粒度分布を求めるので，質量基準の平均粒径や粒度分布が得られる．

3 誤　エルダーの仮説が成立する場合，2種類以上の水溶性粉体の混合物の臨界相対湿度（CRH）は，個々の粉体の CRH の積になるため小さくなる．

4 誤　拡張ぬれは接触角 θ が0°の時に起こり，付着ぬれは接触角 θ が $90° < i \leqq 180$〕の時に起こる．したがって，拡張ぬれの接触角は付着ぬれの接触角より小さい．

問 2　1，5

グラフより大粒子は0〜10分で，小粒子は0〜40分で沈降が終了していることがわかる．ストークスの式より，沈降速度は粒子の直径 d の2乗 d^2 に比例するから，一定の距離 h を大粒子（10分）は小粒子（40分）の4倍（$d^2 = 2^2$）の速度で沈降したと考えられる．したがって，小粒子の粒子径を1とすると大粒子の粒子径は2となり，大粒子と小粒子の粒子径比は2：1となる．

$$〈ストークスの式〉\quad v = \frac{h}{t} = \frac{(p - p_0)g \cdot d^2}{18\eta}$$

v：沈降速度，h：粒子の沈降距離，t：沈降時間，d：平均粒子径，p：分散相の密度，p_0：分散媒の密度，g：重力加速度，η：分散媒の粘度

グラフ中の10〜40分の直線と y 軸の交点より，大粒子の質量は0.1 g と求められる．また，グラフから累積質量は大粒子＋小粒子 ＝ 0.5 g であり，小粒子の質量は0.5(g) − 0.1(g) ＝ 0.4(g) であることから，大粒子と小粒子の質量比は，大粒子：小粒子 ＝ 0.1(g)：0.4(g) ＝ 1：4 となる．

第 2 章　物理薬剤学

問 3

1　誤　接触角はぬれの尺度の 1 つである．一般的に考えて，ぬれやすい粉体の場合は液体が広がるので接触角は小さくなる．ぬれにくい場合は葉の表面に付着した夜露のように液滴状になるので接触角は大きくなる．

2　正　臨界相対湿度（CRH）を超える高い湿度では，急激な吸湿により粉体の溶解（潮解）が起こる．ちなみに水に不溶性の粉体でも CRH 未満では急激な吸湿が起こらない．

3　正　選択肢の記述は難解であるが，ある粉体にとって十分な湿度（十分な量の水分子が空気中に存在する状態，CRH）になると粉体は粒子表面から潮解し，形成された飽和溶液層と空気中の水蒸気圧が釣り合って平衡となる．

4　誤　安息角は粉体の流動性に関する指標である．粉体は吸湿により流動性が悪くなるので，より粉体が積もりやすくなることから安息角は大きくなる．

5　誤　エルダーの仮説に関する記載である．2 種類の水溶性の結晶性粉体を混合して得られた粉体の CRH は，その比率に関係なく，個々の粉体の CRH の積となる．したがって，混合後の CRH は混合前の個々の粉体の CRH よりも小さくなる．

参 考 文 献

1）日本薬局方解説書編集委員会（2016）第十七改正日本薬局方解説書，廣川書店
2）山本晶，岡本浩一，尾関哲也編（2017）製剤学 改訂第 7 版，南江堂
3）山本恵司監修，髙山幸三，寺田勝英，森部久仁一編（2016）基礎から学ぶ製剤化のサイエンス 第 3 版，エルゼビア・ジャパン

2.7 製剤からの薬物溶出

医薬品を製剤化するには，その溶解性を正確に把握する必要がある．溶解性とは溶解度と溶解速度の両者を指す．溶解度は溶解速度を決定する因子の1つであるが，製剤からの薬物溶出には溶解度のほかにも種々の因子が関与している．これらの因子を考慮して製剤設計はなされている．また，目的に応じて，薬物放出を制御する種々の製剤的手法が研究，開発されている．

2.7.1 薬物の溶解度

A 固体状態と溶解度

固体（薬物）を液体の中に入れると，溶解が始まり，ある濃度に到達すると平衡（飽和）状態となる．このときの濃度が固体の溶解度 solubility であり，溶液を飽和溶液 saturated solution という．同一の物質であっても，固体の状態（エネルギー）が異なると，溶解度も変化する．エネルギー状態の高い多形（準安定形），あるいは非晶質状態の固体は，安定形結晶の溶解度より高い値を示す．これを過飽和現象という．

溶解現象を熱力学に基づいて考えることにより，これらの現象を明確に表現することができる．固体B（薬物）が溶媒Aに溶解する現象を考えてみる．まず，溶解過程を，（ⅰ）固体Bの融解過程，（ⅱ）溶媒Aとの混合過程の2過程に分ける（図2.7.1）．それぞれの化学ポテンシャ

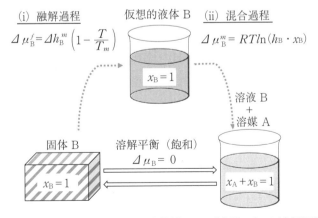

図 2.7.1 固体Bと溶液状態のB（溶媒A）の溶解平衡

溶液は，融点 T_m より低い温度 T でBを仮想的に融解する過程と，溶媒Aと液体Bの混合過程を経て形成される．溶液中に残存する固体Bと溶液状態のBが平衡であれば，$-\Delta\mu_B = -\Delta\mu_B^f - \Delta\mu_B^m = 0$．

ル変化 $\Delta\mu_B^f$, $\Delta\mu_B^m$ は以下のように表される．

$$\Delta\mu_B^f = \Delta h_B^m\left(1 - \frac{T}{T_m}\right) \geqq 0 \qquad (T \geqq T_m) \tag{1}$$

$$\Delta\mu_B^m = RT\ln(f_B \cdot x_B) \tag{2}$$

ここで，Δh_B^m は B の融解熱，T_m は B の融点，f_B は活量係数，x_B は溶液中の B の濃度（モル分率）．したがって，溶解することによる化学ポテンシャル $\Delta\mu_B$ は，これらの和として表され，また，飽和溶解度に達した場合は平衡状態であるので，その微小変化はゼロである．

$$- \Delta\mu_B = - \Delta\mu_B^f - \Delta\mu_B^m = 0 \tag{3}$$

式（1），（2）を式（3）に代入して整理して，

$$- \ln x_B = \frac{\Delta h_B^m}{R}\left(\frac{1}{T} - \frac{1}{T_m}\right) + \ln f_B \tag{4}$$

を得る．

得られる溶液が理想溶液である場合は，$f_B = 1$ であり，式（4）の右辺第1項だけで表される．この式より，同一物質の場合，温度が増大すれば溶解度が増加すること，また，準安定形となり融解熱が減少すれば溶解度が増加することなどが説明できる．したがって，溶解度は，エネルギーの大きい順であり，非晶質＞準安定形結晶＞安定形結晶である．また，無水物は結晶内に水を含んだ水和物よりもエネルギーが高く，溶解度は無水物結晶＞水和物結晶である．

B　pH による溶解度の変化

薬物の多くは，弱酸性か弱塩基性の有機化合物に分類される．弱酸性，弱塩基性薬物は溶媒のpH が変化するとその溶解度が著しく変化する．これはイオン化して溶解した酸あるいは塩基が溶解度の増大に寄与しているためである．消化管内では，胃から腸へと進むにつれて pH が酸性から中性に変化するため，この現象は，製剤設計，消化管吸収を考える上で重要である．

Henderson-Hasselbalch の式より，弱酸 HA，弱塩基 B の溶解度 C_s の pH 依存性は，酸解離平衡定数 K_a を用いて，それぞれ以下のように表される．

$$C_s = [\mathrm{HA}]\left(1 + \frac{K_a}{[\mathrm{H^+}]}\right) \tag{5}$$

$$C_s = [\mathrm{B}]\left(1 + \frac{[\mathrm{H^+}]}{K_a}\right) \tag{6}$$

分子形の溶解度を C_0 とすると，$\mathrm{pH} = - \log[\mathrm{H^+}]$，$pK_a = - \log K_a$ より式（5），（6）はそれぞれ以下のように表される．

$$C_s = C_0\left(1 + 10^{\mathrm{pH} - pK_a}\right) \tag{7}$$

$$C_s = C_0\,(1 + 10^{pK_a - pH}) \tag{8}$$

式（7），（8）より，分子形の溶解度は，pH に関係なく一定であるが，イオン形の溶解度は pH 変化により変化するのがわかる．なお，pH = pK_a（すなわち，[H$^+$] = K_a）のとき，分子形とイオン形の溶解度が等しくなり，$C_s = 2C_0$ となることがわかる．

C 複合体形成による溶解度の変化

難溶性の薬物の溶解度を増大させる手法の1つに，可溶性の複合体を形成させる方法がある．カフェインの溶解度が安息香酸ナトリウムの存在下で増大するのは，その一例である．グルコースが環状に結合したシクロデキストリンによる包接化合物の形成も同様である．このように溶解度を増大させるために添加する物質を溶解補助剤という．図 2.7.2 には，薬物 A の飽和濃度（溶解度）が溶解補助剤 B の添加濃度と共に増大していく様子を示す．ここで，y 切片は薬物 A 単独で溶けている濃度（C_A）であり，溶解補助剤を加えても変化しない．溶解補助剤 B の添加による溶解度の増加がすべて複合体 A·B の形成によるものとすれば，B を添加した時の A の溶解度は，C_A と複合体の濃度 $C_{A·B}$ との和で表される．添加された溶解補助剤の一部は複合体形成に使われ，残りが単独で溶解している．したがって，図 2.7.2 の説明に示すように，ある点における A，B および A·B の濃度（C_A, C_B, $C_{A·B}$）の濃度を求め，複合体形成定数（安定度定数）K を計算することが可能である．K が大きいほど安定な複合体が形成されている．

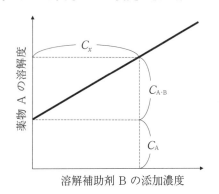

図 2.7.2 複合体形成による薬物の溶解度の変化
B を C_x 添加したとき単独で溶解している B の濃度 C_B は，複合体形成分を差し引いて，$C_x - C_{A·B}$ となる．したがって，複合体 A·B の形成平衡定数 K は，下式より求められる．

$$K = \frac{C_{A·B}}{C_A \cdot C_B} = \frac{C_{A·B}}{C_A \cdot (C_x - C_{A·B})}$$

D コソルベンシー

水に適量のエタノール，プロピレングリコール，ポリエチレングリコールなどの他の溶媒を添加することにより溶解度が増大することがある．これをコソルベンシー cosolvency という．これは，1つの溶媒が薬物と相互作用して複合体を形成し，この複合体がほかの溶媒に溶解するこ

とによると考えられている．溶解度の低い薬物の注射剤，点眼剤，外用液剤などの液状の製剤を設計するのに用いられている．

2.7.2 薬物の溶解速度

A 溶解速度式

i）Noyes‒Whitney 式

薬物結晶からの溶解速度式として Noyes‒Whitney 式が知られている．

$$\frac{dC}{dt} = k \cdot S \cdot (C_s - C) \tag{9}$$

ここで，k：みかけの溶解速度定数，S：表面積，C_s：飽和溶解度，C：溶液中の濃度である．

この式より，薬物の溶解度が高いほど，また，微細化により表面積が大きくなるほど溶解速度は速くなることがわかる．

式（9）を，初期条件（$t = 0$ のとき $C = 0$）のもとに積分すると次式が与えられる．

$$\ln(C_s - C) = -k \cdot S \cdot t + \ln C_s \tag{10}$$

溶解過程中に表面積 S が変化しないと仮定すると，この式は図 2.7.3 のような直線関係を示す．

薬物の溶解による溶液濃度 C の変化が，溶解度に対して十分小さい場合をシンク sink 条件という．溶出した薬物が系外に排出されることを意味するが，実際には溶解度がある程度高い薬物に対して，大量の溶液を用いることにより達成される．この場合 $C_s \gg C$，$C_s - C ≒ C_s$ とみなせるので式（9），（10）は

$$\frac{dC}{dt} = k \cdot S \cdot C_s \tag{11}$$

$$C = k \cdot S \cdot C_s \cdot t \tag{12}$$

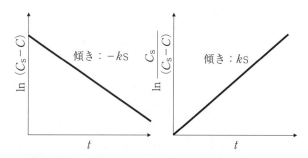

図 2.7.3 Noyes‒Whitney 式の直線プロット

となり，溶出量は時間に比例することがわかる．

ii）Hixson‐Crowell 式

固体粒子の溶解を考えた場合，溶解が進行するに従い，固体の表面積は減少する．シンク条件下のNoyes-Whitney式において，同一粒子径の球状粒子が相似関係を保ちながら小さくなると仮定してSの項を書き表すと，

$$-\frac{dw}{dt} = k'w^{2/3} \tag{13}$$

が導かれる．積分して

$$k't = w_0^{1/3} - w^{1/3} \tag{14}$$

ここで，k' は溶解速度定数，w_0，w は初期および一定時間経過後の粒子の質量である．

式（13），（14）が溶解過程の固体の表面積の減少を考慮した溶解速度式であり，Hixson-Crowell式と呼ばれる．式（14）の右辺を溶出時間 t に対してプロットすれば傾き k' の直線となる（図2.7.4）．また，この関係式は，固体質量の立方根で表されているので立方根則とも呼ばれる．

実際の溶解速度の測定においては，このような表面積の変化が無視できるように，粉体を圧縮して成形体を調製し，その一面を利用して溶出試験を行う回転円盤法・静止円盤法などが用いられる（図2.7.5）．

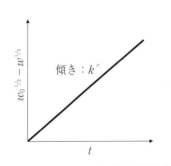

図 2.7.4 Hixson‐Crowell 式の直線プロット

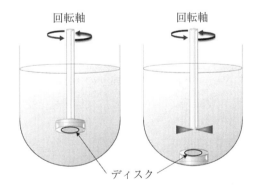

図 2.7.5 回転円盤法（左）と静止円盤法（右）

B 拡散と溶解過程

固体（薬物結晶）表面からの溶解現象を理論的に説明するためには，図2.7.6に示すような固体表面近傍モデルを考え，拡散の理論であるFickの第一法則を適用する．

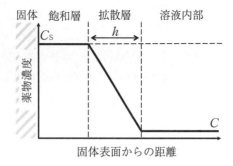

図 2.7.6　固体からの溶解モデル（拡散律速）

Fick の第一法則によれば，任意の場所における，境界面の単位面積当たり物質が拡散により移動する速度 J（拡散流）は，この面に垂直な方向の濃度勾配に比例する．飽和溶液相から溶液中への薬物の溶出量すなわち拡散流 J は，

$$J = \frac{1}{S} \cdot \frac{dQ}{dt} = -D \cdot \frac{dC}{dx} = -D \cdot \frac{C_s - C}{h} \tag{15}$$

と表される．

ここで，S は固体表面積，Q は物質量，t は時間，D は拡散定数，C は濃度，C_s は飽和濃度，x は拡散方向の距離，h は拡散層の厚みを表す．したがって，

$$\frac{dQ}{dt} = S \cdot D \cdot \frac{C_s - C}{h} \tag{16}$$

溶液の体積を V とすると，

$$\frac{dC}{dt} = \frac{S \cdot D}{V} \cdot \frac{C_s - C}{h} \tag{17}$$

これを Nernst-Noyes-Whitney の式という．

Noyes-Whitney 式（9）と式（17）を比較すると，式（9）のみかけの溶解速度定数 k は

$$k = \frac{D}{V \cdot h} \tag{18}$$

と表される．

式（17）に基づくと，溶解速度に影響を及ぼす因子は以下のように整理できる．

因子	変化要因	溶解速度定数 k の変化
1) 攪拌速度（↑）	拡散層の厚み（↓）	↑
2) 温　度（↑）	拡散定数（↑）	↑
3) 溶媒粘度（↑）	拡散層の厚み（↑） 拡散定数（↓）	↓

k に含まれる溶液体積 V を大きくすると，溶液濃度を低下させることになるため，溶解速度は小さくなる．

2.7.3 薬物溶出性

A 錠剤の崩壊と薬物溶出

錠剤は，一部の放出制御型製剤を除けば，まず速やかに崩壊 disintegration が起こる．その結果，薬物粒子は液体中に分散し，溶解有効比表面積は最大となり，溶出速度も最大になる．その後，薬物粒子の表面積は溶解により徐々に小さくなるため，溶解速度は徐々に遅くなる．模式的には図 2.7.7 のように表現できる．

良好な錠剤の崩壊のためには，適切な崩壊剤（4.2.3 参照）の処方が必要である．近年では，口腔内で速やかに崩壊する錠剤（口腔内崩壊錠）も上市されている．このような錠剤は，崩壊剤の処方のほか，基剤（賦形剤）がきわめて容易に溶解する糖類を使用するなどの工夫がなされている．

B 溶解性の改善

難溶性薬物の製剤化にあたっては，その溶解性（溶解速度・溶解度）を改善する工夫が必要である．すでに述べた，シクロデキストリンなどの溶解補助剤との複合体形成やコソルベンシーなどに加えて，塩酸塩，硫酸塩などの可溶性塩の形成，プロドラッグ化（4.7.2），界面活性剤ミセルの利用（4.7.3）などが溶解性改善手法としてあげられる．また，Noyes-Whitney 式からもわかるように，薬物粒子を微細化すれば，比表面積は増大し溶解速度は増大する．そこで，粉砕等により，薬物粒子のサイズをナノ〜サブミクロンまで下げ，薬物溶解速度を改善する検討が行われている．また，溶解度を改善する目的では，非晶質固体分散体化技術が注目されている．非

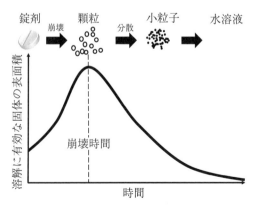

図 2.7.7　錠剤からの薬物溶出

晶質固体分散体とは主として水溶性ポリマー（例として PVP, HPMC など）に薬物を非晶質状態で分散させたものを指す．調製法としては，両者を溶媒に溶解して噴霧・乾燥を行う噴霧乾燥法，両者を加温・混錬しながら混合する加熱溶融混錬法が実用的な方法として知られている．非晶質固体分散体では，薬物が非晶質状態にあるため溶解度が増大し，水に分散した際には過飽和現象が観察される．

2.7.4　薬物放出の制御

ドラッグデリバリーシステムとして,種々の薬物放出制御型製剤が開発されている．本書でも，4.7.2 において，目的，意義を含めて詳述されている．本項では，放出制御のメカニズム，設計法を中心に述べる．

A　放出制御の方法

最も単純で，一般的な放出制御方法は高分子コーティング被膜による薬物分子の拡散制御である．錠剤でも，顆粒でも表面をコーティングすることが可能であり，適切な不溶性コーティング錠を選択すれば，徐放性製剤を設計できる．内側の薬物層をエチルセルロースやアクリル系高分子であるオイドラギット類（Eudragit®RS, RL）等の放出制御膜で被膜した放出制御型製剤をリザーバー reservoir 型製剤（図 2.7.8(a)）と呼ぶ．リザーバーは貯蔵庫の意味である．製剤が水と接触すると水が膜を介してリザーバーに浸入，リザーバー中の薬物（固体）を溶解する．溶解した薬物分子は膜中を拡散して，水中に薬物を放出する．周囲を覆った膜内の拡散が律速となり，薬物は徐放化される．これに対して，ワックスや不溶性高分子などの不溶性基剤全体に薬物が分散した製剤をマトリックス型製剤（図 2.7.9(a)）という．製剤が水と接触すると水がマトリックス内に浸入して，マトリックス内の薬物を溶解する．溶解した薬物分子はマトリックス中を拡散して，水中に放出される．マトリックス製剤では，この拡散制御により薬物が徐放化される．

B　リザーバー型徐放性製剤からの薬物放出挙動

図 2.7.8(b) に示すように薬物分子が溶解（分配）し得る膜を隔てて薬物濃度に差異があるとき，定常状態での膜内の単位面積当たりの物質透過速度 J は，

$$J = \frac{1}{S} \cdot \frac{dQ}{dt} = D \cdot \frac{C_1 - C_2}{h} \tag{19}$$

と表される．

ここで，Q は放出される薬物量，S は放出面積，D は薬物の膜中拡散係数，C_{in} はリザーバー中の薬物濃度，C_{out} は放出液中の薬物濃度，h は膜厚である．

溶液と膜との分配平衡を考えて，平衡定数を K とする．

$$K = \frac{C_1}{C_{\text{in}}} = \frac{C_2}{C_{\text{out}}} \tag{20}$$

式（19），（20）より

$$\frac{dQ}{dt} = \frac{DKS(C_1 - C_2)}{h} \tag{21}$$

薬物の膜内の透過速度，すなわち，製剤からの薬物放出は膜厚，膜内の薬物分子の拡散定数，および膜への薬物の分配係数で決定される．また DK/h（$= P$）を膜透過係数 membrane permeability coefficient という．典型的なリザーバー型製剤からの薬物放出は，膜内の拡散が律速となり，式（21）により放出速度が表される．

シンク条件下（$C_1 \gg C_2$, $C_1 - C_2 \fallingdotseq C_1$）では，リザーバー内の薬物濃度が一定である場合（固体薬物が残存している場合）には薬物放出速度 dQ/dt は一定となる（式（21））．これを，時間に依存しない速度，すなわち時間に対して 0 次の依存ということで 0 次放出と呼び，図 2.7.8（c）に示すような放出パターンとなる．初期においては，水が製剤内部に浸透し，薬物が溶解し膜を透過して放出されるまでに時間を要するため，ラグタイム（時間遅れ）が生じる．

C　マトリックス型徐放性製剤からの薬物放出挙動

マトリックス matrix 中に分散している薬物が表面から放出される．そのため，時間の経過に

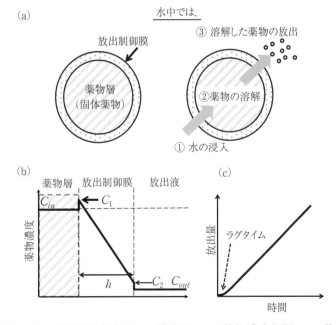

図 2.7.8　リザーバー型徐放性製剤の (a) 模式図，(b) 薬物濃度勾配，(c) 薬物放出曲線

伴い薬物が放出され，マトリックスは表面から空になってくる．したがって，固体薬物を含むマトリックスと空になったマトリックスとの境界面は徐々に後退し，薬物放出に必要な拡散距離が長くなる．

その結果，図2.7.9(b)で示すように，例えシンク条件下（$C_S \gg C_{out}$，$C_S - C_{out} \fallingdotseq C_S$）で溶出が起こっても時間経過に伴い溶出速度は低下する．このような薬物溶出パターンは，拡散距離の変化を考慮して導いたHiguchi式で説明される．

$$Q = [D(2A - C_S)C_S t]^{1/2} \tag{22}$$

ここで，Q は時間 t までの単位面積当たりの薬物放出量，D はマトリックス中の薬物の拡散定数，A はマトリックス単位容積当たりの薬物量，C_s はマトリックス中の薬物の溶解度である．マトリックス中に固体薬物が残存している時には，$A \gg C_s$ であるので式 (22) は

$$Q = [D \cdot 2A \cdot C_s \cdot t]^{1/2} \tag{23}$$

と表される．

式 (23) より，薬物放出量をプロットすると，図2.7.9(c)に示すようになる．なお，時間の平方根に対して薬物放出量 Q をプロットすれば，直線関係が得られることがわかる．

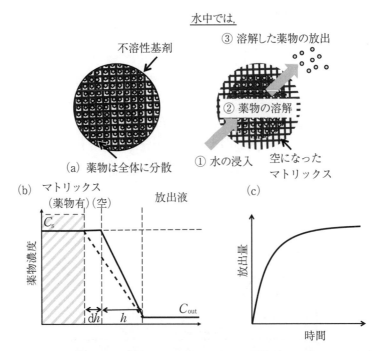

図 2.7.9 マトリックス型徐放性製剤の (a) 模式図，(b) 薬物濃度勾配，(c) 薬物放出曲線
dh は微小時間 dt での境界の移動距離を示す．

D 拡散以外の放出制御

イオン交換型放出制御：薬物を不溶性のイオン交換樹脂とイオン結合させ，消化管内でのイオン交換により薬物を放出させるシステム．例えば，酸性薬物 drug⁻ は陰イオン性樹脂 resin⁺ とイオン結合させ，消化管内で陰イオン X⁻ との交換により放出される．交換樹脂からの薬物の拡散は，拡散面積，拡散距離などにより制御できる．

浸透圧ポンプ osmotic pump：錠剤の表面を半透膜で覆い，小孔をあけた製剤によって 0 次放出が達成されている（Alza 社の OROS®：oral osmosis）（図 2.7.10）．図に示すように，消化管内では半透膜を通って水が浸入し，それによって発生する浸透圧差によりさらに水が浸入し，薬物溶液が小孔から放出される．薬物放出速度は

$$\frac{dQ}{dt} = \frac{AkC_s\pi}{h} \tag{24}$$

と表される．ここで，Q は時間 t までの薬物放出量，A は膜面積，k は水分子の透過係数，C_s はシステム内の薬物の溶解度，h は膜厚，π は浸透圧である．固体状態の薬物が存在するとき，浸透圧は一定となり，一定量の薬物が放出される（0 次放出）．薬物が難溶性の場合は，内部に隔壁を設け，薬物相を押し出すシステムも考案されている．

E 時間制御型薬物放出

一定時間経過後に薬物が放出される，いわゆる放出ラグタイムを有する製剤の研究開発が行われている．粒子内部に崩壊剤を処方した TES（time-controlled explosion system），あるいは不溶性ポリマーと有機酸の相互作用を利用した SRS（sigmoid release system）等が知られている．このような製剤は大腸への薬物送達などへの利用が期待されている．古くからある腸溶性コ

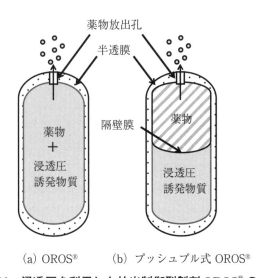

(a) OROS®　(b) プッシュプル式 OROS®

図 2.7.10　浸透圧を利用した放出制御型製剤 OROS® の模式図

ーティングポリマーを用いた腸溶性製剤も一種の放出開始時間制御型製剤である．腸溶性ポリマーの種類を選択することにより，放出開始時間をある程度は制御できる．

演習問題

問 1 薬物の溶解および放出に関する記述のうち正しいのはどれか．**2つ選べ**．
1 結晶多形間で異なる溶解速度を示すのは各々の固相における化学ポテンシャルが異なるためである．
2 Higuchi 式において単位面積当たりの累積薬物放出量の平方根は時間に比例する．
3 球体である薬物粒子が形状を維持したまま縮小しながら溶出するときの溶解速度定数は，Hixson-Crowell 式を用いて算出できる．
4 回転円盤法により固体薬物の表面積を経時的に変化させて溶解実験を行い Gibbs 式を用いることで薬物の溶解速度定数を算出できる．

（第100回薬剤師国家試験を改変）

問 2 下図のような拡散制御膜において，溶質分子が単位時間に透過する物質量と反比例の関係にあるのはどれか．**1つ選べ**．

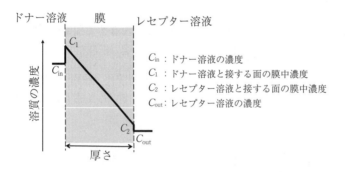

1 溶質の膜中での濃度差（$C_1 - C_2$）
2 溶質の膜中での拡散係数
3 溶質の分配係数（C_1/C_{in}）
4 膜の厚さ
5 膜の有効表面積

（第102回薬剤師国家試験）

問 3 固体薬物の溶解速度を回転円盤法で測定し，以下の結果を得た．シンク条件下のみかけの溶解速度定数（$min^{-1} \cdot cm^{-2}$）に最も近い値はどれか．**1つ選べ**．ただし，円盤の有効表面積は$1\,cm^2$とし，試験中は変化しないものとする．また，溶液温度は一定であり，薬物の溶

2.7 製剤からの薬物溶出

解度は 0.5 mg/mL とする.

1　0.010

2　0.014

3　0.016

4　0.018

5　0.020

(第 98 回薬剤師国家試験)

解答と解説

問 1　1, 3

1　一般に，化学ポテンシャルが高い準安定結晶の方が安定形結晶よりも溶解速度は速い.

2　Higuchi の式 $Q = [D(2A - C_S)C_St]^{1/2}$ より，単位面積当たりの累積薬物放出量は時間の平方根に比例する.

3　Hixson-Crowell 式 $k't = w_0^{1/3} - w^{1/3}$ は，同一粒子径の球状粒子が相似関係を保ちながら小さくなるという仮定のもとに成立する.

4　回転円盤法により表面積を一定とすることで，Noyes-Whitney 式より薬物の溶解速度を算出できる.

問 2　4

Fick の第一法則 $J = 1/S \cdot dQ/dt = D \cdot dC/dt = D \cdot C_s - C/h$ により導かれる $dQ/dt = DKS(C_1 - C_2)/h$ より考察する. 溶質分子が単位時間に透過する物質量 dQ/dt は,

1　濃度差（$C_1 - C_2$）とは正比例の関係.

2　拡散係数 D とは正比例の関係.

3　分配係数 $C_1/C_{in} = K$ とは正比例の関係.

4　膜厚 h とは反比例の関係.

5　膜の有効表面積 S とは正比例の関係.

問 3　5

シンク条件における Noyes-Whitney の式 $dC/dt = k \cdot S \cdot C_s$ より考察する.

時間 0〜6 min では薬物濃度が比例的に増加している. 一方，それ以降の時間では比例関係は成立しておらず，これは溶液中の薬物濃度増加によりシンク条件が満たされなくなったためと考えらえる.

そこで 6 min までの変化に着目し，Noyes-Whitney 式に，$dC/dt = 0.06$ mg/mL/6 min, $S = 1$ cm², $C_S = 0.5$ mg/mL を代入することで，$k = 0.02$ が求まる.

2.8 製剤の安定性と安定化

2.8.1 製剤の安定性とその影響因子

　医薬品の品質を考えるとき，原薬および製剤の安定性の評価は極めて重要である．医薬品の承認申請において安定性のデータは必須であり，ICH の「新薬に対する安定性試験法のガイドライン（1994, 2003 改訂）」も出されている．一般的な医薬品に関しては，ICH ガイドラインQ1A（R2）および Q1B，生物薬品はこれら 2 つのガイドラインに加えて Q5C に従って安定性試験が実施されている．安定性には，物理的安定性（状態変化），化学的安定性（医薬品の分解）および微生物学的安定性（微生物繁殖）がある．それらが，製剤の薬効や毒性に大きく影響してくる．医薬品の品質を確保し，これを保証するためには，原薬や製剤の安定性の的確な評価と予測，およびこれに基づいた合理的な製剤設計が必要である．

A　物理的安定性

　物理的性状（結晶転移，錠剤の硬度・崩壊性，顆粒剤の流動性低下など）の変化に対しては，温度と湿度の影響が大きい．水和物量，結晶多形の変化が観察されたり，潮解現象がみられる場合もある．保存中に医薬品や添加剤が再結晶して製剤表面に析出することがある．例えば，エテンザミドや無水カフェインの錠剤では，ひげ状の結晶（ウィスカー）の析出が報告されている．

　ニトログリセリン舌下錠では，ニトログリセリンが揮散しやすいため経時的に含量低下が起こることがある．また，カプセル剤の剤皮に用いられるゼラチンが空気中の水分で軟化したり，乾燥によりひび割れを起こしたりする．口腔内速放錠は，凍結乾燥や低圧打錠など錠剤の多孔質化を目的とした製法のため強度が劣り，輸送時などにおいて配慮が必要である．最近，打錠時に滑沢剤を臼杵表面に噴霧する装置の開発などにより，一般的な高速打錠で作製した錠剤と同じ強度をもつ速放錠も得られるようになった．

B　化学的安定性

　医薬品の溶液中での主な分解反応には，加水分解，酸化，光分解がある．固形製剤の安定性については複雑であるが，分解の主な原因は，同様に吸湿による加水分解，熱分解などが考えられる．製剤添加物の影響も考慮する必要がある．固体と溶液が共存する懸濁剤の安定性は，溶解している医薬品のほうが化学的変化を受けやすく，分解により減少した医薬品が，懸濁固

体から直ちに補われるため，医薬品の濃度（溶解度）は一定に保たれる．したがって，懸濁剤全体でみれば分解反応は 0 次反応となる．

　最近，特に注射剤の配合変化について問題となっている．原薬の化学構造から，どのような化学反応が起こりやすいのか，またその反応速度について検討しておくことは，安定な製剤を開発する上できわめて重要である．しかし，医薬品は複雑な化学構造をもつものが多く，分解反応の形式も多岐にわたっており，検討は容易ではない．

C 微生物学的安定性

　エイズウイルスや C 型肝炎ウイルスによる血液製剤の汚染が発生，大きな社会問題となっており，再発防止への真摯な対応が望まれる．注射剤，点眼剤などの無菌製剤，または液状製剤，水分を多く含む基剤により調製した軟膏剤，カプセル剤皮のゼラチンなどでは，細菌やカビなどの微生物の繁殖に特に注意が必要である．必要に応じて保存剤を活用する．

D 安定性に影響する因子

i）温　度

　一般に温度の上昇により分解，変質などは起こりやすくなる．血液製剤などの生物学的製剤，インスリン製剤，坐剤，ベタメタゾンリン酸エステルナトリウム注射剤，ビタミン注射などは冷所保存するよう定められている．低温で保存すると結晶の析出，乳化状態の破壊などが問題となる場合もある．また，アルブミン製剤，インスリン製剤，インフルエンザワクチンなどのように，凍結保存すると変質するものもある．

　分解速度定数と絶対温度の間には相関性があり，アレニウス Arrhenius 式として知られている．アレニウス式は均一反応であれば 1 次反応に限らず成立し，固体反応にも適用できる．

$$k = A \exp\left(-\frac{E_\mathrm{a}}{RT}\right) \tag{1}$$

　　　　k：分解速度定数，A：頻度因子，E_a：活性化エネルギー，R：気体定数

式（1）を書き換えると，

$$\log k = \log A - \frac{E_\mathrm{a}}{2.303RT} \tag{2}$$

または，

$$\ln k = \ln A - \frac{E_\mathrm{a}}{RT} \tag{3}$$

ii）空気（酸素）

　医薬品を空気中に放置しておくと，酸素によって常温でも酸化反応が起こることがある．このような反応を自動酸化と呼ぶ．酸化を受けやすい医薬品の例を表 2.8.1 に示す．自動酸化は不純物として共存する過酸化物，重金属イオンや酸化物，あるいは光などによって促進される．不飽

第 2 章　物理薬剤学

表 2.8.1　医薬品の分解反応における活性化エネルギー

薬　品	反　応	E_a (kcal / mol)
アスコルビン酸	酸　化	23
アスピリン	加水分解	14
アトロピン	加水分解	14
ベンゾカイン	加水分解	19
クロラムフェニコール	加水分解	20
アドレナリン	酸　化	23
プロカイン	加水分解	14
チアミン	加水分解	20

(Connors, K. A. (1979) Chemical Stability of Pharmaceuticals, p.20, Wiley)

和結合をもつ医薬品などでは，空気中の酸素またはラジカルを介しての連鎖反応により分解しやすい．自動酸化を防止するためには，抗酸化剤を添加する．亜硫酸ナトリウム，チオ硫酸ナトリウム水和物，ピロ亜硫酸ナトリウムなどの還元剤が用いられる．アスコルビン酸注射液やアミノ酸輸液などにそれが添加されている．アンプル中の酸素を窒素などの不活性ガスに置換することも行われる．また，包装・容器の役割（酸素透過性）も重要であり，プラスチック製容器はその材質により酸素透過性が異なるので，その特性を十分に把握しておく必要がある．

iii）水　分

　固形製剤の安定性は，一般に水分の存在によって著しく影響を受ける場合が多い．特に水溶性の医薬品では，吸湿によって分解が起こったり，他の医薬品と配合変化しやすくなることもある．流動性の低下や結晶水の取り込みによる結晶化度の変化なども起こる．水溶性の医薬品を含む製剤では，製剤の表面に水分が吸着されて水膜層ができ，水膜層に医薬品が溶解し，分解が起こる．アスピリン製剤の加水分解やパラアミノサリチル酸製剤の脱炭酸などが知られている．抗てんかん薬バルプロ酸は臨界相対湿度（CRH）が 40 % 以下であるので，防湿には注意が必要である．ヒドロコルチゾンコハク酸エステルナトリウム，メチルプレドニゾロンコハク酸エステルナトリウム，バンコマイシン塩酸塩，ピロカルピン塩酸塩，マクロゴール，グリセリン，果糖，消化酵素（ジアスターゼ，含糖ペプシンなど）なども吸湿性が強く，第 4 級アンモニウム塩には吸湿性のものが多い．吸湿性の医薬品の保存には，乾燥剤の利用（気密容器中）や透湿度係数の低い包装材料（アルミ箔など）を用いる必要がある．一包化調剤の際，無包装状態での安定性に問題のある固形製剤もあり，注意が必要である．

iv）光

　医薬品の光分解は一般に波長依存性を示す．多くの医薬品は有機化合物であり，可視部あるいは紫外部に特有の吸収スペクトルをもつためである．医薬品分子内の原子間結合が弱いため，吸収された光エネルギーによって結合が切れたり，変色・着色したりすることがある．ジヒドロピリジン骨格をもつ医薬品（高血圧治療薬のニフェジピンなど），ニューキノロン系抗生物質，ビタミン類は概して光分解を受けやすい．その他，光分解を受けやすい医薬品としては，抗てんか

ん薬カルバマゼピン，強心薬ユビデカレノン，末梢性神経障害治療薬メコバラミンなどがある．光に不安定な医薬品の保存には遮光容器が用いられる．容器の選択にあたっては，医薬品の分解における波長選択性を考慮する必要がある．また，自動酸化は光によって加速されるので，酸化されやすい医薬品についても遮光は必要である．潰瘍性大腸炎治療剤メサラジン（注腸剤）は光および酸素の影響で分解されやすいため，アルミ袋を開封したものは保存できない．

v) pH，イオン強度，誘電率

　液状製剤の pH は医薬品の安定性に影響を及ぼす．注射剤または軟膏剤混合時の製剤の pH 変化も重要である．pH の変動により医薬品の溶解度が低下し，医薬品の析出が問題となることがあるが，以下は pH による医薬品の分解速度への影響について述べる．例えば図 2.8.1 のように，温度一定で種々の pH 条件下，時間-対数残存率プロットの傾きからみかけの分解速度定数を求め，pH に対してプロット（図 2.8.2，pH-rate プロファイル）をすると U 字曲線が得られる．このプロットによりセフォタキシムナトリウムが安定に存在する pH 範囲を求めることができる．医薬品の分解速度が水溶液の pH によって影響を受けるのは，酸または塩基が触媒作用をするためであり，このような現象はエステルの加水分解や糖の転化などにみられる．水溶液中の H^+，OH^- だけが作用する場合を特殊酸-塩基触媒反応と呼び，H^+，OH^- 以外に緩衝液の成分も関係する一般酸-塩基触媒反応と区別する．

① **特殊酸-塩基触媒反応**：非解離性医薬品の場合，みかけの分解速度定数 k は次のように表される．

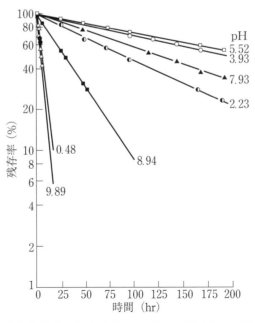

図 2.8.1　セフォタキシムナトリウム水溶液の 25℃ における擬 1 次分解プロット
(Berge, S. M. ら（1983）*J. Pharm. Sci.*, **72**, 59)

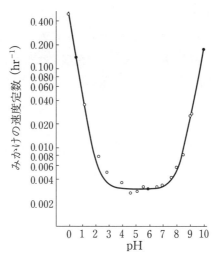

図 2.8.2　セフォタキシムナトリウム水溶液の 25℃ における pH–rate プロファイル

$$k = k_0 + k_H[\mathrm{H^+}] + k_{OH}[\mathrm{OH^-}] \tag{4}$$

　k_0：触媒作用を受けないときの速度定数

　k_H：水素イオンの触媒作用による定数（触媒定数）

　k_{OH}：水酸イオンの触媒作用による定数（触媒定数）

式（4）は酸性側（$[\mathrm{H^+}] \gg [\mathrm{OH^-}]$）では $k = k_H[\mathrm{H^+}]$ となり，両辺に対数をとると

$$\log k = \log k_H - \mathrm{pH} \tag{5}$$

一方，アルカリ性側では $k = k_{OH}[\mathrm{OH^-}]$

$$\log k = \log k_{OH} - \mathrm{p}K_w + \mathrm{pH} \tag{6}$$

　K_w：水のイオン積

式（5），（6）に基づいて pH と $\log k$ の関係についてプロットすると（pH–rate プロファイル），図 2.8.3 のように，酸性側および塩基性側で各々 −1 および ＋1 の傾きをもつ V 字型のグラフが得られる．水のみによって加水分解が進行する場合には，pH–rate プロファイルは図 2.8.2 のように，k が pH に依存しない平坦部が得られる．解離性医薬品の場合は，pH–rate プロファイルは図 2.8.3 のような形状にはならず，一般に複雑な形となる．

② **一般酸–塩基触媒反応**：pH を調整するための緩衝液中の成分（酢酸塩，リン酸塩，ホウ酸塩など）が医薬品の分解を促進する場合である．チアミンの分解に及ぼす酢酸イオンの例（一般塩基触媒）などが知られている．

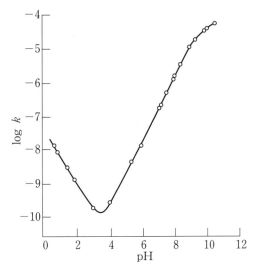

図 2.8.3　アトロピンの加水分解（40℃）における pH プロファイル
（Lund, W. ら（1968）*Acta Chem. Scand.*, **22**, 3085）

$$k = k_0 + k_H[H] + k_{OH}[OH] + k_A[A] + k_B[B] \tag{7}$$

　　k_A：酸性緩衝液成分 A の触媒定数
　　k_B：塩基性緩衝液成分 B の触媒定数
　　[A]：A のモル濃度
　　[B]：B のモル濃度

　溶液中の医薬品の分解速度定数 k はイオン強度や誘電率の影響を受ける．電解質溶液に含まれる数種のイオンのうち，あるイオンの濃度を C_i，そのイオンの価数を Z_i としたとき，$1/2 \sum C_i Z_i^2$ をイオン強度（μ）と呼ぶ．希薄水溶液中では，イオン強度と分解速度は次の式で表される．

$$\log k = \log k_0 + 1.02 Z_A Z_B \sqrt{\mu} \tag{8}$$

　　k_0：$\mu = 0$ の分解速度定数
　　Z_A：イオン A の電荷
　　Z_B：イオン B の電荷

　反応する両イオンの A，B の電荷が同符号であれば，イオン強度の増加により k は大きくなる（図 2.8.4）．異符号であれば，イオン強度の増大により k は小さくなり医薬品は安定化される．非電解質医薬品の水溶液の場合（$Z_A Z_B = 0$），イオン強度の影響はでない．

　医薬品の溶媒には水が最も多く用いられるが，難溶性薬物などの場合，有機溶媒（エタノール，プロピレングリコール，グリセリン，マクロゴールなど）も用いられる．例えばジゴキシン注射剤にはエタノールが添加されたり，フェニトイン注射剤はエタノール，プロピレングリコールを含む溶媒を用いる．このような溶媒では，誘電率 D が低下し，D と分解速度

定数 k の関係はイオン-イオン間反応では，次の式で表される．

$$\log k = \log k_D - K \frac{Z_A Z_B}{D} \tag{9}$$

k_D は純水中（$D = \infty$）における分解速度定数 K は正の定数である．医薬品の水溶液に有機溶媒を加え誘電率を低下させると，同符号のイオンの場合は k は小さくなり，医薬品は安定化されるが，異符号の場合 k が大きくなり分解しやすくなる．

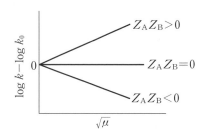

図 2.8.4　反応速度定数のイオン強度に対する依存性

2.8.2　製剤の安定性の予測

製剤または原薬の安定性は重要であり，その予測には反応速度論を適用する場合が多い．また，温度の影響について，アレニウスの式を用いて高温度短時間の実験データから室温における長期保存時の安定性などを予測できる．反応速度に関して基本的事項を述べた後，アレニウス・プロットなどによる安定性の予測の実例，および医薬品承認申請時の安定性試験について記す．

A　反応速度

反応速度は，ある時間間隔（dt）に注目する成分の濃度（C）または量がどの程度増加または減少するかで表される．医薬品の安定性について予測する場合は，その医薬品の分解速度（減少速度）を求め有効期限を決定する．

$$\text{反応速度} = -\frac{dC}{dt} = kC^n \tag{10}$$

k：反応速度定数，n：反応次数

以下，それぞれの反応次数における分解速度定数について述べる場合は，k_0, k_1, k_2 とする．

質量作用の法則によれば，温度が一定であれば反応速度は反応物質（医薬品）濃度の反応次数に比例する．医薬品 A，B，C…が反応して反応生成物 X を生成する場合，

$$\text{反応速度} = \frac{d[X]}{dt} = k[A]^a[B]^b[C]^c \cdots \tag{11}$$

[A][B][C][X]：各医薬品または反応生成物の濃度

各医薬品の濃度のべき数の和（$a + b + c \cdots$）が反応次数であり，$n = 0, 1, 2, \cdots$の場合を各々 0次反応，1次反応，2次反応，…と呼ぶ．反応次数は医薬品の分解反応を考えるとき重要である．また，反応には単反応と複合反応があり，複合反応の素反応には，可逆反応，逐次反応，併発反応などがある．

i) 0次反応

反応速度が次式で表されるように，医薬品の濃度に依存せず一定である反応を0次反応と呼ぶ．

$$\text{反応速度} = -\frac{dC}{dt} = k_0 \tag{12}$$

$t = 0$のとき，$C = C_0$として積分すると，

$$C = C_0 - k_0 t \tag{13}$$

0次反応では医薬品の残存濃度は時間に対して直線的に減少し，直線の傾きがk_0となる．医薬品の半減期（$t_{1/2}$），および90％残存期間（$t_{90\%}$，有効期間の目安）は以下の通りである．

$$t_{1/2} = \frac{0.5\,C_0}{k_0} \tag{14}$$

$$t_{90\%} = \frac{0.1\,C_0}{k_0} \tag{15}$$

いずれも，初濃度C_0に比例する（図2.8.5）．0次反応の例は少ないが，懸濁液中での分解反応は見かけ上0次反応である場合がある．例えばアスピリン懸濁液の場合，アスピリンが飽和濃度で維持されていれば懸濁液中のアスピリンの分解は次のように考えられ，分解速度は次式のようになる．

$$\text{A（懸濁したアスピリンの粒子）} \xrightleftharpoons{\text{溶解度}(C_s)} \text{アスピリン水溶液（A*）} \xrightleftharpoons{k_1\,(\text{1次反応速度定数})} \text{分解物}$$

$$\text{懸濁液中のアスピリンの分解速度} = -\frac{d[A]}{dt} = k_1[A^*] = k_1 \cdot C_s = \text{一定} \tag{16}$$

アスピリンの溶解速度が分解速度に比べて十分大きいと，水溶液中でアスピリンが分解した量

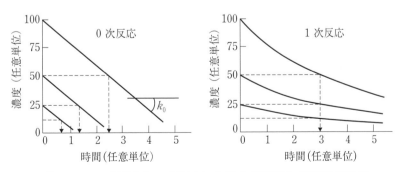

図2.8.5　0次反応と1次反応における半減期と初濃度の関係

だけアスピリン懸濁粒子の溶解により補われるため，水溶液中の濃度 A*が飽和濃度 C_s に保たれ，式の右辺は一定となる．このような反応を擬 0 次反応と呼ぶ．

ii）1 次反応

医薬品の分解反応は濃度に比例し，1 次反応に従う場合が多い．次式で表される．

$$反応速度 = -\frac{dC}{dt} = k_1 C \tag{17}$$

$t = 0$ のとき，$C = C_0$ として積分すると

$$C = C_0 \cdot e^{-k_1 t} \tag{18}$$

または

$$\ln C = \ln C_0 - k_1 t \tag{19}$$

$$\log C = \log C_0 - \frac{k_1 t}{2.303} \tag{20}$$

医薬品の濃度減少は，普通目盛りのグラフでは下に凸の曲線，片対数目盛りのグラフでは直線となる．この直線の傾きから k_1 が求まる．$t_{1/2}$，および $t_{90\%}$ は以下のようになる．

$$t_{1/2} = \frac{0.693}{k_1} \tag{21}$$

$$t_{90\%} = \frac{0.105}{k_1} \tag{22}$$

いずれも初濃度には無関係で一定である（図 2.8.5）．

ある薬物 B が水と反応して分解する場合，反応速度は

$$-\frac{d[B]}{dt} = k[B][H_2O] \tag{23}$$

となり，2 次反応となる．しかし，水溶液中では水分子は大過剰にあるので一定とみなせる．したがって，式は

$$-\frac{d[B]}{dt} = k'[B] \tag{24}$$

となり，みかけ上 1 次反応となる．このような反応を擬 1 次反応と呼ぶ．

iii）2 次反応

医薬品 A と医薬品 B が反応して化合物 P が生成する場合，反応速度は A と B の衝突回数に比例すると考えられる．すなわち，反応速度が A，B の濃度に依存するとき，A，B の反応速度は等しく，A，B の濃度の積に比例する（2 次反応）．

$$A + B \Rightarrow P$$

$$-\frac{d[A]}{dt} = -\frac{d[B]}{dt} = \frac{d[P]}{dt} = k_2[A][B] \tag{25}$$

両医薬品の濃度が等しい（C）場合は，

$$-\frac{d[C]}{dt} = k_2 C_2 \tag{26}$$

となり，$t = 0$ のときの初濃度 (C_0) を C_0 として積分すると

$$\frac{1}{C} = \frac{1}{C_0} + k_2 t \tag{27}$$

となる．

$$t_{1/2} = \frac{1}{k_2} \cdot C_0 \tag{28}$$

半減期は初濃度に反比例する．

	半減期	単位	反応速度と半減期の関係	反応速度と初濃度の関係
0次	$C_0/2k$	濃度／時間	初濃度に無関係	初濃度に無関係
1次	$0.693/k$	時間$^{-1}$	初濃度に無関係	初濃度に比例
2次	$1/C_0 \cdot k$	濃度$^{-1}$・時間$^{-1}$	初濃度に反比例	初濃度の2乗に比例

初濃度が等しい3種の医薬品が，各々0次，1次，2次反応によって分解する場合，半減期が同じであれば，図2.8.6のようなパターンになる．すなわち，残存率は半減期までは，0次＞1次＞2次の順であり，半減期を過ぎると逆転する．また，上記3種の医薬品で初濃度が等しく分解速度定数も等しい場合（もちろん半減期は異なる）には，各々の分解曲線は交差しない（図2.8.7）．

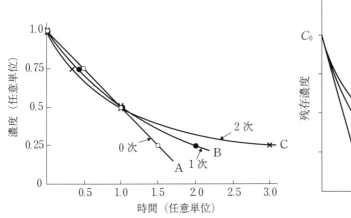

図2.8.6 反応次数と進行過程

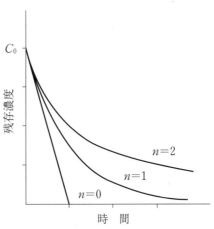

図2.8.7 反応速度定数が等しい0次，1次，2次反応の経時変化

B 複合反応

薬品の複雑な分解経路も基本的には以下のような素反応 simple reaction の組合せによって成り立っている．このような反応を複合反応 complex reaction という．

i）可逆反応　reversible reaction

$$D \underset{k_2}{\overset{k_1}{\rightleftarrows}} P$$

溶液中で薬品Dが1次反応に従って分解して分解物Pとなり，Pが再び1次反応に従ってDに変化するような反応を可逆反応という．この場合は，微分型速度式は式（29）で表される．

$$\frac{d[D]}{dt} = -k_1[D] + k_2[P] \tag{29}$$

これを積分すると，

$$[D] = \frac{[D]_0}{k_1+k_2} | k_1 \exp[-(k_1+k_2)t] + k_2 | \tag{30}$$

可逆反応が進行してDとPの濃度が平衡に達したときは，式（29）の左辺＝0となるので，次式が成立する．

$$k_1[D]_{eq} = k_2[P]_{eq} \tag{31}$$

これより，

$$\frac{[P]_{eq}}{[D]_{eq}} = \frac{k_1}{k_2} = K \tag{32}$$

式（32）から正逆両反応の速度定数の比は，反応系における平衡定数Kに等しいことがわかる．図2.8.8に可逆反応の経時的濃度変化を示す．

ii）併発反応　parallel reaction

独立した経路で複数の分解物を同時に生成する反応を併発反応という．

$$P_2 \longleftarrow D \longrightarrow P_1$$

反応速度式は式（33）～（35）で表される．

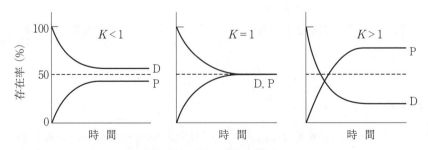

図2.8.8　可逆反応における濃度の経時変化

$$\frac{d[D]}{dt} = -(k_1 + k_2)[D] \tag{33}$$

$$\frac{d[P_1]}{dt} = k_1[D] \tag{34}$$

$$\frac{d[P_1]}{dt} = k_2[D] \tag{35}$$

これらを解くと,

$$[D] = [D]_0 \exp[-(k_1 + k_2)t] \tag{36}$$

$$[P_1] = \frac{k_1}{k_1 + k_2}[D]_0 \{1 - \exp[-(k_1 + k_2)t]\} \tag{37}$$

$$[P_2] = \frac{k_1}{k_1 + k_2}[D]_0 \{1 - \exp[-(k_1 + k_2)t]\} \tag{38}$$

これより,

$$\frac{[P_1]}{[P_2]} = \frac{k_1}{k_2} = 一定 \tag{39}$$

この反応に従う場合には,分解物の生成比は図 2.8.9 に示すように,反応時間によらず常に一定である.

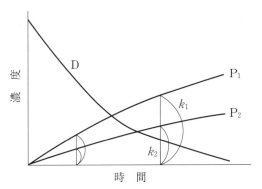

図 2.8.9 併発反応における濃度の経時変化

iii) 逐次反応　consecutive reaction

$D \xrightarrow{k_1} P_1 \xrightarrow{k_2} P_2$ のように,中間生成物がさらに分解して別の分解物を生成するような反応を逐次反応または連続反応という.反応速度式は以下のようになる.

$$\frac{d[D]}{dt} = -k_1[D] \tag{40}$$

$$\frac{d[P_1]}{dt} = k_1[D] - k_2[P_1] \tag{41}$$

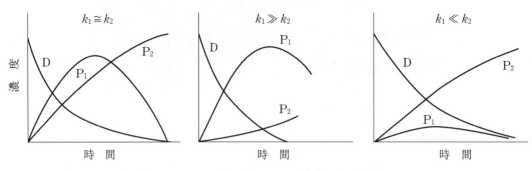

図 2.8.10　逐次反応における濃度の経時変化

$$\frac{d[P_1]}{dt} = k_2[P_1] \tag{42}$$

式 (40)〜(42) の1階線型連立微分方程式を解くことによって得られる各成分の濃度関数は複雑であるが，図 2.8.10 のように k_1, k_2 の大小関係のいかんにかかわらず，中間生成物 P_1 は常に極大濃度を示す．

C　固体状態での医薬品の分解に関する速度式

固体状態の医薬品が分解する場合は不均一系反応であり，分解の進行とともに反応系の物理的状態が変化する．これに加えて，固体反応においては"濃度"は一義的に定めることができない．このため，分解を理論的に表す反応速度式は化学量論的に取り扱うことができず，溶液系の場合より複雑である．反応モデルを設定して得られた多くの理論式や実験式（経験式）が提案されているが，ここでは代表的なものを紹介する．

i）三次元拡散律速界面減少型（Jander 式）

図 2.8.11 に示すように，Jander は A 成分中に球状の B 成分が存在するとき，両者の界面における反応速度式をモデルに基づいて誘導した．半径 r の球体 B の表面から内部へ界面が後退することによって反応が進行し，厚さ y の分解生成物の層が形成される場合に，分解率 α と時間の間に式 (43) のような関係が得られる．この式は多くの固体反応に適用されている．

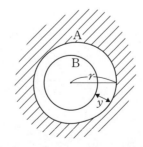

図 2.8.11　Jander 式のモデル図

$$[1-(1-\alpha)^{1/3}]^2 = \frac{kt}{r^2} \tag{43}$$

ii）二次元（または三次元）成核・成長型（Avrami-Erofeev 式）

薬品の分解が反応核の成長に従って自触媒的に進行するとき，分解量-時間曲線はS字型を示す．このような場合に誘導された式である．

$$[-\ln(1-\alpha)]^{1/2} = kt \text{（二次元）}$$
$$[-\ln(1-\alpha)]^{1/3} = kt \text{（三次元）} \tag{44}$$

D　アレニウスプロットによる安定性の予測

式（2）および式（3）より，速度定数の対数（$\ln k$）と絶対温度の逆数（$1/T$）との間には直線関係が成立することがわかる．実測した $\ln k$ と $1/T$ をグラフ化したものがアレニウスプロットである（図 2.8.12）．このグラフの直線の傾きから活性化エネルギー，縦軸の切片から頻度因子を求められる．式（45）を用いれば，高温条件下で短期間内に得られた安定性のデータから外挿によって室温における分解速度定数を算出できる．分解速度定数が求まれば有効期間を推定できる．

$$\log \frac{k_2}{k_1} = -\frac{E_a}{2.303R\left(\frac{1}{T_2} - \frac{1}{T_1}\right)} \tag{45}$$

図 2.8.12 はチアミン塩化物塩酸塩（ビタミン B_1）について得られたアレニウスプロット，図 2.8.13 はアレニウスプロットから予測された 25℃ におけるチアミン塩化物塩酸塩の安定性の理論値と実測値であり，両者はよく一致している．表 2.8.1 にいくつかの医薬品における分解の活性化エネルギーを示す．活性化エネルギーは触媒が存在すると小さくなり（図 2.8.14），分解反

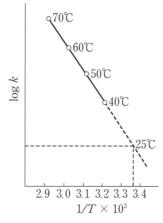

図 2.8.12　チアミン塩化物塩酸塩に関する $\log k \sim 1/T$ のプロット
(Garrett, E. R. (1956) *J. Am. Pharm. Assoc.*, **45**, 470)

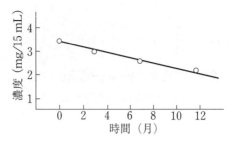

図 2.8.13　チアミン塩化物塩酸塩の安定性に関する実測値（○）と予測値（──）の比較

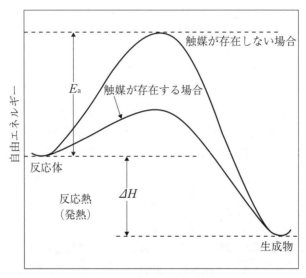

図 2.8.14　活性化エネルギー

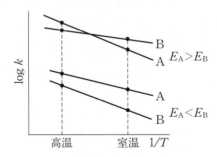

図 2.8.15　活性化エネルギーが異なる 2 種の薬品の高温および低温条件下における安定性の関係

応が進みやすくなる．また，同一の反応次数で分解する 2 種の医薬品 A, B のアレニウスプロットが図 2.8.15 のようになったとする．ただし，E_A, E_B はそれぞれの医薬品の活性化エネルギーとする．この結果から，活性化エネルギーの大きいほうの医薬品の反応速度定数が温度の影

2.8 製剤の安定性と安定化

響を受けやすいことがわかる．また，高温で安定であれば，低温で安定であるとはいえないこともわかる．

E　安定性試験

　医薬品の製造承認申請の際に提出を求められる資料の中で，安定性試験のデータは有効性および安全性のデータとともに重要である．安定性試験は，「安定性試験のガイドライン」（厚生労働省，ICH 合意に基づく）に従い，医薬品の有効性と安全性の維持を一定の期間にわたって十分保証するために行うものである．安定性試験には次の 3 つがある（表 2.8.2）．

表 2.8.2　一般的な原薬および製剤の安定性試験

試験の種類	保存条件	申請時点での最小試験時間
長期保存試験	25℃ ±2℃ / RH 60% ± 5% または 30℃ ±2℃ / RH 65% ±5%	12 か月
加速試験	40℃ ±2℃ / RH 75% ±5%	6 か月
苛酷試験	温度，湿度および光の 3 条件を考慮し，設定	適宜設定

i）長期保存試験

　申請する貯蔵方法において，原薬または製剤の物理的，化学的，生物学的および微生物学的性質が申請する有効期間を通じて適正に保持されることを評価するための試験である．

ii）加速試験

　申請する貯蔵方法で長期間保存した場合の化学的変化を予測すると同時に，流通期間中に起こりうる規定された貯蔵方法から，短期的に逸脱した場合の影響を評価するための試験である．

iii）苛酷試験

　流通の間に遭遇する可能性のある苛酷な条件における品質の安定性に関する情報を得るための試験であり，加速試験よりも苛酷な保存条件を用いて行う．苛酷試験は，加速試験の温度条件よりも 10℃ずつ高くなっていく温度（例えば，50℃，60℃，…），適切な湿度（例えば，RH 75%以上），酸化および光分解による影響を検討する．さらに溶液，懸濁液中では，広い範囲の pH領域における加水分解に対する反応性を検討する．苛酷条件下での分解生成物を調査することにより，分解経路の確立や分解生成物の分析方法の開発ならびに適合性の確認に役立つ．

　長期保存試験や加速試験のいずれかの時点で，表 2.8.3 に示すような「明確な品質の変化」が認められた場合，中間的な条件で追加の試験（中間試験）を実施し評価しなければならない．その他，「安定性試験のガイドライン」では冷蔵庫（5℃ ±3℃，12 か月以上）や冷凍庫（− 20℃± 5℃，12 か月以上）などでの長期保存試験での条件も定められている．

第 2 章　物理薬剤学

表 2.8.3　製剤に関する「明確な品質の変化」

- 試験開始から含量が 5 % 以上変化した場合，生物学的または免疫学的方法を用いるときは，力価が判定基準から逸脱した場合．
- 特定の分解生成物が判定基準を超えた場合．
- 外観，物理的項目および機能性試験が判定基準から逸脱した場合（例えば，色，相分離，再懸濁性，ケーキング，硬度，1 回当たりの投与量），しかし，加速試験条件下では，物理的特性の変化（例えば，坐剤の軟化，クリームの融解）が予想されることもある．
  （剤形または必要に応じて）
- pH が判定基準を超えた場合．
- 溶出試験で判定基準を逸脱した場合．

2.8.3　製剤の安定化

保存条件（温度，酸素など）の適正化，溶液状態では不安定な注射剤などを用時溶解とする方法，あるいは容器・包装による方法以外で，製剤の主な安定化法についてまとめた．

A　添加剤

安定化のために添加されるものには，安定剤，保存剤，緩衝剤がある．安定剤には，亜硫酸水素ナトリウムなどの抗酸化剤や酸化を触媒する重金属を捕捉するためのキレート剤などがある．保存剤は，微生物の増殖を抑え，緩衝剤は安定な pH 条件にすることにより安定化できる．

B　プロドラッグ

プロドラッグとは薬物の誘導体であり，投与後体内で酵素的あるいは非酵素的に修飾部分が切れて親化合物を遊離する．医薬品の体内動態制御（可溶化，持続化，標的化など）のための手法の 1 つであり，安定化にも利用されている．エリスロマイシンは胃酸に不安定であるが，プロドラッグであるエリスロマイシンエチルコハク酸エステルは，酸に対して安定であり，経口投与可能である．

C　包接化，薬物担体

シクロデキストリンによる包接化合物が医薬品の安定化に利用されている．シクロデキストリンは，環状構造のオリゴ糖で環の内側に薬物分子を取り込むことにより，安定化，可溶化，粉末化などが可能である．ベンゾカインを β-シクロデキストリンで包接化したときのアレニウス・プロットを図 2.8.16 に示す．この場合，β-シクロデキストリンで包接しない場合と活性化エネルギー（直線の傾き）が同じになり，同一の加水分解機構であるといえる．非常に不安定なプロスタグランジン E_1 を α-シクロデキストリンで包接化したものなどが製剤化されている．包接化合物と同様にリポソーム，ミセル，エマルションに薬物を包含させることにより安定化が可能で

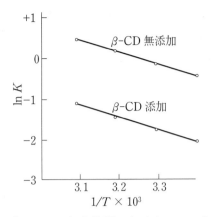

図 2.8.16　ベンゾカインの加水分解におけるアレニウス・プロット

ある．

D　複合体形成，難溶性塩

　水溶液中で不安定な医薬品が複合体を形成し，安定化されることがある．局所麻酔剤プロカイン，ベンゾカイン，テトラカインなどはエステル結合があり，水溶液中では不安定である．しかし，カフェインを加えると，水溶性の複合体を形成し安定化される．以下に安定化の機構について説明する．

$$\mathrm{D} + \mathrm{A} \underset{k_\mathrm{c}}{\overset{K}{\underset{k_\mathrm{f}}{\rightleftharpoons}}} \mathrm{DA} \tag{46}$$

D：ベンゾカインの濃度，A：カフェインの濃度，DA：複合体の濃度，K：平衡定数
k_f：遊離のベンゾカインの分解速度定数
k_c：複合体中のベンゾカインの分解速度定数

ベンゾカインのみかけの分解速度定数 k_obs は次のようになる．

$$k_\mathrm{obs} = k_\mathrm{f} F_\mathrm{f} + k_\mathrm{c} F_\mathrm{c} \tag{47}$$

F_f：溶液中で遊離のベンゾカインの割合
F_c：複合体状態にあるベンゾカインの割合

このような系では $k_\mathrm{f} \gg k_\mathrm{c}$ であり，$k_\mathrm{obs} = k_\mathrm{f} F_\mathrm{f}$ となる．ここで速度定数から半減期に切り替えて考えてみる．カフェインを加えないときのベンゾカインの分解の半減期を $(t_{1/2})_\mathrm{f}$，ベンゾカインのみかけの半減期を $t_{1/2\mathrm{obs}}$ とすると，

$$t_{1/2\mathrm{obs}} = (t_{1/2})_\mathrm{f}(K \cdot A + 1) \tag{48}$$

ただし，$F_\mathrm{f} = \dfrac{1}{(K \cdot A + 1)}$ \tag{49}

これより，ベンゾカインの加水分解は複合体を形成しやすい（K が大きい）場合やカフェインの濃度が高い場合に抑制される（分解の半減期が長くなる）ことがわかる．

医薬品を難溶化し懸濁剤とすると，溶解性の低下のために分解が抑えられることがある．ベンジルペニシリンは酸に不安定で経口投与できないが，難溶性塩（ベンザチン塩）とすることにより経口投与可能となった．

演習問題

問 1 25℃の水溶液中における薬物 A および薬物 B の濃度を経時的に測定したところ，下図のような結果を得た．次に，両薬物について同一濃度（C_0）の水溶液を調製し，25℃で保存したとき，薬物濃度が $C_0/2$ になるまでに要する時間が等しくなった．C_0（mg/mL）に最も近い値はどれか．**1 つ選べ**．

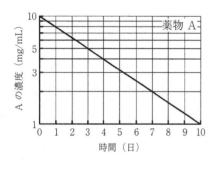
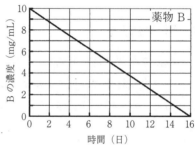

1　2.40　　2　3.60　　3　3.75　　4　9.60　　5　10.0

（第 102 回薬剤師国家試験　問 174）

問 2 医薬品の安定性に関する記述の正誤について，正しい組合せはどれか．

a 特殊酸塩基触媒反応において，分解速度定数の常用対数を溶液の pH に対してプロットすると，H_3O^+ が触媒作用を示す範囲では +1，OH^- が触媒作用を示す範囲では −1 の傾きをもつ直線が得られる．

b 0 次および 2 次反応で分解される医薬品の半減期は，反応物質の初濃度に影響を受ける．

c 分解反応の反応次数が同じでアレニウス式に従い，活性化エネルギーも同じ 2 種の医薬品の分解速度定数の比は，温度にかかわらず一定である．

d 異符号のイオン間の反応で分解する医薬品は，溶液のイオン強度が増大すると不安定になる．

	a	b	c	d
1	正	誤	誤	正
2	正	誤	正	正
3	誤	正	誤	正
4	誤	誤	正	誤
5	誤	正	正	誤
6	正	正	誤	誤

（第 94 回薬剤師国家試験）

2.8 製剤の安定性と安定化

問 3 アレニウスの式における分解反応速度定数 k と絶対温度 T の関係は,
$$k = A e^{-E_a/RT}$$
で示される（A：定数, E_a：活性化エネルギー, R：気体定数）. これに関する記述のうち, 正しい組合せはどれか.

a k は温度の上昇とともに指数関数的に減少する.

b アレニウスプロット（縦軸に $\ln k$, 横軸に $1/T$ をプロット）をすると右下がりの直線となり, その傾きが E_a の値である.

c 定数 A はアレニウスプロットの y 切片より求めることができ, k と同じ単位をもつ.

d 一般に E_a の値が大きいと分解速度は小さい.

1 （a, b) 2 （a, c） 3 （a, d） 4 （b, c） 5 （b, d） 6 （c, d）

（第 92 回薬剤師国家試験）

問 4 ヒルドイドローション 0.3％ に含まれる添加物とその役割との組合せのうち, 正しいのはどれか. **1 つ選べ.**

	添加物	役割
1	グリセリン	緩衝剤
2	パラオキシ安息香酸エチル	保存剤
3	セタノール	抗酸化剤
4	白色ワセリン	乳化剤
5	モノステアリン酸グリセリン	等張化剤

（第 100 回薬剤師国家試験 問 279）

問 5 薬剤師は, 医師から「褥瘡になっている. まず, 外用剤に滲出液を吸収させたい. 適切な薬剤はないか.」と相談された.

以下の製剤のうち, 薬剤師が提案するものとして, 最も適切なのはどれか. **1 つ選べ.**

1 白色ワセリン

2 親水クリーム（親水軟膏）

3 マクロゴール軟膏

4 単軟膏

5 吸水軟膏

（第 100 回薬剤師国家試験 問 310）

128　　　　　　　　　　　　第2章　物理薬剤学

解答と解説

問 1 　3

　グラフより薬物 A は 1 次反応，薬物 B は 0 次反応で分解し，薬物 A の半減期は 3 時間，薬物 B の半減期は 8 時間であることがわかる．

　1 次反応の半減期は $t_{1/2} = 0.693/K$ で初濃度 C0 に依存しない．一方，0 次反応の半減期は $t_{1/2} = C_0/(2K)$ で初濃度 C_0 に比例する．したがって，両薬物の半減期を等しくするには，薬物 B の初濃度 C_0 を 3/8 にすればよいことになる．$10\,\mu g/mL \times 3/8 = 3.75\,\mu g/mL$ にすると両薬物の半減期は 3 時間になる．

(第 100 回薬剤師国家試験　問 279)

問 2 　5

a　H_3O^+ が触媒作用を示す範囲では -1，OH^- が触媒作用を示す範囲では $+1$ の傾きをもつ直線が得られる．

b　0 次反応では，半減期は $C_0/2K$，2 次反応では $1/C_0 \cdot K$ であり，いずれも初濃度 (C_0) の影響を受ける．1 次反応では，半減期は $0.693/K$ で初濃度の影響は受けない．

d　異符号のイオン間の反応で分解する医薬品は，溶液のイオン強度が増大すると反応速度定数が小さくなり，安定になる．同符号の場合，溶液のイオン強度が増大すると反応速度定数が大きくなり，不安定になる．

問 3 　6

a　k は温度の上昇とともに指数関数的に大きくなる．

b　アレニウスプロットは右下がりの直線になるが，傾きは $-E_a/R$ となる．

c　頻度因子 A （定数）は，アレニウスプロットの y 切片から求めることができ，k と同じ単位をもつ．

d　一般に E_a の値が大きいと，反応に必要な最低限のエネルギーが大きくなり，反応は起こりにくくなる．したがって，E_a の値が大きいと分解速度は小さくなる．

問 4 　2

1　保湿剤

3　セタノール（$C_{16}H_{33}OH$）は，セチルアルコールとも呼ばれる融点 49℃ の高級脂肪族アルコールである．乳化を安定化させる．

4　油脂性基剤（乳剤の内相）

5　乳化剤，溶解補助剤として用いられ，軟膏基剤としても用いられる．

2.8 製剤の安定性と安定化

問 5 3

滲出液を吸収できるのは親水性基剤であるマクロゴール軟膏である.

1 油脂性基剤

2 乳剤性基剤

4 油脂性基剤

5 乳剤性基剤

参 考 文 献

1) 辻　彰（2002）新薬剤学，南江堂

2) 大塚昭信，瀨﨑　仁監訳（1985）Martin フィジカルファーマシー，廣川書店

3) 矢後和夫（2002）注射薬調剤，じほう

4) 寺田勝英ら（2003）固体医薬品の物性評価，じほう

5) 橋田　充（1995）経口投与製剤の設計と評価，薬業時報社

3

生物薬剤学

3.1 薬物の吸収

吸収 absorption とは，薬物が投与部位から全身循環系へと移行する過程を意味している．薬物は吸収されて体内に取り込まれた後，主に血液（少ないながらリンパ液）の流れにのって作用部位へと移行し薬理効果を発揮する．薬理効果は血中薬物濃度によって左右されるため，薬物の吸収性は極めて重要な因子となる．臨床において適用されている既存の医薬品については既に一定の吸収性が確認されているため，医療機関において薬物の吸収性を考察する必要があるのは，薬物-薬物間あるいは薬物-飲食物間相互作用に代表される吸収性変動の場合である．しかしながら，医薬品の創製段階における新規医薬品候補化合物の吸収性評価に対しては，開発の成功の鍵を握る重要な因子となる．実際に，新規医薬品候補化合物の多くは，たとえ薬理活性が優れていたとしても吸収性が様々な要因により十分でない場合が多く，優れた薬理活性ならびに吸収性を有した医薬品の創製に努力が注がれている．

薬物の吸収を考える場合の「体内」とは，上述のような全身循環血液中を指している．全身循環血液中に直接投与する方法として静脈内（まれに動脈内）注射があるが，この場合は吸収過程を含まず投与した薬物の全量が投与後直ちに体内に移行すると考えてよい．このような全身循環血液中への直接投与法以外の投与方法では，基本的に吸収過程を含んでいる．現在用いられている吸収部位として直腸，皮膚，鼻腔，肺，口腔，眼，腟などや，皮下，皮内，筋肉内などへの注射による投与方法があるが，最も汎用されている投与方法は消化管からの吸収を期待する経口投与法である．

3.1.1 薬物の細胞膜透過

消化管粘膜組織を構成している（上皮）細胞は，恒常性維持のために細胞膜によって細胞内外が隔てられた閉鎖系を形成しており，細胞膜は細胞内外の物質交換を効率良く，また厳密に制御している．一般に，物質（薬物）や熱エネルギーなどがある地点から別の地点に移動することを輸送 transport というが，膜透過は細胞の外側から内側あるいは内側から外側に細胞膜を介した物質の輸送現象である．薬物の消化管吸収，血液中から薬効発現組織への移行ならびに腎臓，肝臓，小腸への排泄過程には全て，薬物の細胞内外への膜透過過程が含まれており，薬物の体内動態を考える上で極めて重要な因子となる．特に，薬物の消化管吸収においては，経口投与後に薬物が消化管粘膜表面の上皮細胞を透過し，毛細血管系あるいはリンパ系に移行することが最重要過程であるため，生理学的現象としての膜透過機構を理解することは極めて重要となる．

A 細胞膜の構造

　薬物の膜透過理解の第一段階として,各組織細胞膜の構造的・生理的特徴を把握する必要がある.細胞膜は基本的には脂質とタンパク質で構成されており,図3.1.1に示すような,脂質二重層と呼ばれる厚さ1×10^{-6} cm程度の基本構造を有している.脂質二重層膜には様々な機能をもつ膜タンパク質が島状に埋め込まれており,構造的にはSingerとNicolsonによって提唱された流動モザイクモデルとして広く受け入れられている(図3.1.1).すなわち,内在性の膜タンパク質は,流動性を有した脂質二重層の中を動くことができ,膜は常に動的構造をとっている.

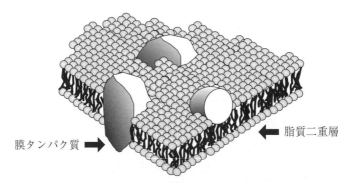

図3.1.1　細胞膜の流動モザイクモデル
(Singer, S.J. and Nicolson, G.L. (1972) *Science.* **175** (4023):720-731)

　脂質二重層膜を形成するのは主に極性のグリセロリン脂質であり,具体的にはホスファチジルコリン,ホスファチジルエタノールアミン,ホスファチジルセリン,ホスファチジルイノシトール,スフィンゴミエリンなどである.このようなリン脂質は,一端が極性基,他方は疎水性の脂肪酸炭素鎖を有しており両親媒性である.したがって,生体内環境である水相系における脂質二重層は,極性基を外側に,疎水性基を内側に配向した二重の層を形成している.リン脂質以外にもスフィンゴ脂質や極性の低いコレステロールなども構成成分となっており,各細胞の膜構造を特徴づけている.また,脂質二重層の内側と外側の層では構成脂質成分に違いがあり非対称な分布をしている.細胞膜表面ではシアル酸,ガラクトース,マンノース,N-アセチルグルコサミン,N-アセチルガラクトサミンなどがタンパクや脂質に結合している.中でもシアル酸のような糖は負電荷を有しており,ホスファチジルセリン,ホスファチジルイノシトールなどのリン脂質に由来する負電荷と併せて,細胞膜表面を負に帯電させている.したがって,塩基性化合物は細胞表面に吸着しやすく,医薬品の作用や膜透過に影響を与える.

　細胞膜が脂質から構成されるという基本構造から理解できるように,一般的に薬物の細胞膜透過性は,脂質に溶けやすい脂溶性,すなわち疎水性(または親油性)の化合物で高く,水に溶けやすい水溶性,すなわち親水性(または極性)の化合物では顕著に低くなる(図3.1.2).しかし,実際には水溶性の栄養物質(糖,アミノ酸,水溶性ビタミン類など)においても効率よく細胞膜

を透過する場合があるが，これには上述のような膜タンパク質が関与している（図3.1.2）．膜タンパク質は存在形態から大別して表在性タンパク質と内在性タンパク質に分けられるが，物質の膜透過に関与するのは後者である．このような膜透過に関与するタンパク質は総じてトランスポーター transporter（または輸送担体）と呼ばれているが，それらは1つのタンパク質内に12か所程度の疎水性アミノ酸配列から成る膜貫通領域と呼ばれる特徴的な構造を有している．このような脂溶性の高い部位を有しているために細胞膜内に存在することができる．また，膜表面には医薬品の作用の標的タンパク質となる様々な受容体 receptor やナトリウムなど低分子イオンの細胞膜透過に働くチャネル channel も存在している．これらの膜タンパク質は細胞骨格と呼ばれる膜の裏打ち構造によりその分布や移動が制御されている．一方，細胞と細胞を接着している接合部 tight junction には水の流れがあり，ある種のイオンや低分子の水溶性物質はこの細胞間隙を介して膜を透過すると考えられている．また，細胞膜には水分子で満たされた細孔 pore の存在も見出されており，水分子や低分子物質は，この水性細孔を透過するとも考えられている．しかし，細胞間隙と細孔を詳細に比較した例はなく，後述するアクアポリンの発見も含め，それらの区別や寄与は明らかではない．

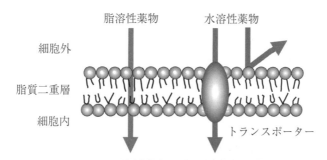

図 3.1.2　脂溶性薬物と水溶性薬物の膜透過

以上のように，生体膜のそれぞれの構成成分は，生理的物質はもちろんのこと薬物の膜透過調節に複雑に関与しており，薬物の消化管吸収を考える場合，消化管膜表面に存在する上皮細胞に対する膜透過過程が最も重要な因子となる．

B　薬物の細胞膜透過機構

薬物の生体膜（細胞膜）透過機構は，膜両側における薬物の濃度勾配を駆動力とする単純拡散（受動拡散）と，トランスポーターを利用する担体輸送，さらに膜の一部が陥没し物質を細胞膜に取り込む膜動輸送の3つに大別される（図3.1.3）．また，担体輸送は，物質輸送に必要な輸送エネルギー（駆動力）の観点から能動輸送と促進拡散に分類され，能動輸送はさらに，そのエネルギーの形態により，一次性能動輸送と二次性能動輸送に分類される（表3.1.1）．これらの中で，受動拡散と促進拡散は透過物質自身の電気化学ポテンシャルをエネルギーとする受動輸送と呼ばれる．

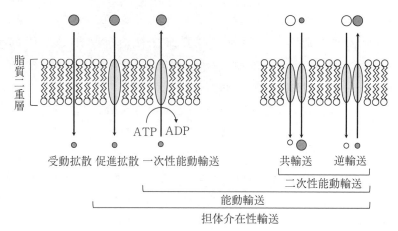

図 3.1.3　薬物の細胞膜透過機構

表 3.1.1　膜透過機構の分類と特徴

膜透過機構		輸送担体	エネルギー（駆動力）	類似構造物質による競合阻害	対応する式
受動拡散（単純拡散）		なし	濃度勾配電気化学的ポテンシャル	なし	Fickの第一拡散式
担体輸送	一次性能動輸送	あり	ATP	あり	Michaelis-Menten式
	二次性能動輸送	あり	一次性能動輸送によって形成されるイオン勾配（ナトリウムイオン，プロトン，重炭酸イオンなど）	あり	Michaelis-Menten式
	促進拡散	あり	濃度勾配電気化学的ポテンシャル	あり	Michaelis-Menten式
膜動輸送		なし	ATP	なし*	なし

*抗体などのエンサイトーシスはあり．

B-1 受動拡散

i）Fick の法則

受動拡散（あるいは単純拡散）における膜透過の駆動力は，細胞膜両側における薬物の濃度勾配（電気化学的ポテンシャルの差）であり，エネルギー的には薬物分子は拡散によって膜の高濃度側から低濃度側へと移行する．この場合，薬物の膜透過速度は，Fick の第1法則により説明され次式により表される．

$$\frac{dQ}{dt} = D \cdot K \cdot \frac{S}{h} \cdot (C_1 - C_2) \tag{1}$$

ここで，Q：膜を透過した薬物量，D：薬物の膜内での拡散係数，K：膜／水間分配係数，S：

吸収膜表面積，h：膜の厚さ，C_1, C_2：膜両側溶液中の薬物濃度，を表している．左辺は，膜を透過した薬物量の単位時間当たりの変化，すなわち膜透過速度を表している．したがって本式から，受動拡散による薬物の生体膜透過を考察する上でのいくつかの重要な因子を理解することが可能である．すなわち，薬物の膜透過速度は

(1) 膜両側での薬物濃度差に比例する（図3.1.4）．濃度差 $\Delta C = (C_1 - C_2) = 0$ となった場合，膜透過速度 = 0 となり，それ以上の膜透過は起こらない．また，濃度勾配は $(C_1 - C_2)/h$ で表されるため，膜が薄いほど勾配が大きくなり膜透過速度は大きくなる．

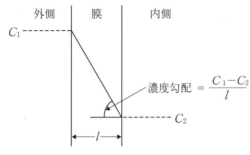

図 3.1.4　膜中の濃度勾配

(2) 膜の表面積に比例する．消化管膜を介した薬物の吸収において，構造的に表面積の大きくなる小腸の方が胃や大腸よりも吸収に適していることがわかる（後述）．

(3) 膜／水分配係数に比例する．生体膜はリン脂質で構成された脂質膜であり，脂溶性の高い薬物ほど脂質層へ分配されやすく膜透過速度は大きくなる．

(4) 拡散係数に比例する．拡散係数は薬物分子の有効分子半径 r に反比例するため，分子量の小さな薬物ほど膜透過速度は大きくなる．

以上から受動拡散に影響する薬物側因子は，物質の脂溶性，分子サイズであることがわかる．ただし，膜／水分配係数，すなわち脂溶性が高すぎる場合（油水分配係数として100から1000以上）には，膜透過性が膜／水分配係数と相関しなくなる傾向がある．これは膜脂質内に薬物が蓄積しやすくなるためである．また，水酸基やアミノ基のような水素結合能の高い官能基をもつ物質の膜透過性は低い．一方，分子内水素結合を有する物質の膜透過性は高くなる傾向があるため，水分子との水素結合が膜透過の抵抗となるものと考えられている．

一方，式（1）を，膜透過係数 P（permeability coefficient［通常，単位は cm/sec を用いる］）を用いて表すと，

$$\frac{dQ}{dt} = P \cdot S \cdot (C_1 - C_2) \tag{2}$$

となる．すなわち物質の膜透過速度は，P：薬物の膜透過係数，$(C_1 - C_2)$：膜両側溶液中の薬物濃度差，S：吸収膜表面積，によって決まることがわかる．膜透過係数 P は細胞膜の表面積や

薬物濃度の項を含まないパラメータとして様々なケースに容易に応用できるため，薬物の膜透過性を表す指標として汎用されている．例えば経口投与可能な医薬品の膜透過係数としては5×10^{-6} cm/sec 程度が境界となり，バイオアベイラビリティ予測の目安となる．また，膜透過係数と表面積の積$P \cdot S$は，膜透過クリアランスと呼ばれており，各薬物の特定組織における膜透過性をあらわす定量的指標の1つとなる．

上式において$P \cdot S \cdot C_1$は1側から2側への薬物移行速度（フラックス）を示すが，実際にはこれと同時にその反対方向2側から1側へのフラックス$P \cdot S \cdot C_2$も生じており，膜透過速度はその両方向へのフラックスの差として得られる1側から2側への正味のフラックスと考えることができる．薬物の消化管吸収を考える場合，投与部位となる消化管内濃度は高く，また血液中に移行した薬物は血流によって直ちに運び去られるため十分に攪拌された条件，すなわちシンク条件になっており，C_2は0に近似できる．したがって，

$$\frac{\mathrm{d}Q}{\mathrm{d}t} = P \cdot S \cdot C_1 \tag{3}$$

となり，最終的に，膜透過速度は膜の外側の濃度（吸収過程であれば消化管内の薬物濃度）に比例することとなる．

① **透過経路**

生体膜を受動輸送により透過する経路には，細胞中を通り抜ける経細胞輸送経路 transcellular route と細胞の間を抜ける細胞間隙経路 paracellular route の2つがある．

（1）経細胞輸送経路

細胞中を通り抜ける経路であり，物質が細胞膜の脂質層に溶け込んで拡散（溶解拡散）することにより透過する経路である．リピッドルート lipid route とも呼ばれる．非イオン形で脂溶性の高い物質ほど膜を透過しやすく，脂溶性を有する多くの薬物は，この経細胞輸送経路を経て細胞膜を透過する．表3.1.2に示されるように，薬物のサイズ（分子量）はほとんど同じであっても，脂溶性の尺度となる油水分配係数（オクタノール／水分配係数 [$\log P$]）の大きいものほど，胃吸収が高いことが報告されている．このように，薬物の膜透過性や吸収性がpHと脂溶性により決定されると考える理論は，Brodie らによって提唱された pH 分配仮説として広く受け入れられている．ただし，脂溶性が大きい薬物はそれだけで膜透過しやすくなるが，膜透過性が十分大であるときは，後述するように，グリコカリックス層（細胞表面を被覆する糖タンパク質や多糖類など）が透過物質の拡散障壁となる場合がある（3.1.2 A 参照）．

3.1 薬物の吸収

表 3.1.2 ラット胃からバルビツール酸誘導体の吸収

バルビツール酸誘導体	pK_a	分子量	分配係数	吸収率(%)(pH 1.1)
バルビタール	7.91	184.19	0.72	5.2
アロバルビタール	7.79	208.21	2.13	8.8
フェノバルビタール	7.41	232.23	4.44	12.6
シクロバルビタール	7.50	236.26	3.80	13.2
ペントバルビタール	8.11	226.27	24.1	17.6
アモバルビタール	7.94	226.27	33.8	17.7
ヘキソバルビタール	8.34	236.26	129	24.1
チオペンタール	7.45	242.34	321	37.8

分配係数：37°，$CHCl_3$/pH 1.1

(Kakemi, K., Arita, T., Hori, R., Konishi, R., (1967) *Chem Pharm Bull.* 15:1534−1539)

(2) 細胞間隙経路

　細胞間を抜ける経路であり，細胞と細胞を接着している接合部 tight junction を経由して透過する経路である．細胞間隙には水の流れがあり，ある種のイオンや低分子の水溶性物質は，この経路に拡散することにより膜を透過すると考えられている．接合部は，細胞膜表面（頂端膜側）より tight junction, intermediate junction および desmosome からなり，このうち tight junction 部が最も強固な構造を有しており，細胞間隙経路を介した物質の透過を制限している．tight junction 部の間隙サイズは，消化管部位によって異なるものの，小腸においては通常 7 〜 10 Å 程度と考えられている．したがって，この経路の透過には物質のサイズが最も大きく影響し，一定以上の分子サイズを有する物質の透過は顕著に小さくなる．

　一方，細胞膜には水分子で満たされた半径 4 〜 10 Å の細孔が存在しており，水分子や低分子の水溶性物質はこの細孔経路（ポアールート pore route とも呼ばれる）を介して透過するとも考えられている．細孔内を拡散透過する機構を制限拡散 restricted diffusion といい，物質のサイズによる制限の他に，ポアー内の壁が負に帯電していることに起因して物質の荷電状態により制限される（負イオンが透過しにくい）．この水性細孔は，上皮細胞膜を貫通するタンパク質に由来すると考えられているが，実際のところ，細胞間隙経路と詳細に比較された例はなく，両者の区別や寄与は明らかではない．しかし，後述するアクアポリン aquaporin（AQP）は，まさに細胞膜に存在する細孔を持ったタンパク質として同定されており，水チャネルタンパク質としての性質などを踏まえると，結果として水性細孔の実体はアクアポリン（あるいはアクアポリン分子の一種）である可能性も考えられる（3.1.3 Ｂ 参照）．

ii）ソルベントドラッグ効果

　細胞間隙や水性細孔には水の流れがあり，その流れによって水に溶解している薬物が牽引されることが報告されている．この作用は，溶媒が薬物を引くという意味をとって，ソルベントドラッグ効果 solvent drag effect（溶媒牽引効果）と呼ばれている．細胞間隙や細孔中に存在する圧

力差（静水圧と浸透圧）に基づいて水が生体膜を透過する時，その水の流れと共に，水に溶けている物質が膜を透過すると考えられている．水分の吸収あるいは分泌が薬物吸収に影響することは知られているが，この solvent drag 効果と薬物吸収との定量的関係については未だ不明な点が多く，今後の研究に期待が寄せられている．

B -2 担体輸送

生体への分配性が低いために膜透過性に劣る水溶性物質には，薬物以外にも単糖類，アミノ酸，ペプチド，水溶性ビタミン，胆汁酸，アミン，有機酸類など，生体に必須な物質が多く存在し，これらの物質はその脂溶性から推測されるよりもはるかに大きな膜透過性が観察される．このような物質あるいは薬物の吸収過程には担体輸送，すなわちトランスポーターを介した輸送が関与している（図 3.1.5）．担体輸送は，輸送エネルギーの観点から能動輸送と促進拡散に分類され，前者は透過物質自体以外からのエネルギーを駆動力とし，後者は透過物質自体の電気化学ポテンシャルをエネルギーとする．また，能動輸送はさらに，ATP（アデノシン三リン酸）を利用する一次性能動輸送と，ナトリウムイオンやプロトンなどの濃度勾配を駆動力とする二次性能動輸送がある．

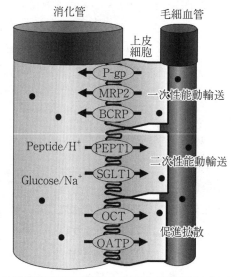

図 3.1.5　薬物の消化管吸収に影響を及ぼす輸送担体 "トランスポーター"

担体輸送に関しては以下の特徴がある．
（1）トランスポーターの数は有限であり，基質濃度の上昇とともに膜透過速度に飽和現象が認められる．［能動輸送，促進拡散］
（2）濃度勾配に逆らった上り坂輸送を示す．［能動輸送］
（3）輸送に伴ってエネルギーが消費される．［能動輸送］

（4） 代謝阻害剤（ジニトロフェノール，KCNなど）や酸素欠乏により輸送が低下する．［能動輸送］

（5） 構造類似体による競合阻害が生じる．［能動輸送，促進拡散］

（6） 特異的な阻害剤inhibitorが存在する．［能動輸送，促進拡散］

（7） 臓器，細胞，薬物などについて特異性を有する．［能動輸送，促進拡散］

（8） 膜透過速度がMichaelis-Menten式によって表される．［能動輸送，促進拡散］

　トランスポーターは，上述した一般的な特性を有すると共にそれぞれ異なる機能特性を持つ．例えば，トランスポーターの駆動力によっては細胞内への取り込み方向だけではなく細胞外への排泄方向に働く場合もあり，膜透過の方向性を認識することが生理的意義や薬物動態的な影響を考慮する上で重要である．

i） 能動輸送

　担体輸送の中で，特別なエネルギーを必要とする輸送が能動輸送である．能動輸送は，薬物の濃度勾配に逆らって濃度の薄い側から濃い側へと輸送が起こることが特徴である．また，輸送担体（すなわちトランスポーター）を介した輸送であるため，膜透過速度はMichaelis-Menten式に従う．一方，能動輸送は，必要な特別なエネルギー源としてATP等の加水分解を利用するが，その利用様式により，さらに一次性能動輸送と二次性能動輸送の2つの輸送機構に分類される．

（1） 一次性能動輸送

　生体エネルギーは主にATPの形で供給されるが，ATPの加水分解に伴うエネルギーを直接（一次）的に物質輸送の駆動力として利用する担体輸送が一次性能動輸送である．Na^+/K^+-ATPaseはATPの加水分解エネルギーによってナトリウムイオンを細胞外に汲み出すと同時にカリウムイオンを細胞内に濃縮的に蓄積する役割を担っている一次性能動輸送担体の1つである．Na^+/K^+-ATPaseにより生じたナトリウムイオンおよびカリウムイオン勾配は，他の物質の輸送や浸透圧の維持に重要な役割を担っている．また，プロトンポンプ（H^+/K^+-ATPase）は，プロトンを胃内に分泌・濃縮し，胃内の酸性pHを維持する役割を担っている一次性能動輸送担体である．一方，薬物の輸送に関わる代表的な一次性能動輸送担体については，多剤耐性の要因として知られるP-糖タンパク質（P-glycoprotein；P-gp）/multidrug resistance 1（MDR1）をはじめ，multidrug resistance associated protein（MRP）やbreast cancer resistant protein（BCRP）などが薬物トランスポーターとして広く知られている．これらのトランスポーターは，がん細胞に発現し，抗がん剤を細胞内から細胞外へ排出する作用を有している他に，正常細胞にも発現しており，腸管における難吸収性薬物の吸収機構にも大きな影響を及ぼしている．

（2） 二次性能動輸送

　一次性能動輸送担体によって形成されたナトリウムなどのイオン勾配をエネルギーとして利用する担体輸送は，間接的にATPの加水分解エネルギーを利用するため二次性能動輸送

と呼ばれる．例えば，小腸上皮細胞に発現するトランスポーター SGLT1 は，ナトリウムとの共輸送により単糖の D-グルコースを効率的に吸収する二次性能動輸送担体の1つである．同様に，小腸や腎の上皮細胞刷子縁膜には，ナトリウムイオン勾配を駆動力として酸性アミノ酸，β-アミノ酸などを輸送するトランスポーターや，プロトン勾配を駆動力として，ジーおよびトリペプチド，モノカルボン酸（乳酸，酢酸等），葉酸などを輸送するトランスポーターが発現している．一方，薬物の輸送に関わる二次性能動輸送担体も数多く存在している．その実例については，吸収，分布，排泄に関与する各臓器の項で後述される．

ii）促進拡散

能動輸送と同様，トランスポーターを介する輸送機構である一方で，特別なエネルギーは必要とせず，Fick の法則に従って拡散する薬物透過を促進拡散という．したがって，促進拡散は濃度勾配に逆らっては起こらない．またトランスポーターとの結合には構造特異性がある．能動輸送と促進拡散の共通する点と異なる点は表 3.1.1 に示している．促進拡散による輸送は，消化管上皮細胞の側底膜をはじめ赤血球，脂肪細胞，血液脳関門などの血液側細胞膜でのアミノ酸あるいは単糖類などの輸送に認められる．また，D-フルクトース，シアノコバラミン（ビタミン B_{12}）あるいはある種の四級アンモニウムは，小腸から促進拡散によって吸収されることが知られている．

iii）担体輸送の速度論
① Michaelis-Menten 式

トランスポーターが働くときの基質濃度と膜透過速度との関係は図 3.1.6 のようになる．なお，図中では，受動拡散と担体輸送（能動輸送，促進拡散）を比較している．基質濃度が小さいときには透過速度は基質濃度に比例するが，基質濃度が大きくなると透過速度は一定値（V_{max}）に近づき頭打ちとなる．これを，透過速度が飽和すると表現する．飽和現象は，トランスポーターが機能する時の特徴であり，薬物の膜透過速度（V）は，以下の Michaelis-Menten 式によって表

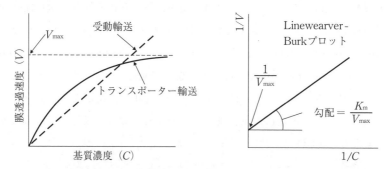

図 3.1.6　受動拡散と担体輸送における膜透過速度と薬物濃度の関係およびその Lineweaver-Burk プロット
　　　　左図には，比較のため受動拡散による場合を示した．

される.

$$V = \frac{V_{\max} \cdot C_1}{K_m + C_1} \tag{4}$$

ここで，$V_{\max}$ は最大輸送速度，K_m は薬物とトランスポーターとの親和性（ミカエリス定数，次元は濃度），C_1 は膜を隔てて膜透過が生じる元となる側の濃度を表す．K_m は解離定数であるため，小さいほど高い親和性となり，大きいほど低い親和性と解釈される．なお，K_m は輸送速度が $V_{\max}$ の 1/2 となる時の薬物濃度を表す．また，Michaelis-Menten 式により能動輸送に対して C_1 と K_m の大小関係から次のような特徴を捉えることできる．
$K_m \gg C_1$ のとき，

$$V = \frac{V_{\max} \cdot C_1}{K_m} \tag{5}$$

となり，薬物の膜透過速度は一次速度過程として表される．一方，
$K_m \ll C_1$ のとき，

$$V = V_{\max} \tag{6}$$

となり，薬物の膜透過速度は 0 次速度過程として表される．すなわち，濃度に無関係に最大輸送速度 $V_{\max}$ として一定となる．このように，能動輸送による薬物の膜透過速度は薬物の濃度に必ずしも比例せず，非線形性 nonlinearlity を示すことになり，医薬品の体内動態に担体輸送が関与するような場合には，医薬品濃度（投与量）に応じて非線形的体内動態を示す可能性がある．一方，$V_{\max}$ と K_m の値を求めるには，式（4）の逆数をとり

$$\frac{1}{V} = \frac{1}{V_{\max}} + \frac{K_m}{V_{\max}} \cdot \frac{1}{C_1} \tag{7}$$

とすることで，縦軸に $1/V$ を，横軸に $1/C_1$ をプロットすれば直線が得られる．その直線の縦軸との切片その勾配とから $V_{\max}$ と K_m が求められる．このようなプロット方法を Lineweaver-Burk プロットまたは両逆数プロットという．

② 阻害様式

担体輸送の場合には，p.141 の（5）および（6）に示したように構造類似体などによる輸送阻害の可能性を考察する必要がある．上述したように，基質薬物とトランスポーターのみが存在する反応系は式（4）で示した Michaelis-Menten 式で表される．ここに，(a) 基質と同じ結合部位に結合して輸送活性を失わせる阻害薬，(b) 基質とは異なる部位に結合して輸送活性を失わせる阻害薬，(c) 基質-トランスポーター複合体に結合して輸送機能を止める阻害薬を加えた場合をそれぞれ考える．(a)，(b) および (c) の場合をそれぞれ，競合阻害 competitive inhibition，非競合阻害 noncompetitive inhibition および不競合阻害 uncompetitive inhibition と呼ぶ．また，メカニズムは明白ではないが，一部の薬物で，(d) 輸送活性の持続的な阻害が見られる場合も報告されている．

（a）競合阻害の場合，阻害剤の濃度をI，阻害定数をK_iとおくと

$$V = \frac{V_{max} \cdot C_1}{K_m \cdot \left(1 + \dfrac{I}{K_i}\right) + C_1} \tag{8}$$

が得られる．したがって，用いた阻害剤の濃度が大きいほど，あるいは阻害定数が小さいほど，透過速度が小さくなることがわかる．また，

（b）非競合阻害の場合は，

$$V = \frac{\dfrac{V_{max} \cdot C_1}{(K_m + C_1)}}{\left(1 + \dfrac{I}{K_i}\right)} \tag{9}$$

が得られる．さらに，

（c）不競合阻害の場合は，

$$V = \frac{\left(\dfrac{V_{max}}{\left(1 + \dfrac{I}{K_i}\right)} \cdot C_1\right)}{\dfrac{K_m}{\left(1 + \dfrac{I}{K_i}\right)} + C_1} \tag{10}$$

が得られる．

B-3 膜動輸送

　通常，極性をもった巨大分子は，疎水性を有する細胞膜を透過することができない．細胞膜の一部が陥没し，高分子などの物質を細胞膜に包み込んで細胞内に取り込む現象を膜動輸送と呼ぶ．この輸送機構の特徴は

（1）　輸送に伴ってエネルギーが消費される．

（2）　水に溶解していない物質でも取り込むことが可能である．

（3）　新生児は膜動輸送が活発で免疫グロブリンなどを特異的に吸収する．

などがあげられる．

① エンドサイトーシスとエキソサイトーシス

　高分子が体内へ移行するためには，細胞内に取り込む飲食作用（エンドサイトーシス endocytosis），細胞内消化からの回避，さらに，細胞外に放出する開口分泌（エキソサイトーシス exocytosis）の3つの段階を経なければならない．エンドサイトーシスは，取り込む物質の大きさ，種類，その機構の違いから，溶液状の物質を取り込む飲作用 pinocytosis（150 nm 以下）

と，顆粒状の物質を取り込む食作用 phagocytosis（150 nm 以上）に大別される．飲作用は，細胞膜が内部へ陥没し，細胞表面にある物質を飲み込み，被覆小胞をつくって細胞内へと取り込む．効果的なエンドサイトーシスが受容体介在性で起こるという報告もある．エンドサイトーシスはエネルギーを消費する能動的な輸送機構であるが，担体を必要とせず，駆動力となるエネルギーについては不明な点が多い．

このエンドサイトーシス作用によって，新生児の小腸は，母乳中のγ-グロブリンや各種ホルモンなどを吸収することができる．エキソサイトーシスでは，ゴルジ体から分かれた輸送小胞が細胞質膜と融合して内容物を細胞外に分泌する．これらの膜動輸送機構は，生後速やかに消失し，腸上皮細胞にはバリアが形成される．

② パイエル板

新生児の小腸は，膜動輸送により免疫グロブリンなどを特異的に吸収することができる一方で，成熟動物においても，主に回腸部に点在するパイエル板から抗原タンパク質を取り込む腸管免疫システムが存在する（図 3.1.7）．集合リンパ小節であるパイエル板の表面を覆う M 細胞は，膜動輸送（すなわちエンドサイトーシス）により抗原タンパク質を取り込み，リンパ細胞へ移行させる局所免疫部位としての役割を担っている．ワクチンなどを含有する微粒子製剤への応用が期待されている．

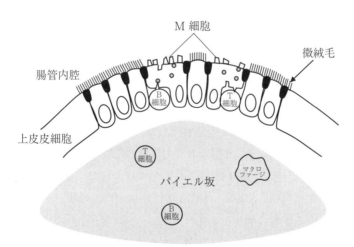

図 3.1.7　腸管免疫システム・パイエル板

3.1.2　薬物の消化管吸収

薬物がその効力を発揮するには体内に吸収されることが必須である．薬物投与法の中で汎用されているのは経口投与法であり，本投与法は，投与の簡便さ，安全性など患者 QOL の向上に対して他の投与方法に比べ優れている．しかし，皮膚，鼻腔などの他の投与経路とは異なり，投与部位と吸収部位との間に距離的な隔たりがあり，投与後，薬物が吸収部位である胃，小腸粘膜表

面に到達するまでにいくつかの過程を経なければならない．そのため，経口投与では薬物の投与部位への移行あるいは消化管内での溶解など，最終的に吸収を左右する多くの因子が存在している．また，吸収部位としての胃，小腸，大腸はそれぞれ異なった特徴を有しており薬物吸収性と密接に関係している．

$\boxed{A}$ 消化管の構造

i ）胃

　経口投与された薬物は口腔，食道を経て，胃に移動する．胃は消化管中最も膨大した部位であり，噴門部，胃体部，幽門部からなる．胃粘膜はヒダ構造をとっており，その表面には一層の円柱状の上皮細胞が存在する．また胃粘膜表面には胃小窩と呼ばれる無数のくぼみがあり，その内部に腺細胞を有し，胃体部では塩酸やペプシンを分泌している．その結果，胃内は，水分，食事，薬物などの影響で変化するが，そのpHは通常1〜3と低く，薬物によっては酸による分解が大きな問題となる場合がある．一方，胃粘膜表面には絨毛構造がなく，小腸に比べて有効表面積が小さいため薬物の吸収性は通常低い．

ii ）小　腸

　小腸の主な機能は，1）胃で始まった消化過程を十二指腸でも続けること，2）腸管や膵臓で産生された酵素で消化された食物を吸収すること，すなわちタンパク質，炭水化物，脂肪の構成要素を吸収することである．小腸は消化管中最も長い部分であり，ヒトの場合，小腸の全長は4〜7mと全腸管の5分の4を占め，十二指腸，空腸，および回腸の3つの連続した部分からなる．十二指腸は，長さ約25cmで，その末端は空腸につながる．空腸は腸間膜で支えられており可動性がある．また，回腸は，空腸の続きの部分である．小腸の壁は，粘膜，粘膜下組織，筋層，漿膜あるいは腹膜の全4層からなり，小腸の3つの部分の組織学的相違点はこのうち粘膜と粘膜下組織にある（図3.1.8）．一方，小腸粘膜は4つのヒダによって，その有効表面積を増大させ，小腸の吸収機能を合理的に反映している（図3.1.9）．小腸表面は輪状ヒダが形成されており，そのヒダには絨毛と呼ばれる無数の突起とリーベルキューン陰窩（または腸腺）がある．この絨毛構造により，吸収表面積は，小腸を単なる円筒と考えて表面積を算出した場合の約7〜14倍の増大につながる．なお，絨毛は葉状あるいは指状で高さは0.5〜0.8mmである．絨毛の外側は単層の上皮細胞が形成されており，内部の粘膜固有層には毛細血管やリンパなどが見られる．さらに，上皮細胞の頂側膜には電子顕微鏡レベルで観察される微絨毛が存在しており，その構造から刷子縁膜と呼ばれている．微絨毛は太さ0.1 μm，高さ0.5〜1.5 μmで1個の吸収細胞あたり約1,000本あるといわれているところから，微絨毛を考慮したときの有効表面積は14〜40倍の増大と計算される．したがって，小腸の有効表面積は，全体として，小腸を円筒と考えて算出した場合の約600倍に達すると考えられている．受動拡散による吸収速度はその有効表面積に比例することから，有効吸収総面積の大きい小腸は，薬物の吸収にとって最も重要な部位となる．細

3.1 薬物の吸収

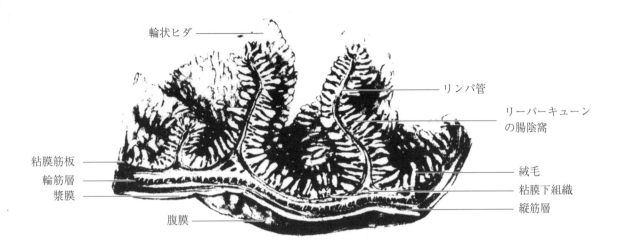

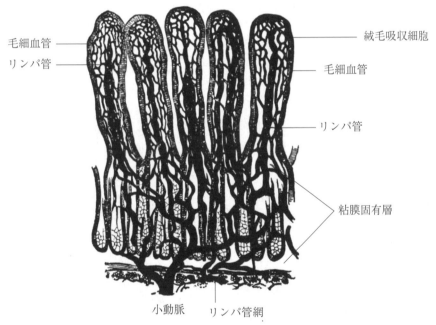

図 3.1.8 小腸壁の断面図（上図）と絨毛内の血管とリンパ管（下図）
（嶋井，木村，瀬戸口，出浦 訳 (1982) グレイ解剖学, p.1332-1334 廣川書店）

第3章 生物薬剤学

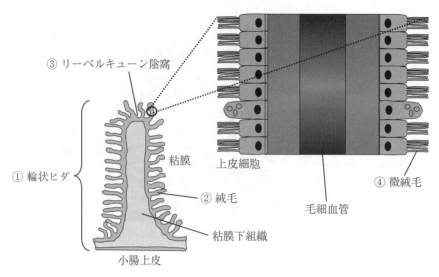

図 3.1.9　小腸粘膜の上皮構造
(Kierszenbaum, A.L., (2006) *Histology and Cell Biology*: p.422, CV Mosby, St Louis)

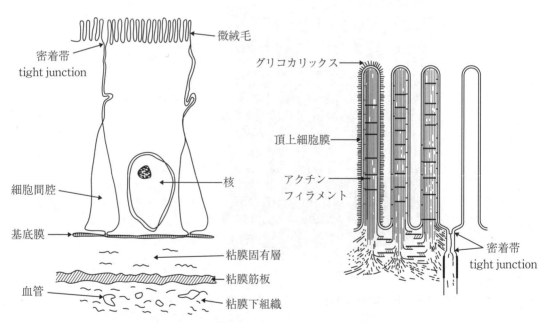

図 3.1.10　小腸上皮細胞（左図）と微絨毛（右図）の模式図
(Trier and Madara (1981) Physiology of the Gastrointestinal Tract, ed. by L. R. Johnson, Raven Press, New York, p. 925 を一部変更)

胞の側面は，微絨毛基部で隣接する細胞間の密着帯（接合部あるいは融合膜）tight junction で接合されている．細胞の基底面は基底膜に密接しており，その近くには毛細血管が存在する．また，微絨毛は図 3.1.10 のようにアクチン細糸フィラメントからなり，その表面は酸性粘液多糖

からなる糖衣（グリコカリックス）で覆われている．このグリコカリックスは，薬物吸収時に，薬物が膜表面へ拡散する際の抵抗となる非攪拌水層の形成と密接に関係している．一方，小腸上部の十二指腸のpHは5〜7程度で，空腸，回腸を沿うに従って高くなり回腸下部では7〜8になる．十二指腸部位では膵液や胆管を経た胆汁が分泌される．

iii）大　腸

　大腸は連続したいくつかの区域からなり，盲腸とそこから突出した虫垂，上行結腸，横行結腸，下行結腸，S状結腸，直腸および肛門で構成されている．また，小腸に比べて短いが太い．大腸の機能は前半部が主に水や電解質の吸収であり，後半部は糞便物質の貯蔵と排泄を行う．大腸粘膜には輪状ヒダは見られず，またその表面に腸絨毛も見られない．そのため，小腸に比べて吸収表面積が小さく，一般に薬物の吸収性は低い．大腸のpHは8付近である．

B　薬物の消化管吸収機構

i ）経細胞輸送と細胞間隙輸送

　薬物の消化管吸収は，微絨毛構造を有する小腸上皮細胞層の管腔側から血液側への移行過程である（図3.1.11）．この時の薬物の吸収経路，すなわち上皮細胞層の管腔側から血管側への移行経路は，既述したように，上皮細胞膜を透過する経細胞輸送経路 transcellular route と上皮細胞間を通過する細胞間隙経路 paracellular route に大別される（図3.1.12）（3.1.1 B 参照）．このうち経細胞輸送は，濃度勾配に従う受動輸送，濃度勾配に逆らう能動輸送，細胞膜に包み込んで移動する膜動輸送に大別され，脂溶性を有する多くの薬物は，経細胞経路を経て吸収される．

　一方，ある種のイオンや，低分子の水溶性薬物は，細胞間の接合部 tight junction を介した細胞間隙経路を経て吸収されると考えられている．3.1.1 B に述べたように，この経路の透過には物質のサイズが最も大きく影響し，一定以上の分子サイズを有する薬物の透過は顕著に小さくなる．

ii）吸収の速度論

　受動拡散を表す式は式（1）によって表されたが，C_1 を消化管内溶液中の薬物濃度，C_2 を血液中薬物濃度として薬物の消化管吸収を考える場合，通常，血液中に移行した薬物は血流によって速やかに全身へ運ばれるため，C_2 は C_1 に比べて十分に低く0に近似でき，十分に攪拌がなされたシンク状態が成立していると考えることが可能である．したがって，同一の細胞膜ではAやhは一定と考えられるので $D \cdot K \cdot A / h = k_a$ とおけば，薬物の吸収速度を薬物の消化管内での濃度変化 dC_1/dt は，

$$-\frac{dC_1}{dt} = k_a \cdot C_1 \tag{11}$$

となる．ここで，k_a は一次の吸収速度定数であり，単純拡散による吸収速度は見かけ上一次速

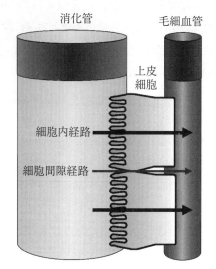

図 3.1.11　薬物の消化管吸収経路

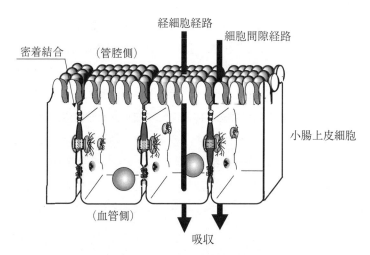

図 3.1.12　薬物の上皮細胞透過過程

度式に従うことがわかる．式（11）を積分すると，

$$\ln C_1 = \ln C_0 - k_a \cdot t \tag{12}$$

さらに，

$$\log C_1 = \log C_0 - \frac{k_a}{2.303} \cdot t \tag{13}$$

が得られる．ここで，C_0 は薬物の初濃度である．式（13）より，消化管内薬物濃度の対数と時間との間には直線的な関係があることがわかる．また，その直線の傾きより吸収速度定数を求め

ることが可能である．なお，トランスポーターを介する場合であっても，$K_m > C_1$ を満たせば
その吸収は一次の速度過程で表すことができる．

iii) 薬物の脂溶性と pH 分配仮説
① 油水分配係数

　医薬品や環境物質などの膜透過性（あるいは吸収性）は，多くの場合，その脂溶性（疎水性）
が決定因子となる．既述したように，細胞膜（脂質二重層）は脂質で構成されているため，水溶
性物質をはじき，脂溶性物質を通しやすい（3.1.1 Ａ 参照）．この時，脂溶性を表す指標に油水分
配係数があり，この値が高いほど膜透過しやすい（吸収されやすい）．

　油水分配係数は化合物が水と有機溶媒の二相に溶解したときの平衡溶解度比を実測した値で，
一般的には，n-オクタノール／水分配係数（log P）が広く用いられる．オクタノールと水の混
合物に物質を溶解させた時のオクタノール中の物質濃度と水中の物質濃度の比（オクタノール相
の濃度／水相の濃度）であり，P（あるいは P_{ow} や K_{ow}）で表されるが，便宜上，常用対数値
log P で示されることが多い．したがって，log P は，水溶性薬物はマイナス，脂溶性薬物はプ
ラスで表され，脂溶性が高いほど大きな値になる（すなわち油水分配係数 P が 1 より大きければ
脂溶性薬物，1 より小さければ水溶性薬物に分類）．しかし，必ずしも log P が大きければ吸収
性が大きくなるわけではない．両者の関係は，log P が約 2 〜 3（分配係数が約 100 〜 1000 程度）
の範囲までで成立するといわれている．ヒトでの経口吸収性は，log P が − 2 から 3 の範囲で経
口吸収性の増加に相関がある．なお，水溶性薬物はそのほとんどが腎排泄型薬物であり，脂溶性
薬物は肝代謝型薬物となる．

② pH 分配仮説

　図 3.1.11 および 3.1.12 で示したように，薬物の吸収は主に消化管粘膜の脂質部分を通る細胞
内ルートを経由した受動拡散により起こる．薬物の多くは有機弱電解質であるため管腔内で溶解
した薬物は，吸収部位の pH に依存して存在する分子（非イオン）形の割合とその分子形薬物の
脂溶性により，吸収速度が決定される．すなわち，薬物は分子形では脂溶性が高いため細胞膜を
透過できるが，イオン形では水溶性が高いため膜透過できない．1950 年代にこのような pH 分
配仮説が提唱されて以来，消化管膜透過に基づいた薬物の吸収性を評価する際には分子形分率を
組み込んだ膜透過を考慮することが定法となった．

　図 3.1.13 のように細胞膜を挟んで水溶液層 1 と 2 がある時，物質の解離定数を K_a，電離度（す
なわちイオン型の割合）を α とすると，弱酸の場合と弱塩基の場合で以下のように説明される．

　弱酸の場合　　$[HA] \rightleftarrows [H^+] + [A^-]$

$$K_a = \frac{[H^+] \cdot [A^-]}{[HA]} \tag{14}$$

$$\alpha = \frac{[A^-]}{[HA] + [A^-]} \tag{15}$$

すなわち,

$$\alpha = \frac{1}{1+10^{pK_a-pH}} \qquad (16)$$

弱塩基の場合　　$[BH^+] \rightleftarrows [B] + [H^+]$

$$K_a = \frac{[B]\cdot[H^+]}{[BH^+]} \qquad (17)$$

$$\alpha = \frac{[BH^+]}{[BH^+]+[B]} \qquad (18)$$

すなわち,

$$\alpha = \frac{1}{1+10^{pH-pK_a}} \qquad (19)$$

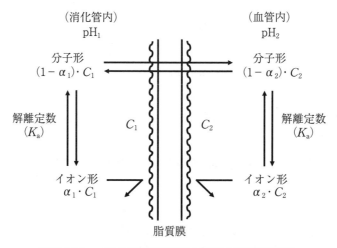

図 3.1.13　pH 分配仮説に従う薬物の膜透過理論

また,図 3.1.13 のように,脂質膜で隔てられた管腔側の濃度と pH を C_1 および pH_1,血液側を C_2, pH_2 とするとき,分子型薬物は受動拡散によって膜透過し,膜の両側で平衡に達すると考えられる.したがって,膜の両側の分子型薬物の濃度が等しいとして整理すると,両側の濃度比(R ($= C_2/C_1$))は

弱酸の場合

$$R = \frac{C_2}{C_1} = \frac{1+10^{pH_2-pK_a}}{1+10^{pH_1-pK_a}} \qquad (20)$$

弱塩基の場合

$$R = \frac{C_2}{C_1} = \frac{1+10^{pK_a-pH_1}}{1+10^{pK_a-pH_2}} \qquad (21)$$

と表される.

例えば，弱酸性薬物のアスピリン（pK_a = 3.5），フェノバルビタール（pK_a = 7.7），弱塩基性薬物のアミノピリン（pK_a = 5.5）の胃酸（pH = 2）と血液（pH = 7.4）間の R 値について，式（20）および（21）を当てはめてみると，アスピリン（R = 10^4），フェノバルビタール（R = 1～2），弱塩基性薬物のアミノピリン（R = 10^{-3}）となり，血中への分配，すなわち吸収率は，アスピリン ＞ フェノバルビタール ＞ アミノピリンの順となることが推察される．表 3.1.3 には，イヌにおける胃-血漿間の R 値が示されている．多くの弱酸性薬物や弱塩基性薬物において得られた R の計算値と実測値の比較から，胃-血液間において pH 分配仮説が成立していることが改めてわかる．

表 3.1.3　イヌにおける胃液／血漿間の薬物分配

薬　物	R = 胃液の薬物濃度／血漿中			
	pK_a	R（実測）	R（補正）	R（理論）
酸性薬物				
サリチル酸	3.0	0	0	10^{-4}
プロベネシド	3.4	0	0	10^{-4}
フェニルブタゾン	4.4	0	0	10^{-3}
p-ヒドロキシプロピオフェン	7.8	0.13	0.5	0.6
チオペンタール	7.6	0.12	0.5	0.6
バルビタール	7.8	0.6	0.6	0.6
塩基性薬物				
アセトアニリド	0.3	1.0	1.0	1.0
テオフィリン	0.7	1.5	1.3	1.5
アンチピリン	1.4	4.2	4.2	4.2
アニリン	5.0	40	－	10^4
アミノピリン	5.0	42	－	10^4
キニーネ	8.4	38	－	10^4
デキストロルファン	9.2	40	－	10^4

R（実測）：実測値，R（補正）：血漿タンパク結合を補正後の実測値，R（理論）：理論値
（Brodie, B.B. and Hogben, C.A. (1957) *J. Pharm. Pharmacol.* **9**(6)：345-380）

また，pH 分配仮説に従う時，膜透過係数 P_m は，以下の式で表される．

$$P_m = \frac{D}{L} \cdot K \tag{22}$$

D は膜中の拡散係数，L は膜の厚さ，K は分子形薬物の膜内外の分配係数である．分配係数は，薬物の脂溶性を表す指標であり，一般に，油水分配係数が用いられる．すなわち，互いに混合し合わない水相（通常，吸収部位における体液の pH をもつ緩衝液）と油相（脂質膜モデルとしてオクチルアルコール，クロロホルム，四塩化炭素，ヘプタン等の有機溶媒）を用い，両溶媒間に分配された薬物の平衡濃度をそれぞれ C_w と C_o とすれば，油水分配係数（K）は，

$$K = \frac{C_o}{C_w} \tag{23}$$

で与えられる．したがって，pH分配仮説に基づけば，分子形の濃度が等しい条件下では，このKが大きいほど，すなわち脂溶性が大きいほど，吸収率（吸収速度）も大きくなると考えられる．表3.1.2には，同程度のpK_aを有する各種バルビツール酸誘導体に対する胃吸収が比較されているが，分配係数が大きいほど吸収率が大きくなっていることが確認できる．

iv）pH分配仮説に従わない吸収機構

① 微小pH環境

上述のような胃吸収に比較して，小腸からの薬物吸収は，厳密にはpH分配仮説に従わない場合が多い．表3.1.4は，小腸管腔内のpHを変え，ラット小腸からの薬物吸収を調べたものである．小腸からの薬物吸収も，見かけ上，胃と同様にpH分配仮説に従っている傾向が見出されている．しかし，胃からの吸収に比較して，小腸からの薬物吸収は，厳密にはpH分配仮説には従っていない．例えば，pK_aが3.0であるサリチル酸は，小腸管腔内pHが5～7であることを考慮すると，分子形分率は約0.01と極めて低くなり，ほとんど解離状態にあると考えられる（すなわち，イオン形濃度は分子形濃度の100倍以上で存在）．したがって，pH分配仮説に基づけば，サリチル酸の小腸吸収性は極めて低くなると推察されるのに対して，実際のサリチル酸の吸収率は予想よりもはるかに高く約30%を示している．

表3.1.4　弱電解質のラット腸管吸収に対するpHの影響

	pK_a	吸収率			
		pH 4	pH 5	pH 7	pH 8
弱酸					
5-ニトロサリチル酸	2.3	40	27	0	0
サリチル酸	3.0	64	35	30	10
アセチルサリチル酸	3.5	41	27	–	–
安息香酸	4.2	62	36	35	5
弱塩基					
アニリン	4.6	40	48	58	61
アミノピリン	5.0	21	35	48	52
p-トルイジン	5.3	30	42	65	64
キニーネ	8.4	9	11	41	54

（Brodie, B.B. and Hogben, C.A. (1957) *J. Pharm Pharmacol.* **9**(6)：345-380）

このpH分配仮説に従わない吸収機構を説明するために，Hogbenらは，小腸の粘膜表面におけるpHは，実際には管腔内pHよりも低いと考えるvirtual pHの概念を提唱し，弱酸性薬物の場合，その分子形分率はpH分配仮説から予想されるよりも高くなる可能性を考えた*．粘液細胞表面のpHに関しては，1）Na^+/H^+の逆輸送系による水素イオンの分泌があること，2）粘

---

* Hogben, C.A., Tocco, D.J., Brodie, B.B., Schanker LS. (1959) On the mechanism of intestinal absorption of drugs. *J. Pharmacol, Exp. Ther.* **125** (4)：275-282.

膜絨毛を覆うグリコカリックスが分泌された水素イオンの管腔中への拡散を阻止するバリア機能を有していること，3) グリコカリックス自体がシアル酸やコンドロイチン硫酸などを含み，負に帯電していることなどから，そのpH環境が弱酸性に維持されている可能性が説明できる（3.1.2 A，3.1.3 A 参照）．最近では，この粘液細胞表面のpH環境は，微小pH環境microclimate pH，あるいは酸性微小pH環境 acidic microclimate pH と呼ばれている（virtual pH と同意語）*．実際に，微小電極により実測が試みられた結果，管腔内のpHが7.0〜7.4の場合，粘膜近傍のpHは6.1〜6.8であることが示されている．現在，小腸上皮細胞の刷子縁膜近傍pHは，管腔内バルクpHに比べ安定した弱酸性pH環境（pH5.5〜6.5程度）を維持していることが定説になりつつある．

一方，これだけのpHの差から，上述したサリチル酸の吸収は完全には説明できない．弱電解質の吸収性とpHの間にあるpH分配仮説の矛盾は，微小酸性pH環境を含めた複数の原因が存在する可能性が考えられる．

② **非攪拌水層**

上述した微小pH環境を有する腸管の粘膜近傍微環境は，蠕動運動でも十分には攪拌できない層と考えられており，非攪拌水層と呼ばれている．経口投与された薬物が，小腸管腔内から吸収されるためには，小腸上皮細胞を透過する必要があるが，その前段階として，この非攪拌水層を透過（拡散）しなければならない．なお，非攪拌水層の厚さは，微絨毛先端において薄く，絨毛の谷間においては攪拌効果がより低いため，100〜1000 μm と推定されている．

これに伴い，pH分配仮説を修正するための小腸粘膜モデルが，Hoらにより提案されている．Ho & Higuchi のモデルでは，粘膜表面に非攪拌水層を，細胞膜に脂質層と水性細孔を考慮したハイブリッド型のモデルであり，分子形だけでなくイオン形薬物も膜透過すると考えている（図 3.1.14）．非攪拌水層の透過係数を P_{aq}，脂質層と水性細孔における有効透過係数を P_m とし，さらに，P_m は，分子形薬物のみが透過できる脂質部分の透過係数 P_o と，分子形とイオン形の両薬

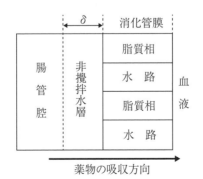

図 3.1.14 薬物吸収に関する小腸粘膜モデル
(Ho, N.F., Higuchi, W.I., Turi, J. (1972) *J. Pharm. Sci.* **61**(2): 192-197)

---

* Shiau, Y.F., Fernandez, P., Jackson, M.J., McMonagle, S. (1985) Mechanisms maintaining a low−pH microclimate in the intestine. *Am. J. Physiol.* **248** (6 Pt 1): G608-617.

物の水性細孔における透過係数P_pの2つからなるとすると，全体の膜透過係数（見かけの膜透過係数）P_{app}について，以下の式が成立する．ただし，血液側薬物濃度は無視できるほど小さく，シンク状態と仮定する．

$$\frac{1}{P_{app}} = \frac{1}{P_m} + \frac{1}{P_{aq}} \quad (24)$$

すなわち，

$$P_{app} = \frac{P_{aq} \cdot P_m}{P_{aq} + P_m} \quad (25)$$

となる．また，

$$P_{app} = \frac{D_w}{\Delta} \quad (26)$$

$$P_m = P_o \cdot (1-\alpha) + P_p \quad (27)$$

D_wは非攪拌水層の拡散係数，Δは非攪拌水層の厚さである．$(1-\alpha)$は，粘膜表面における透過薬物の分子形薬物の割合（αはイオン形薬物の割合）で，式（16）および（19）から得られる．ただし，αは粘膜表面のpHに基づくとする．

式（22），（23）および（25）から，P_{app}と分配係数（薬物の脂溶性を表す指標）Kとの関係は，図3.1.15で示される．脂溶性が低い薬物の場合は，$P_{app} = P_m$と近似できるため，透過速度を決定するのは膜透過係数となる（膜透過律速という）．逆に，脂溶性が高い薬物の場合は，$P_{app} = P_{aq}$と近似され，透過速度を決定するのは非攪拌水層透過係数となり（攪拌水層律速という），薬物の物性変動の影響を受けにくくなる．また，医薬品の場合は，溶解速度や胃内容排出速度が経口投与後の見かけの吸収性の律速となる場合もあり，必ずしも膜透過性で吸収が決まるわけではない．

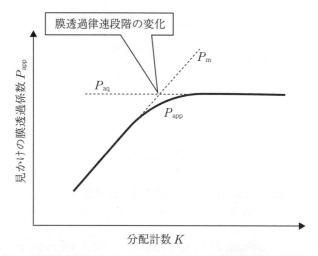

図3.1.15　非攪拌水層が存在する時の見かけの膜透過性と分配係数の関係

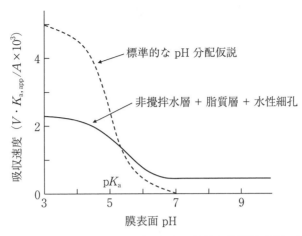

図 3.1.16　粘膜表面 pH と吸収速度の関係と非撹拌水層の影響
(Ho, N.F., Higuchi, W.I., Turi, J. (1972) *J. Pharm. Sci.* **61**(2): 192-197)

図 3.1.16 は，pK_a が 5 の酸性薬物に対し，本モデルの式中の P_{aq}，P_m および P_p に任意の値を代入し，粘膜表面の pH と吸収速度の関係をシミュレートしたものを，pH 分配仮説に従った場合と比較したものである．このモデルに従う場合，粘膜表面の pH が低い時（主に分子形薬物として存在），pH 分配仮説の場合に比べ，吸収速度は低くなり，非撹拌水層の顕著な影響が示されている．また，pH が高い場合（主にイオン形薬物として存在）でも，吸収速度はゼロとはなっておらず，イオン形薬物の吸収が示唆されている．実際に，図 3.1.17 では，ラットにおける

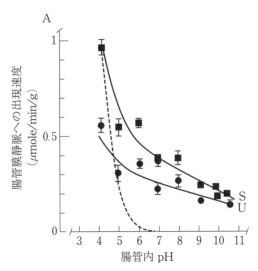

図 3.1.17　安息香酸のラット空腸吸収と腸管内 pH の関係
U は薬物溶液を腸管内に単回灌流（0.5 mL/min）した場合，S は U と同時に空気を等速度で単回灌流することで腸管内を撹拌した場合の結果を示している．破線は pH 分配仮説に従った場合を示している．
(Högerle, M.L., Winne, D. (1983) *Naunyn Schmiedebergs Arch Pharmacol.* **322**(4): 249-255)

安息香酸（pK_a = 4.2）の吸収速度と腸管内 pH の関係について，① pH 分配仮説に従う場合（図中の破線）と，② 実測した場合（図中の曲線 S および U）の比較が試みられている．特に，② に対しては，腸管内を攪拌した場合（S）と，攪拌していない場合（U）が示されており，攪拌すると吸収速度が増大することや，高い pH 条件下においても吸収速度がゼロとはならないことが示されている．これらの結果は，非攪拌水層の存在およびイオン形薬物の透過が無視できないことを実証している．

③ 輸送担体／トランスポーター

モノカルボン酸類の膜透過性に関して，上述したような pH 分配仮説の修正以外に，受動拡散からではなく，二次性能動輸送から説明しようという試みもある．図 3.1.18 は，モノカルボン酸である酢酸（トリチウム標識体）のウサギ小腸刷子縁膜小胞内への取り込み速度と膜小胞外 pH の関係を示している．酢酸の取り込み速度は pH の上昇と共に減少し，見かけ上，pH 分配仮説の修正から得られた図 3.1.17 の場合と非常に酷似した関係を示している．しかしながら，大過剰の酢酸（非標識体）存在下では，標識体の取り込み速度は著しく減少している．これは，酢酸の取り込みが（競合阻害されたと考え），単なる受動拡散ではなく，トランスポーターを介したことによる輸送であることを示唆しており，特に，膜小胞外 pH が低いこと（すなわち膜小胞内への内向きのプロトン勾配）が駆動力となる二次性能動輸送の存在を示している．このような挙動は，乳酸や安息香酸をはじめとした他のモノカルボン酸類にも見られており，いずれもモノカルボン酸トランスポーター monocarboxylate transporter（MCT）の関与が推察されている．これらの報告は，pH 分配仮説に従わない吸収機構を，プロトンを駆動力にした二次性能動輸送により説明できる可能性を示している．

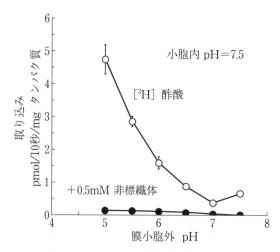

図 3.1.18　膜内の濃度勾配ウサギ小腸刷子縁膜小胞への ^{3}H 標識-酢酸の取り込みおよび非標識体の影響

（Tsuji, A., Simanjuntak, M. T., Tamai, I., Terasaki, T. (1990) *J. Pharm. Sci.* **79**(12) : 1123-1124）

3.1 薬物の吸収

v) 担体輸送による薬物吸収

　医薬品は生体異物であるため，一般には，栄養物の吸収に関わる担体輸送は関与しないものと考えられる．したがって，医薬品分子は，基本的には受動拡散によって細胞膜を透過し，脂溶性，分子サイズあるいは水素結合能によって決まる．しかし，実際には，水溶性の高い薬物であっても膜透過性が良好な場合や，脂溶性の高い薬物であっても膜透過性が乏しい場合も見出されており，受動拡散以外の膜透過機構を考えなければ説明できない場合も少なくない．小腸には，栄養物質を積極的に摂取するために多種のトランスポーターが存在しているが，中には基質構造認識性が比較的低い場合もあるため，構造が類似した医薬品も輸送されることがある．このように，本来，異物として認識される医薬品であっても，その構造類似に基づいて，いずれかのトランスポーターに誤認識輸送される場合が考えられる．

　タンパク質の中間消化産物であるジペプチド・トリペプチド（2個あるいは3個のアミノ酸からなる）は，その構成アミノ酸の種類にかかわらず，すべて，オリゴペプチドトランスポーター1 peptide transporter 1（PEPT1）を介して小腸上皮細胞膜を透過する．PEPT1はプロトン勾配を駆動力とする二次性能動輸送担体であり，感染症治療薬である β-ラクタム抗生物質の一部やアンジオテンシン変換酵素（ACE）阻害剤であるカプトプリルおよびエナラプリル，化学療法剤のベスタチンなどがPEPT1を介して吸収される（図3.1.5）．また，上述したように，乳酸や酢酸のような短鎖脂肪酸や安息香酸のようなモノカルボン酸類の吸収には，プロトン勾配を駆動力とするモノカルボン酸トランスポーター1（MCT1）が関与していると考えられている．その他，小腸上皮細胞には，ナトリウム勾配を駆動力とする二次性能動輸送担体として，ヘキソース吸収を担うグルコーストランスポーター（sodium/glucose cotransporter 1, SGLT1）が存在しており，効率的な糖吸収に働いている（図3.1.5）．また，アミノ酸吸収に関与する酸性アミノ酸，塩基性アミノ酸，中性アミノ酸トランスポーターやリン酸トランスポーター，さらには，種々の胆汁酸トランスポーターなども，一部の薬物の膜透過に働いている．トランスポーターは消化管のみならず生体内すべての臓器を形成する細胞膜に存在しており，細胞内外の物質交換を行っている．

vi) 担体輸送による薬物吸収障壁

　細胞膜は脂質二重層で形成されることから，通常，水溶性物質の膜透過を制限しているが，実際には，脂溶性の高い物質であっても，細胞外排泄に働くトランスポーターを介することにより膜透過性を制限する場合がある．中でも最も重要な排泄型トランスポーターがP-糖タンパク質P-glycoprotein（P-gp）であり，ATPの加水分解エネルギーを利用する一次性能動輸送担体である（図3.1.5）．P-gpは小腸上皮細胞の刷子縁膜側に発現し，上皮細胞内に侵入する医薬品をはじめとした生体異物を管腔側に排泄することによって生体内への異物侵入を防ぐ吸収障壁としての役割を担っている．P-gpは極めて幅広い基質認識性を有しており，特に受動拡散による膜透過が容易な脂溶性薬物の細胞外排泄に働くため，その脂溶性から推測されるよりも低い膜透過

性を示し，薬物によっては難吸収性要因の1つとなっている．P-gp によって排泄される代表的医薬品としては，免疫抑制薬（シクロスポリン，タクロリムス），抗がん薬（ビンクリスチン，ビンブラスチン，ドキソルビシン，ドセタキセル，パクリタキセル），β遮断薬（アセブトロール，タリノロール），Ca チャネル阻害薬（ベラパミル），セロトニン拮抗薬（オンダンセトロン，アザセトロン），強心配糖体（ジゴキシン，ジギトキシン），循環器系治療薬（キニジン）などがあり，その基質認識性は多様である．また，P-gp 以外にも同じく一次性能動輸送体に分類される MRP2（multidrug resistance associated protein 2）や BCRP（breast cancer resistance protein）などの排泄型トランスポーターも小腸上皮細胞の刷子縁膜側に発現していることが知られており，これらの排泄型トランスポーターが様々な薬物の吸収障壁として機能している（図3.1.5）．

C 消化管吸収に影響する生理学的要因

i）消化管内 pH

　弱電解質の薬物は pH によって解離の状態が決まるため，消化管内の pH 変化は溶解および膜透過過程に大きな影響を及ぼす．消化管内 pH は，通常，胃で pH 1～3，十二指腸で pH 5～6，空腸から回腸で pH 7～8，大腸で pH 7 程度といわれているが，この値は食事，薬物投与，病理的状態によって変動する．特に，胃内の pH は変動が大きく，脂肪や脂肪酸は胃液分泌を阻害することにより，また種々薬物（アトロピン［鎮痙薬］，プロパンテリン［胃酸分泌抑制薬］，アスピリン［消炎鎮痛薬］）などは胃液分泌を抑制することにより，胃内 pH を上昇させることが知られている．また，制酸剤を服用した場合にも胃内の pH が上昇するが，この時，併用薬物の溶解度が低下し，吸収が低下することが報告されている．このような例として，水酸化アルミニウムゲルによるエフェドリン（鎮咳薬），炭酸水素ナトリウムによるテトラサイクリン系抗生物質の吸収低下がある．

　一方，既述のような pH 分配仮説に従わない吸収機構については，粘膜表面の pH が酸性を示すという microclimate pH の概念が重要となる（3.1.2 B 参照）．当初予想された microclimate pH は5.3であったが，実測の結果は腸管腔内 pH が7.0～7.4に対し，microclimate pH は6.1～6.8を示した．この程度の pH 条件では，サリチル酸などの腸管吸収を完全に説明することはできないが，少なくとも，膜表面の pH が低いということは確かであり，膜表面から腸管腔にかけてのプロトン勾配は，モノカルボン酸の輸送に関する駆動力となっているといえる．なお，この低い pH が得られる機構としては，後述する Na^+/H^+ の対向輸送により分泌されたプロトンの拡散が，膜表面を覆う粘液質グリコカリックスにより制御される結果，膜表面で一定のプロトンレベルが維持されることに起因すると考えられている（3.1.2 A，3.1.3 A 参照）．グリコカリックスによる非攪拌水層は，このようなプロトン拡散の制御を介して，膜表面 pH を維持する役割を果たしているともいえる．

ii) 消化管分泌液

　小腸上部では肝臓から胆管を経て胆汁が分泌されるが，胆汁中に含まれる胆汁酸塩類は界面活性作用を有しており，可溶化効果により難吸収性薬物の吸収を促進する．例えば，難溶解性薬物であるグリセオフルビン（白癬治療薬）の吸収は，高脂肪食の摂取により著しく増大する（図3.1.19）．これは，高脂肪食によって胆汁酸の分泌が増大し，グリセオフルビンの分散，溶解が促進されたためと考えられている．また，消化管粘膜表面はムチン層と呼ばれるムコ多糖類の層に覆われており，四級アンモニウム化合物はムチンと強く結合するため吸収が抑制されることがある．

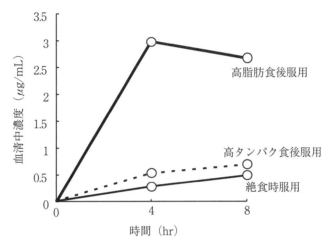

図 3.1.19　グリセオフルビンの吸収に及ぼす高脂肪食の影響
（Crouse, R.G., (1961) *J. Invest. Dermatol.* **37**: 529−533）

iii) 胃内容排出速度

　ほとんどの薬物は主に小腸から吸収されるため，経口投与された薬物が胃を通過して小腸へ移行する速度「胃内容排出速度 gastric emptying rate（GER）」，あるいはそれに要する時間「胃内容排出時間 gastric emptying time（GET）」は薬物の小腸吸収に大きな影響を及ぼす．GERは，表3.1.5に示したように多くの要因によって変化し，それに伴って薬物の吸収が変動する．食事をとることによって胃内排出は遅延し，炭水化物，脂肪，アミノ酸のいずれによってもGFRは遅くなる．また，薬物によってもその影響の受け方が異なることが知られており，アトロピンおよびプロパンテリンに代表される抗コリン作動薬や，モルヒネに代表される麻薬性鎮痛薬はGERを遅延させ，一方で制吐薬であるメトクロプラミドはGERを促進する．

表 3.1.5　胃内容排出速度 (GER) 変動に影響を及ぼす要因

GER 増大	GER 減少
絶食時	摂食時
	多量
	特に高粘度
	低温食
	酸
低濃度のアルカリ	高濃度のアルカリ
（1% NaHCO₃）	（5% NaHCO₃）
不安状態	
甲状腺機能亢進	甲状腺機能低下
	糖尿病
	幽門狭窄
メトクロプラミド	麻薬性鎮痛薬
	抗コリン作動薬
	エタノール

（Crouse, R. G., (1961) *J. Invest. Dermatol.* **37**: 529−533）

iv）消化管通過時間

　表 3.1.6 には，薬物の吸収に関与する消化管部位とその長さ，表面積および滞留時間（通過時間でもある）が示されている．この中で，胃は食物の有無でその長さが大きく変化する．腸管もある種の病態時には，絨毛や微絨毛の構造が変化する．滞留時間は，食物の有無，健康状態および服用した薬剤（剤形）の物理学的性質などの影響を受ける．したがって，表 3.1.6 の各値は，種々の条件で変化するものではあるが，空腸から回腸部はその表面積や滞留時間を見る限り，最も重要な吸収部位であることは明白である．

　上述したように，経口投与された薬物が胃を通過し小腸へ到達する速度は，胃内容排出速度（GER）と呼ばれ，薬効の発現時間，強さおよび持続性などに重要な関係を有する．また，胃内で分解されやすい薬物（例えば，ベンジルペニシリン）にとっても，胃内での滞留時間は極めて重要となる．この GER は，食物，胃粘膜，浸透圧，併用薬および姿勢などの影響を受ける．食物の影響については後述するが，脂肪や脂肪酸は炭水化物やタンパク質よりも通過速度を抑制しやすい．また，図 3.1.20 には，アミノピリンをシロップ剤で投与した時の吸収の遅れを示して

表 3.1.6　ヒト消化管部位の物理的性質

吸収部位	部位の長さ	表面積	滞留時間
胃	0.25 m	3.5 m²	60 〜 90　min
十二指腸	0.25 m	1.9 m²	30 〜 40　min
空腸	2.5 m	184 m²	1.5 〜 2.0　hr
回腸	3.6 m	276 m²	5 〜 7　　hr
結腸	1.5 m	1.3 m²	35 〜 36　hr

（Mrsny, R. J., Cromwell, M., Villagran, J., Rubas. (1993) Targeted Drug Delivery
to the Gastrointestinal Tract, Capsugel Symposium, p45）

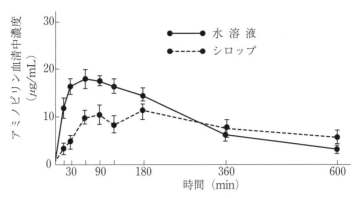

図 3.1.20 アミノピリンを水溶液およびシロップ剤として投与した場合の血中濃度
(Kato, R., Tanaka, A., Onoda, K. and Omori, Y., (1969) *Jan. J. Pharmcol.*, **19**, 331-342)

おり，本現象はシロップ中のショ糖による浸透圧増加に起因して GER が減少したと推察されている．その他，GER の減少の要因として，固体の存在，温度の低下，粘度の上昇，左側を下に横臥した場合などがあげられる．

一方，胃を通過後，薬物が吸収部位である小腸を通過するのに要する時間（速度）については，溶解性が良好で吸収部位が限られていない薬物ではそれほど影響は受けない．しかしながら，後述するリボフラビン（ビタミン B_2）のように小腸上部（十二指腸部）に吸収が限られるもの（図 3.1.21），グリセオフルビンのような難溶解性薬物，放出性を制御した放出制御製剤（持続性製剤や遅放性製剤）および腸溶性製剤などでは，小腸通過時間（消化管通過時間）を十分に考慮する必要がある．

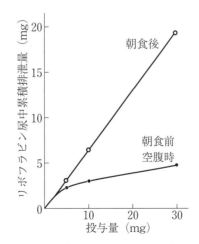

図 3.1.21 リボフラビンの吸収に及ぼす食物摂取の影響
(Levy, G., Jusko, W. J., (1966) *Pharm Sci.* **55**(3)：285-289)

v) 消化管運動

胃内容物の排出は，胃の蠕動運動によって起こる．この蠕動運動は，胃の噴門部，胃底部から幽門部へと段々強くなり，最終的に内容物は十二指腸へと送り出される．一方，小腸も律動的な蠕動運動により内容物を吸収粘膜上に接触させながら腸内を推し進めていく．この時，粘膜や絨毛も運動する．一般に，腸内に達した薬物は吸収部位との接触時間が長いほど吸収は増大する．このような腸の運動は，固形製剤の崩壊や，撹拌，溶解を高め，溶液となった薬物と粘膜との接触を助長すると考えられるため，腸の運動性と薬物の吸収性との間には極めて重要な関係性が存在すると推察される．粘性の高い物質や抗コリン作動薬は，これらの腸運動性を抑制するため消化管内通過時間を遅らせ，実際に他の薬物の吸収性を変動させる．

vi) 血流速度

消化管上皮細胞を透過した薬物は，血中に入り血流により全身へ分布する．胃からの吸収では，例えば，アルコール摂取による胃粘膜内血流の増加に起因して，フェノバルビタールの吸収増大が観察される．一方，小腸粘膜内の血流はそれほど影響を受けず，血中に入った薬物は吸収部位から速やかに運び去られる環境（すなわちシンク sink 状態）が考えられてきた．しかしながら，実際には，フェニルアラニンのように能動輸送される物質は，血中の酸素供給量が減少すると血流の低下が生じ，結果として吸収の低下が起こることが報告されている．また，アニリン，アンチピリンおよびエタノールなどのような受動拡散型の薬物についても，血流の上昇と共に吸収速度は増大する（図 3.1.22）．

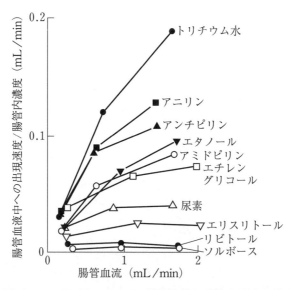

図 3.1.22　ラットにおける空腸吸収と腸管血流との関係
(Winne, D. (1978) *J. Pharmacokinet. Biopharm.* **6**(1):55-78)

3.1 薬物の吸収

ここで，式（3）で用いたように，膜透過係数を P，膜表面積を S，膜両側（腸管腔側と血管側）の薬物濃度差を $(C_1 - C_p)$ とし，血流 Q の影響を考慮すると，図3.1.22は式（28）で表すことができる．

$$吸収速度 = \frac{C_1 - C_p}{1/(P \cdot S) + 1/Q} \qquad (28)$$

式（28）によれば，$P \cdot S \gg Q$ ならば，腸管腔からの消失速度（血中への移行速度）は Q により支配され（血流律速），逆に $P \cdot S \ll Q$ ならば膜透過律速となることがわかる．また，これら両条件の中間型を考える場合，Q が小さく $P \cdot S > Q$ となる時は血流律速（図3.1.22で上昇する直線部分に相当），Q が大きく $P \cdot A < Q$ となる時は膜透過律速（図3.1.22で曲線が横軸と平行する部分に相当）となることがわかる．

vii）代謝と分解

消化管中には，消化酵素，腸上皮細胞内酵素および腸内細菌由来酵素などの種々酵素が存在しており，主に加水分解や還元などの分解反応（代謝反応）が触媒される．これら代謝反応は，腸内滞留時間が長いほど起こりやすいため，難膜透過性薬物，難溶解性薬物（溶解速度が小さく小腸下部で溶解する薬物）などの場合には，その影響を無視できなくなる．

① 胃　酸

胃液は，食物を消化するために胃で分泌される消化液であり，その中に含まれる塩酸を，通称，胃酸と呼ぶ．強酸性で，pHは通常 1 〜 1.5 程度である．

薬物の中には，この胃酸により分解し失活してしまうものもあり，例えば，オメプラゾール（抗潰瘍薬），ランソプラゾール（抗潰瘍薬）およびエリスロマイシン（抗生物質）などは，胃酸で容易に分解されるため，特殊な皮膜を施して腸で崩壊（腸溶性コーティング）するようにした腸溶錠，あるいは腸内での加水分解を利用するプロドラッグとしてトリアセチルエステル誘導体（腸内でエリスロマイシンに戻す）など，様々な工夫が施されている．一方，ベンジルペニシリンも胃酸で分解されやすいため内服薬はなく，通常，非経口経路（注射剤）で投与される．ベンジルペニシリンは，胃酸によってアミド側鎖が加水分解され，β ラクタム環が開裂すると同時に，抗菌活性が失われてしまう．ベンジルペニシリンの分解半減期は，pH 2 の条件下で約 4 分とされている．

一方，胃酸に基づく胃内 pH が変動した場合に，薬物の溶解性に影響し，結果として薬物吸収性に影響する場合がある．例えば，オメプラゾール（エソメプラゾール）などのプロトンポンプ阻害薬の胃酸分泌抑制作用により，アタザナビル（抗 HIV 薬）の溶解性が低下し，アタザナビルの血中濃度が低下することが報告されている．

② 消化酵素

消化管中には，摂取した食物を分解するための消化酵素が数多く存在している．例えば，唾液中のアミラーゼ，胃液中のペプシン，膵液中のトリプシン，キモトリプシン，アミラーゼ，リパ

ーゼおよびカルボキシペプチダーゼ，腸液のアミノペプチダーゼ，マルターゼ，シュクラーゼおよびラクターゼなどがあげられる．これらの消化酵素は，食物中の炭水化物，タンパク質および脂肪などを加水分解し，消化管から吸収されやすい形に変える作用があるが，ある種の薬物に対しても作用することがある．

　近年，これまで開発の中心にあった低分子医薬品に加え，ペプチド，タンパク質および抗体医薬品などの中・高分子医薬品の開発が盛んに行われるようになり，実際に多くの医薬品が臨床応用されている．しかしながら，一般に，ペプチドおよびタンパク質医薬品は，経口投与後，消化管内の消化酵素やタンパク質分解酵素により速やかに分解を受けるため，これら医薬品の投与法は，臨床上，ほとんど全てが筋肉内投与や皮下投与などの注射に限られている．実際に，インスリンやカルシトニンをはじめとするペプチド性医薬品は，消化管に存在する種々の消化酵素やタンパク質分解酵素により速やかに分解され，十分な吸収を得ることができない．こうしたペプチドの消化管吸収を改善するために，吸収促進剤の利用や，ペプチドの分子構造修飾などに期待が持たれているが，消化管で極めて不安定なペプチドに対しては，現実的に，タンパク質分解酵素阻害剤の利用が最も効果的な方法になると考えられている．しかしながら，ペプチド性医薬品の安定性ならびに吸収性の改善を目指した研究事例は多くなく，今後，タンパク質分解酵素阻害剤の実用化を含む，応用的な研究展開が期待される．

③ 代謝酵素

　消化管上皮細胞には，シトクロム P450 cytochrome P450（CYP）（主として CYP3A4），グルクロン酸抱合酵素，硫酸抱合酵素などが豊富に発現している．したがって，これら代謝酵素の基質薬物は，その吸収過程（上皮細胞内）で代謝による初回通過効果を受ける．消化管上皮細胞で代謝を受ける薬物として，脱アセチル化を受けるアスピリン，硫酸抱合を受けるイソプロテレノール，グルクロン酸抱合と硫酸抱合を受けるサリチルアミド，脱炭酸反応を受ける L-DOPA などがあげられ，いずれも吸収時に小腸での初回通過効果を受けることが知られている．また，これらの代謝酵素量（抱合反応の場合は活性グルクロン酸や活性硫酸の供給量）には限度があるため，薬物濃度に依存して代謝反応に飽和が観察される，すなわち吸収非線形性が生じる可能性がある．そのため，投与剤形の工夫やプロドラッグ化による溶解性の調節などにより，小腸での初回通過効果の抑制が試みられている．

　一方，主に小腸（ならびに肝臓）に発現するエステラーゼの加水分解能を逆手に利用して，薬理活性体をエステル化（プロドラッグ化）することにより，薬物の脂溶性を高め，吸収性を改善する試みも行われている．例えば，ACE 阻害薬（エナラプリル，イミダプリル，ペリンドプリル，テモカプリル）やインフルエンザ治療薬（オセルタミビル）は，それぞれの活性体の − COOH 基にエタノールをエステル結合させることで脂溶性を上げ，吸収性を向上させた実例であり，既に臨床で広く利用されている．

　最近では，シクリスポリン，ミダゾラムおよびクロリムスなどの多くの脂溶性薬物が，小腸上皮細胞中ミクロソーム分画の CYP（主として CYP3A4）により代謝され，顕著な初回通過効果

を受けることで，結果としてバイオアベイラビリティ（すなわち吸収性）が著しく低くなることが報告されている．したがって，薬物の経口吸収性を考察する上で，腸管における代謝過程が，肝臓と同様に，経口バイオアベイラビリティを低下させる重要な因子の1つとなることを理解する必要がある．

④ 腸内細菌

ヒトの消化管には100兆個に及ぶ細菌が存在する．これらの細菌は無秩序に存在しているわけではなく，各々が生息域を保ちながら全体として集団を形成している．この集団のことを腸内細菌叢（腸内フローラ）と呼ぶ．腸内細菌叢は，約1000種類の細菌からなるが，そのうちの30～40種類で全体の大半を占めている．腸内細菌の濃度は腸下部ほど増大し，種々の生体因子により規定されている．例えば，胃内では胃液の分泌により，上部小腸では胆汁や膵液の分泌により，細菌数は著しく制限されているが，回腸から大腸では細菌は爆発的に増加する．一方，腸内の細菌群は，年齢とともに変化することも知られている．例えば，母体内で胎児は無菌に保たれているが，産後24時間以内に，大腸菌，腸球菌，ぶどう球菌およびクロストリジウムなどが腸内で増殖を開始し，生後3～4日になると，母乳中の乳糖やガラクトオリゴ糖を栄養源にして，乳酸桿菌やビフィズス菌などが増殖を開始する．

腸内細菌は，免疫系の刺激，ビタミン類（ビタミンB，ビタミンK）の合成，腸の蠕動運動の活性化や機能改善，栄養素の消化と吸収，病原菌や有害菌に対する感染防御など，重要かつ多様な役割を担っている．一方で，薬物，疾病，性差および加齢などにより腸内細菌の量や組成が変動することや，個人差が大きいことなどが知られている[*,**]．特に，最近の研究から，薬物の体内動態に及ぼす影響に注目が集まっており，例えば，腸内細菌の変動により小腸ならびに肝臓における代謝酵素（主にCYP）やトランスポーターの発現が変動することが明らかとなっている．また，抗菌薬による腸内細菌叢の変動が，L-DOPAの代謝パターンを変化させることや，回腸の胆汁酸トランスポーターの発現上昇を引き起こすこと，さらには腸内細菌により誘導される有機酸の変動により消化管内pH（特に大腸内pH）が変化する可能性などが報告されている．

一方，元来より，腸内細菌は薬物の腸肝循環（薬物や生理活性物質などが胆汁と共に胆管を経て十二指腸に分泌され，腸管から再び吸収されて門脈を経て肝臓に戻るサイクル）に深く関わっていることが知られている．例えば，腸管内に胆汁排泄された抱合代謝物などは，腸内細菌が持つβ-グルクロニダーゼなどにより加水分解され，元の薬物に戻った後，再び吸収される．代表例としてクロラムフェニコールのグルクロン酸抱合体がある．インスリンなどのペプチド性医薬品は高分子量による低い膜透過性に加え，腸内細菌による分解がその低い吸収性に関与しているとの見解もある．以上より，腸内細菌叢の変動は，種々の薬物動態制御因子に影響を与え，結果として，薬物吸収をはじめとした体内動態を変動させる可能性がある．

---

*Hawrelak, J.A., Myers, S.P. (2004) The causes of intestinal dysbiosis: a review. *Altern Med. Rev.* **9** (2) : 180-197.

Hayashi, H.1., Sakamoto, M., Benno, Y. (2002) Fecal microbial diversity in a strict vegetarian as determined by molecular analysis and cultivation. *Microbiol Immunol.* **46 (12) : 819-831.

viii) 飲食物

消化管内に食物が存在していると，既述したように，GER が低下するため，胃内滞留時間が増大し，結果として最高血中濃度が低下することがある（3.1.2 C 参照）．その他にも，食物による消化管内液の減少や粘度の上昇は，製剤の崩壊速度，薬物の溶解速度，さらには粘膜への拡散を低下させるため，吸収が遅延する可能性がある．

食物成分により吸収量が変化する場合もある．例えば，難溶解性薬物のグリセオフルビンやサルファ剤などは，タンパク食に比べて脂肪食摂取時に胆汁分泌が促進にされ，その界面活性作用による溶解速度の増大に基づいて吸収量が増大する．逆に，アミノ酸輸送系を介して吸収されるレボドパ（L-DOPA）は，タンパク食の消化から生じるアミノ酸の存在により吸収が阻害（競合阻害）される．ステアリン酸エリスロマイシン，メチシリン，オキサシリンおよびリファンピシンなどの抗生物質は，高脂肪食あるいは高タンパク食摂取後に服用すると，胃酸分泌促進や胃内滞留時間延長などに起因して酸分解が促進され，結果として空腹時に比べて吸収量が低下する．一方，図 3.1.21 で示されるように，吸収部位が小腸上部に限られたリボフラビンの場合，食事による胃内滞留時間（および小腸通過時間）の延長が，吸収部位へのリボフラビンの輸送を穏やかにし，結果として吸収飽和が回避され，吸収量は投与量に対し直接的に増大するようになる．

一方，水以外の飲料で薬物を服用した場合，その吸収性が変化する場合がある．例えば，アテノロールはアップルジュースやオレンジジュースとの服用により吸収性が著しく低下することが報告されている．薬物-飲料間相互作用の多くは，消化管に発現するトランスポーターや代謝酵素の阻害に起因していると考えられてきたが，アテノロールはそれらの基質ではないため，別の相互作用メカニズムが存在すると考えられている．

ix) リンパ吸収

経口投与の場合ではほとんどの薬物が血中へと移行し，一部がリンパ管へと移行する．一般に，分子量の大きい物質は，毛細血管への移行が低くなるため，相対的にリンパ管への移行の寄与が大きくなり，結果的に分子量の大きいものほどリンパ移行する可能性が大きくなる．なお，筋肉内注射や皮下注射の場合，分子量 5000 以下の薬物は血管移行の寄与が大きく，分子量 5000 以上の薬物はリンパ管移行の寄与が大きくなる．吸収された後にリンパ系に移行する薬物は非常に稀であるが，例えば，ビタミン B_{12} は，固有因子 intrinsic factor と結合した形で上皮細胞内に入る．ここで別のタンパク質と結合し大きな分子となるため，ビタミン B_{12} の吸収を考える上で，リンパ系への移行性（数％程度移行する）は重要になる．

一方，リンパ管へと移行した物質は，腸管リンパから胸間リンパを経て肝臓を経由することなく全身循環系に入る．そのため，初回通過効果を回避することができる．経口投与によってリンパ管へ移行する薬物は主に脂溶性物質であり，トリアシルグリセロール，コレステロールおよびビタミン A などがその代表例である．リンパ流量は血液流量の 200 〜 500 倍低いため，リンパ管へ移行した薬物が全身を巡るには時間がかかる．しかしながら，上述の脂肪吸収に伴いリンパ

3.1 薬物の吸収 **169**

流量が増大すると，ビタミンAやコレステロールなどのような物質のリンパ移行性が高くなることが知られている．長鎖脂肪酸のトリグリセリドである脂肪は，管腔内でリパーゼにより加水分解され，その生成物であるモノグリセリドと脂肪酸は胆汁酸塩とミセルを形成し上皮細胞内に吸収される．ミセル相のモノグリセリドと脂肪酸が吸収されると，残っていたトリグリセリドの加水分解が進み，得られたモノグリセリドと脂肪酸がミセル相へと移行する．上記過程の繰り返しにより，モノグリセリドと脂肪酸が吸収され，その後にトリグリセリドを再合成し，続いてキロミクロンを生成しリンパへ移行する．なお短鎖，中鎖脂肪酸に関してはリンパではなく門脈を経て肝へと移行する．

　基本的には，経口投与によってリンパ管へ移行する薬物は稀でありが，分子量が大きく，脂溶性の高い薬物は，その吸収性を考える上で，そのリンパ管への移行性を考察する必要がある．しかし，リンパ管での流速は血流と比べて顕著に遅いため，リンパ管へ移行した薬物が全身をめぐるには時間がかかる．

x) 併用薬

　経口薬を用いて薬物治療を行う場合，複数の薬物を同時に服用する機会は少なくない．そのため，消化管内で薬物と薬物の間で薬物相互作用（薬物-薬物間相互作用が生じ，その結果，いずれかの吸収性が変化する可能性がある．表3.1.7に，消化管吸収過程における薬物間相互作用の例を示した（詳しくは3.6を参照）．

表 3.1.7　消化管吸収過程における薬物相互作用の例

作　用	影響を及ぼす薬物	影響を受ける薬物
複合体形成	重金属イオン（制酸剤に含有されることが多い）	テトラサイクリン キノロン系抗菌剤
吸着	コレスチラミン	ワルファリン，ジギトキシンなど チロキシン，プラバスタチン
	カオリン	リンコマイシン
胃内 pH の変化	炭酸水素ナトリウム シメチジン	テトラサイクリン ケトコナゾール，鉄剤
胃運動の抑制-胃 内容排出抑制	抗コリン作動薬（プロパンテリン，アトロピン） モルヒネ様薬物	アセトアミノフェン，レボドパ，ジゴキシン
胃内容排出促進	コリン作動薬 （メタコリン，ピロカルピン） メトクロプラミド	同上の薬物

xi）その他

① 胆汁酸

　胆汁酸は，胆汁の主成分であり，肝臓でコレステロールから合成され胆嚢と総胆管を経て十二指腸へ分泌される．胆汁酸分子は，その大部分を炭化水素が占める母核と，末端に強い極性基をもつ側鎖とから構成されているため，強い界面活性作用があり，ミセル形成能を有している．したがって，胆汁酸は，小腸において脂肪酸やモノグリセリドとミセルを形成し，食物からの脂質吸収に重要な役割を担っている．一方，薬物動態上では，脂溶性薬物をミセル中に取り込むことによって，その溶出や溶解速度に大きな影響を及ぼすことが知られており，結果として消化管膜透過性にも影響を及ぼす．例えば，グリセオフルビンの吸収は，高脂肪食の摂取により著しく増大するが，これは高脂肪食によって胆汁酸の分泌が増大し，グリセオフルビンの分散，溶解が促進されたためと考えられる．同様の作用が，グリセオフルビンに加え，サルファ剤やビタミン A，D および K などでも観察されている．

② ムチン

　細胞膜近傍の微小環境にある非攪拌水層は，主にムチン（ムコ多糖類）と呼ばれる粘性タンパク質により形成されている．ムチンは，スレオニン，セリン，プロリンに富むコアタンパク質の側鎖の水酸基に，O 結合型糖鎖が高密度に付加した高分子の粘性糖タンパク質である．難分解性であり，基本的には消化管上皮を保護する機能をもつ生体防御物質であるが，腸内の共生細菌に栄養分と棲息環境を提供する共生因子でもある．現在，ムチンは遺伝子として約 20 種類が同定されており，大きく分泌型と膜結合型に分類される．報告によって差異はあるが，基本的に消化管で発現しているものは約 13 種類である（表 3.1.8）．これらのうち，MUC2，MUC5AC，MUC5B および MUC6 の 4 種は分泌型であり，粘膜表面でゲル層を形成する．一方，その他のムチンは膜結合型で，消化管上皮細胞では刷子縁膜側に発現し，グリコカリックスを形成する（3.1.2 A 参照）．

表 3.1.8　消化管におけるムチンの発現特性

ムチン分子	分　類	発現部位
MUC1	膜結合型	胃（胃がんなど）
MUC2	分泌型	小腸，大腸（特に杯細胞）
MUC3A/B	膜結合型	小腸，大腸
MUC4	膜結合型	胃，小腸，大腸
MUC5AC	分泌型	胃（胃腺窩上皮細胞）
MUC5B	分泌型	食道（食道腺細胞）
MUC6	分泌型	胃（幽門腺・噴門腺）か，十二指腸（Brunner 腺）
MUC12	膜結合型	胃，小腸，大腸
MUC13	膜結合型	小腸，大腸
MUC15	膜結合型	小腸，大腸
MUC17	膜結合型	胃，十二指腸，小腸，大腸
MUC20	膜結合型	大腸
MUC21	膜結合型	大腸

　　　　　　　　　　　　　　　3.1　薬物の吸収　　　　　　　　　　　　　　***171***

　ムチンのゲル層（粘液層）は，胃では全面を厚く覆っており，基本的には胃酸やタンパク質分解酵素から粘膜を保護する役割を担っていると思われる．小腸では薄く断続的となり，大腸では再び厚く全面を覆うようになる．ヒトの場合，粘液層の厚さは，胃と大腸では数百 μm から1mm 近くになる．胃では，粘膜の深部では MUC6 が，表層部では MUC5AC が主に発現し，粘液層を形成している．一方，小腸と大腸の粘液層の主成分は MUC2 である．

　一方，薬物吸収過程においては，ムチンは非攪拌水層の一部として粘膜表面への拡散の障壁となり抑制的な影響を示す可能性がある．特に，膜透過性が高い脂溶性薬物の場合，非攪拌水層内の拡散速度が消化管膜透過速度に影響する．水溶性薬物の膜透過速度が薬物の脂溶性に依存して変化するのに対し，脂溶性の高い薬物（ほとんどが難溶解性薬物）はその脂溶性に関わらずほぼ一定の高い値を示す．したがって，脂溶性薬物の膜透過速度を考察するにあたっては，UWL 内の拡散速度，すなわち膜透過に対するムチンの影響を考慮する必要がある．一方，4 級アンモニウム塩や副交感神経抑制薬が，ムチンと直接結合して吸収低下を引き起こす例も報告されている．薬物吸収とムチンとの結合については不明な点が多いが，脂溶性薬物や難溶性薬物の吸収を考える上で，今後，これらの関係についても明らかにする必要がある．

D　消化管吸収に影響する物理化学的要因

i）脂溶性

　多くの薬物で，その脂溶性が吸収性（すなわち吸収速度）の決定因子となる．生体膜が脂質で構成されている以上，薬物の脂溶性が膜透過性と重要な関係を持つことになるのは容易に推察できる．しかし，必ずしも油水分配係数（オクタノール／水分配係数［log P］）が大きければ吸収性も大きくなるわけではない*．両者の関係は，log P が約 2 ～ 3（分配係数が約 100 ～ 1000 程度）の範囲までで成立するといわれている．ヒトでの経口吸収性は，log P が－ 2 から 3 の範囲で経口吸収性の増加に相関があり，特に 80% 以上の吸収性を有している化合物では，その 99% がこの範囲に収まっている**．一方，胃粘膜透過に比べ，小腸粘膜の透過は，脂溶性の低い水溶性薬物や弱酸および弱塩基のイオン形薬物にも観察される．したがって，生体膜を単純な脂質膜と考えるべきではなく，既述したような低分子の水溶性物質が通過できる水性細孔や細胞間隙の存在も十分に考慮する必要がある（3.1.1 B 参照）．

ii）分子サイズ

　上述したように，脂溶性と膜透過性（すなわち吸収性）には相関がある．最近の報告では，膜透過性は分子量に依存し，1×10^{-5} cm/s 以上の良好な膜透過性を実現するには，分子量 350 ～ 400 では log P > 1.7，400 ～ 450 では log P > 3.1，450 ～ 500 では log P > 3.4，500 以上では

---

　*Hansch, C., Rockwell, S. D., Jow, P. Y., Leo, A, Steller, E. E.（1977）Substituent constants for correlation analysis in chemistry. *J. Med. Chem.* **20**（2）：304-306
　Waring, M. J.（2010）Lipophilicity in drug discovery. Expert Opinion on Drug Discovery. **5（3）：235-248

$\log P > 4.5$ が必要である事が見出されている*. 概して, 分子量 500 程度が経口投与後十分な吸収を得ることができる限界であるとされているが, 脂溶性が極めて高いシクロスポリンのような例では分子量が 1000 以上でも, 比較的高い膜透過性を示す.

一方, 脂溶性が顕著に低い物質 (すなわち水溶性物質) の中には, 細胞膜透過性がその分配係数 (pH 分配仮説) から予想されるよりもはるかに大きくなるものが存在することから, 経細胞輸送以外の特殊な経路が考察されるようになった. 現在のところ, 細胞と細胞の接合部 tight junction を経て透過する細胞間隙経路と, 細胞膜に存在する水性細孔を経て透過する細孔経路 (後述するアクアポリンも含め, 細胞間隙経路との区別や寄与が明白ではない) の関与が考えられている (3.1.1 B 参照). tight junction 部は最も強い接合強度を有し, 通常, この細胞間隙経路を介した薬物の透過は, 経細胞輸送経路に比べて極めて低い. しかし, 脂溶性が低く, 脂質膜に対する分配係数の小さい物質 (ある種のイオンや水溶性薬物) では, 経細胞輸送経路を介した透過性が非常に小さいため, 相対的に細胞間隙を介した透過の寄与が大きくなる. tight junction 部の間隙サイズは, 消化管部位によって異なるものの, 小腸においては通常, 半径 7～10 Å 程度 (細孔は 4～10 Å 程度) と考えられている. したがって, 細胞間隙経路の透過には物質のサイズが最も大きく影響し, 一定以上の分子サイズを有する薬物の透過は顕著に小さくなる. 例えば, マンニトールのような比較的小さな化合物 (分子量 180) をヒトに経口投与した場合, 細胞間隙経路を介した消化管からの吸収率は 15～30% 程度と報告されている. 一般の薬物の分子量は通常 300 以上であり, 細胞間隙経路を介した吸収率はより小さくなるが, 脂溶性の低い薬物の場合にはその寄与は無視できないと考えられる. 図 3.1.23 は, 分子量の異なる polyethylene glycol

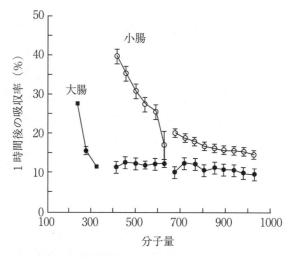

図 3.1.23 ラット小腸および大腸における PEG 吸収と分子サイズとの関係
(Kimura, T1., Sudo, K., Kanzaki, Y., Miki, K., Takeichi, Y., Kurosaki, Y., Nakayama, T. (1994) *Biol. Pharm. Bull.* **17**(2): 327-333)

---

*Waring, M. J. (2010) Lipophilicity in drug discovery. *Expert Opinion on Drug Discovery.* **5** (3): 235-248

3.1 薬物の吸収　　　*173*

(PEG) を用いて，水溶性（極性）物質の吸収における分子サイズ依存性を小腸と大腸で比較したものである．図から明らかなように，小腸では分子量 600 付近まで吸収が認められるのに対して，大腸では分子量 300 以上では吸収は困難である．後述するように大腸の tight junction 部は小腸に比べ強固であるため，両部位における透過可能な分子量（すなわち分子サイズ）の差は，細胞間隙の違いに基づいていると考えられる（3.1.4 Ａ 参照）．また，細孔内部と透過分子の電荷状態も透過に大きな影響を与えると考えられている．

iii) 分子構造

　分子内水素結合は，溶解度，膜透過性および脂溶性などの薬物特性に大きく影響する．これらの性質は分子内水素結合の強度や結合長，分子の形状，水素結合形成前後のコンフォメーション変化および極性などの微妙な変化が影響する．分子内水素結合はタンパク質との相互作用でも重要な役割を果たすことがあり，水素結合を切断すると活性が消失するケースもある．しかし，薬物が脂質膜へ分配する場合，水溶液中での水素結合を切断しなくてはならないため，エネルギーが必要となる．したがって，分子中に水素結合を有するものほど膜透過性は低く，水酸基やアミノ基のような水素結合能（水素結合数）の高い官能基を有する薬物では，生体膜透過性は低くなる．同様に，ペプチドなどの膜透過性も低くなる．一方，分子表面の極性部分の面積も吸収に大きく影響する．すなわち，極性部分が大きくなると，吸収は低下する．このように，分子表面の構造は，薬物の吸収性を考える上に重要な要因の 1 つとなる．

Ｅ 消化管吸収に影響する製剤的要因

　水に対する溶解性が低い薬物を難溶解性薬物といい，多くの場合，消化管内での溶解が不十分であるため，経口投与後の吸収率が低く，また，吸収に顕著な個体間・個体内変動が認められる．難溶解性薬物の吸収低下の要因として，溶解速度律速 dissolution rate−limited absorption および溶解度律速 solubility−limited absorption の 2 つの律速過程が知られている．律速過程の違いは製剤化による吸収挙動の変化や吸収の見かけの非線形性に反映される．溶解速度律速の場合には，粒子径の減少などによる溶解速度の上昇により吸収率が改善されるのに対し，溶解度律速の場合には，溶解速度の上昇によって吸収性は改善されず，溶解度または膜透過速度を上昇させる必要がある．また，溶解度律速の場合，消化管内で溶解可能な量が限られているため，投与量を増大させても吸収量は上昇しない．すなわち，吸収率は投与量に対して見かけ上，負の非線形性を示すことになる．このように，吸収律速過程の違いにより，難溶解性薬物の吸収改善戦略が大きく異なってくることから，効率的な経口吸収改善を行う上で律速過程の評価と理解は重要となる．一方，食事が薬物吸収に影響する場合の例として，消化管中の食物が水分を奪うことにより，薬物の溶解性が低下する可能性は推察されている．しかし，この場合においても，食事の影響や水分の影響を考察するにあたっては，薬物の溶解速度に影響しているものなのか（溶解速度律速），溶解度に影響しているものなのか（溶解度律速），その律速過程を十分に考察する必要があ

る．その他，溶解性が低く，消化管下部で初めて溶液となるような薬物の場合，腸内細菌などによる代謝や分解を受け本来の薬効を減じてしまう例もある．

一方，溶解度と脂溶性および融点の関係式に従うと，融点が150℃の化合物で100 μM 以上の溶解度を実現するためには，脂溶性が $\log P < 3.25$ であること（脂溶性を下げれば溶解度が改善）が必要と報告されている*．実際に，数百から数千のドラッグライクな化合物を用いた検討から，$\log P > 3$ ではわずか1%の化合物しか溶けなかった（> 250 μg/mL）が，$\log P < 3$ では非常に高い溶解度が達成され，50%以上の化合物が溶解した．ただし，溶解度は $\log P$ に依存するが，明確な相関は観察されていない．

i) 粒子径

吸収に影響する製剤的要因の多くは，溶解速度などの物理化学的要因への影響に関連する．例えば，難溶解性薬物の吸収低下の要因が溶解速度律速である場合，粒子径を小さくすると（すなわち微粉化すると）表面積は大きくなるため，溶解速度が増大し，吸収性が改善される可能性がある．図 3.1.24 に示すように，グリセオフルビンはその粒子径を小さくすると，表面積の増大に起因して相対吸収率が増加することが示されている．このように吸収過程が溶解速度律速の場合には，微粉化が有効となる．しかしながら，胃液中で不安定なペニシリンやエリスロマイシンは，微粉化による溶解速度の増大により，かえって分解が促進され，その吸収率が低下することも報告されている．

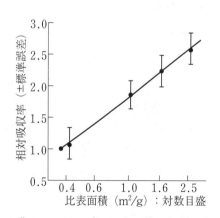

図 3.1.24　グリセオフルビンの表面積と相対吸収率の関係
（Atkinson, R. M., Bedford, C., Child, K. J., Tomich, E. G. (1962) *Nature* **193**: 588-589）

---

*Waring, M. (2010) J. Lipophilicity in drug discovery. *Expert Opinion on Drug Discovery.* **5**（3）: 235-248

ii) 結晶多形

化学組成が同一でありながら異なる結晶構造をもつものを結晶多形あるいは単に多形という。各結晶形により安定性，融点，溶解度および溶解速度が異なる．融点が高く，溶解度の小さいものを安定形結晶といい，逆に融点が低く，溶解度の大きいものを準安定形結晶という．したがって，固形製剤からの吸収性には準安定形の方が有用である．図3.1.25は，クロラムフェニコールパルミチン酸エステルの懸濁剤投与時の血清中濃度推移を示しているが，準安定形（結晶多形 B）を多く含む懸濁剤において高い吸収性を示している．この他，結晶多形としては，バルビツール酸誘導体，スルホンアミド，リボフラビン，ステロイド類およびカカオ脂などが知られている．

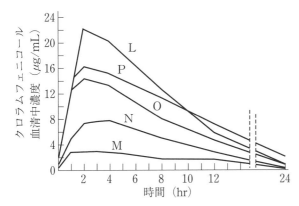

図3.1.25 クロラムフェニコールパルミチン酸エステル懸濁液中の結晶多形 A および B の含有比率と血清中クロラムフェニコール濃度の関係

(Aguiar, A. J., Krc, J. Jr., Kinkel, A. W., Samyn, J. C. (1967) *J. Pharm. Sci.* **56**(7): 847-853)

iii) 非晶質

原子（または分子）が周期的に規則正しく並んでいる結晶とは異なり，原子（または分子）が規則正しい空間格子をつくらず乱れた配列をしている固体を非晶質という．

非晶質個体（アモルファス固体）は，結晶よりも安定性が低い準安定状態であることが特徴であり，溶解時に結晶エネルギーにうち勝つ必要がないため，安定性が低いことから溶解度や溶解速度は大きくなる．図3.1.26は，ノボビオシンの無晶形および結晶形の溶解速度を比較したものであるが，前者のほうが後者よりもはるかに溶解が速く，その結果はイヌ経口投与時の血中濃度にも影響している．クロラムフェニコールステアリン酸エステルは，結晶形の方が溶解性が低いため加水分解も受けにくく，クロラムフェニコールの生成が阻害されるため薬効を発揮しにくい．また，インスリン亜鉛水性懸濁注射液は無晶形と結晶形を混合し，溶解性，すなわち吸収性を変化させたものである．

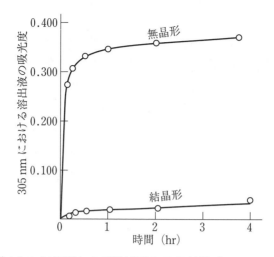

図 3.1.26 ノボビオシン無晶形および結晶形の HCl 溶液 (0.1 mol/L, 25℃) への溶解
(Mullins, J. D., Macek, T. J., (1960) *J. Am. Pharm. Assoc. Am. Pharm. Assoc.* **49**: 245-248)

iv) 溶媒和物

　薬物を溶媒から結晶化する際に，溶媒分子を取り込んで安定な結晶を生成することを溶媒和という．溶媒分子を取り込んだ結晶を溶媒和物と呼び，特に，水分子が結合している結晶を水和物という．一方，水分子を伴わない結晶を無水物という．水和物は，水分子が分子の間に入り込み，化合物と水分子の間に強固な水素結合を形成するため，無水物に比べて安定性が高いと考えられている．一般に，水溶液中での溶解速度は，水和物 ＜ 無水物 ＜ 有機溶媒和物の順である．図 3.1.27 は，テオフィリンの無水物と水和物の溶解量を比較したものであるが，無水物は水和物よ

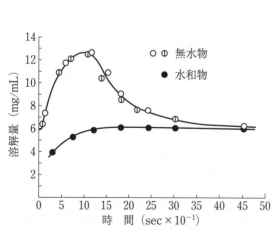

図 3.1.27 テオフィリン無水物および水和物の水 (25℃) への溶解量
(Shefter, E., Higuchi, T. (1963) *J. Pharm. Sci.* **52**: 781-791)

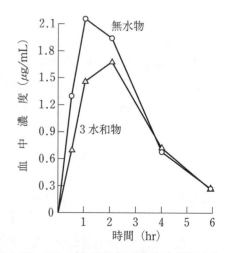

図 3.1.28 アンピシリン無水物および三水和物 (250 mg 当量) の懸濁液投与後におけるヒト血中濃度推移
(Poole, J. W., Owen, G., Silverio, J., Freyhof, J.N., Rosenman, S. B. (1968) *Curr. Ther. Res. Clin. Exp.* **10**(6): 292-303)

り速く溶解し，過飽和状態を経由して最終的に水和物の溶解度に近づいていく．生体内では，無水物は過飽和状態のときに速やかに吸収されると考えられ，水和物より高い血中濃度を示す．実際に，アンピシリンは無水物として投与した時の方が，水和物より高い血中濃度を示している（図 3.1.28）．その他，水和物に比べ無水物の方がより溶解性が高くなることが知られている薬物として，カフェイン，フェノバルビタールおよびリシノプリルなどがある．

v) 共沈物

単独にあれば沈殿しないはずの物質が，ある主物質の沈殿生成とともに沈殿する現象を共沈殿と呼び，あたかも主物質のように生成したその沈殿物を共沈物という．本現象は，薬物を非晶質化するため，溶解性を向上させ，消化管からの吸収性の改善に応用される．例えば，難溶性薬物のプレドニゾロン，フェニトイン，サリチルアミド，レセルピンおよびスルファチアゾールなどは，ポリビニルピロリドン，ポリエチレングリコール水溶性高分子化合物あるいは胆汁酸などと共沈物を生成し，溶解性を向上する．図 3.1.29 は，レセルピンがポビドン（ポリビニルピロリドン）（PVP）との共沈物を作った時の吸収性の向上を示している．

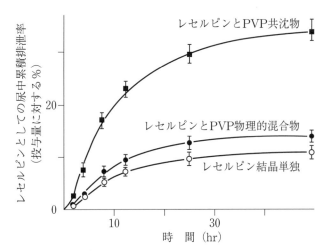

図 3.1.29 レセルピン単独およびレセルピンとポリビニルピロリドン（PVP）の共沈物（重量比 1：5）のラット経口投与後における尿中累積排泄率
(Stupak, E. I, Bates, T. R., (1972) *J. Pharm. Sci.* **61**(3)：400-404)

vi) 混合粉砕

上述したように，難溶性薬物の溶解性や吸収性を改善するためには粒子径を小さくすることが効果的であり，多くの場合，その方法として粉砕による微細化が試みられる．しかし，薬物単独の粉砕では微細化した結晶の再凝集が生じやすいため，数 μm 以下の微粒子化は困難となる．薬物のサブミクロンレベルの微粒子化やぬれ性および溶出性を改善するために，他の製剤添加剤と共に混合して効果的に粉砕する方法を混合粉砕という．例えば，難溶性薬物のクロラムフェニコ

ールパルミチン酸エステル,フェニトインおよびグリセオフルビンは,結晶セルロースやシクロデキストリンなどと混合粉砕すると,薬物の非晶質化を起こし,その溶解性が改善され吸収性が向上することが知られている.

vii) 包接化合物

化合物の結晶の三次元網目構造（かご形構造）の中にできる隙間に,他の原子または分子が一定の組成で取り込まれ,安定な物質として存在する付加化合物を包接化合物という.例えば,尿素,チオ尿素,デオキシコール酸およびシクロデキストリンなどはホスト分子として,ゲスト分子である薬物を取り込み包接化合物をつくる.包接化は,薬物の安定化,油状薬物の結晶化,刺激のある臭いや味のマスキング,さらに難溶性薬物の可溶化などに利用される.中でもグルコース 6, 7, 8 個からなる α, β, γ-シクロデキストリンを用いた包接化合物の製剤への応用が,近年,盛んに検討されている.すなわち,溶解律速である薬物の消化管吸収において,包接化によるバイオアベイラビリティの向上は投与量の減少,副作用の軽減へと繋がる.例えば,図 3.1.30 に示すように,溶解性と安定性に問題のあるジゴキシンのイヌ経口投与後の血漿中濃度は,γ-シクロデキストリンによる包接化により向上している.その他,フェニトインやアセトヘキサミドなどについても,β-シクロデキストリンによる包接化により血中濃度が上昇したことが報告されている.

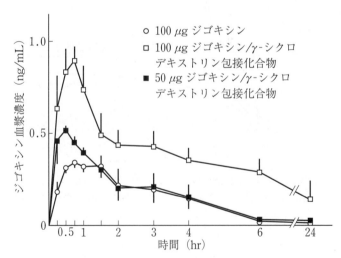

図 3.1.30 ジゴキシンのイヌ経口投与後の血漿中濃度に対するシクロデキストリン包接化の影響
（上釜兼人 (1981) 薬誌, 101: 857-873）

viii) 界面活性剤

　界面活性剤は主に2つの働きを有する．1つは，界面に吸着をして，系を熱力学的に安定化する作用である．例えば，乳化，起泡，ぬれ，分散，潤滑などの現象がその例である．もう1つは，溶質の溶解性を促進する作用である．すなわち，界面活性剤と溶質（薬物）とが分子錯体を形成したり，ミセルに可溶化して系の相溶性を高める作用である．後者の作用は，難溶性薬物の溶解性および消化管吸収性の改善を目的として，近年，盛んに研究されている．

　一般に，製剤中に添加される界面活性剤は，ミセル中への薬物の取り込みによりその溶出や溶解速度，さらには吸収性に大きな影響を及ぼす．例えば，ビタミンAは，界面活性剤により乳化，可溶化され吸収性が増大する．難溶性の固体薬物では，表面のぬれを助け，溶解性を増大させるため吸収性を促進する．また，生体膜構成成分の脂質やタンパク質を溶解し膜透過性を増大させることも吸収促進作用に影響していると考えられている．一方，脂肪の吸収時に生じる脂肪酸やモノグリセリドは，胆汁酸と共にミセルを形成し，上皮細胞膜表面まで運ばれ，膜表面上でミセルより放出されて細胞内に入ると推察されている．すなわち，ミセルはそのままで吸収されるのではなく，吸収表面までの輸送に寄与していると考えられている．

　しかしながら，界面活性剤の添加が，薬物の吸収性をかえって低下させてしまうことも報告されている．図3.1.31に示すように，サリチルアミドの吸収性はポリソルベート80の添加により低下している．これらの現象は，臨海ミセル濃度 critical micelle concentration（CMC）以上では，薬物がミセル中に包含されることで遊離薬物が減少することに起因していると考えられている．薬物の消化管膜透過速度は，基本的には消化管内で遊離型として存在している薬物（ミセルなどに取り込まれていない薬物）の濃度に依存すると考えられることから，吸収率の改善を試みる上で，単にミセルを含む溶液中における総溶解度を考慮することは妥当ではない可能性が考えられる．すなわち，界面活性剤によって形成されたミセルによる薬物の見かけの溶解度の上昇と，溶液中の遊離型薬物の濃度の関係を正確に考察することが重要である．

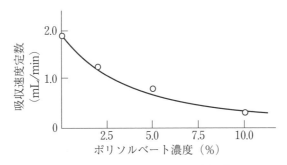

図3.1.31　サリチルアミドのラット小腸吸収に及ぼすポリソルベート80の影響
(Yamada, H., Yamamoto, R., (1965) *Chem Pharm Bull (Tokyo)*. **13**(11): 1279-1284)

3.1.3 生理活性物質の消化管吸収

栄養素などの生理活性物質は，薬物と同様に，小腸上皮細胞を介して吸収される．上皮細胞の微絨毛は，既述してきたように生体膜で構成されているが，低分子の水溶性薬物であれば，細胞間隙を介した受動拡散により濃度勾配に比例して吸収される（3.1.1 B 参照）．また，水分子も浸透圧差に従って，後述するアクアポリン aquaporin（AQP）を介して吸収される（3.1.3 B 参照）．しかし，分子量が 100 以上になると，水溶性物質であっても，その吸収過程に特別な輸送担体，すなわちトランスポーターが必要となる．小腸上皮細胞の側底膜（基底膜）にはナトリウム／カリウム交換ポンプ（Na^+/K^+-ATPase）がエネルギーを消費しながら休むことなく作動しており，細胞内の Na イオン（10 mEq/L）は常に細胞外（142 mEq/L）よりも低濃度に維持されている（図 3.1.32）．また，膜電位も形成される．濃度勾配と膜電位の差を合わせた勾配を電気化学的勾配と呼び，この勾配を駆動力として様々なイオンが流入することになる．すなわち，細胞内は相対的に負に帯電しており，外側（プラス）から押され，内側（マイナス）から引っ張ることになる．Na イオンの細胞内外の濃度差が大きいことを考慮すると，Na イオンの細胞内への輸送経路があれば，電気化学的勾配に従って Na イオンは勢いよく細胞内に流入することになるはずである．小腸上皮細胞は，この機構に共役して，様々な栄養素や生理活性物質を吸収するトランスポーターが機能している．

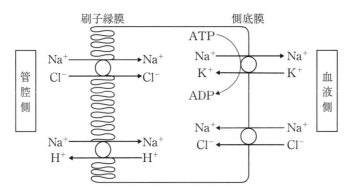

図 3.1.32 小腸上皮細胞における Na, K, Cl イオンの共輸送および対向輸送
図中の Na イオンと Cl イオンの共輸送による分泌過程は，絨毛吸収細胞ではなく，分泌細胞において起こると考えられている．

A 生理活性物質の消化管吸収機構

i ）単糖類

小腸における糖吸収は，管腔側膜（刷子縁膜）を経た上皮細胞内取り込みと，血管側膜（基底膜）を経た汲み出しにより生じ，いずれもトランスポーターを介した輸送機構により起こる．代表的な単糖類の中で，グルコースおよびガラクトースは能動輸送により，フルクトースは促進拡散に

より管腔側から細胞内に取り込まれる．特に前者は，刷子縁膜に発現する Na$^+$/グルコース共輸送体 sodium/glucose cotransporter 1（SGLT1）により，Na$^+$ の細胞内流入に伴って細胞内に取り込まれるため，管腔側のグルコース濃度が低い場合においても，能動的にグルコースを取り込むことが可能となる（二次性能動輸送）．一方，後者は，同じく刷子縁膜に発現するグルコース輸送体 glucose transporter 5（GLUT5）により，その濃度勾配に従って取り込まれる（促進拡散）．その後は，いずれの単糖類（グルコース，ガラクトースおよびフルクトース）も，基底膜に発現する GLUT2 を介して細胞内から門脈循環へと汲み出される．一方，同じ糖鎖でも，ラクトース，マンノースおよびリボースなどは，受動拡散により上皮細胞中の水性細孔あるいは細胞間隙を通って吸収されると考えられている．

ii) イオン

Na イオンは，図 3.1.32 で示す Na$^+$/Cl$^-$ 共輸送体（Na$^+$/Cl$^-$ cotransporter）や Na$^+$/H$^+$ 交換輸送体 Na$^+$/H$^+$ exchanger（NHE）（既述した microclimate pH と関係している（3.1.2 B 参照），あるいは Na$^+$/HCO$_3^-$ 共輸送体 sodium－bicarbonate cotransporter（NBC）や SGLT などを介して小腸上皮細胞内に取り込まれる．現在のところ明らかではないが，Na イオンを単独で輸送するトランスポーターが機能している可能性もある．一方，細胞内に取り込まれた Na イオンは，上述した Na$^+$/K$^+$-ATPase を介して側底膜より能動的に汲み出され，血液中へ移行する．

Cl イオンは，刷子縁膜および側底膜の両膜側に発現している Na$^+$/Cl$^-$ 共輸送体を介して上皮細胞内に取り込まれる．細胞内に入った Cl イオンは，受動的に刷子縁膜から分泌される．

K イオンは，側底膜に発現する Na$^+$/K$^+$-ATPase を介して能動的に取り込まれるが，膜透過性が高いため，Na$^+$/K$^+$-ATPase と釣り合った放出や細胞間隙および水性細孔を介した受動的な透過経路も存在すると考えられている．また，腸管における水分吸収と関係していることが推察されており，solvent drag 効果への関与が示唆されている（3.1.1 B 参照）．

Ca イオンは，十二指腸から活発に吸収されるが，空腸および回腸部からの能動輸送も示唆されている．

Mg イオンは，受動拡散で吸収されると考えられているが，K イオンと同様，腸管内の水分吸収と関係していることが見出されており，solvent drag への関与が示唆されている．

iii) ビタミン

吸収部位に特徴を有する生理活性物質として，ビタミン B$_2$（リボフラビン）がある．リボフラビンは，小腸上部（十二指腸部）に限局された能動輸送によって吸収されると考えられている．しかし，その原因トランスポーターについては未だ明白ではない．リボフラビンは，空腹時投与による速やかな消化管移行に基づいて，高濃度のリボフラビンに起因したトランスポーターの飽和が考えられている．一方，食後投与による穏やかな消化管移行は，飽和の回避と滞留時間の延

長に基づいた効率的な吸収（吸収性の増大）が推察されている．

ビタミン B_{12} は，小腸下部で吸収されるが，固有因子と結合した形で小腸上皮細胞内に取り込まれ，細胞内で別のタンパク質と結合してリンパ液へ移行する経路も存在することが示唆されている．

アスコルビン酸のような水溶性ビタミンは，Na イオンを駆動力として二次性能動輸送によって輸送される．

iv) ペプチドとアミノ酸

タンパク質は，消化管内で分解される不安定な物質であることや，そもそもそれ自体が巨大分子であることに起因して，その吸収性は著しく低い．一方，最近は，小腸刷子縁膜ベシクルでの検討などから，タンパク質の分解産物であるジペプチドやトリペプチド，さらにはアミノ酸などの吸収機構が明らかにされつつある．図 3.1.33 で示されるように，ジペプチドおよびトリペプチドは，プロトン勾配を駆動力とする PEPT1 により輸送される．一方，アミノ酸は，Na イオン勾配を駆動力とした各種アミノ酸トランスポーター（酸性アミノ酸，塩基性アミノ酸および中性アミノ酸）により輸送される．前者は，脂質二重膜内での推定二次構造が 12 回貫通型であることや糖鎖を有していることが明らかにされている．

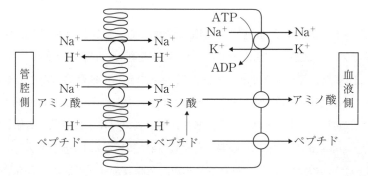

図 3.1.33　小腸上皮細胞におけるアミノ酸およびペプチドの吸収機構
(Ganapathy, V., Leibach, F. H. (1985) *Am. J. Physiol.* **249**(2 Pt 1): G153-160)

B　水の消化管吸収機構

i) 薬物吸収と水分吸収

経口投与された医薬品が消化管から吸収されるためには，消化管内で崩壊，溶解し，溶液となることが必須である．一方，受動拡散や代謝酵素およびトランスポーターを介した薬物の膜透過速度は，消化管膜表面での薬物濃度に依存するため，薬物が消化管内でどの程度の水分に溶解し，どの程度の濃度で存在するのかを理解することは，薬物の吸収パターンや血中濃度を考える上で重要である．一般に，消化管内で薬物が溶解する水分は，薬物と同時に服用した水および消化管

内に存在する分泌液の合算と考えられる．しかし，服用された水分はそれ自体が消化管から吸収されるため，その吸収速度や部位差などを考慮した場合，消化管内水分動態ならびにその薬物吸収への影響は極めて複雑になる．したがって，経口投与された医薬品の消化管吸収を考察する上で，消化管における水の吸収機構を理解することは重要である．

　実際に，水分吸収と薬物吸収が無関係ではないことは実験的にも観察されている．特に，水の吸収が薬物吸収を牽引（促進）することが報告されており，その作用は，solvent drag 効果として知られている（3.1.1 B 参照）．また，低膜透過性薬物が，高膜透過性薬物に比べ，消化管水分動態の影響を受けやすいことも報告されており，水分吸収と薬物吸収の複雑な関係性が示されている*．一方，水の吸収は，図 3.1.22 で示した放射標識水の場合でわかるように，基本的には血流律速であり，膜表面での薬物の濃縮や吸収部位の血流増大にも関係することが推察される．現在のところ，水分の吸収，分泌，移行およびそれらの部位差などが，後述するアクアポリン，細胞間隙あるいはトランスポーターを含めたいずれのメカニズムによって調節されているのかについては，ほとんど解明されていない．特に，これらの水分吸収機構が薬物吸収へどの程度影響しているのかを定量的に考察した例はなく，今後の革新的な研究展開に期待が寄せられている．

ii) アクアポリンの発見

　ヒトの場合，口から摂取する水や胃液など消化管で分泌される水などを合わせると，腸には1日9Lの水が送られる．そのうち，小腸で7.0L，大腸で1.9Lが吸収され，わずか0.1Lが糞として排出される**．このように，腸管が水吸収の主要な場であることに疑う余地はないが，腸管から水が吸収されるためには，脂質二重層からなる上皮細胞膜を透過しなければならない．しかし，脂質二重層そのものは疎水性であり水透過性は極めて低いと考えられるため，これまで，水は細胞間隙，あるいは膜タンパク質と脂質二重層の間隙を通ると説明されてきた．

　一方，生体には，特に水透過性の高い細胞があり，その細胞膜にはタンパク質で形成されるチャネル channel 機構の存在が想定されていた．長い間，その実態は不明であったが，1992 年，Peter Agre らのグループが，赤血球の細胞膜タンパク質として単離した CHIP28（channel-like integral membrane protein of 28 kDa）が，水透過に関与するチャネルであることを発見し，これを，水を通す孔を意味する「アクアポリン aquaporin」と命名した***．この業績は，2003 年のノーベル化学賞受賞につながった．

---

*Ichijo, K., Oda, R., Ishihara, M., Okada, R., Moteki, Y., Funai, Y., Horiuchi, T., Kishimoto, H., Shirasaka, Y., Inoue, K., (2017) Osmolality of Orally Administered Solutions Influences Luminal Water Volume and Drug Absorption in Intestine. *J. Pharm. Sci.* **106**（9）：2889-2894

**Barrett, K. E., (2014) *Water and electrolyte absorption and secretion* (Chapter 5). Gastrointestinal Physiology, 2e. McGraw−Hill Education, New York, NY, pp.79-100

***Preston, G. M., Carroll, T. P., Guggino, W. B., Agre, P. (1992) Appearance of water channels in Xenopus oocytes expressing red cell CHIP28 protein. *Science* **256**（5055）：385-387

iii) アクアポリンの構造と機能

アクアポリン aquaporin（AQP）は，現在までに，13種類のアイソフォーム（AQP0 ～ 12）が同定されているが，消化管においては，11種類（AQP1 ～ 11）が見出されている．いずれも細胞膜を6回貫通し，N末端とC末端は細胞内に伸びている．細胞内の loop B と細胞外の loop E は脂質二重層に入り込み，チャネルの透過路を形成している．透過路を形成する部分には，アスパラギン―プロリン―アラニンからなる NPA ボックス（アミノ酸の一文字表記列）が存在し，水の透過性を規定している．アクアポリンはチャネルでありながら，水の透過路の開閉は起こらないと考えられている．水の透過は両方向性であり，一般に，浸透圧や静水圧を原動力として受動的に行われるとされている．

アクアポリンは大別して，水を選択的に透過させる classical aquaporins（AQP1，AQP2，AQP4，AQP5），水のほかにグリセリンや尿素などの小分子を透過させる aquaglyceroporins（AQP3，AQP7，AQP9，AQP10），ならびにいずれにも分類できない unorthodox aquaporins（AQP6，AQP8，AQP11，AQP12）の3つのグループに分けられる．生体内で水の移動が盛んに行われる組織には，複数のアイソフォームが分布していることが多い．また，通常，アクアポリンは細胞表面の細胞膜に存在するが，AQP2，AQP6，AQP11 などは細胞内に分布することが示唆されている．

iv) アクアポリンを介した水の消化管吸収機構

消化管におけるアクアポリン発現に関しては，消化管部位による違いと動物種による違いが報告されており，複数のアクアポリンが代償的に機能していると考えられている．ヒト消化管には，AQP1 ～ 11 が見出されているが，各々の寄与などは明白ではない．また，各アクアポリンの発現部位特性および局在は多様であり，細胞種によっても大きく異なっている（表 3.1.9）．例えば，胃の刷子縁膜側（管腔側膜）には AQP1，AQP5 が，基底膜側（血管側膜）には AQP1，AQP3，AQP4，AQP6 が局在している．小腸の刷子縁膜側には AQP1，AQP6，AQP7，AQP10，AQP11 が，基底膜側には AQP1，AQP3，AQP4 が，また細胞内には AQP8 が局在しているこ

表 3.1.9　消化管におけるアクアポリンの発現特性

消化管部位	Aquaporins（AQPs）
唾液腺	AQP1，AQP5，AQP8
胃	AQP1，AQP3，AQP4，AQP5，AQP7，AQP8，AQP9，AQP10，AQP11
十二指腸	AQP1，AQP2，AQP3，AQP4，AQP10，AQP11
空腸	AQP1，AQP2，AQP3，AQP4，AQP10
回腸	AQP1，AQP2，AQP3，AQP4，AQP7，AQP8，AQP10
大腸	AQP1，AQP2，AQP3，AQP4，AQP7，AQP8，AQP10，AQP11

(Zhu, C., Chen, Z., Jiang, Z. (2016) *Int. J. Mol. Sci.* **29**; 17: 1399)

3.1 薬物の吸収

とが示されている．一方，大腸の刷子縁膜側には AQP1 ～ 3，AQP7 ～ 11 が，基底膜側には AQP1，AQP3，AQP4 が，細胞内には AQP7，AQP8 が局在していることが明らかにされている．

アクアポリンを介した水吸収機構として，Na^+ およびグルコース吸収に伴う吸収モデルが提唱されている[*]．まず，Na^+ がグルコースと共に刷子縁膜側にある SGLT1 により上皮細胞へ取り込まれ，さらに，取り込まれた Na^+ が基底膜側にある Na^+/K^+-ATPase などにより体内へと送られる．この Na^+ の能動輸送に伴って生じる濃度勾配（すなわち浸透圧勾配）を駆動力として，刷子縁膜側にあるアクアポリンを通って水が移動し，さらに基底膜側の別のアクアポリンを通り体内へ取り込まれる（経細胞輸送経路）．しかし，マウスにおいて，AQP8 をノックアウトしても腸での水分吸収性の低下が認められなかったことから，経細胞輸送経路介した水吸収機構を疑問視する声もある[**]．すなわち，Na^+ の濃度勾配を利用して，細胞内ではなく細胞間隙を通り水が吸収される経路も想定されている（細胞間隙経路）．実際に，水吸収に十分な量の Na^+ を管腔へ供給するために Claudin 15（細胞間密着結合に必須の 4 回膜貫通タンパク質で，小腸特異的なリーキー型 claudin の 1 つ）による細胞間経路の形成が必要であることが遺伝子改変マウスの実験から示唆されている[***]．また，ペプトンやリン脂質を感知する G タンパク質共役受容体 G protein-coupled receptor（GPCR）の 1 つ LPA5 の活性化が，上皮細胞の Na^+/H^+ 交換輸送体 NHE3（Na^+/H^+ exchanger 3）を刷子縁膜へ移行させ，回腸での水吸収を促進することも報告されている（3.1.3 [A]ii）参照）．マウスの実験では LPA5 活性化が，コレラトキシンにより 40％低下した水吸収を正常レベルまで回復させることから，下痢の治療に役立つことが期待される[****]．

---

[*]Wright, E. M., Loo, D. D.（2000）Coupling between Na＋, sugar, and water transport across the intestine. *Ann. NY Acad. Sci.* **915**: 54-66

[**]Yang, B., Song, Y., Zhao, D., Verkman, A. S.（2005）Phenotype analysis of aquaporin-8 null mice. *Am J Physiol Cell Physiol.* **288**（5）:C1161-1170

[***]Tamura, A., Hayashi, H., Imasato, M., Yamazaki, Y., Hagiwara, A., Wada, M., Noda, T., Watanabe, M., Suzuki, Y., Tsukita, S.（2011）Loss of claudin-15, but not claudin-2, causes Na＋ deficiency and glucose malabsorption in mouse small intestine. *Gastroenterology* **140**（3）: 913-923

[****]Lin, S., Yeruva, S., He, P., Singh, A.K., Zhang, H., Chen, M., Lamprecht, G., DeJonge, H. R., Tse, M., Donowitz, M., Hogema, B. M., Chun, J., Seidler, U., Yun, C. C.（2010）Lysophosphatidic acid stimulates the intestinal brush border Na（＋）/H（＋）exchanger 3 and fluid absorption via LPA（5）and NHERF2. *Gastroenterology* **138**（2）:649-658

3.1.4 薬物の消化管外吸収

　薬物の吸収性は，投与部位に依存した吸収経路によって大きく異なる．したがって，薬物の投与部位の選択は治療効果を左右する重要な要因となる．経口投与は，患者自身の服用の簡便さという高い利点を有するが，吸収に至るまでに様々な変動因子が存在するため，薬物によっては期待する薬効が得られない場合がある．一方，注射による血管内投与は患者の苦痛が大きく，また，患者自身による投与の可否の問題などを含むため，QOL を充実させるためにはより簡便かつ再現性の高い投与法の開発が望まれる．そのため，薬物の新しい投与部位として，直腸，皮膚，鼻腔，肺，口腔，眼，腟などへの薬物投与法が臨床に用いられている．従来，これらの投与部位は，その部位の疾患に対する局所投与の場合として考えられてきたが，今では全身作用を目的とした投与経路として用いられている．この場合，投与された薬物はやはり吸収という過程を経て血管系へと移行する．

A 薬物の大腸および直腸吸収

i) 大腸および直腸の構造と吸収経路

　盲腸から結腸を経て直腸までの 1.5 〜 2 m が大腸，そこから肛門までの約 20 cm が直腸である．大腸，直腸とも吸収細胞は小腸と同じ円柱上皮細胞であるが，小腸とは異なり，ひだが少なく絨毛も発達していない．大腸にも微絨毛はあるが，小腸の半分以下の長さであり，まばらな分布をしている．したがって，小腸に比べはるかに表面積が小さく，構造上，吸収部位には適していないといえる．また，上皮細胞間の tight junction も，小腸に比べて密着性が強固であり，固形物などの物理的な圧迫にも抵抗できるようになっている．この強固な細胞間隙構造により，イオンの透過性も低く，また細胞間隙経路としての寄与も小さいことが推察される．このように，大腸や直腸は，見かけ上，吸収部位として有利な構造を有していない．しかしながら，実際にはこれらの部位は，その生理学的特性から，薬物の吸収部位として注目されることが多い．

ii) 大腸および直腸吸収の特徴

　一般に直腸投与された薬物は受動拡散により吸収され，薬物の親油性に依存し pH 分配仮説に従う．図 3.1.34 には，両性薬物スルファイソキサゾールとスルファピリジンの吸収速度と解離状態の関係がベル型となることが示されている．これは 2 つの pK_a の中間領域で分子（非イオン）形の割合が最大となるからである．また，薬物の直腸吸収は受動輸送に従い，小腸のようにアミノ酸や糖類の吸収は起こらない部位であることから，担体輸送の寄与は低いと考えられている．

　上述したように，大腸も直腸も吸収部位としては有効な部位とはいえない．しかしながら，直腸の中下部からの吸収は，図 3.1.35 に示したような中直腸静脈や下直腸静脈から総腸骨静脈を経て下大静脈に入る．すなわち，門脈や肝臓を通過せずに全身循環系へ入ることができ，肝臓で

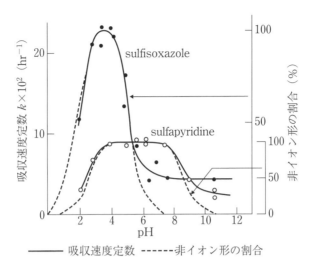

図 3.1.34 ラット直腸におけるサルファ剤の吸収速度定数，非イオン形分率および pH の関係
(Kakemi, K., Arita, T., Muranishi, S. (1965) *Chem. Pharm. Bull. (Tokyo).* 13(7)：861-869

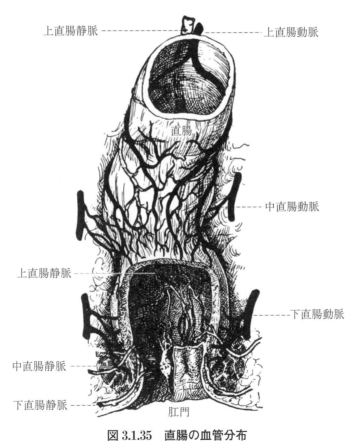

図 3.1.35 直腸の血管分布
(嶋井，木村，瀬戸口，出浦 訳 (1982) グレイ解剖学, p.1348, 廣川書店)

の初回通過効果を回避できる．プロプラノロール，リドカインおよびニトログリセリンなどの薬物は，肝初回通過効果が大きいため，直腸からの投与により，高い吸収率を得ることが可能となる．一方，経口投与と異なり，吸収部位へ直接薬物を投与できるため，吸収部位をある程度修飾することも可能となる．例えば，図 3.1.36 に示すように，リンコマイシンの直腸投与では，坐剤よりも液剤で顕著に高い血中濃度が得られている．本結果は，溶液の方が直腸内に広く広がることが関係しているとされている．また，浣腸後の液剤投与が，カプセル剤の経口投与時に匹敵する血中濃度となっている（図 3.1.36）．浣腸により直腸内容物を排出させておくことで，薬物に対する粘膜の接触面積が増大し有利な吸収環境が得られたことが推察される．

① **吸収の特徴**

直腸投与を経口投与と比較した場合，以下に示すような特徴がある．
（1）直腸では有効表面積が小さいため吸収には不利であるが，その一方で少ない管腔内液のために薬物の希釈割合が低く，比較的高濃度の薬物を直腸粘膜に暴露することができる．
（2）直腸には消化酵素が含まれないため，薬物の分解が少ない．
（3）直腸下部から吸収された薬物は肝臓での初回通過効果を回避でき，直接全身循環系に移行することができる（図 3.1.37）．

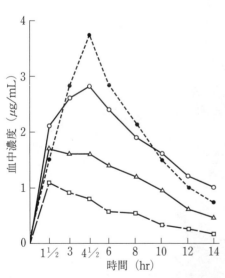

図 3.1.36 リンコマイシンの直腸投与および経口投与後における血中濃度
(Wagner, J. G., Carter, C. H., Martens, I. J. (1968) *J. Clin. Pharmacol. J. New Drugs.* 8(3): 154-163

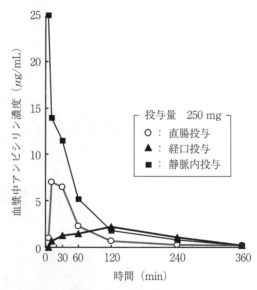

図 3.1.37 患児におけるアンピシリン坐剤直腸投与後の血中濃度
(Motohiro, T., Tanaka, K., Koga, T., Shimada, Y., Tomita, N., Sakata, Y., Fujimoto, T., Nishiyama, T., Kuda, N., Ishimoto, K., *et al.* (1983) *Jpn. J. Antibiot.* **36**(7): 1713-1768

（4）経口投与の場合と異なり，食事に直接影響は受けないが，排便の影響を受ける可能性がある．投与後の排便は直腸内での滞留時間を減少させ，また，糞の存在は薬物と直腸粘膜との接触面積を減少させるため，吸収を低下させる．

（5）粘膜の透過性を一時的に高める作用をもつ化合物（吸収促進剤）の併用により，薬物吸収の改善が可能である．

大腸と小腸には，薬物の吸収性と脂溶性との関係に明確な部位差が存在しており，同程度の油水分配係数を示す物質では，大腸より小腸の方が吸収性は大きいという報告もある．また，非攪拌水層の厚さは，小腸の方が厚いことも示唆されている．さらに，水溶性薬物の膜透過性の差から，膜細孔あるいは細胞間隙経路の透過性は，大腸よりも小腸の方が有利であることも示唆されている．

② 吸収の調節

（1）坐剤からの吸収

坐剤中には，主薬に加えて基剤が含有されているため，主薬が吸収されるためには，いったん直腸の分泌液中に放出される必要がある．基剤には水溶性と油脂性のものがあり，代表的な水溶性基剤であるマクロゴールを用いた坐剤では，主薬は分泌液に溶解したマクロゴール溶液中に溶解し吸収されていく．脂質中のへの分配は，水溶液からの場合と比較して低下すると考えられる．一方，カカオ脂などの油脂性基剤を用いた場合は，混合分散に伴い，油脂性基剤中への分配性が大きくない薬物において，直腸分泌液中への移行性が大きくなると考えられている．例えば，水溶性のスルホンアミドは水溶性基剤よりも油脂性基剤を用いた方が基剤への親和性が低く，直腸分泌液中への分配が大きくなる．また，基剤中に界面活性剤を配合することで分散しやすくした坐剤もあるが，その界面活性剤が脂溶性薬物の可溶化を起こし，かえって吸収を低下させてしまう場合もある．界面活性剤は直腸粘膜への直接的な作用も考察する必要があり，非常に複雑である．

（2）大腸における分解

大腸のpHは7～8であり，その管腔内には，小腸とは異なり，トリプシン，パンクレアチンおよびリパーゼなどの消化酵素は含まれていない．しかしながら，大腸には腸内細菌が非常に多く存在しており，腸内細菌由来のアゾリダクターゼ，アリルスルファターゼ，グリコシダーゼなどの酵素が存在している．これらの酵素は，薬物の失活や，プロドラッグを活性体に戻す作用を有するだけでなく，特異的に分解される高分子物質を用いることで大腸での薬物放出（大腸デリバリー）を可能にする製剤設計にも活用される．代表例として，インスリンをアゾポリマーの被膜で包み込んだゼラチンカプセルが知られており，大腸内のアゾリダクターゼの作用を積極的に利用しようとした大腸指向性のドラッグデリバリーシステム drug delivery system（DDS）である．

（3）吸収促進剤

　直腸は投与部位が吸収部位になるため，吸収促進剤を高濃度に作用させられる最適な部位といえる．吸収促進剤は，膜脂質および膜タンパク質と相互作用することにより，経細胞輸送経路 transcellular route の透過性を促進する作用と，細胞間の tight junction を開口することにより細胞間隙経路 paracellular route の透過性を促進する作用がある．ペプチドなどの高分子薬物の吸収改善には，酵素分解の可能性が低い後者が有効な経路となる．

　上述したように，大腸（直腸）は上皮細胞間の tight junction が非常に強固であるが，代表的な吸収促進剤であるカプリン酸ナトリウム（C10）は，直腸粘膜に有効に作用し，その作用は小腸よりも顕著であることが報告されている．C10 は，細胞内 Ca^{2+} レベルを上昇し，tight junction 付近の収縮タンパク質アクトミオシンを活性化することで，細胞間隙の拡張を引き起こすと考えられている．C10 は，小児用アンピシリン坐剤に含有される有効かつ安全な吸収促進剤として実用化されている（図 3.1.37）．

（4）直腸および大腸の積極的利用

　以上で述べたように，大腸も直腸も小腸と比較すると，必ずしも薬物吸収に有利な部位とはいえない．しかし，肝初回通過効果の回避や速効性を期待する場合や，乳児のような経口投与が困難な場合など，多様な場面で活用される部位となる．実際に，抗がん薬 5-FU，抗生物質アンピシリン，セフチゾキシムナトリウムなど，多くの薬物が坐剤として実用化されており，さらなる研究展開が期待されている．

B　薬物の皮膚吸収

i ）皮膚の構造と吸収経路

　皮膚は表面から表皮，真皮および皮下組織からなり，汗腺や毛穴といった付属器官が表皮から真皮までを貫いて存在している（図 3.1.38）．水分量は表面から下部に向かって 10 ～ 70％と増加する．表皮の最外部には角質層（角層）と呼ばれる厚さ 10 ～ 15 μm の薄い層が存在しており，主にケラチンや繊維状タンパク質を多く含む実質部（親水性）とスフィンゴ脂質や中性脂肪を多く含む細胞間隙（親油性）の 2 つの部位で構成されている．角質層の実質部は，直下の基底細胞から分化，移行したもので，ケラチンや繊維状タンパク質で満たされた核のない扁平な死細胞で形成されている．角質層は物質の透過性が低く，体内水分の蒸発や外部からの異物の侵入を防ぐという経皮吸収バリアとしての機能を担っている（図 3.1.39）．薬物の経皮吸収を考える場合も，通常，この角質層が最大の関門となる．一方，真皮は，コラーゲンの結合組織で構成されており，毛細血管が通っている．皮膚の表面には，付属器官の毛嚢，皮脂腺，汗腺が開口しており，薬物吸収経路の 1 つと考えられている．

ii）経皮吸収の特徴

　経皮吸収には角質などの表皮から真皮を介する経表皮吸収と付属器官を介する経付属器官吸収がある（図 3.1.40）．経皮吸収型製剤としてすでに，ニトログリセリン，スコポラミン，硝酸イ

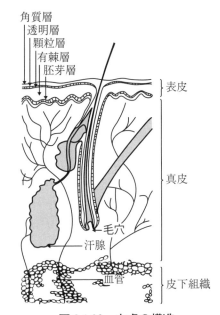

図 3.1.38　皮膚の構造
(中野眞汎, 森本雍憲, 杉林堅次 (1986) ドラッグデリバリーシステム 現状と将来, p.77 南山堂)

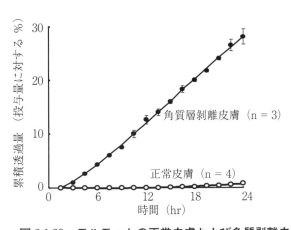

図 3.1.39　モルモットの正常皮膚および角質剥離皮膚における 6-メルカプトプリンの透過
(Okamoto, H., Yamashita, F., Saito, K., Hashida, M. (1989) *Pharm. Res.* **6**(11): 931-937)

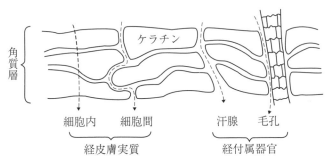

図 3.1.40　角質層の吸収経路

ソソルビドなどの全身的作用を期待した薬剤が開発されており, 経皮治療システム transdermal therapeutic system (TTS, または transdermal delivery system; TDS) として注目されている.

① 吸収の特徴

薬物の経皮吸収は, 以下のような特徴を有している.
(1) 皮膚からの薬物吸収は受動拡散に従う. 薬物の脂溶性に依存しており薬物の分子 (非イオン) 形の割合と吸収率との間に良好な相関が見られる.
(2) 皮膚から吸収された薬物は直接全身循環系に移行するため, 肝臓での初回通過効果を回避

し，投与部位での代謝や分解も非常に少ない．

（3）経口投与の場合と異なり，食事やpH変化などに影響されない．

（4）薬物の投与速度をコントロールすることが可能であり，そのうえ，連続的，持続的に適用することができる．

（5）部位により角質層の厚さおよび付属器官の分布密度が異なるため，適用部位間で薬物の経皮吸収に大きな差がある．また，角質層の損傷を伴う切り傷，やけどの他，乾癬などの皮膚疾患によっても吸収が影響される．

（6）角質層の水分含量は，細胞核分解産物からなる自然保湿因子によって20％程度に保たれているが，水分含量が増すと角質層の透過性は大きくなる．これを利用するのが表面をプラスチック膜で覆う密封療法 occulusive dressing therapy（ODT）であるが，最近は粘着テープ形の貼付剤が機能性，簡便性および快適性から主流となっている．

（7）汗腺などの付属器官からの吸収は速いが，有効面積の占める割合は0.1〜1％で，一般に寄与は小さい．

（8）受動拡散以外の吸収機構として，最近では能動輸送の存在も報告され，さらに表皮および真皮中にエステラーゼなどの代謝酵素も見出されている．

　実際には角質層が強固なバリアとなるため，一般に一部の薬物を除いて皮膚からの吸収は極めて遅い（図3.1.39）．そのため，現在までに角質層透過性を上昇させる種々の吸収性促進剤などが開発されており，実用化が期待されている．

② 吸収の調節

　経皮吸収は，局所作用を目的としたものと，全身作用を目的としたものがある．経皮吸収は簡単に適用でき，投与量と適用期間の調節が容易なため，全身作用を目的とした経皮治療システム前出（TTS）の開発が進められ，吸収率の増大と，吸収速度の制御が図られている．

（1）吸収促進剤（研究中のものも含む）

　　薬物の基剤中溶解度を高める：エタノールなどのアルコール類

　　角質の透過性を高める：不飽和脂肪酸，高級脂肪酸エステル（ミリスチン酸イソプロピルなど），レシチン，尿素誘導体，サリチル酸，Azon，ピロチオデカン

（2）放出制御型皮膚吸収製剤（図3.1.41）

膜制御型：薬物を含有する基剤と皮膚の間に微細孔を有した膜を置く（リザーバー型）．

　　エストラジオール（エストラダーム：更年期障害）

　　ニトログリセリン（ニトロダームTTS：狭心症）

粘着剤制御型：粘着剤が，内部に分散，溶解した薬物の放出を制御する（感圧粘着テープ）．

　　硝酸イソソルビド（フランドルテープ：狭心症）

　　ツロブテロール（ホクナリンテープ：気管支喘息）

マトリックス制御型：高分子マトリックス中に薬物を分散させ，皮膚吸収を制御する．

　　ニトログリセリン（Nitro-Dur：狭心症）

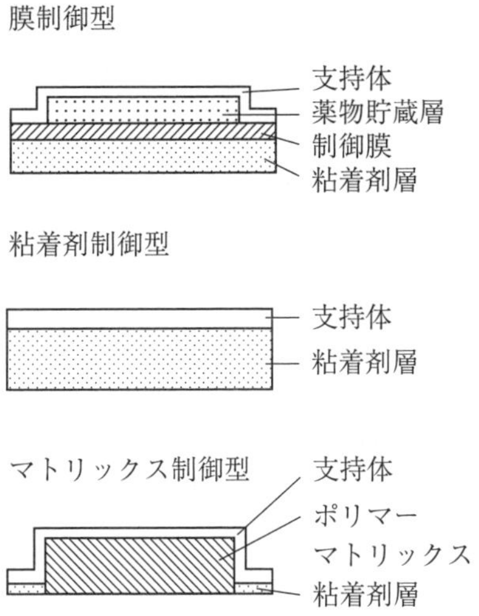

3.1 薬物の吸収

膜制御型

粘着剤制御型

マトリックス制御型

図 3.1.41　放出制御型皮膚吸収製剤

フェンタニル（デュロテップ MT パッチ：疼痛管理）

（3）その他の吸収促進方法

　皮膚に電圧をかけてイオン形薬物の透過を促進するイオントフォレシス，超音波によって皮膚温度を上げ，角質層の脂質の流動性を高めて，皮膚透過を促進するフォノフォレシスがある．その他，遺伝子導入のための遺伝子銃やエレクトロポレーション等の方法も応用されている．

C 薬物の経鼻吸収

i）鼻粘膜の構造と吸収経路

　鼻腔とは，頭蓋底部と口腔上部の間に存在する空間をいい，約 15 mL の容積と 150 cm^2 の表面積を有する．鼻腔は，鼻中隔により主に 2 つの鼻孔に仕切られ，また鼻甲介により上，中，下の三鼻道に分かれている．一方，鼻粘膜は多列繊毛上皮で覆われており，有効表面積は広い．また粘膜下には血管系が発達しており，組織学的には吸収に適した構造である．

ii）経鼻吸収の特徴

　一般に薬物の鼻粘膜吸収は，鼻腔下部の大部分を占めている呼吸部で行われる．鼻腔内投与法としては，薬液を滴下する方法や噴霧する方法があり，全身的作用を有する代表的な経鼻吸収型製剤として，バソプレシン誘導体である酢酸デスモプレシン点鼻薬が，中枢性尿崩症の治療に実用化されている．また，酢酸ブセレリンのスプレキュア点鼻薬が，子宮内膜症の治療に用いられている．

① 吸収の特徴

　鼻粘膜は組織学的にも薬物吸収に適しており，以下のような特徴を有している．

（1）一般に鼻粘膜投与された薬物は単純拡散により吸収され，pH分配仮説に従う．したがって，脂溶性の高い薬物の吸収は水溶性薬物に比べ良好である．

（2）L-チロシンやL-フェニルアラニンなどのアミノ酸の吸収に濃度依存性が観察されており，また，それらの吸収に競合的な阻害が生じることから，担体輸送の存在が示唆されている．

（3）鼻粘膜から吸収された薬物は直接全身循環系に移行し，肝臓での初回通過効果を受けない．

（4）水溶性の薬物でも，サリチル酸に代表されるような低分子の化合物であれば，消化管よりも吸収は良好である．

（5）甲状腺刺激ホルモン放出ホルモン（TRH）などの低分子ペプチドも，ある程度吸収される．

（6）吸収促進剤あるいは鼻粘膜内代謝酵素阻害剤などとの併用によりインスリンなどの高分子化合物も高い吸収性を示す．

② 吸収の調節

経鼻吸収は，消化管で分解されやすいテストステロンなどのステロイドへの適応が考えられている．直接脈管系に移行するので，初回通過効果の大きいプロプラノロール，テストステロン，ナロキソンなどでは，バイオアベイラビリティの上昇も期待できる．分解酵素阻害剤と吸収促進剤を併用したインスリン投与や，脳脊髄液への直接的薬物送達の可能性など，種々の鼻粘膜適応の研究が進められている．

D 薬物の経肺吸収

i ） 肺の構造と吸収経路

呼吸器は，咽頭から気管，気管支，細気管支，終末気管支を経て，肺胞管，次いで肺胞に至る（図3.1.42）．薬物の経肺吸収は通常肺胞で行われるため，投与薬物の粒子径が重要な考察点となるが，現在のところ0.5～1 μm程度の粒子径が最も望ましいとされている．一方，肺胞の数は3～4億といわれ，その有効総面積は200 m^{2}にも達する．また，肺胞腔内と毛細血管の間には，厚さわずか0.5～1 μm程度の扁平な一層の上皮細胞が存在しているにすぎず，このような有効総面積の広さや上皮細胞の薄さから肺での物質移行は速やかとなる．

ii） 経肺吸収の特徴

呼吸器からの薬物吸収は，従来，麻酔薬や喘息治療剤などの局所作用発現を期待する吸入投与が汎用されてきた．しかしながら，近年，消化管から吸収されないような高分子化合物に対しても肺が高い透過性を示すことが明らかにされ，現在では全身的作用と即効性を期待した薬物の投与経路として注目されている．

① 吸収の特徴

肺は薬物吸収に適した組織学的構造を有しており，その吸収機構には以下のような特徴を有している．

（1）薬物の経肺吸収は，一般的に単純拡散による．したがって，その吸収過程には薬物の脂溶

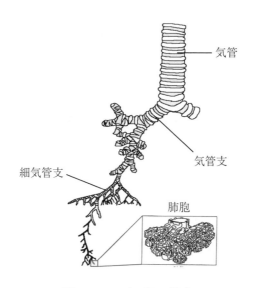

図 3.1.42 呼吸器の構造

性が重要な因子となる．しかし，水溶性薬物においても良好な吸収が示される．
（2）イヌリンのように分子量が大きく，消化管からの吸収が困難な物質でも吸収される．
（3）薬物の中には担体輸送，すなわちトランスポーターを介した輸送を受けるものもあり，このような薬物においては投与濃度の増大に伴った経肺吸収の低下と飽和現象が観察される．
（4）肺から吸収された薬物は直接全身循環系に移行し肝臓での初回通過効果は受けないが，肺自身にも薬物代謝酵素が存在するために，薬物によってはかなりの代謝を受ける場合がある．

② 吸収の調節

経肺吸収経路は，吸入する微粉末の粒子径によって吸収動態が異なっており，以下のように，およその最適粒子径が存在する．

0.5 μm 以下：肺胞内に沈着せず，呼気中に排出される．
0.5～1 μm：肺胞から吸収され，全身作用に適する．
1～10 μm：肺に局所作用させるのに適する．
10～20 μm：咽頭，気道に沈着し，肺に到達しない．

肺胞は血管とわずかに薄い上皮細胞で隔てられているだけであるため，小腸粘膜に比べ透過性が良好である．脂溶性の高い薬物が吸収されやすく，吸収は極めて迅速である．肝臓での初回通過効果を受けずに，直接心臓から大循環に入るため，初回通過効果を受けやすいインスリンやカルシトニンなどのペプチド性医薬品への応用が期待されている．

一方，プロドラッグ化により吸入薬としての利便性を高めた例もある．例えば，ラニナミビルオクタン酸エステルは，1日2回吸入の既存薬（ラニナミビル）と類似した構造や性質を有しな

がらオクタン酸エステル化（プロドラッグ化）することで肺での滞留性を向上させ，単回の吸入のみでの治療を可能としたインフルエンザ治療薬である．

E 薬物の口腔吸収

i）口腔の構造と吸収経路

口腔粘膜は重層扁平上皮に覆われ，その下を豊富な毛細血管が走行している．消化管より皮膚に近い構造であり，口腔粘膜には角質層が存在し，薬物透過の律速段階となる．口腔内には顎下腺，舌下腺，耳下腺から唾液が分泌され，そのpHは約6である．

ii）口腔吸収の特徴

① 吸収の特徴

口腔は薬物吸収に適した組織学的構造を有しており，その吸収機構には以下のような特徴を有している．

（1）口腔粘膜からの薬物吸収は，一般に受動拡散によって起こり，pH分配仮説と脂質膜理論に従う．

（2）近年では，グルタチオン，グルコース，アミノ酸，ジペプチド，セファレキシンおよびチアミンなどの栄養物質の輸送に飽和が観察されたことからそれらの輸送担体の存在が示唆されている．

（3）口腔から吸収された薬物は，毛細血管から内頸静脈を経て直接心臓へ入るため，消化管腔内での分解，代謝，肝での代謝による初回通過効果を回避できる．

（4）pHが中性付近であり，胃のように酸性での分解がない．吸収は豊富な血流のため迅速である．

② 吸収の調節

代表的な投与剤形としては，舌下錠やバッカル錠がある．前者は全身作用を期待したものであり，後者は全身作用と局所作用を目的としている．一方，ドラッグデリバリーシステムの進歩に伴い，新しい口腔粘膜適用製剤が数多く開発されており，口内炎治療薬であるトリアムシノロンアセトニドが口腔粘膜付着製製剤として臨床応用されている．

（1）舌下錠（全身）

舌下錠は速い崩壊を期待した比較的柔らかい錠剤で（崩壊時間約2分），舌下からの吸収による急速な全身作用を目的とする．ニトログリセリン，硝酸イソソルビドおよびジヒドロエルゴトキシンメシル酸塩などの製剤がある．経口投与では，ニトログリセリン（狭心症）は消化管内で加水分解されるが，舌下錠では分解されずに血中へ移行する．

（2）バッカル錠（全身，局所）

バッカル錠は硬い錠剤でゆっくり崩壊するように設計されている（崩壊時間約4時間）．薬物は頬部と歯部の粘膜から吸収される．局所効果を目的とするものに，ストレプトキナーゼ（膿

胸，感染性創傷）およびアズレンスルホン酸（口内炎）などがある．米国では，全身作用を目的として，メチルテストステロンなどのホルモン剤にも適用されている．類似の剤形にトローチがあるが，局所適用を目的とする外用剤に分類される．

（3）付着剤（全身，局所）

口腔粘膜に付着させて薬物を徐放させる製剤として，口腔粘膜貼付剤がある．全身作用を目的としたものに，硝酸イソソルビド製剤のニトロフィックス（狭心症）があり，局所作用を目的としたものに，トリアムシノロンアセトニドの持続放出製剤であるアフタッチ（アフタ性口内炎用）がある．

（4）ガム剤（全身）

ニコチン含有チューインガム（Nicorette®）が，喫煙者のニコチン中毒治療用に開発され，米国では店頭販売（OTC）されているが，近年，日本においても導入された．

（5）口腔内崩壊錠

口腔吸収を目的としたものではないが，近年，睡液で崩壊させて水なしで服用できる錠剤として口腔内崩壊錠（あるいは口腔内速溶錠）が注目されている．

口腔内崩壊錠は，口腔内で睡液に数秒から遅くとも30秒程度で崩壊するため，そのまま 睡液とともに嚥下することが可能である（ただし，寝たままの状態では水なしで服用して はいけない）．一般的な錠剤は，簡便性の面から，内用薬の中で最も好まれ汎用される剤形ではあるが，嚥下困難な高齢者や小児患者にとっては服用しにくく，また，水分摂取が制限されている場合には不適切な場合もある．口腔内崩壊錠は，このような患者にも容易に服用できる錠剤として開発された．一方で，突発的な症状の時に，水がなくても服用できることから，現在ではOTC薬にも応用されている．商品名に，OD，D，PRD，RM などの接尾語が付いたものが多い．

F その他の薬物吸収部位

ⅰ）薬物の経眼吸収

① 眼の構造

薬物は，主に結膜および角膜を透過して眼内部に移行する．角膜は，上皮（リン脂質に富む），中間の実質層（コラーゲン線維で構成され，水を含む），ならびに内皮（リン脂質に富む）の3層で構成される．

② 吸収の特徴

角膜の透過が薬物吸収の最大のバリアであり，角膜の構造から，薬物が親水性と親油性両者の性質を有している場合，その吸収過程で有利となる．

涙液などによる角膜保護作用の影響から，薬物の眼粘膜透過性は著しく制限される．そのため，緑内障治療薬のチモロールなどで例をあげられるように，プロドラッグの合成などにより角膜透過性を改善する試みがなされている．

点眼時には，涙液により眼表面から流出させないことも重要となる．メチルセルロース，カルボキシメチルセルロースナトリウムおよびコンドロイチン硫酸などの高分子化合物を添加して薬液の粘性を高め，滞留時間を長くしている．

眼に適用するDDS製剤として，オキュサートが広く知られている（図3.1.43）．緑内障治療用に瞼の内側に挿入することにより，ピロカルピンを1週間持続放出するシステムである．エチレン-酢酸ビニル共重合体から成る高分子膜で隔ててピロカルピンを貯蔵し，ほぼ一定速度で薬物を放出する．

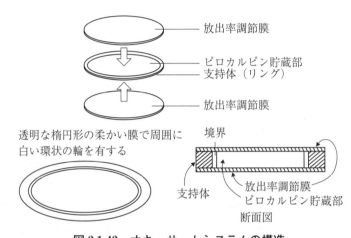

図3.1.43　オキュサートシステムの構造
(宮崎勝巳(1996) 第十改訂 調剤指針, p.151, 薬事日報社)

ii) 薬物の経腟吸収

① 腟の構造

腟は尿道と直腸の間を後上方に走る長さ8 cmほどの管で，女性の交接器であり，産道にもなる．腟粘膜表面は重層扁平上皮に被われ，その下に粘膜固有層，粘膜下層および筋層が続く．腟の扁平上皮は卵胞ホルモンに影響されやすく，性周期において，排卵までのエストロゲンの多い時期に厚くなり，排卵後，プロゲステロンが増加すると共に薄くなる．また，年齢に伴う変化も見られ，思春期までは薄く，青春期に入ると厚さを増し，さらに閉経期を過ぎると再び薄くなる．一方，粘膜下層では静脈叢がよく発達しており，特に筋層に近いところで顕著である．腟の内部はpH 4～5の酸性を示すが，これは分泌物によるものではなく，脱落した上皮細胞のグリコーゲンが，腟内を守る常在細菌によって分解され，乳酸を生じるためと考えられている．

② 吸収の特徴

上述したように，腟粘膜上皮の厚さは年齢や性周期の影響を大きく受け，その変化に伴って薬物の腟粘膜透過性も変化する．主な腟内投与製剤として，抗生物質，抗真菌剤，抗トリコモナス剤，卵胞ホルモンおよびプロスタグランジンE_1誘導体がある．また，剤型のほとんどは，腟錠または腟坐剤であり，適応として腟炎やカンジダ症に対するものが多い．すなわち，腟内投与製

剤のほとんどが腟に対する局所的な作用を期待しているもので，全身作用を期待して腟から薬物を吸収させるという製剤は少ない．

　腟粘膜へのペプチド性医薬品の適応例として，黄体形成ホルモン放出ホルモンの誘導体であるリュープロレリンがあげられる．リュープロレリンの腟粘膜投与では，経口，直腸，鼻腔投与に比べて優れた排卵誘発効果を示し，腟粘膜からの吸収が極めて良好であったことが示されている．

iii) 薬物の注射と吸収

① 注射経路

　注射による投与経路には，動脈内および静脈内をはじめ，皮下，皮内，筋肉内，腹腔内，関節腔内および脊髄腔内などがある．このうち，動脈内および静脈内を除いた注射経路では，吸収過程を考慮する必要がある．これらの注射経路は，以下のような特徴を有している．

（1）静脈および動脈注射

　薬物が直接血管内に注入されるため，吸収過程も考慮する必要がない．バイオアベイラビリティの基準となる．容量の制限がなく，効果の発現も早い．確実ではあるが，急速であり副作用も生じやすい．通常，少量を一度に投与する場合には注射器を用いるが，50 mL を超える場合には点滴で投与する．

（2）皮下注射

　真皮の下の皮下組織に注入する．主薬は比較的緩徐に吸収されるが，毛細血管の血流に影響されやすく，血管収縮薬と併用すると吸収が遅延する．通常，投与容量は～ 0.5 mL/shot である．

（3）皮内注射

　表皮と真皮の間に薬液を注入する．主に，ツベルクリン反応検査やアレルゲンテストのように，薬物に対する反応性をみるために使用される．通常，投与容量は 0.1 ～ 0.2 mL/shot である．

（4）筋肉内注射

　筋肉内に注入する．一般に，皮下注射より有効成分の吸収は早い．デポー注射剤は筋肉内に注射して徐放効果を得ることができる．ホルモン剤を 1 ～ 2 週ごとに投与するものが多い．通常，投与容量は 4 mL/shot である．

（5）腹腔内注射

　主に，ヒトよりも若齢動物や小動物に対して行われる．

（6）関節腔内注射

　関節内に注入する．ヒアルロン酸やステロイド剤による関節痛（変形性膝関節症，肩関節周囲炎，関節リウマチなど）の治療で汎用される注射経路である．加齢などにより減少したヒアルロン酸を直接補い，さらに関節でのヒアルロン酸の産生能を高めたり，痛みや炎症を抑えた

りする効果が期待できる.

（7）脊髄腔内注射

一般に，脊椎麻酔の際に行われる.

② 吸収の特徴

上述したように，注射剤の場合にも動脈内および静脈内注射を除けば，皮下，皮内，筋肉内，腹腔内，関節腔および脊髄腔への注射において，薬物が投与部位から血管系へと移行する吸収過程が存在する．このような場合，一般には毛細血管壁の透過が律速段階となるため，血流量や薬物の脂溶性，分子量がその透過性に影響を及ぼす．特に，分子量が5000を超えるような場合には毛細血管壁透過性が低下し，リンパ系への移行とその寄与が大きくなると考えられている．浸透圧，粘度，pH，投与部位での組織タンパク結合も吸収に影響する．フェニルブタゾン，フェニトインおよびジアゼパムは組織と結合し，吸収が遅くなる.

懸濁注射液の場合は，固体状態の薬物の溶解が必要であるため，薬物の溶解速度を制御して吸収を遅延することができる．結晶性インスリン亜鉛水性懸濁液やテストステロンプロピオン酸エステル水性懸濁液などが用いられている.

微粒子運搬体であるマイクロスフェアの例として，次の2つの代表例がある.

（1）皮下注射徐放剤リュープリン注

酢酸リュープロレリン（黄体形成ホルモン放出ホルモン誘導体）を，グリコール酸・乳酸共重合体に含有させ，皮下組織に注射して埋め込む．1か月の徐放により，子宮内膜症，前立腺がんの治療に有効である.

（2）静注用プロスタグランジン含有リピッドマイクロスフェア

油相としての大豆油に主薬を溶解し，レシチンを乳化剤として乳化したw/o型エマルションで，炎症性疾患の治療に用いる.

血流速度が血管内への移行クリアランスより著しく小さい場合，あるいは血管収縮薬などにより血流が小さくなると，薬物を投与部位から血流により運び去るのが遅くなるため，吸収速度が減少する．例えば，エピネフリンを併用すると，毛細血管収縮により吸収が遅くなるため，塩酸プロカイン皮下注射での歯科用局所麻酔剤の持続性に応用されている.

演習問題

問 1 次の薬物の生体膜透過および腸管吸収に関する記述に関して，正しい内容となるように，（　）内を適当な用語で埋める，あるいは選択することにより，記述を完成させなさい.

1 単純拡散では，薬物は濃度勾配に従って透過し，その透過速度は（　　　　）の式により表される.

2 促進拡散はトランスポーターを介した輸送であり，構造類似物質の共存により透過速度は（増大，低下）する場合がある.

3　P-糖タンパク質は，（　　　）次性能動輸送を行うトランスポーターである．

4　エンドサイトーシスによる高分子の輸送は，エネルギーを必要と（する，しない）．

5　ジペプチド，トリペプチドは（　　）次性能動輸送され，（　　　）勾配が駆動力となっている．

6　腸管吸収過程において，非攪拌水層の影響は膜透過性が（高い，低い）薬物ほど，受けやすい．

7　多くの薬物の口腔粘膜吸収は（能動，受動）輸送による．

8　肺から吸収される薬物は，初回通過効果の影響を（受けやすい，受けにくい）．

9　薬物の経皮吸収の主たる透過バリアーは（　　　）である．

10　抗コリン作動薬はアセトアミノフェンの胃内容排出を（促進，抑制）するので，吸収速度に大きな影響を及ぼす．

(第 96 回薬剤師国家試験を改変)

問 2　薬物の腸管吸収の律速過程には，薬物の腸管粘膜表面までの拡散過程と粘膜の透過過程を考える必要がある．図は脂溶性の異なるいくつかの薬物の経口投与後の吸収率と n-オクタノール／水（pH 7）分配係数（P）の関係を示したものである．なお，図中の薬物はいずれも肝臓および消化管での代謝は無視できるものとする．以下の各問に答えなさい．

1　図中の曲線で表される A 群の薬物（●で示されている）に関して，logP が 0 以下での吸収の律速過程について論じなさい．

2　同じく A 群の薬物に関して，log P が 1 以上での吸収の律速過程について論じなさい．

3　A 群の曲線から下側に外れる B 群の薬物（○で示されている）に関して，シクロスポリンあるいはベラパミル塩酸塩を同時に経口投与すると，これらの薬物の吸収率は曲線に近づくことから，これらの薬物の吸収過程について論じなさい．

4　曲線は薬物の吸収とその脂溶性の関係を論じたものであるが，脂溶性以外に腸管膜透過（吸収）過程に影響する薬物の物性について論じなさい．

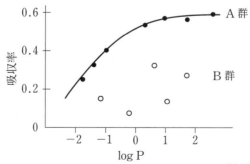

(第 84 回薬剤師国家試験を改変)

202   第 3 章　生物薬剤学

問 3　薬物は小腸からの吸収が最も重要であるが，それ以外の部位からの吸収も，重要な意
味をもっている．以下の問について簡潔に答えなさい．

1　ニトログリセリンは腸管吸収後に著しい肝初回通過効果を受けるので，経口投与ルート以
　外が特に有効となる．その代表的な投与ルートについて述べなさい．

2　薬物粒子を肺から有効に吸収させて全身作用を目指す場合，粒子径をどのように調整すべ
　きかについて論じなさい．

3　薬物を注射剤として筋肉内へ投与するとき，薬物の分子量（分子サイズ）により，異なる
　過程を経て全身循環へ入るが，その過程について論じなさい．

4　薬物の経皮吸収がもつ腸管吸収と類似している性質と異なる性質について論じなさい．

解答と解説────────────────────────────────

問 1

1　Fick

2　低下する

3　一（次性能動輸送）

4　（必要と）する

5　二（次性能動輸送），プロトン

6　高い

7　受動

8　受けにくい

9　角質層

10　抑制

問 2

1　A 群の薬物のうち，分配係数が小さい場合，その透過速度（吸収速度）を支配するのは薬
　物の脂溶性（すなわち P の大きさ）であり，この場合は膜透過律速であるといえる．

2　分配係数が大きくなると，膜透過過程は律速とはならず，膜表面までの非攪拌水層におけ
　る拡散透過が律速となる．それゆえ A 群は横軸の log P には影響を受けなくなる．

3　シクロスポリン，塩酸ベラパミルは腸管粘膜に存在する P-糖タンパク質（P-gp）により，
　腸管腔内へ排出される．B 群の薬物も P-gp の作用により排出されるために，単独投与では
　A 群の曲線よりも下側に外れる．シクロスポリンやベラパミル塩酸塩を同時投与すると，P-
　gp による排出機構が競合的に阻害されるために，吸収率が上がって A 群に近づく．

4　脂溶性以外に，分子サイズ，分子中の水素結合の数，極性部分の面積などが重要な影響要
　因となる．

3.1 薬物の吸収

問 3

1 ニトログリセリンの肝初回通過効果を回避できるルートとしては，口腔粘膜（舌下錠），経皮（放出制御型皮膚吸収製剤）が有効である．

2 肺胞から吸収させて全身作用を目的とするためには，$0.5 \sim 1\mu$m に調整することが必要である．

3 低分子薬物は毛細血管壁を経て血中へ移行するが，分子量約 5,000 以上の高分子薬物は主としてリンパ管へ移行する．

4 皮膚吸収は角質層透過が律速過程となり，腸管吸収速度よりも遅い．皮膚組織にも腸管組織と同様に，エステラーゼが存在するので，プロドラッグ化した薬物も適用される．肝初回通過効果を回避できるのが特徴である．

参 考 文 献

1) 澤田康文 編（2009）標準医療薬学 臨床薬物動態学，医学書院

2) 林 正弘, 谷川原祐介 編（2001）生物薬剤学，南江堂

3) 辻 彰 編（2002）新薬剤学，南江堂

4) 日本薬学会 編（2005）スタンダード薬学シリーズ 6 薬と疾病 I 薬の効くプロセス，東京化学同人

3.2 薬物の分布

多くの薬物は，投与部位から吸収され循環血中に流入し，血流によって作用部位を含む各組織に運搬される．その後，薬物は，毛細血管壁を透過し，組織間液を経て組織内へ移行する（図3.2.1）．このように，薬物が血中から組織へ可逆的に移行する過程を分布という．薬物が治療標的となる組織（作用部位）のみに分布することはまれであり，多くの場合，その他の組織にも分布する．その他の組織への分布は副作用発現につながる可能性があるため，薬物の組織分布は，薬効や副作用発現と密接に関係している．したがって，薬物の各組織への分布がどのように決定づけられ，どのような影響を受けるのかを理解することは，有効かつ安全な医薬品の開発のみならず，薬物治療における薬効や副作用の評価に際して重要である．

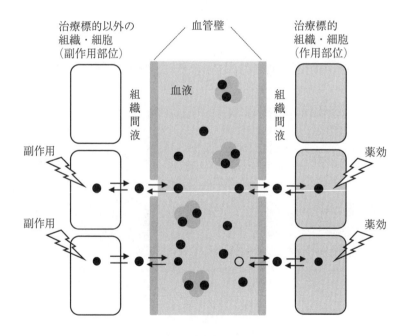

図 3.2.1 循環血から各組織への薬物分布の模式図

● 薬物，　　血漿タンパク質

3.2.1　薬物の組織分布の決定因子

　薬物の組織分布は，組織における血流量，血管壁や組織細胞膜の透過性，さらには血漿ならびに組織での薬物の結合性などによって決定づけられる．

A　血流量

　血液中の薬物は血流によって各組織に運搬される．したがって，各組織に血液が流入する速度（血流量）は，薬物の組織への分布速度や分布量を決定する要因となる．例えば，表3.2.1に示す単位組織重量当たりの血流量が多い肝臓，腎臓，肺や脳などでは薬物の分布が速いのに対して，血流量の少ない筋肉，皮膚や脂肪では薬物の分布は遅くなる．

表3.2.1　各組織における血流量（70歳健常成人）

組織（臓器）	組織重量（% 対体重）	心拍出量（%）	単位組織重量当たりの血流量（mL/hr/g 組織）
副腎	0.03	0.2	72
血液	7	100	—
骨	16	5	1.2
脳	2	14	30
脂肪	20	4	1.8
心臓	0.4	4	36
腎臓	0.5	22	240
肝臓	2.3	27	48
肺	1.6	100	600
筋肉（非活動期）	43	15	1.5
皮膚（冷時）	11	6	2.4
脾臓	0.3	1.5	24
甲状腺	0.03	1	144

（M. Rowland and T. Tozer 編 (2010) Clinical Pharmacokinetics and Pharmacodynamics, p. 88, Lippincott Williams and Wilkins より改変）

B　毛細血管透過性

　血液中の薬物が組織に到達するためには，毛細血管の血管壁を透過する必要がある．毛細血管壁は血管内皮細胞により構成されていることから，脂溶性の高い薬物は細胞膜を単純拡散で透過できる．一方，血管壁の構造は組織ごとに異なり，内皮細胞接合部の形態により連続内皮，有窓内皮および不連続内皮の3種類に分類される（図3.2.2）．これにより，同じ薬物でも組織により血管透過性に違いが生じる．

連続内皮は最も一般的な内皮構造で，内皮細胞どうしが比較的密に接合した構造をもち，筋肉，肺，皮膚，皮下組織の血管壁の構造がこれに相当する（図3.2.2A）．血管壁には，内皮細胞間の間隙や細孔が存在するが，そのサイズは低分子の化合物が透過できる程度であり，タンパク質などの高分子化合物は透過できない．当然のことながら，低分子化合物であっても，血中のタンパク質や血球と結合したものは毛細血管を透過できない．脳の毛細血管は連続内皮構造を有するが，内皮細胞同士が密着結合によって，より密に接合しており，物質の透過がより厳密に制御されている（図3.2.2B）．有窓内皮は腎臓や小腸粘膜の毛細血管に見られる内皮構造で，細胞間隙や細孔に加え，低分子化合物が透過できる有窓部（フェネストラ）が存在する（図3.2.2C）．不連続内皮は，内皮細胞間に大きな隙間（シヌソイド）を有し，肝臓や脾臓など細網内皮系を形成する組織の毛細血管壁がこの構造に相当する．シヌソイドはタンパク質も透過できるほどのサイズで，血中タンパク質に結合した薬物もこの毛細血管を透過できる．

C 組織細胞膜透過性

各組織の毛細血管を透過し組織間液に移行した薬物は，その後，組織細胞内に移行する．一般的に細胞内に移行する薬物は，血漿タンパク質に結合していない薬物（非結合形薬物）である．この組織細胞膜を介した薬物の移行には，単純拡散または担体介在輸送が関与する．単純拡散による移行においては，脂溶性の高い薬物が細胞膜を透過しやすく，弱電解質の薬物においてはpH分配仮説に従い，非イオン形の薬物が細胞膜を透過しやすい．担体介在輸送においては，組織細胞膜ごとに発現する輸送担体による選択的な薬物の取り込みが行われている．

D 血漿タンパク結合性

循環血中の薬物のうち作用部位を含む多くの組織で毛細血管壁を透過し，さらに組織細胞内に取り込まれるのは，血漿タンパク質と結合していない薬物（非結合形薬物）である．したがって，血漿タンパク質との結合（血漿タンパク結合）は，薬物の分布や薬効・副作用と密接に関係する．血漿タンパク質の中でも，血清アルブミン（分子量66,500）およびα_1-酸性糖タンパク質（分子量44,100）が薬物の血漿タンパク結合に大きく関与する（表3.2.2）．アルブミンは血漿タンパク質の約55%（3.5〜4.5g/dL）と多量に存在し，非常に多くの薬物と結合するが，ワルファリン，インドメタシンやフェニトインのような酸性薬物との結合性が高い．一方，α_1-酸性糖タンパク質は，血漿タンパク質の約0.2%（50〜100mg/dL）とその量は少ないが，リドカイン，プロプラノロール，ジソピラミドやイミプラミンのような塩基性の薬物と強く結合する．

各タンパク質上には，いくつかの薬物結合サイトの存在が明らかになっている．特に，アルブミン上のサイトI（ワルファリンサイト）とサイトII（ジアゼパムサイト）はその特性が最も明らかにされている結合サイトとして知られている．従来，結合サイトを同じくする薬物の併用は，血漿タンパク結合の置換現象を引き起こし，薬理効果を発揮する非結合形薬物濃度を上昇させるため，薬効変化・副作用発現といった相互作用につながるとされてきた．しかしながら，増大し

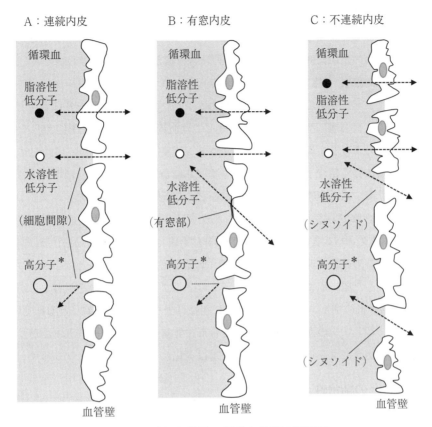

図 3.2.2 毛細血管壁の構造と物質の透過性
*高分子は，血漿タンパク質に結合した薬物も含む．

表 3.2.2 アルブミンおよび α_1-酸性糖タンパク質に結合する薬物および血漿タンパク結合の変動要因

血漿タンパク質	血漿中濃度（健常児）	結合薬物（結合サイト）		血漿タンパク結合の変動要因	
アルブミン（分子量 66,500）	3.5〜4.5 g/dL	ワルファリン インドメタシン フェニトイン フロセミド ブコローム	サイトI（ワルファリンサイト）	濃度の低下 ・肝障害・腎不全 ・ネフローゼ ・加齢・妊娠	非結合率の増加
		ジアゼパム イブプロフェン ジクロフェナク クロフィブラート	サイトII（ジアゼパムサイト）	内因性物質の増加（病態時） ・ビリルビン ・尿毒症物質 ・遊離脂肪酸	
α_1-酸性タンパク質（分子量 44,100）	50〜100 mg/dL	リドカイン プロプラノロール ジソピラミド イミプラミン イマチニブ		濃度の低下 ・肝障害・腎不全 ・ネフローゼ	非結合率の増加
				濃度の増加 ・炎症・熱傷 ・心筋梗塞・加齢	非結合率の低下

た非結合形薬物は，速やかに組織に移行するためにこの濃度上昇は一過性に過ぎず，一般的に薬効変化や副作用にはつながらない．例えば，ワルファリンにフェニルブタゾンあるいはブコロームが併用された場合の出血傾向は，サイトⅠでの結合置換が原因として扱われていたが，現在は，ワルファリンの代謝酵素（CYP2C9）の阻害が原因とされている．

　病態時の血漿タンパク質濃度の変化が，薬物のタンパク結合性に影響を及ぼすことはよく知られている．例えば，肝障害，腎不全，ネフローゼでは血漿タンパク質の濃度は低下する．また，高齢あるいは妊娠のような生理的な変化はアルブミン濃度の低下を引き起こす．このような場合は，各タンパク質に強く結合する薬物の非結合率（非結合形薬物の割合）は増大する．病態時に増加する遊離脂肪酸，尿毒症物質，ビリルビンなどの内因性物質が薬物のアルブミンへの結合を阻害することも知られている．α_1-酸性糖タンパク質は，炎症時，熱傷，心筋梗塞や加齢により増大し，α_1-酸性糖タンパク質に結合する薬物の非結合率は低下することが知られている．一方，以上のような病態時の薬物の非結合率の変化が，薬効変化につながることは少ない．例えば，腎障害時には，増加した尿毒症物質がフェニトインのアルブミンへの結合を阻害するが，前述の通り，増大した非結合形のフェニトインは速やかに組織に分布するとともに，代謝を受け消失する．これにより，フェニトインの血漿中総濃度（結合形＋非結合形濃度）は低下するが，薬理作用に関わる非結合形薬物濃度は変化しないため，薬効は変化しない．

E 組織成分との結合性

　循環血から組織間液に移行した薬物は，組織や細胞内に存在するタンパク質，DNA，チューブリン，リン脂質などと結合する．ジゴキシンは心筋や骨格筋に，アミオダロンは脂肪組織に移行する一方，いずれの薬物も組織への結合に比して血漿タンパク質との結合性は低いため，薬物の血中濃度は低くなる．逆に，ワルファリンは血漿タンパク質への結合性が高く，組織に対する結合性が低いため，組織に移行しにくく血漿を含む細胞外液に薬物はとどまる．このように，血漿タンパク質および組織への結合性の大小関係も，薬物の組織分布を決定づける要因となる．

3.2.2　分布容積

　薬物は組織分布後に，血液，組織間液，組織細胞内液に存在する．薬物の組織移行性は，分布容積と呼ばれる指標を用いて推察することができる．分布容積は，薬物が全身に均一に分布していると仮定したときの薬物が存在している体液の容量であり，血漿中の薬物濃度（C_p）と体内の薬物存在量（X）を用いて以下の式により算出される．

$$V_d = \frac{X}{C_p} \tag{1}$$

　また，分布容積は，血漿と組織の容積（それぞれ，V_pとV_t）ならびに血漿中と組織中での薬物の非結合率（f_pとf_t）を用いて，以下の式としても表される（薬物速度論の項参照）．

$$V_\mathrm{d} = V_\mathrm{p} + \frac{f_\mathrm{p}}{f_\mathrm{t}} \cdot V_\mathrm{t} \tag{2}$$

　体重 60 kg の成人の全体液量は約 36 L とされ，全体重の約 60％を占める（表 3.2.3）．体液は細胞の内外に存在する．それぞれ細胞内液（24 L，40％）と細胞外液（12 L，20％）に分類される．細胞外液は，さらに血漿やリンパ液などの脈管内液（3 L，5％）と組織間隙に存在する組織間液（9 L，15％）に分けられる．定量的に求めた分布容積 V_d をこれらの値と比較することにより，薬物の体内における分布状態を推定することができる．

表 3.2.3　ヒトの体液構成（体重 60 kg の成人の場合）

体液の分類		体重に対する割合	体液量
細胞内液		40％	24 L
細胞外液	脈管内液（血漿，リンパ液）	5％	3 L
	組織間液	15％	9 L
総　計		60％	36 L

　例えば，$V_\mathrm{d} \fallingdotseq 3$ L の場合，薬物はそのほとんどが血漿に存在していると考えられ，エバンスブルーやインドシアニングリーンなどの血漿タンパク質との結合性が高い薬物がこのような値を示す（f_p が低い薬物：$f_\mathrm{p} \ll f_\mathrm{t}$ のため式（2）は $V_\mathrm{d} = V_\mathrm{p}$ に近似される）（表 3.2.4）．$V_\mathrm{d} \fallingdotseq 36$ L では，薬物は細胞膜を自由に透過でき，全体液中に均一に分布していると考えられ，アンピシリンやレボフロキサシンなどがこれに相当する（$f_\mathrm{p} \fallingdotseq f_\mathrm{t}$ のため式（2）は $V_\mathrm{d} = V_\mathrm{p} + V_\mathrm{p}$ に近似される）．一方，V_d が全体液より大きい値を示す場合（$V_\mathrm{d} > 36$ L の場合）は，薬物は細胞内外だ

表 3.2.4　薬物の分布容積と体内の分布状態との関係

分布容積	$V_\mathrm{d} \fallingdotseq 3$ L	$V_\mathrm{d} \fallingdotseq 36$ L	$V_\mathrm{d} > 36$ L
代表的な薬物	エバンスブルー インドシアニングリーン	アンピシリン レボフロキサシン	ジゴキシン（V_d：360 〜 480 L） チオペンタール（V_d：120 L） アミオダロン（V_d：6,000 〜 36,000L）
薬物の体内分布	血漿中のみに存在 （組織中の薬物が少ない）	体内に均一に分布	組織に蓄積的に分布 （血漿中の薬物が少ない）

けではなく，特定の組織に強く結合し，組織に蓄積的に分布していることを表し，ジゴキシン，チオペンタール，アミオダロンなどがこのような値を示す（f_t が低い薬物：$f_p \gg f_t$ であれば式（2）は $V_d = \infty$ に近似される）.

　同一の薬物であっても，分布容積は加齢によって変化する．例えば，高齢者では，体内水分量の減少と体脂肪率の増大に伴い，細胞外液に分布するような水溶性薬物の分布容積は減少し，逆に脂溶性薬物の分布容積は増大することが知られている．一方，新生児，乳児，小児では，体内水分量は高齢者あるいは成人に比べ多いため，水溶性薬物の分布容積は増大し，脂溶性薬物の分布容積は減少する.

3.2.3 血漿タンパク結合の解析

　薬物と血漿タンパク質との結合は一般的に可逆的平衡反応であり，タンパク1分子に薬物が1分子結合すると仮定した場合，結合は式（3）のように表すことができる.

$$P_f = D_f \longleftrightarrow PD \tag{3}$$

　　PD：結合形薬物濃度，D_f：非結合形薬物濃度

　　P_f：薬物が結合していないタンパク質上の結合部位の濃度，K：結合定数

この際，結合定数（K）は，式（4）で表される.

$$K = \frac{PD}{P_f \cdot D_f} \tag{4}$$

ここで，タンパク質の総濃度 P_t と PD および P_f の関係式は

$$P_f = P_t - PD \tag{5}$$

この式を式（4）に代入すると，タンパク質1モルあたりに結合している薬物のモル数 r（PD/P_t）は以下の通りとなる.

$$r = \frac{PD}{P_t} = \frac{K \cdot D_f}{1 + K \cdot D_f} \tag{6}$$

タンパク質1分子あたりに，薬物に同じ親和性を有する n 個の結合部位が存在すると仮定すると，r は以下のように表される.

$$r = \frac{n \cdot PD}{P_t} = \frac{n \cdot K \cdot D_f}{1 + K \cdot D_f} \tag{7}$$

　式（7）より，図3.2.3の式（8），式（9）が導かれ，Scatchard または両逆数プロットグラ

フのx, y軸切片または傾きから，nおよびKを求めることができる．

結合部位を同一とする他薬を併用した場合（図3.2.4（a）併用薬Y），血漿タンパク結合の競合置換が起き，単独投与時と比較して，nは変化せず，Kが低下するようにグラフは変化する（図4B）．一方，併用薬の結合が血漿タンパク質に構造変化を引き起こすことで，非競合置換が起きた場合（図3.2.4（a）併用薬Z），Kは変化せず，nが低下するように（結合サイトが消えたように）グラフは変化する．

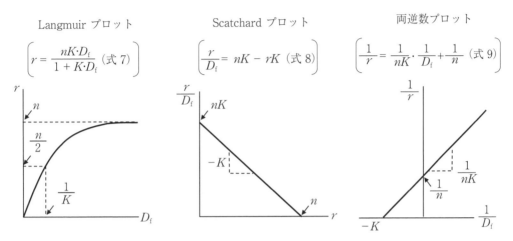

図3.2.3 血漿タンパク結合の解析に用いられる各種プロット
親和性を同じくする結合部位が1種類の場合．

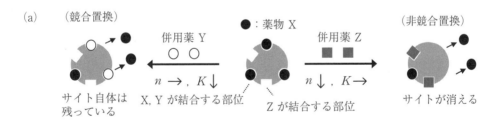

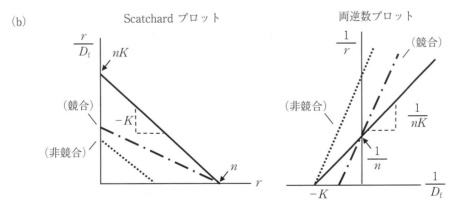

図3.2.4 競合，非競合置換の模式図（a）とScatchard，両逆数プロットの変化（b）

3.2.4 血漿タンパク結合の測定法

薬物の血漿タンパク質への結合は，血漿タンパク質と薬物共存下で非結合形薬物濃度を測定することにより評価される．このためには結合形と非結合形薬物を分離する必要があり，分離法として一般的には平衡透析法または限外ろ過法が用いられている（図3.2.5）．いずれも，低分子の薬物は透過するが，血漿タンパク質やこれに結合した薬物は透過できない透析膜（半透膜）または限外ろ過膜を装着した器具を用いる．

平衡透析法は，半透膜で隔てた2つのコンパートメントを有する器具を用いる．一方のコンパートメントに血漿または血漿タンパク質溶液を，他方に緩衝液を入れ，どちらか一方のコンパートメントに規定濃度の薬物を添加した後，両コンパートメント内の薬物濃度が等しくなる（透析が平衡に達する）まで振盪する．緩衝液側の薬物濃度から非結合形薬物濃度D_f，血漿またはタンパク質側の薬物濃度は結合形と非結合形薬物濃度の合計（$PD+D_f$）であることから，両コンパートメント内の薬物濃度を測定することで，非結合形薬物濃度D_fと結合形薬物濃度PDを見積もることができる．限外ろ過法では，限外ろ過膜を装着した器具を用い，膜上に薬物を含む血漿または血漿タンパク質溶液を添加し遠心分離する．ろ液中の薬物濃度を測定し非結合形薬物濃度D_fを見積もり，添加した薬物総濃度（D_t）からD_fを差し引くことで結合形薬物濃度PDを算出することができる．

この方法を用いることで，複数の血漿タンパク質-薬物濃度で得られた結合形および非結合形薬物濃度から，Scatchardあるいは両逆数プロットにより結合パラメータn，Kを求めることができるほか，以下の式により，薬物の非結合率f_uまたは結合率f_bを求めることができる．

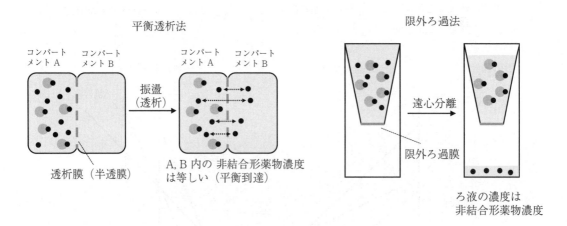

図3.2.5 血漿タンパク結合の測定方法
●：薬物　　●：血漿タンパク質

$$f_{\mathrm{u}} = \frac{D_{\mathrm{f}}}{PD + D_{\mathrm{f}}} \quad \text{または} \quad \frac{D_{\mathrm{f}}}{D_{\mathrm{t}}} \tag{10}$$

$$f_{\mathrm{b}} = \frac{PD}{PD + D_{\mathrm{f}}} \quad \text{または} \quad \frac{PD}{D_{\mathrm{t}}} \tag{11}$$

3.2.5 リンパ管系への移行性

薬物は，血管系とリンパ管系のいずれかの循環系により体内を移動する（図3.2.6）．大部分の薬物は血流を介して体内を移動するが，薬物の中にはリンパ管系に移行しやすいものがあり，この場合，リンパ管系を介した体内動態を考慮する必要がある．リンパ管は末梢組織において毛細リンパ管としてはじまり，ここでは毛細血管から流出した組織間液のうち過剰な分を回収し血液に戻す役割を担っている．毛細リンパ管に入った組織間液はリンパと呼ばれ，その後，より大きな集合リンパ管，リンパ本幹を経由し，静脈系に注ぎ込まれる．したがって，リンパ管系に移行した薬物は，最終的には静脈に移行し，血管系を介して全身を循環することになる．リンパの流速は血流速度の数百分の一であるため，リンパ管系に移行した薬物の組織分布は血管系を介するよりも遅くなる．

毛細リンパ管は，毛細血管同様，単層の扁平な内皮細胞と不連続な基底膜で構成されている．内皮細胞は密に接着することなく，間隙が存在しており，この開口部を通して比較的大きな分子の透過が可能になっている．また，内皮細胞には多数の小胞が存在しており，100〜300 nm程

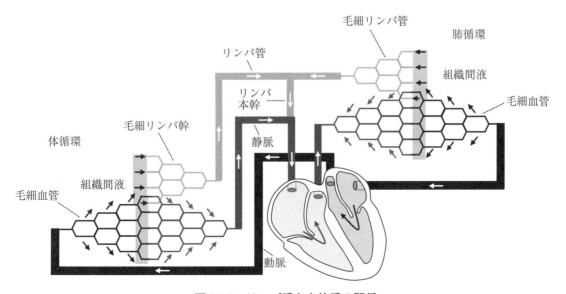

図3.2.6 リンパ系と血管系の関係

度の物質を飲作用によって取り込むことも可能になっている．このように毛細リンパ管は，分子量の大きな薬物が比較的移行しやすい構造特性を有している．薬物を筋肉内あるいは皮下注射により投与した場合，吸収部位の組織間液に到達後，分子量5,000以上の高分子薬物は毛細血管を透過できないため，選択的に毛細リンパ管系に移行する（図3.2.7）．一方，分子量が5,000以下の低分子薬物については，流速が速い毛細血管系に選択的に移行する．この分子量による薬物移行の選択性は，近年，高分子化あるいは微粒子化によるリンパ指向性医薬品の開発に応用されている．この他，リンパ管系は，脂質や脂溶性ビタミンの消化管吸収においても重要な役割を担っている．経口投与された薬物は，上皮細胞を透過した後，血管系またはリンパ管系のいずれかに移行する．インドメタシンファルネシルやビタミンAのような脂溶性の薬物で，上皮細胞内で生成するカイロミクロンに取り込まれるような場合，そのままリンパ管系に移行することがある（吸収の項参照）．この場合，吸収に際して薬物の肝初回通過代謝は回避される．

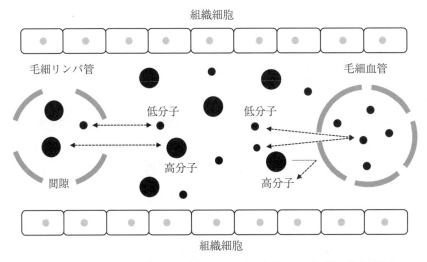

図3.2.7　組織から毛細リンパ管または毛細血管への物質の移行特性

3.2.6　脳への移行性

循環血中の薬物あるいは栄養物質の中枢への移行は，血液と脳実質の間に存在する血液脳関門と血液と脳脊髄液の間に存在する血液脳脊髄液関門によって厳密に制御されている．これらは異物の侵入を防ぐ関門（バリアー）として機能するだけではなく，生命活動に必須の栄養物質を効率的に取り込み，逆に不要になった物質を老廃物として排出する役割も担っている．

A　血液脳関門における薬物の輸送

血液脳関門の実体は，脳毛細血管内皮細胞である（図3.2.8 (a)）．脳毛細血管内皮細胞の接合

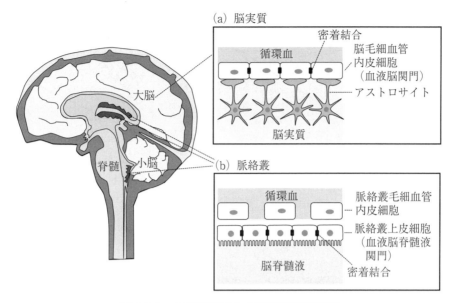

図 3.2.8 血液脳関門と血液脳脊髄液関門

部の形態は連続内皮に分類されるが，他の組織の毛細血管と異なり細胞同士が密着結合で接合した構造をとるため，細胞間隙を介した物質の透過は無視できる．したがって，物質は経細胞ルートにより血液脳関門を透過し，単純拡散，担体介在輸送またはトランスサイトーシスのいずれかの機構により透過すると考えられている．

薬物が単純拡散により血液脳関門を透過する場合，透過速度は薬物の脂溶性と分子量に依存し，脂溶性が高いほど，また分子量が小さいほど透過速度が高くなる（図 3.2.9 直線）．すなわち，図 3.2.9 の直線関係から外れる薬物では，単純拡散以外の機構が透過に関係していることになる．

脂溶性が低いにもかかわらず血液脳関門の透過性が高い薬物（図 3.2.9 (b) 直線関係の上部に位置する薬物）には，D-グルコースやアミノ酸などの栄養物質が含まれる．血液脳関門には輸送担体が発現し，担体介在輸送により栄養物質を効率的に脳内に取り込んでいる．D-グルコースはヘキソース輸送系の GLUT1，比較的分子量の大きい中性アミノ酸（ロイシン，イソロイシン，バリンやフェニルアラニンなど）は中性アミノ酸輸送系の LAT1 を介して脳内に移行する．レボドパ，バクロフェンやメルファランなどの薬物も LAT1 により脳内に移行する．この他，乳酸やピルビン酸などの輸送に関与するモノカルボン酸輸送系 MCT1 は，HMG-CoA 還元酵素阻害薬，サリチル酸やバルプロ酸などの薬物も輸送する．

脂溶性が高いにもかかわらず血液脳関門の透過性が低い薬物（図 3.2.9 (b) 直線関係の下部に位置する薬物）には，排出系の輸送担体として知られる P-糖タンパク質の基質（シクロスポリン，ドキソルビシン，ビンクリスチン）が含まれる．P-糖タンパク質は脳毛細血管管腔側の細胞膜に発現し，これらの薬物の脳内移行を制限している．血液脳関門にはこの他にも，MRP4 や

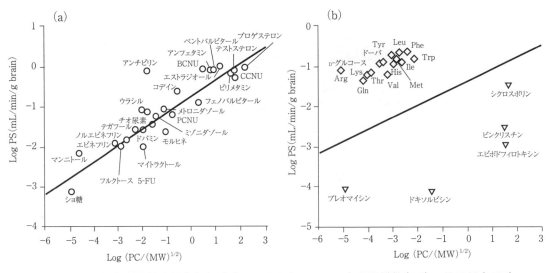

図 3.2.9　血液脳関門透過速度 (PS) と n-オクタノール／水分配係数 (PC) ／分子量 (MW) の平方根の関係
　　　　直線上の薬物は単純拡散で透過することを表す．
　　　　(寺崎哲也　他 (1994) カレントテラピー **12**：p.146)

BCRP が排出系の輸送担体として発現しており，異物の透過を制限していると考えられている．

　インスリンやトランスフェリンなどのようなペプチドやタンパク質は，分子量が大きいにもかかわらず脳内に輸送される．これは，血液脳関門に存在するレセプターを介したトランスサイトーシスによって効率的に脳内に取り込まれるためである．

B　血液脳脊髄液関門における薬物の輸送

　血液脳脊髄液関門の実態は，脈絡叢上皮細胞である（図 3.2.8 (b)）．脈絡叢自体は脈絡叢毛細血管と脈絡叢上皮細胞で構成される．脈絡叢毛細血管は有窓内皮構造を有するため物質は透過しやすいが，脈絡叢上皮細胞は細胞同士が密着結合によって接合しており，これが実質的に血液側からの物質の透過を制限している．一方，脈絡叢は，生体に必須の栄養成分を血液側から取り込み，逆に不要になった老廃物等を血液側に排出するといった機能を有する．このため，脈絡叢上皮細胞には各種輸送担体が発現し，効率的に物質を輸送している．ビタミン C，葉酸，デオキシリボヌクレオシド，ビタミン B_6 などの内因性物質を血管側から脳脊髄液側に取り込む輸送担体の他，セロトニン，ノルアドレナリン，シメチジンを排出する有機カチオン輸送系やベンジルペニシリンなどの β-ラクタム抗生物質を排出する有機アニオントランスポーターなどが発現していることが知られている．

　なお，血液脳脊髄液関門の表面積は，血液脳関門の約 5000 分の 1 と小さく，循環血中の薬物の脳内移行は主として血液脳関門が制御していると考えられる．

3.2.7 胎児への移行性

妊婦が医薬品を服用した場合，薬物治療を必要としていない胎児にも薬物が移行し，胎児に催奇形性や胎児毒性が発現することがある．このように，妊婦の服薬に関しては胎児のリスクが強調され，服薬の中止が考慮される．一方，母体環境が胎児の成長・発達に重要なのは当然であり，母体環境の維持を目的に薬物治療を行うほうが，母親・胎児にとってメリットとなる場合もある．このように，母体，胎児にとっての有益性と危険性を考慮しながら薬物治療を行う必要があり，薬物動態学的には，母体から胎児への薬物の移行性についての理解が必要になる．

A 胎盤を介した薬物の移行

妊婦が服用した薬物は，吸収の後，循環血から胎盤を通して胎児に移行する．胎盤は本来，胎児の成長に必要な栄養素や酸素を供給し，胎児側で生成した老廃物を排泄する機能を担う（図3.2.10A）．その他，胎盤は，外来異物からの胎児の防御ならびにステロイドホルモン等の産生制御を行っている．また，胎盤には，シトクロムP450等の薬物代謝酵素が発現しており，胎児の未発達な代謝能力を補っていると考えられている．胎盤は，発生12週までに，絨毛間腔，絨毛からなる胎児部分と子宮膜の基底脱落膜からなる母体部分を有するようになり，ほぼ完成する（図3.2.10（b））．絨毛間腔は，母体の子宮内膜の細動脈からの血液で満たされており，細胞性栄養膜細胞が分化・融合した合胞体栄養膜細胞層からなる絨毛と接している（図3.2.10（c））．絨毛内部（間質）には胎児の毛細血管が分布している．このように，胎盤では母体と胎児の血液は直

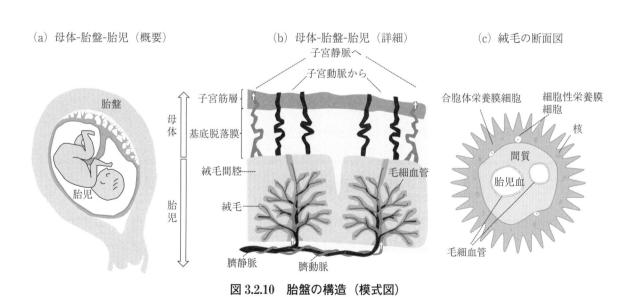

図 3.2.10 胎盤の構造（模式図）

接混合することのない構造となっており、これが、必要な物質は取り入れ、不要あるいは有害な物質は排除するという物質移行を制御する関門（血液胎盤関門）としての機能につながっている。

　血液胎盤関門を薬物が透過するには、細胞膜を透過する必要があり、このため、血漿タンパク質（およびこれに結合した薬物）やヘパリン、インスリンなどの高分子薬物は胎児に移行せず、一般的に分子量 1,000 を超える分子の胎盤透過性は低いとされている。多くの薬物は、単純拡散により胎盤を透過し、分子量 600 程度以下の脂溶性薬物の胎盤透過性が高い。例えば、ビタミン A、脂溶性吸入麻酔薬、ステロイド類、チオペンタール、リドカイン、プロカイン、ワルファリンなどは胎児移行性は高い。ワルファリンは血液凝固のコントロールに用いられる薬物であるが、胎児移行性、催奇形性があることから、妊婦に対しては胎児移行性のないヘパリン類を用いる。同様に、糖尿病治療の際には安全のためにインスリン療法が用いられている。

　胎盤の合胞体栄養膜細胞の細胞膜には、胎児の成育に必要な栄養素を効率的に取り込むために、グルコース、アミノ酸や乳酸等に対する輸送担体が発現している。このような生体内物質と類似の構造を持つ薬物の胎盤透過性は高い。胎盤は、胎児への栄養の供給だけでなく、輸送担体を用いて胎児からの不要物の排出や薬物を含む異物侵入からの防御も行っている。例えば、合胞体栄養膜細胞の細胞膜には P-糖タンパク質、MRP や BCRP のような排出系のトランスポーターが発現している。P-糖タンパク質は、ジゴキシン、ビンクリスチンやタキソールなどの薬物を排出し、母体から胎児への薬物の移行を制限している。

　胎盤の状態は、母体の状態に依存して変化し、それに伴い薬物の透過性も変化することが知られている。例えば、妊娠が進行すると胎児血液と母体血液の境界の表面積が増し、薬物は胎盤を透過しやすくなる。また、妊娠高血圧症候群や糖尿病では、胎盤の機能低下が起こり、薬物の胎盤透過性は亢進するとされている。

　なお、胎児移行性のみで胎児へのリスクを論ずるには慎重を要する。例えば、胎児血（あるいは臍帯血）と母体血中の薬物濃度比で胎児への移行性が評価されることがあるが、水溶性の炭酸リチウムでは、胎児血中濃度は母体血中濃度の 50％ と見積もられている。他薬との比較にもとづけばこの数値は比較的低く、胎児移行性は低いと評価されかねないが、炭酸リチウムは薬物そのものが有する催奇形性のリスクが高いことから、本薬の妊婦への投与は禁忌である。このように、胎児移行性は薬物動態の一特性であることを踏まえ、その薬物そのものが有する母体への薬効や胎児への危険性を総合的に判断し薬物治療は行うべきである。

3.2.8　乳汁への移行性

　母乳（乳汁）は乳児の成長にとって最適な栄養源である。また、母乳を与えられている乳児は急性疾患の罹患率が低く、将来の慢性疾患のリスクも低いことが明らかになってきていることから母乳育児が勧められている。出産 1 か月後には、1 日当たりの約 800 mL もの乳汁が分泌され、乳児はこれを摂取する。母親が服用した薬物が乳汁中に移行した場合、乳児は薬物を間接的に摂

3.2 薬物の分布 **219**

取することになる. 乳児は, 代謝および排泄機能が未発達であることから, 薬物の蓄積につなが
る可能性があり, 授乳婦への薬物治療に際しては, 乳児の安全確保の観点から薬物の乳汁中移行
について考慮する必要がある.

　乳汁は乳腺でつくられ, 乳管を通り乳汁を蓄積する役割を有する乳管洞を経て乳頭に分泌され
る (図 3.2.11 (a)). 乳腺は, 脂肪組織と結合組織に囲まれた 15 〜 20 個の乳腺葉からなる. 乳
腺葉はさらに乳腺小葉, 腺房へと分岐しており, 実質的に乳汁は腺房で作られている. 腺房は,
乳腺上皮細胞とそれを包む筋上皮細胞から構成されており, その周囲は網状に毛細血管に覆われ
ている (図 3.2.11 (b)). このうち, 乳腺上皮細胞が乳汁の産生と血液-乳汁間の物質輸送におい
て大きな役割を担っている. 母体循環血中の薬物は, 血管壁を透過した後, 乳腺上皮細胞を経て
乳汁中に移行する.

　乳腺細胞の薬物透過は主として単純拡散により行われる. したがって, 血漿タンパク質 (およ
びこれに結合した薬物) やヘパリン, インスリンなどの高分子薬物は透過せず, 脂溶性薬物の乳
汁中移行性が高い. また, 母乳の pH は約 6.8 〜 7 と母体血の pH である 7.4 よりも低いことを
考慮すると, 塩基性の薬物の乳汁中移行性が高い (図 3.2.12). すなわち, 弱塩基性薬物の場合,
非イオン形薬物は細胞膜を透過し乳汁中に移行した後, 多くの分子がイオン形に変換される (図
3.2.12 (c)). ここで, イオン形薬物は膜透過できないために, 乳汁中にとどまる効果 (イオン
トラッピング効果) が働く. さらに, この状態で乳汁中の非イオン形薬物は減少しているため,

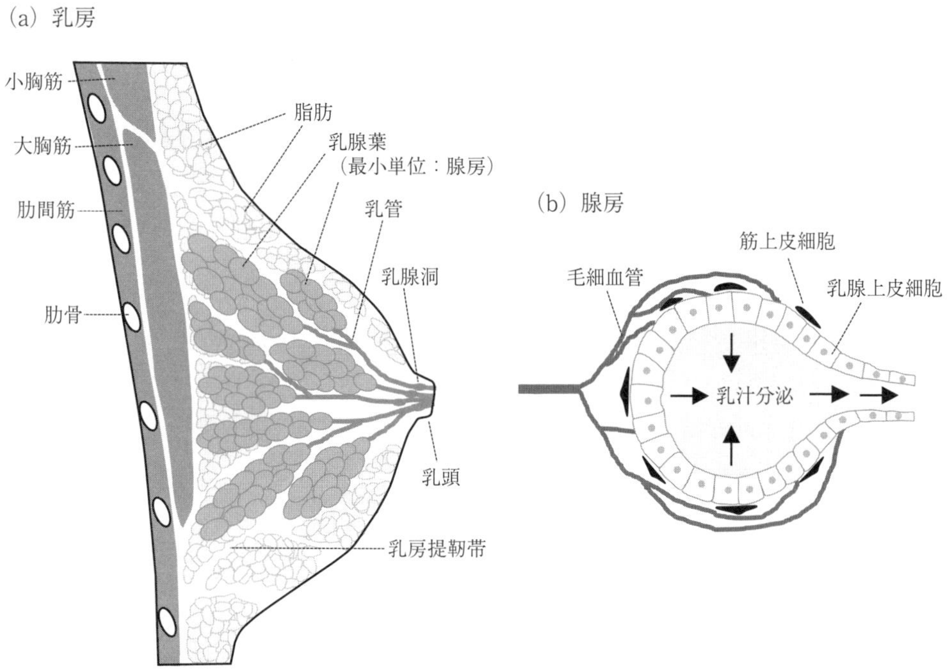

図 3.2.11　乳房と腺房の構造

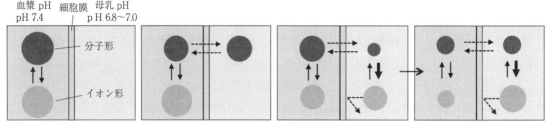

図3.2.12 弱塩基性薬物（pK_a = 7.4）のpH分配仮説に基づく乳汁中移行（概念図）

母体血と濃度平衡を保つために母体血から非イオン形薬物が補給される効果がさらに働くことになり，薬物の乳汁中移行は促進される．このように，乳汁中移行過程において顕著なイオントラッピング効果が働く弱塩基性薬物は，弱酸性薬物よりも乳汁中移行性が高い．

この他，薬物の乳汁中への移行には担体介在性の輸送も関与している．乳腺上皮細胞にはBCRPやP-糖タンパク質が発現しており，シメチジンはBCRPにより乳汁中に高率で移行する．興味深いことに，乳汁分泌期にBCRPの発現が増加するのに対して，P-糖タンパク質の発現は低下するなど，分泌期の輸送担体は特異的な発現を示すことが知られている．

乳汁中の移行性の指標としては，これまでM/P比 milk/plasma concentration ratio が用いられてきた．これは，母体血漿中の薬物濃度に対する母乳中の薬物濃度の比である．この指標によれば，M/P比＜1の場合は母乳への移行量が少なく，M/P比＞1～5の場合は母乳移行量が比較的多いとされ，授乳に注意が必要とされる．臨床的には，乳児の母乳摂取量を考慮した乳児相対摂取量 relative infant dose (RID) が乳児への薬物の影響を評価する際に用いられている．RIDは母体への投与量に対する乳児摂取量の比であり，以下の式で求められる．

$$\text{RID}(\%) = \frac{\text{母体平均血中濃度(mg/mL)} \times \text{M/P比} \times \text{哺乳量(ml/day)}}{\text{母体摂取量(mg/day)}} \times 100 \quad (10)$$

一般的に，RID≦10%であれば安全であり，RID＜1%であればまず問題にならないとされる．RIDが10%を超える薬物としては，アミオダロン（43%），リチウム（56%），フェノバルビタール（23%），メトロニダゾール（12%）などが知られている．本指標は先のM/P比に比べ，評価の精度が高いとされ臨床上広く使用されている．これによれば，M/P比により授乳を回避すべきとされた多くの薬物の授乳が可能となっている．

最近咳止めを含むコデイン含有医薬品の授乳に際して，授乳中の服薬を中止するか，服薬中の授乳を中止するよう添付文書の改訂がなされた．これは，授乳中の母親が遺伝的にCYP2D6の

3.2 薬物の分布 **221**

代謝活性が非常に高い ultrarapid metabolizer（UM）であったため，服用したコデインが効率的にモルヒネに変換され，この母親から授乳された新生児が，モルヒネ中毒により死亡したという欧米での報告を受けたものである．日本人での CYP2D6 の UM の割合は，欧米人やアフリカ人に比べ少ないが，わが国での添付文書改訂は，乳児の代謝能が未発達であることを考慮した，乳児の安全性確保のための措置であろう．

演習問題

問 1　薬物の分布に関する次の記述の正誤を答えよ．

a　組織中非結合形文率に対する血漿中非結合形分率の比が大きい薬物ほど分布容積は大きい．

b　炎症性疾患時には α_1-酸性糖タンパク質の血漿中濃度が低下し，塩基性薬物の分布容積が増大する．

c　乳汁は血漿に比べて塩基性であるため，弱塩基性薬物は乳汁中に移行しやすい．

d　分子量が小さく，脂溶性が高い薬物ほど，胎盤を通過しやすい．

e　リンパ液の流速は血流速度の数百分の一と遅いが，リンパ系を介する薬物の組織分布は血管系を介するものとほぼ等しい．

f　血液脳関門の実体は，脈絡叢上皮細胞である．

(第 89, 96, 97, 98, 101 回薬剤師国家試験改変)

問 2　ある薬物のアルブミンへの結合定数は 10 $(\mu\mathrm{mol/L})^{-1}$，結合部位数は 2 である．この薬物のアルブミン結合に関する Scatchard プロットを実線で表し，結合が非競合的に阻害された場合を点線で表すとき，正しい図はどれか．**1 つ選べ**．ただし，図中の r はアルブミン 1 分子あたりに結合している薬物の分子数を，$[D_f]$ $(\mu\mathrm{mol/L})$ は非結合形薬物濃度を示す．

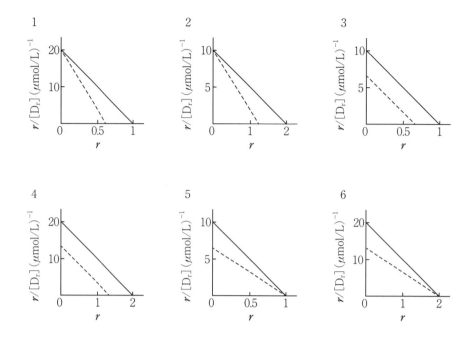

（第102回薬剤師国家試験改変）

問 3 図は薬物の血液脳関門透過速度と1-オクタノール／水分配係数の関係を示したものである．以下の記述の正誤を判定せよ．なお，B群の薬物においては血液脳関門透過速度と分子量で補正した分配係数との間に図に示す直線関係がみられている．

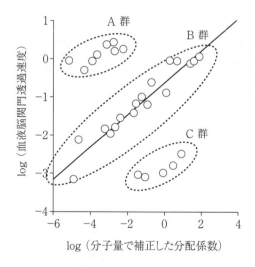

1 アミノ酸やグルコースなどの栄養物質はA群に属する．
2 B群の薬物の血液脳関門透過はpH分配仮説に従う．

3 B群の薬物の脳内への移行にトランスポーターが関与している.

4 レボドパやバクロフェンはC群に属する.

5 C群の薬物は，P-糖タンパク質によって脳内への移行が妨げられる.

(第99回薬剤師国家試験改変)

解答と解説

問 1

a 誤　分布容積（$V_d = V_p + V_t \cdot f_p/f_t$）は，血漿中非結合形分率に対する組織中非結合形分率の比（f_t/f_p）が大きい薬物ほど大きい.

b 誤　炎症性疾患時には α_1-酸性糖タンパク質の血漿中濃度が増大するため，血漿中における非結合形分率が低下し塩基性薬物の分布容積が減少する.

c 誤　乳汁は血漿に比べて酸性であるため，弱塩基性薬物は乳汁中でのイオントラッピング効果が働きやすく，乳汁中に移行しやすい.

d 正

e 誤　リンパ液の流速は血流速度より遅いため，リンパ系を介する薬物の組織分布は血管系を介するものよりも遅い.

f 誤　血液脳関門の実体は，脳毛細血管内皮細胞であり，血液脊髄液関門の実体が脈絡叢上皮細胞である.

問 2　4

傾き（$-K$）が -10（μmol/L）$^{-1}$，x切片（n）が2のグラフを選ぶ（4または6）．このうち，非競合的阻害を表すのは，Kが変わらずnが変化している，4である.

問 3

1 正

2 正

3 誤　B群の薬物の脳内への移行にはトランスポーターが関与しておらず，単純拡散による移行が行われている.

4 誤　レボドパやバクロフェンはA群に属し，取り込み方向のトランスポーターによる中枢への輸送が行われている.

5 正

3.3

薬物の代謝

　人体にとりこまれた薬物は，疾患の治療に重要であっても，生体にとっては異物である．生体は，これら生体外異物をさまざまな仕組みで体外に排泄する．例をあげると，薬物の芳香環に水酸基を導入し，水酸化された芳香環にグルクロン酸を酵素的に結合させるなど，脂溶性薬物を水溶性にして尿中排泄を促進する．このような一連の薬物の生体内変換のことを薬物代謝と呼んでいる．医薬品開発やその適正使用には，薬物血中濃度あるいは臓器中濃度と薬物代謝の関連の理解が必要である．すなわち，新医薬品が体内に入ってから排泄されるまでの生体内運命を詳細に把握する，ヒト特有の代謝産物の薬効・毒性を調べる，薬効・毒性を示す薬物血中濃度をそれぞれ把握する，さらに薬効・毒性に個人差がある場合には薬物代謝酵素の遺伝的多型に由来する可能性や併用薬との相互作用等，種々の薬物代謝に関する検討が必要である．これら薬物代謝の臨床的意義として，本項では，薬物代謝にかかわる酵素の遺伝的多型と個別化医療，薬物代謝と薬物相互作用，加齢や疾患時における薬物代謝の変動について述べる．

3.3.1 薬物動態と薬物代謝

　薬物代謝とは，薬物が生体内で酵素によって化学的に構造が変換される反応と定義される．生体にとって異物である脂溶性の高い薬物を代謝して極性化し，水溶性を増すことにより腎臓での再吸収を防ぎ，薬物を排泄へと導く．一般に薬物代謝によって，薬理的に不活性な代謝物へ変換されることが多いが，代謝を受けた後に薬効や毒性を発揮する薬物も存在する．これらの代謝反応が行われる部位は，主に肝臓であるが，肝以外の臓器でも薬物代謝反応は進行する．

　薬物は経口的に服用されることが多い．経口的に投与された薬物はおもに小腸で吸収される．小腸から吸収された薬物の一部は小腸粘膜に存在する酵素によって代謝されるが，ほとんどの薬物は肝臓まで運ばれてから代謝される．経口投与した薬物が，小腸や肝臓で代謝され，循環血中濃度が減ることを，初回通過効果と呼ぶ．肝臓中では極性化反応ばかりでなく抱合反応まで受けることが多い．グルクロン酸や硫酸が結合した薬物の抱合体は，元の薬物の構造よりも大幅に極性が高くなり，水に溶けやすくなる．胆汁中に排泄された薬物の代謝産物は胆管を経て小腸に排泄される．消化管には約100兆個の細菌が存在している．これらの腸内細菌は，薬物に結合したグルクロン酸を β-グルクロニダーゼによって加水分解する．これによって，抱合体はグルクロン酸と元の薬物になる．一方，生じた元の薬物は改めて小腸から再吸収され，肝臓に再び運ばれる．このような薬物の腸管・肝臓の間の往復を，薬物の腸肝循環と呼んでいる．腸肝循環の結果，薬物の体内滞留時間が延長され，薬効や毒性の発現に影響が出る．

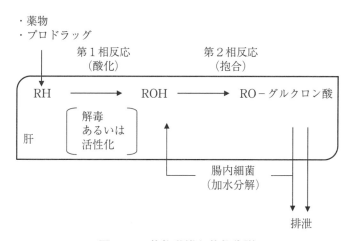

図 3.3.1 薬物動態と薬物代謝

生体内での薬物代謝反応は，薬物の構造を直接変換する第1相反応と，薬物（代謝物）と生体内の小分子とを結合させる（抱合反応）第2相反応に大別される．古くは腸管に存在する細菌による薬物代謝のことを第3相反応と呼んだ経緯もある．腸管の中は嫌気的なので，酸化反応は起こらず，還元反応や加水分解反応が主流である．これらに関与する酵素を薬物代謝酵素と呼ぶ．

薬物が消化管で分解され，あるいは吸収速度に関連した副作用があらわれる場合に，薬物代謝反応の特徴を考え，プロドラッグ化と呼ばれる工夫がされている．プロドラッグとは，薬物の一部を化学修飾して，腸管からの吸収を改善あるいは調節し，体内で徐々に分解させ，分解産物が薬効を示すように設計されたものである．多くの場合，薬物の修飾はエステル体への修飾である．エステル体は体内，特に腸管粘膜や血液それに肝臓などに存在するエステラーゼによって分解され，元の薬物が徐々に生成する．薬物代謝反応の結果，活性代謝物をもつ薬物を表 3.3.1 に示す．

表 3.3.1 薬理作用をもつ代謝産物

薬　物	活性体	薬理作用
アスピリン	サリチル酸	解熱鎮痛
アミトリプチリン	ノルトリプチリン	抗うつ
イミプラミン	デシプラミン	抗うつ
コデイン	モルヒネ	鎮痛
ジギトキシン	ジゴキシン	強心
チオペンタール	ペントバルビタール	催眠
タモキシフェン	エンドキシフェン	抗がん
プリミドン	フェノバルビタール	抗てんかん

3.3.2　薬物代謝反応を触媒する酵素

第1相反応には酸化反応，還元反応，加水分解反応が含まれる．酸化反応にはシトクロム P450（cytochrome P450，以下総称を P450，各分子種を CYP と記す）などが関与している．

第2相反応は抱合反応で，第1相の反応後の代謝物あるいは基質そのものが，グルクロン酸，硫酸，グルタチオン，アセチル基，メチル基などと結合する代謝反応である．この抱合反応は，薬物にグルクロン酸や硫酸などを，エネルギーを使って酵素的に結合させるために，抱合反応に直接関わる酵素だけでなく，さまざまな補酵素を供給する酵素群が関与している．腸内細菌も，肝やその他の臓器と同様に加水分解と還元反応に関わっている．

第1相反応を触媒する酵素の中で最も重要な酵素のひとつに P450 と呼ばれる一群の酵素がある．P450 は主として肝の小胞体の断片からなる細胞画分（ミクロソーム）に局在する酵素群である．P450 とは，ヘムタンパク質の総称であり，一酸化炭素と結合して 450 nm に吸収をもつ色素 pigment という意味で，大村と佐藤によって 1962 年に P450 と命名された．P450 酵素は多くの分子種からなり，スーパーファミリーを形成していることがわかっている．

P450 は，基質特異性の低い多数の酵素群からなり，現在ではアミノ酸配列の類似性から，群，亜群などに分類され，その第1群から第3群，それに第4群の P450 の一部が薬物代謝型と言われる．他の群の P450 はステロイドや脂肪酸など生体内物質の代謝にかかわっている．薬物代謝に関与する P450 分子種は主に肝に発現しているが，CYP1A1 と CYP1B1 は肝外臓器に認められる．現行の P450 酵素の命名法は 1987 年に提唱されたあと，最近ではインターネットのホームページに最新情報が掲載されている．ヒト P450 分子種の一塩基変異（SNPs）等の命名については，ヒト P450 アレル命名委員会によって定められた名称の使用が推奨されている．

P450 による薬物酸化反応をまとめると以下のようになる．すなわち薬物 RH に分子状酸素を導入する反応である．P450 による酸化反応には 2 個の電子が必要で，この電子は NADPH からの電子である．

$$\text{RH} + \text{NAD(P)H} + \text{H}^+ + \text{O}_2 \rightarrow \text{ROH} + \text{NAD(P)}^+ + \text{H}_2\text{O}$$

上記の反応は P450 の触媒サイクルを一回転して行われる．そのサイクルの模式図を図 3.3.2 に示す．すなわち，a) 基質が P450 に結合し（ステップ1），その後，NADPH-P450 還元酵素より第一電子が導入される（ステップ2），b) 分子状酸素が結合した後に（ステップ3），第二電子が供給される（ステップ4），c) 最終ステップ6で水酸化（酸化）された基質が放出され，P450 のヘム鉄は 3 価にもどる．

フラビン含有モノオキシゲナーゼ（FMO）は，肝，腎および肺などのミクロソーム画分に存在する酵素で，FAD を補欠分子としてもつ．二級，三級アミン，スルフィド類，チオール類の N-酸化体や S-酸化体の生成反応を触媒する．P450 と同様に，分子状酸素と NADPH を必要とする．カルボキシルエステラーゼは，主にミクロソームに存在する酵素で活性中心にセリン残基を有するセリン水解酵素に属している．プロドラッグを含む医薬品のエステルやアミド結合を効率よく加水分解する薬物代謝酵素として知られている．エポキシド水解酵素は主にミクロソームに存在する酵素と細胞質に存在する酵素がある．一般に細胞質に存在する酵素が内因性物質のエポキシドの加水分解に関与しているのに対し，ミクロソーム画分に存在する酵素は外来の薬物や発がん

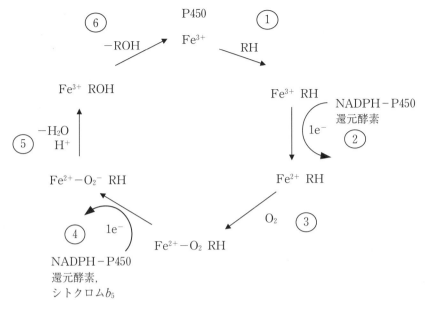

図 3.3.2 P450 サイクル
P450 還元酵素は，ミクロソーム画分に局在する酵素で，FAD と FMN を各一分子ずつもつ．P450 に電子を渡す電子伝達系を構成する重要な酵素であり，単独でもニトロ基やアゾ基の還元を触媒することができる．

性物質の反応性に富むエポキシド中間体の代謝を行い，薬物代謝において解毒的な役割を担っている．アルコール脱水素酵素は，細胞質に存在する亜鉛含有酵素群であり，多くの分子種が存在する．本酵素はエタノール代謝において重要な役割を果たす．モノアミン酸化酵素は，ミトコンドリアに局在するフラビン含有酵素であり，ドパミン，ノルエピネフリンなどのカテコールアミンを酸化的に脱アミノ化する酵素である．

ミクロソーム画分に局在するグルクロノシルトランスフェラーゼ（UDP-グルクロン酸転移酵素，UGT）は，ウリジン二リン酸-α-グルクロン酸（UDPGA）を補酵素とし，-OH，-COOH，-NH₂，-SH 基などにグルクロン酸を結合させる．UGT には多くの分子種の存在が知られている．現在，UGT1 と UGT2 のスーパーファミリーに分類されている．多くの薬物あるいはその代謝物（サリチル酸，パラヒドロキシアセトアニリド，スルホチアゾール，ジスルフィラム，モルヒネなど）のグルクロン酸抱合反応が知られている．

細胞質に存在する硫酸転移酵素（ST）は，3′-ホスホアデノシン-5′-ホスホ硫酸（PAPS）を補酵素とし，フェノール性 OH 基を有する多数の薬物，代謝物（脂肪族アルコールや芳香族アミン化合物，フェノールなど）の硫酸抱合を触媒する．硫酸転移酵素は基質特異性からフェノール（アルコール）硫酸転移酵素など，基質名に基づく分類がなされてきた．現在は，酵素の一次構造に基づき，ST1，ST2 および ST3 のファミリーに分類され，それぞれサブファミリーに分けて各分子種が命名されている．細胞質に存在する N-アセチル転移酵素（NAT）は，イソニア

ジド, スルファニルアミド, スルファチアゾールなどのアミノ基を有する薬物とアセチル CoA との抱合反応を触媒する. NAT には一次構造の類似した NAT1 と NAT2 の分子種が存在する. 細胞質に存在するグルタチオン転移酵素 (GST) は, 芳香族炭化水素, アリルアミン, アリル・アルキルニトロ化合物などのグルタチンとの抱合反応を触媒する. その後, グルタチオン抱合体は, 加水分解されてメルカプツール酸 (アセチルシステイン) 抱合体として排泄される. GST は基質特異性などから, いくつかの分子種に分類されている. ミトコンドリアに存在する N-アシル転移酵素は, グリシン抱合やグルタミン抱合を触媒する.

3.3.3 薬物代謝酵素活性の変動

薬物の効果は, 受容体が存在する標的臓器での薬物の濃度によって決められる. 一般に, 臓器における薬物の濃度は血中濃度と平行するから, 血中の薬物の濃度を測定することによってある程度受容体の周辺の濃度を予測することができる. 血中濃度は薬物の吸収, 分布, 代謝および排泄速度によって影響されるが, これらの因子の中でも代謝速度がもっとも大きな要因である. 薬物は1種類だけが処方されることは少ない. 患者によっては複数の疾患に多数の薬物が処方されることが多い. 実際, 薬物が代謝されると, その代謝産物はきわめてすみやかに排泄される. 薬物の代謝速度が薬効や毒性を変動させる例は多く知られている. 薬物代謝酵素の遺伝的多型 (酵素の遺伝子の欠損や変異) によって薬効・毒性は大きく変動し, 薬物の併用やくりかえし投与などによって薬物代謝酵素の活性を変動させると, 薬物の薬効・毒性がそれにともなって変動する (薬物相互作用). ある種の酵素を増やす, あるいは, 働きを阻害する薬物同士の「飲み合わせ」には注意しなければならない.

薬物代謝酵素活性に影響を及ぼす要因には, 生体にとって異物である医薬品, 食品, 嗜好品, 環境汚染などの外的要因と, 疾病, 栄養状態, 年齢, 性, 遺伝的要因の内的要因に基づく個人差などさまざまな要因があげられる. ヒトでは個人個人が異なる食習慣や生活様式をもっているので, 薬物代謝酵素活性の個人差は大きい. 薬物相互作用は, そのメカニズムから2つに大別される. 1つは薬物動態学的な相互作用であり, 他方は薬力学的な相互作用である. 前者は薬物動態を決める薬物の吸収, 分布, 代謝あるいは排泄の場で起こるものであり, 後者は主に薬物の作用点で起こるものである.

薬物動態学的な薬物相互作用から見ると, 薬物がどの酵素によって代謝されるかは重要である. 酵素誘導は薬物を投与したときに薬物代謝関連酵素の増加が起こる現象であり, 後から投与した薬物の代謝は亢進する. 併用薬が同じ酵素で代謝される場合には, 投与された薬物同士が酵素を競い合う. 薬物代謝酵素の抑制, 失活そして阻害はいずれも酵素誘導とは逆に薬物代謝能の減少を招く. 医療用医薬品の約半数は, CYP3A (主に CYP3A4) によって代謝される. CYP3A4 は主要な酵素で, カルシウム拮抗薬, 抗不整脈薬, 抗ヒスタミン薬, マクロライド系抗生物質といった様々な薬物からステロイド類や発がん性物質の代謝まで非常に幅広い機能をもつことが知ら

れている．CYP3A4 の誘導剤であるリファンピシンや阻害剤であるエリスロマイシンは，経口投与した薬物の初回通過効果に影響を与える．一方，グレープフルーツジュースにより，小腸のCYP3A4 阻害に伴うカルシウム拮抗薬やシクロスポリンなどの効果が増強される．CYP3A4 の場合には以下に述べる特徴的な阻害を受ける場合がある．分子内にアゾール基をもつアゾール系抗真菌薬は，窒素原子が CYP3A4 の活性中心であるヘム鉄に配位して，P450 と酸素との結合を阻害することから，極めて強い代謝活性阻害作用を示す．一方，マクロライド系抗菌薬はCYP3A4 によって代謝され，その中間（活性）代謝物（ニトロソアルカン中間体）が CYP3A4 と複合体を形成し，あるいは共有結合することによって酵素活性を非可逆的に阻害する．

食品には，酵素誘導剤や阻害剤が混在している．栄養状態は内的因子であるが，食事は生体外の異物を取り込むので外的因子となる．絶食すると，ケトン体（アセトン）が増加し，結果的にCYP2E1 が誘導され，この P450 に依存する薬物代謝反応は亢進する．絶食が長期に及ぶと生体内の様々な変化が複雑に影響し，薬物によって代謝が異なることが考えられる．

ラット胎児では，P450 の活性はほとんど検出されず，生後急速に増加し，30 日齢前後で最高活性を示すことが明らかにされている．その後，低下傾向を示し，老齢ラットでは明らかに活性が低くなる．一方，ヒトでも基本的に同様と考えられていたが，ヒトの胎児肝に P450 が成

表 3.3.2　P450 の代表的な基質と代謝阻害または酵素誘導を起こす物質

P450	主な薬物（基質）	阻　害	誘　導
CYP1A2	テオフィリン，カフェイン	ニューキノロン系抗菌薬（エノキサシン，ノルフロキサシン，シプロフロキサシン），フルボキサミン	喫煙，肉の焼けこげ，オメプラゾール
CYP2C9	ジクロフェナク，フェニトイン，ワルファリン	スルファメトキサゾール	リファンピシン
CYP2C19	オメプラゾール，クロピドグレル，ランソプラゾール	フルボキサミン	
CYP2D6	アミトリプチリン，イミプラミン，プロプラノロール	キニジン	
CYP2E1	吸入麻酔薬，アセトアミノフェン	ジスルフィラム	イソニアジドエタノール
ＣＹＰ３Ａ４/CYP3A5	シクロスポリン，トリアゾラム，ニフェジピン，カルバマゼピン	アゾール系抗真菌薬（ミコナゾール，イトラコナゾール），マクロライド系抗生物質（エリスロマイシン，クラリスロマイシン），シメチジン	リファンピシン，カルバマゼピン，フェノバルビタール，フェニトイン，マクロライド系抗生物質,西洋オトギリソウ（セントジョーンズワート）

人の半分程度存在することがわかった. ヒト胎児肝 P450 の約 50％は CYP3A7 である. CYP3A7 は胎児期にのみに発現し, 出生後, 成人型の CYP3A4 に置き換わる. 新生児黄疸は, 新生児ではビリルビンのグルクロン酸抱合を触媒するグルクロン酸抱合酵素が未発達で, ビリルビンのグルクロン酸抱合が不十分なために起こる. グルクロン酸抱合酵素は成長とともに充分量が発現するので, 新生児期の黄疸は成長とともに消失するが, 必要な場合はフェノバルビタールを使った酵素誘導を検討する.

　肝疾患時にはアルブミンの合成が少なくなり, 血中のアルブミンが減少し, アルブミンに結合するはずの薬物が遊離体で存在して肝細胞内に高濃度で入るため, 代謝が見かけ上亢進する場合がある. 肝硬変では, P450 含量が低下するが, 同時に肝血流量, 血漿タンパク質量, 薬物のタンパク結合率も影響をうけるため, 個々の薬物によって肝硬変時の総合的な代謝への影響は異なってくる. 糖尿病患者では一般的には肝臓の代謝能力は低下しているが, ケトン体による CYP2E1 の誘導が観察され, CYP2E1 に依存した薬物代謝は亢進している. がんにおいては薬物代謝酵素活性が低下する.

3.3.4　薬物代謝酵素の薬理遺伝学

　米国における調査 (1994 年) によれば, 1 年間に薬物の副作用で入院した患者数は約 100 万人で, その内死亡した患者が約 20 万人とされ, 全米の死亡原因の 5 ～ 6 位をしめる交通事故死数に匹敵するという. ドイツの統計 (2004 年) では, 新現入院の原因の 6％を薬の副作用による障害が占める. このような薬物による死亡例を少なくするために, 薬物療法の個別化, すなわち患者一人ひとりの体質に合わせた個別化医療が重要となってきた.

　薬物の効き方の個人差が大きいことに注目して, 薬物の体内動態の個人差が研究された. もっとも明確な個人差を示したデブリソキン (降圧薬) やスパルテイン (子宮収縮薬) やデキストロメトルファン (咳止め) の個人差が注目された. その後, これらの薬物は CYP2D6 によって代謝されることがわかり, しかも, CYP2D6 の遺伝子の変異 (遺伝的多型) によって, 個人差が起こることが分かってきた. 現在では, CYP2D6 だけでなく他の分子種の P450 も遺伝的多型にともない薬物の体内動態を変化させることがわかってきている. したがって, 今後は P450 などの薬物代謝酵素の遺伝子を事前に調べることによって薬物の効き目を予測することが可能になる. 現在では, ワルファリン (抗凝固薬) の効き目も 2 種類の薬物受容体および標的分子の遺伝子多型を調べることでかなり正確に予測することができ, このことはアメリカのワルファリン製剤の添付文書に明記されている.

　遺伝子多型に基づく代謝能の低いヒトに医薬品を通常量服用させると, 重篤な中毒症状が現れることがある. 抗ヒスタミン薬プロメタジンは総合感冒薬などに配合されている. 本薬は, 主に CYP2D6 によって代謝される. したがって, CYP2D6 の遺伝子を欠損しているヒトが通常量のプロメタジンを服用すると, 約 2 日間にわたって強い眠気に襲われ, 日常生活に大いに支障をき

たす．イリノテカン塩酸塩（抗がん薬）の死亡につながる強力な下痢（副作用）は，グルクロン酸転移酵素の遺伝子多型を調べることによって予測できるようになってきた．

　臨床薬理研究から，薬物の効果や副作用には個人差があり，その一因にP450分子種の遺伝子多型のあることが分かってきた．CYP2D6とCYP2C19の酵素遺伝子の変異の結果，酵素の欠損や触媒機能の低下した酵素の発現などが認められている．その結果，poor metabolizer（代謝の遅いヒト，PM）と呼ばれる代謝能の低いグループに属するヒトは，代謝能を有するextensive metabolizer（代謝が普通のヒト，EM）のヒトとは，薬効や副作用に違いの出ることが観察されている．最近の薬物代謝酵素研究においては，これらのP450の遺伝子変異の機構解析が急速に進歩している．ある種のP450酵素の遺伝的多型の頻度には人種差のあることも明らかにされている．CYP2D6のPMタイプのヒトは欧米人で5〜10%であるのに対し，日本人や中国人ではほとんど認められない（1%以下）．一方，CYP2C19では，欧米人でのPMの割合は約5%であるのに対し，日本人や中国人では約20%と高い．イソニアジドの代謝に関わるアセチル転移酵素の速い群（ラピッドアセチレーター）と遅い群（スローアセチレーター）にも遺伝的多型による個人差と人種差が知られている．白人よりも日本人の方がアセチル化能は高い．ヒトにおいても薬物代謝酵素遺伝子の完全欠損を含め，各種の変異が多数保存されたヒトが正常に生存している．様々な遺伝子の変異に由来して，薬や毒物の代謝ひいては薬物動態が変化し，医薬品などに対する薬剤応答性の個人差の原因になることがある．

演習問題

問 1　薬物代謝に関する以下の記述の正誤を述べよ．
1　代謝により極性の増大した薬物は，排泄されやすくなる．
2　第1相反応では，酸化，還元，加水分解により官能基が導入あるいは生成される．
3　シトクロムP450には多数の分子種が存在し，基質特異性が高い．
4　腸肝循環では，胆汁中に排泄された異物が抱合型のまま再び吸収される．

問 2　薬物代謝酵素の変動に関する以下の記述の正誤とその理由を述べよ．
1　新生児の核黄疸治療の目的で，フェノバルビタールを投与することがある．これは代謝酵素誘導によりグルクロン酸抱合能を高めようとするものである．
2　カルバマゼピンは連用によって代謝酵素の誘導を起こし，同じ投与量をくり返し投与した場合，血中濃度は上昇する．
3　急性肝炎では，肝代謝律速型薬物であるワルファリンのタンパク結合率が増加するので，肝固有クリアランスは大きくなる．
4　喫煙はシトクロムP450の誘導を引き起こし，プロプラノロールの代謝を亢進することがある．

232　　　　　　　　　　　　第 3 章　生物薬剤学

解答と解説

問 1

1 正

2 正

3 誤　基質特異性が極めて低く，1つの分子種が多くの薬物を代謝する.

4 誤　腸肝循環とは，肝臓で抱合体を形成した後，胆汁を通して排泄された異物が腸内細菌によって産生される β-グルクロニダーゼにより脱抱合された後，門脈を通して肝臓に再吸収される機構をいう.

問 2

1 正

2 誤　カルバマゼピンは代謝酵素誘導を起こす薬物である. 連用することにより自身のCYP3A4 による代謝を亢進し血中薬物濃度の低下が起こる.

3 誤　肝疾患により肝代謝律速型薬物であるワルファリンの血漿タンパク結合率が増加しても，肝臓の真の酵素活性を表す肝固有クリアランスには変化がない.

4 正

3.4 薬物の排泄

　体内に投与された薬物は，時間の経過とともに，未変化体あるいは代謝物に変換された後に，主として尿中あるいは糞中へと排泄される．また，一部の薬物については，前記の他，消化管内への分泌や呼気中，乳汁・唾液・汗中への排泄が関与するものもある．図3.4.1には，米国で上市された医療用医薬品のうち処方数Top200を占める薬物の主排泄経路の割合を示した．現状では，代謝により消失する薬物が全体の7割を占めており，ついで未変化体の尿中排泄，未変化体の胆汁排泄の順となっている．一般に排泄過程においては，様々な代謝酵素・トランスポーター（輸送担体）といったタンパク質が関与しており，それらの遺伝子変異や薬物相互作用等様々な要因により，これらタンパク質の発現／機能が変動し，薬物動態の個体間変動の原因となることが多く知られており，排泄過程を支配する要因について理解を深めることは重要である．

　生体内で薬物の排泄を行う主な臓器は肝臓と腎臓であり，一部の薬物ではさらに小腸が関与する場合もある．これら組織を構成する細胞は「極性細胞」と呼ばれ，細胞間を接着するタイトジャンクションを境界として，両側に異なる膜環境が構築されている．腎臓・小腸の上皮細胞を例に挙げると，細胞外マトリクスに接している基底膜側と管腔側に対応する頂側膜側では，膜上に発現しているタンパク質も大きく異なる．また，肝実質細胞においても，血管側に面する基底膜

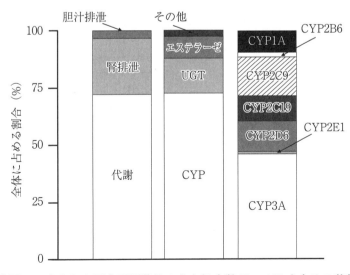

図3.4.1　米国で上市された医療用医薬品のうち処方数Top 200を占める薬物の主排泄経路の割合
（Wienkers, L. C. *et al.* (2005) *Nat Rev Drug Discov*, **4**: 825-833より改変引用）

側と胆管側に面する頂側膜側で異なる膜タンパク質が発現している．その結果として，一部の薬物については，細胞内を経由した薬物の透過性に非対称性が観察されることがあり，ある薬物は基底膜側から頂側膜側への輸送が，反対方向の輸送を上回り，別の薬物では，反対に頂側膜側から基底膜側への輸送が優位になることがある．こうした薬物の方向性輸送は「ベクトル輸送」とも呼ばれる．薬物の排泄は，まさに体内から体外への薬物のベクトル輸送に他ならない．本節では，各排泄機構の特徴について概説する．

3.4.1　尿中排泄

A　腎臓の構造と機能

　腎臓の主な生理機能の1つは尿の生成である．尿は電解質を含むものの基本的な組成は水であることから，水への溶解性が高い薬物の主要な排泄経路となる．図3.4.2には，尿中排泄率と薬物の細胞単層膜を介した透過性の関係を示した．一般に脂溶性の高い薬物は，膜透過性も高いことが多い．極性の高い薬物は，全身からの薬物消失全体に占める尿中排泄の割合が比較的高く，腎排泄が全身クリアランスの主な説明因子となるが，薬物の脂溶性が増大するにつれて，その割合が低下することがわかる．

　腎臓は，ヒトで1個約150 g程度の臓器で，左右一対をなしている．腎臓の実質は組織学的に大別して，外表面に向かう顆粒状組織である腎皮質cortexと内側の腎洞に向かう錐体状組織である腎髄質medullaから構成されている．また，腎機能の最小単位として，腎小体とそれに続く

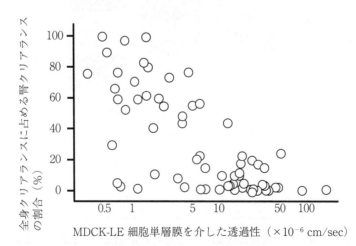

図3.4.2　薬物の尿中排泄率と細胞単層膜を介した透過性との関係
(Varma, M. V. *et al.* (2012) *Mol Pharm*, 9: 1199-212 より改変引用)

尿細管からなる一続きの管状構造はネフロン nephron と呼ばれ，ヒトの場合腎臓 1 個当たり約 100～120 万個のネフロンで構成されている．図 3.4.3 には，ネフロン構造の模式図を示した．ネフロンは単なる均一な管ではなく，部位ごとに特徴的な機能を有している．特に薬物の腎排泄という観点に立つと，腎小体と近位尿細管が重要な部位となる．薬物の腎排泄は，① 糸球体ろ過，② 尿細管分泌，③ 尿細管再吸収の 3 つのプロセスの総体として決定づけられることから，これらについてよく理解することが求められる．

B 糸球体ろ過

ネフロン起始部の腎小体は，毛細血管が球状の塊をなす糸球体とそれを包むような尿細管の起点となるボウマン嚢より構成されている．糸球体では，毛細血管内圧による加圧ろ過によって，毛細血管基底膜の小孔より血液から尿への物質移動が行われており，血漿流量の約 20％が尿としてこしとられる．水は 1 日約 150～180 L が糸球体ろ過を受けるが，ろ過された水の 99％程度は，近位尿細管において後述する再吸収を受け血液中へと再び回収される．そのため，最終的な尿量は 1 日 1～1.5 L となっている．糸球体ろ過の能力の指標として，単位時間当たりに糸球体からろ過される血漿容積である糸球体ろ過速度 glomerular filtration rate (GFR) が用いられる．

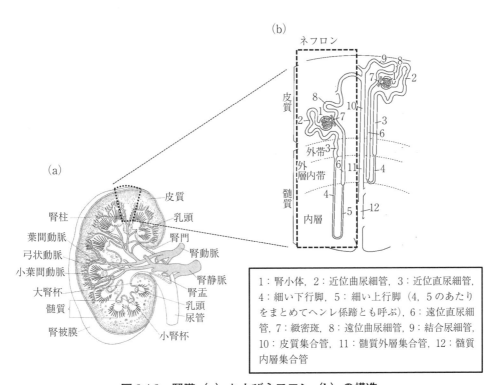

図 3.4.3 腎臓 (a) およびネフロン (b) の構造
(粟津荘司，小泉保編 (1991) 最新生物薬剤学，南江堂および日本腎臓学会編 (2007) 腎臓学用語集，南江堂より改変引用)

健常成人における GFR の正常値は，100 〜 130 mL/min である．GFR の測定は，分泌・再吸収を受けず，血漿タンパク質に結合せず，かつ糸球体ろ過のみで腎排泄される性質を有するイヌリンのような物質の腎クリアランスを求めることによって行う．しかしながら，イヌリンを用いて GFR を見積もるためには，腎クリアランスの算出のため，長時間血中濃度および累積尿中排泄量を追跡する必要があり，時間と労力がかかる．そこで GFR の臨床上での指標として，筋肉で産生される内因性物質のクレアチニンの腎クリアランスが繁用されている．クレアチニンも腎クリアランスを正確に求めるためには，イヌリン同様，血中・尿中の経時サンプリングが必要である．しかしながら，筋肉より産生されるクレアチニンの生成速度はほぼ一定である性質を利用すると，あるヒトにおけるクレアチニンの生成速度が既知であれば，それを血清中クレアチニン濃度で除することにより，クレアチニンクリアランスを見積もることができる．クレアチニンの生成速度は，一般的には筋肉量に比例することを利用して，性別・体重・年齢よりある程度平均的な値を見積もることができる．それに基づくクレアチニンクリアランスの計算式として，一般成人を対象とした以下に示す Cockcroft-Gault 式が提唱されている．

$$CL_{cr} = \frac{(140-年齢) \times 体重(kg) \times 性別}{72 \times C_{cr}} [mL/min] \qquad (1)$$

(CL_{cr}：クレアチニンクリアランス，C_{cr}: 血清中クレアチニン濃度 [mg/dL]，性別のところには，男性 = 1，女性 = 0.85 を入れる．)

ただし，後述するように，クレアチニンは一部尿細管分泌も受けることから，クレアチニンクリアランスは，真の GFR とは異なることに留意が必要である．

糸球体におけるろ過の特徴として，サイズバリアとチャージバリアの 2 つがあげられる．サイズバリアは，血管基底膜の小孔からのろ過であることを考慮すると，小孔の物理的な大きさがろ過の障壁となる．一般に，4 nm 以上の分子はろ過されにくいことが知られており，それに伴い分子量の閾値も存在する．例えば，分子量 5,200 程度のイヌリンでは，ほぼ 100% ろ過を受けるのに対して，分子量 69,000 のアルブミンでは，糸球体ろ過率はわずか 1% 程度である．そのため，一般的な低分子薬物（<1,000）は糸球体ろ過を受けるが，アルブミンに結合している低分子薬物はろ過を免れる．したがって，薬物の糸球体ろ過速度は，血漿中のタンパク非結合形薬物分率に依存する．また，チャージバリアについては，小孔が負に帯電していることから，同じ分子径の物質の間では，負電荷を有する物質の方が，正電荷を有する物質よりろ過をされにくいことが知られている．

C 尿細管分泌

近位尿細管においては，多様なトランスポーター分子種が発現していることが知られている．一部の薬物は，これらトランスポーター群の基質であり，血液側から尿側へと能動的に輸送される．これを尿細管分泌と呼んでいる．したがって，血漿中タンパク非結合形薬物分率と個々のト

ランスポーターによる薬物の輸送活性が尿細管分泌の決定要因となる．近位尿細管における薬物の輸送機構は，基質となる薬物の生理的なpH条件下（pH 7.4）での電荷で大別して，4級アミンなど正電荷を有する薬物が対象となる有機カチオン輸送系およびカルボン酸や硫酸基，グルクロン酸基等負電荷を有する薬物が対象となる有機アニオン輸送系に分類されている（図3.4.4）．それぞれの分子実体について，以下に概説する．

i）有機カチオン輸送系

有機カチオンの尿細管分泌は，薬物の水溶性に応じて輸送機構が異なっている．メトホルミンなど水溶性の高い有機カチオンの尿細管分泌においては，近位尿細管の基底膜側における血液から尿細管上皮細胞への取り込み過程と刷子縁膜側における細胞から尿への排出過程それぞれに別々のトランスポーターが関与している．基底膜側の取り込みに働くトランスポーターは，OCT2（*SLC22A2*）であり，促進拡散により血液中から上皮細胞内へと薬物を輸送する．一方，刷子縁膜側の薬物の排出には，H$^+$との交換輸送を行う能動輸送系が重要である．その分子実体として，近年，MATE1（*SLC47A1*）およびMATE2-K（*SLC47A2*）が同定された．イヌ腎臓由来の不死化細胞株であるMDCK細胞に，OCT2/MATEs両トランスポーターを発現させると，それぞれ基底膜，頂側膜上に局在し，基底膜側から頂側膜側へのベクトル輸送を *in vitro* 実験系として再構築することができる．この輸送系は，クレアチニンの尿細管分泌にも一部関わっており，腎有機カチオントランスポーターを介した薬物相互作用による輸送機能の低下は，血清クレアチニン濃度の増大を招く．これまでに，ピリメタミン，トリメトプリム，シメチジンなどがMATE1およびMATE2-Kの輸送機能を阻害することで，尿細管分泌の機能低下を生じさせる相互作用薬として知られている．

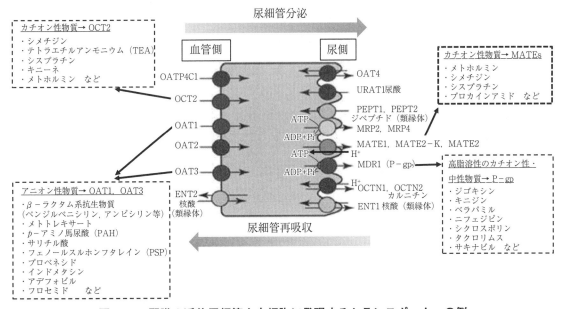

図 3.4.4　腎臓の近位尿細管上皮細胞に発現するトランスポーターの例

一方，脂溶性の高い薬物の尿中排泄は，P糖タンパク質 P-glycoprotein（P-gp）によるものと考えられている．この輸送系により分泌される薬物としては，ジゴキシン，ベラパミル，キニジンなどが知られている．キニジンやニトレンジピン，クラリスロマイシン等によるジゴキシンの腎クリアランスの低下は，P-gp の阻害によるものと考えられている．

ii）有機アニオン輸送系

近位尿細管の基底膜上には，OAT1 ～ OAT3 の 3 種類の有機アニオントランスポーターの発現が認められている．このうち，OAT1 と OAT3 は最も研究が進んでいるトランスポーターであり，いずれも薬物の尿細管分泌において重要な役割を果たすことが知られている．例えば，OAT1 の基質薬物としては，腎機能診断薬として用いられる p-アミノ馬尿酸 p-aminohippurate や，抗ウィルス薬であるアデホビル，シドホビル，テノホビルなどがあげられる．一方，OAT3 は，OAT1 よりもかさ高い薬物を基質とし，腎機能診断薬フェノールスルホンフタレイン（PSP）や種々の HMG-CoA 還元酵素阻害薬（スタチン）といったアニオン性薬物のみならず，シメチジンなどヒスタミン H_2 受容体拮抗薬のように一部のカチオン性薬物，フェキソフェナジンや Ro64-0802（オセルタミビルの活性代謝物）のような両性イオンなど多様な化合物を基質とする．後述する肝臓の有機アニオントランスポーターと重複した基質選択性を示し，薬物の排泄経路の肝腎振り分けを決定する要因である．OAT1 および OAT3 の臨床上重要な基質薬物として，ループ利尿薬やチアジド系利尿薬が含まれており，OAT1 あるいは OAT3 を欠損したマウスでは，フロセミドなどの利尿作用が野生型マウスと比較して減弱することが報告されている．また，OAT1 や OAT3 が関与する薬物間相互作用を引き起こす代表的な阻害薬として，プロベネシドが知られている．プロベネシドは，古くから有機アニオン輸送機構を阻害することが知られていたが，OAT1 および OAT3 分子の解明後，両トランスポーター機能を強力に阻害していることが示された．これまでに，プロベネシドの併用投与によって，多数のアニオン性薬物の腎クリアランスの低下が報告されており，OAT1 および OAT3 の腎排泄における重要性を支持する根拠ともなっている．一方で，基底膜側の取り込み過程と異なり，有機アニオンの腎上皮細胞から尿側への排出機構については，いくつかの候補トランスポーターが示唆されているものの，まだ結論には至っていない．

D 尿細管再吸収

糸球体ろ過では，水のみならず，ナトリウムやカリウム，リン酸などの無機イオンや，低分子物質であるアミノ酸や糖，水溶性ビタミン類等生体に必須な栄養物質がほぼすべて尿中へとろ過されてしまうため，一度ろ過されてしまった物質のうち，生体内で必要な物質を尿中から再び血中へと回収（再吸収）することが必要となる．このような物質選択的な再吸収は，種々のトランスポーターを介して行われており，その機能欠損は血中からの基質の消失を招き，欠乏症を呈することもある．例えば，長鎖脂肪酸のミトコンドリア代謝に必須なカルニチンも近位尿細管でOCTN2 による再吸収を受けるが，OCTN2 の遺伝子変異によってその輸送機能が低下すること

3.4　薬物の排泄

により，全身性カルニチン欠乏症となり，小児期に低ケトン性低血糖・筋力低下等，重篤な症状を呈することが知られている．一方で，再吸収過程に関わるトランスポーターが飽和した場合においても，基質の腎クリアランスは増大する．例えば，ビタミン B_1 であるチアミンは，通常時の腎クリアランスは，再吸収のため低値を示すが，過剰量を摂取すると，再吸収過程の飽和に伴い，腎クリアランスは腎血漿流速に近い値にまで増加し，尿細管分泌の関与が顕在化する．また，再吸収に関わる輸送機構の阻害は，生体内に過剰に存在する物質の体外への排出を腎クリアランスを介して促進するといった戦略での薬効標的になりえる．実際，尿酸やグルコースの再吸収を阻害する薬物は，それぞれ痛風治療薬（尿酸排泄促進薬；URAT1 阻害薬）および糖尿病治療薬（SGLT2 阻害薬）として利用されている．

　医薬品においてもこれらトランスポーターを介して再吸収されるものが複数報告されている．例えば，腎刷子縁膜には，ジペプチドやトリペプチドを基質とする H^+/ペプチドトランスポーター（PEPT1 および PEPT2）が発現している．これらは，セファロスポリン系抗菌薬やアンジオテンシン変換酵素阻害薬等，ペプチド類似構造をもつ一部の医薬品も基質とすることが知られている．PEPT2 を遺伝的に機能欠損したマウスでは，野生型マウスと比較してセファドロキシルの腎クリアランスが増加することからも，基質薬物の再吸収過程への関与が認められている．一方，ヒト腎臓においても PEPT2 の発現は認められているが，セファレキシンの腎クリアランスは糸球体ろ過速度を上回っており，腎再吸収の関与は明確にされていない．また，Oatp1a/1b 遺伝子クラスターノックアウトマウス（Oatp1a1-1a6 および 1b2 を欠損したマウス）では，ロスバスタチンの腎クリアランスが顕著に増加しており，これらトランスポーター群のいずれかが再吸収に関与することが示されている．一方で，ヒトにおいては，これらと遺伝的に対応するヒトオルソログの腎臓での発現は低く，かつロスバスタチンの腎クリアランスは，糸球体ろ過速度を上回っていることから，腎再吸収の関与は明確ではない．

　一方で，比較的脂溶性の高い薬物の場合は，膜透過が障壁とならず，単純拡散による再吸収が生じる．この場合，通常，膜透過するのは分子形（非イオン形）薬物であることを考慮すると，中性付近で解離し得る官能基を有する弱酸性，弱塩基性物質の場合には，尿 pH の変動が，尿中薬物のイオン形・分子形比率に影響し，再吸収効率が変化する．尿中のイオン形薬物の割合が増えるような状況では，再吸収が低下し，腎クリアランスの増加が認められる．例えば，フェノバルビタールは弱酸性薬物であることから，本薬物による中毒時においては，尿をアルカリ性にすることで薬物の尿中排泄を促進させる戦略がとられる．表 3.4.1 には，尿 pH の変動で尿細管再吸収が変動する薬物の例を示した．

表 3.4.1　尿 pH によって再吸収が変動する薬物の例

酸性薬物	アセタゾラミド，バルビツール酸，ナリジクス酸，プロベネシド，サリチル酸
塩基性薬物	アセトアミノフェン，イミプラミン，モルヒネ，ニコチン，プロカインアミド，キニーネ

（原島秀吉，伊藤智夫，寺田勝英編（2017）パートナー薬剤学　改訂第3版，南江堂より引用）

E 腎クリアランスと糸球体ろ過・尿細管分泌・尿細管再吸収の関係

ある一定時間（$0 \sim t$）に尿中排泄された薬物量（Ae）を，その時間までの血中 AUC で除した値を腎クリアランス（CL_R）と呼ぶ．

$$CL_R = \frac{Ae}{AUC_{0 \to t}} = \frac{V_{0 \to t} \cdot C_{\text{urine}}}{AUC_{0 \to t}} \tag{2}$$

$V_{0 \to t}$ は時間 t までに回収された尿量，C_{urine} は時間 t まで蓄積された尿中の薬物濃度である．また，持続投与時に血中薬物濃度が定常状態に達している場合には，定常状態での尿中排泄速度（v_{urine}）を血中濃度（$C_{\text{B,ss}}$）で除することによっても，CL_R を算出することが可能である．

$$CL_R = \frac{v_{\text{urine}}}{C_{\text{B,ss}}} \tag{3}$$

また，腎クリアランスは，糸球体ろ過，尿細管分泌および再吸収の 3 つのメカニズムに基づき，以下の式のように表すことができる．

$$CL_R = (f_B \cdot GFR + CL_{\text{sec}})(1 - FR) \tag{4}$$

ここで，f_B はタンパク非結合形薬物分率，GFR は糸球体ろ過速度，CL_{sec} は尿細管分泌クリアランス，FR は再吸収率を表す．Well-stirred モデルに従うとすると，CL_{sec} は，腎血流速度（Q_R）と f_B，尿細管分泌固有クリアランス（$CL_{\text{int,sec}}$）を用いて，以下の通りに表すことができる．

$$CL_{\text{sec}} = \frac{Q_R \cdot f_B \cdot CL_{\text{int,sec}}}{Q_R + f_B \cdot CL_{\text{int,sec}}} \tag{5}$$

Q_R は，健常人では 40 mL/min/kg 程度である．

なお，式（4）に基づき，腎クリアランスを $f_B \cdot GFR$ の値と比較することで，腎排泄の機序に関する理解を得ることができる．仮に，腎クリアランスが $f_B \cdot GFR$ を上回れば，その薬物は尿細管分泌を受けているといえ，反対に下回れば，再吸収を受けているといえる．ただし，前者の事例で，再吸収の関与を否定することはできず，同様に後者の事例でも尿細管分泌の存在を否定することはできないことに留意されたい．

F 腎機能が腎クリアランスに与える影響

一般的に，腎機能の低下に伴い，薬物の腎クリアランスは低下する．すなわち，全身クリアランスに占める腎排泄の寄与率が高い薬物の場合には，薬物の血中滞留性の増大が生じる．血清クレアチニン値より推定される推算糸球体ろ過速度（eGFR）の正常値は，90 mL/min/1.73 m² 以上（G1）であるが，以下 eGFR の低下に伴い，G2（軽度低下；$60 \sim 89$ mL/min/1.73 m²），G3a（軽度〜中程度低下；$45 \sim 59$ mL/min/1.73 m²），G3b（中程度〜高度低下；$30 \sim 44$ mL/min/1.73 m²），G4（高度低下；$15 \sim 29$ mL/min/1.73 m²），G5（末期腎不全；<15

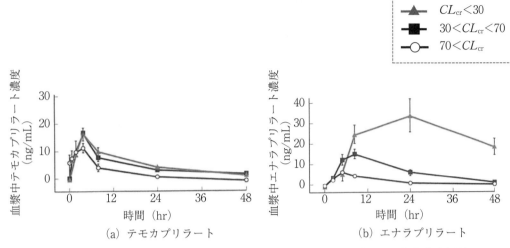

図 3.4.5　腎機能がテモカプリラート（a），エナラプリラート（b）の血漿中濃度推移に与える影響

腎機能についてはクレアチニンクリアランス（CL_{cr}）で評価し，その大小関係で図中に示す 3 グループに被験者を分類し，テモカプリル（a）もしくはエナラプリル（b）経口投与後の活性代謝物の血漿中濃度推移を測定した．

(Oguchi, H. et al. (1993) Clin Pharmacokinet, **24**：421-427 より引用)

mL/min/1.73 m²）に分類される．図 3.4.5 には，クレアチニンクリアランスの値が異なるヒトにおける 2 種類の高血圧治療薬（アンジオテンシン変換酵素阻害薬）の活性代謝物の血漿中濃度推移を示したものである．右側のエナラプリラート（エナラプリルの活性代謝物）については，クレアチニンクリアランスが低値になるほど，血漿中濃度が大幅に増加するのに対して，左側のテモカプリラート（テモカプリルの活性代謝物）については，クレアチニンクリアランスが低値になっても，前述のエナラプリラート程には血漿中濃度の増加が観察されていない．このメカニズムとして，エナラプリラートは，ほぼ腎臓からのみ体外へと消失するのに対して，テモカプリラートは，肝臓と腎臓の両方から消失するため，腎機能が低下しても肝クリアランスによる消失分が維持されるため，血漿中濃度の大幅な上昇を免れたと考えることができる．現在では，この違いが，エナラプリラートは，後述する胆汁排泄トランスポーター MRP2 の基質ではないが，テモカプリラートは MRP2 基質として胆汁排泄されることに起因することが知られており，たった 1 つのトランスポーターの基質性の差が薬物動態の変動に大きく影響を与える好例といえる．なお，一般的に程度の差はあれ，加齢により腎機能は低下することから，特に高齢者に，腎排泄型薬物を投与する際には注意する必要がある．表 3.4.2 には，主排泄経路が腎排泄である薬物の例を示したので，参考にされたい．

第 3 章　生物薬剤学

表 3.4.2　主な消失経路が尿中排泄の薬物の例

薬効群名	薬　名
抗抗酸菌薬	エタンブトール
セフェム系抗生物質	セファレキシン，セフチゾキシム，セフラジン
ニューキノロン系抗菌薬	シプロフロキサシン，ガチフロキサシン，レボフロキサシン，オフロキサシン
グリコペプチド系抗生物質	バンコマイシン
アミノグリコシド系抗生物質	ゲンタマイシン，アミカシン，カナマイシン
抗真菌薬	フルコナゾール
抗ウィルス薬	ガンシクロビル，アシクロビル，ラミブジン
ループ利尿薬	フロセミド
炭酸脱水酵素阻害薬	アセタゾラミド
アンジオテンシン変換酵素阻害薬	エナラプリル（エナラプリラート），リシノプリル
ヒスタミン H_2 受容体拮抗薬	ファモチジン，シメチジン，ラニチジン
抗悪性腫瘍薬	メトトレキサート
DPP-4 阻害薬	シタグリプチン
5 型ホスホジエステラーゼ阻害薬	シルデナフィル
抗精神病薬	スルピリド
抗そう薬	炭酸リチウム
β_2 アドレナリン受容体作動薬	テルブタリン
β アドレナリン受容体遮断薬	ナドロール，アテノロール
強心配糖体	ジゴキシン
抗不整脈薬	ジゾピラミド
K^+ チャネル遮断薬	ドフェチリド
腎機能検査薬	p-アミノ馬尿酸

おおむねヒトでの全身クリアランスに占める腎クリアランスが 70% 以上を示す薬物の例を示した。薬効群名称を付したが，必ずしもその薬効群に入っている薬物すべてが腎排泄型薬物ではないことに留意されたい。

（主に Varma, M. V. et al.（2015）*Pharm Res*, **32**: 3785-802 の情報を元に作成）

3.4.2　胆汁中排泄

A　肝の構造と機能

　肝臓は，ヒト成人では体重の約 1/50 を占めており，約 1.0 ～ 1.5 kg 程度の臓器である。肝臓は，図 3.4.6 に示すように，通常「肝細胞 hepatocytes」と称される肝機能の主要な部分を担う肝実質細胞 parenchymal cells に加えて，毛細血管壁を構成する類洞内皮細胞，胆管を構成する胆管上皮細胞，異物やエンドトキシン（内毒素）の貪食など自然免疫系を担うクッパー細胞，普段はビタミン A を貯留するが，肝障害時に筋線維芽細胞様に変化して肝線維化の責任細胞と

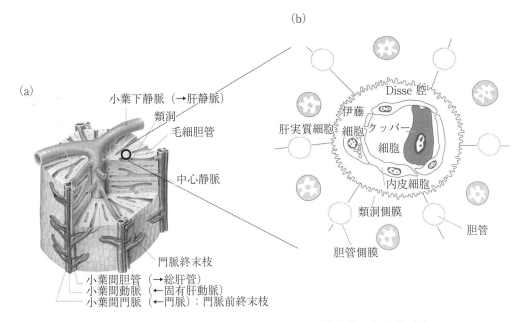

図 3.4.6 肝小葉の構造（a）および肝臓を構成する細胞群（b）
(泉井亮，金田研司著（2001）人体の正常構造と機能 IV肝・胆・膵，日本医事新報社および杉山雄一，楠原洋之編（2008）分子薬物動態学，南山堂より改変引用)

なる肝星細胞（伊東細胞）等肝非実質細胞 non-parenchymal cells より構成されている．肝臓全体の容積のうち，肝実質細胞は約 70～80％を占めており，残りが肝非実質細胞である．肝実質細胞は，薬物動態学的な観点で，薬物の代謝や胆汁排泄を担う重要な細胞であり，また，内因性物質である胆汁酸の生成・分泌も担っており，その機能の破綻が薬剤誘導性肝障害の発症にも一部関与している．肝細胞は，肝小葉と呼ばれる六角柱状の規則的な配置を取っている．肝臓中における血管の走行は，まず消化管など腹部の内臓を通過した後の静脈血が集合する門脈血と大動脈由来の肝動脈血が 3：1 程度で肝臓へと流入する．一方，門脈血と肝動脈血は毛細血管で吻合した後，肝小葉にシヌソイド（類洞）部に到達し，肝細胞との物質交換が行われた後，中心静脈を経て肝静脈から肝臓の外に流れ出る．シヌソイドは，他臓器の毛細血管と比べてすき間 fenestra が大きな洞様毛細血管であり，内皮細胞と肝細胞の間に存在する Disse 腔までは，血球以外の血漿成分は容易に通過できるため，肝細胞との間で効率よい物質交換が起こる．一方で，胆汁は，隣接する肝細胞の間の胆管腔を経て毛細胆管に流れ込み，それらが集合して総胆管に回収された後，十二指腸乳頭部に開口して分泌される．

肝細胞間には，クローディン等の一連のタイトジャンクションタンパクにより類洞側膜と胆管側膜に分離された細胞膜環境が構築されている．肝細胞は，細胞外液に面した類洞側膜と胆管側膜では異なる分子種のトランスポーターが発現し，血管側から肝細胞内への物質の取り込み・肝細胞内から血管側への排出・肝細胞内から胆汁中への排泄を担っている（図 3.4.7）．その際，胆汁排泄の大きな特徴は，薬物の血漿中濃度に対して胆汁中濃度は著しく高く，胆汁中に顕著に

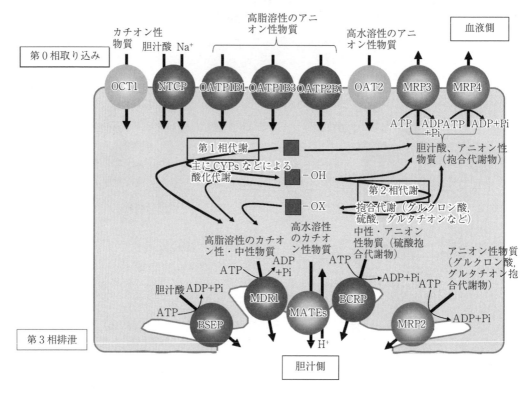

図 3.4.7 肝細胞に発現するトランスポーターの例

薬物が濃縮されることがあげられる．例えばラットでは，フェキソフェナジンは，血中タンパク非結合形薬物濃度に対して肝細胞中非結合形薬物濃度は 200 倍に，肝細胞中濃度に対して胆汁中濃度は 18 倍に濃縮されることが知られている．すなわち，胆汁中には血中非結合形薬物濃度と比して 3,600 倍に薬物が濃縮されている．プラバスタチンの場合も，同様にそれぞれ 11, 87, 957 倍へと濃縮されている．ヒトにおいては表 3.4.3 に示すように，セフェム系抗生物質の一部，ジゴキシン，インドシアニングリーン，ナプサガトラン，ロスバスタチンやバルサルタンで投与量に占める胆汁中への未変化体薬物の回収率が高いことがわかる．

B 胆汁酸の肝胆系輸送

肝細胞の主要な生理機能の 1 つとして，コレステロールから胆汁酸を合成し，胆汁中へと分泌する機能があげられる．胆汁酸は，ステロイド誘導体でコラン酸骨格を有する化合物の総称であり，カルボキシル基を有している．そのカルボキシル基は，さらにグリシンやタウリンといったアミノ酸により抱合される．こうして脂溶性の高い官能基と水溶性の高い官能基を同一分子内に有することから，強力な界面活性作用を呈する．胆汁酸は，能動輸送により胆汁中へと分泌されることで，浸透圧差による胆汁流を形成するほか，胆汁中ではリン脂質とともに胆汁酸ミセルを

3.4　薬物の排泄　　**245**

表 3.4.3　胆汁排泄による消失を受ける薬物の例

	全身クリアランスに占める胆汁排泄クリアランスの割合（％）		全身クリアランスに占める胆汁排泄クリアランスの割合（％）
ビンクリスチン	10	リファマイシン SV	24
セフォテタン	11	エメプロニウム	28
セフィキシム	11	セフピラミド	28
ツボクラリン	12	セフトリアキソン	30
セフォペラゾン	12	ジゴキシン	31
アパルシリン	12	メジオシリン	30〜34
エリスロマイシン	13	ヘキサフルオレニウム	27〜48
ドキソルビシン	14	ロスバスタチン	50
メチル硫酸チアジナミウム	17	リファミド	55〜57
メトトレキサート	7〜20	ナプサガトラン	66
エピルビシン	22	インドシアニングリーン（ICG）	80
イリノテカン	22	バルサルタン	88
プラバスタチン	23		

おおむねヒトでの全身クリアランスに占める胆汁排泄クリアランスが 10％以上であることが示唆される情報がある薬物の例を示した．
　（Yang, X. et al.（2009）*AAPS J*, **11**: 511，Kimoto, E. et al.（2017）*J Pharm Sci*, **106**: 2795-2804 より引用）

形成し，脂溶性の高い薬物も溶解可能である．この点は，尿中排泄と大きく異なっている．なお，肝細胞では，類洞側膜に発現する Na^+ 依存的な胆汁酸トランスポーター NTCP（Na^+-taurocholate cotransporting polypeptide）が肝細胞内への胆汁酸の取り込みに関与し，胆管側膜に発現する ATP binding cassette（ABC）トランスポーターである BSEP（bile salt export pump）が肝細胞内から胆汁中への排出を担っている．胆汁酸は，細胞毒性を有するものもあることから，薬物による BSEP の機能阻害は，薬剤誘導性肝障害の発症要因の 1 つと考えられている．

C　血管側から肝臓への取り込み機構

　薬物の肝取り込み機構は，複数のトランスポーターにより構成されている．有機カチオントランスポーター OCT1 は，ビグアナイド系糖尿病治療薬のメトホルミンや偏頭痛治療薬であるトリプタン系薬物の肝取り込みに寄与することが報告されている．特にメトホルミンの場合，肝臓は薬効標的臓器でもあることから，OCT1 は，その薬効発現に対しても必要不可欠な役割を果たしているといえる．一方，極めて広範なアニオン性物質を基質とするトランスポーターとして，

Na⁺非依存的な輸送を行う OATP1B1, OATP1B3, OATP2B1 が類洞膜上に発現している. 臨床上重要なアニオン性薬物の多くもこれら OATP 類の基質となることが知られており, HMG-CoA 還元酵素阻害薬（スタチン類）やアンジオテンシン変換酵素阻害薬（サルタン類）, 第二世代以降の NS3/4A プロテアーゼ阻害作用を示す C 型肝炎治療薬などが含まれる. 特に OATP1B1, OATP1B3 はともにほぼ肝臓にのみ発現しており, 互いに類似した基質選択性を示すが, 一方で, cholecystokinin octapeptide（CCK-8）, テルミサルタンやドセタキセルなど, 比較的 OATP1B3 選択性の高い薬物も知られている.

　OATP1B1 をコードする遺伝子（*SLCO1B1*）には, これまでに数多くの変異が同定されている. このうち 174 番目のアミノ酸がバリンからアラニンに変わる変異を有する人は, OATP1B1 基質薬物の血漿中濃度-時間曲線下面積（AUC）が高値を示すことが臨床報告されている（図 3.4.8）. その結果, シンバスタチンの場合, 筋障害の発症リスクが高まること, 抗がん剤イリノテカンやメソトレキサートでは, 有害事象の発症リスクが高まることも報告されている. 逆に, 130 番目のアミノ酸がアスパラギンからアスパラギン酸に変わる変異を有する人は, プラバスタチン等 OATP1B1 基質薬物の AUC が低値を示すことが報告されている. その結果, メトトレキサートの腸管障害の発症リスクが高まることが報告されている. また, OATP1B1 と OATP1B3 は, 高ビリルビン血症を主症状とする Rotor 症候群の原因遺伝子であり, 両トランスポーター遺伝子を同時に機能欠損することで発症する.

　OATP1B1 や OATP1B3 を介した薬物相互作用の事例も知られている. シクロスポリン A やリファンピシンと OATP1B1, OATP1B3 基質薬物を併用した場合, 図 3.4.9 に示すように血漿中 AUC の増加が観察される. なお, シクロスポリン A による OATP1B1, OATP1B3 の阻害は, トランスポーターとシクロスポリン A の接触時間依存性を示すことが報告されており, *in vitro* 実験においてシクロスポリン A と OATP1B1, OATP1B3 遺伝子発現細胞もしくはヒト肝細胞と予めプレインキュベーションした後に基質薬物の輸送阻害の濃度依存性を観察すると, 阻害効果が増強され, 見かけの阻害定数の低下が生じることが知られている. なお, OATP2B1 ならびに胆汁酸トランスポーター NTCP も, OATP1B1, OATP1B3 同様数種のアニオン性薬物を基質とすることが知られているが, 現時点においては, 肝細胞における薬物輸送に対する寄与率は, OATP1B1, OATP1B3 と比較して低いことが示唆されている.

D　肝臓から胆汁中への排出機構

　胆管側膜における肝細胞から胆汁側への排出輸送は, 主に ABC トランスポーターによる一次性能動輸送により担われている. 胆管側膜から膜小胞を調製すると, トランスポーターの細胞質側ドメインが緩衝液（バッファー）中に露出した配向性をもつ反転膜小胞 inside-out vesicle が一定量存在する. この小胞では, ATP 結合部位がバッファー側に配向することから, ATP をバッファー中に添加することにより, トランスポーターが駆動し, 膜小胞内への薬物の輸送が観察できる（図 3.4.10）. 一方, ABC トランスポーターの駆動力とはならない AMP や加水分解

3.4 薬物の排泄

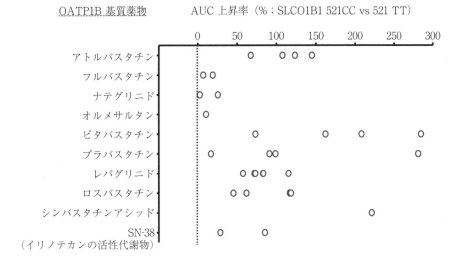

図 3.4.8 *SLCO1B1* c.521T>C 変異が，OATP1B1 基質薬物の血漿中 AUC に与える影響
○は，個々に独立した臨床試験の結果を示している．521CC（変異型ホモ）の 521TT（野生型ホモ）に対する血漿中 AUC の上昇率を薬物ごとに示している．
（松元一明編（2017）エキスパートが教える薬物動態（月刊薬事 2017.10 臨時増刊号），じほうより引用）

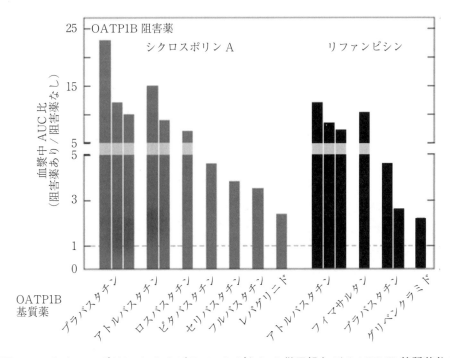

図 3.4.9 シクロスポリン A およびリファンピシンの併用投与が OATP1B 基質薬物の血漿中 AUC に与える影響
棒グラフ 1 本ずつは，異なる独立した臨床試験の結果を示している．
（Yoshida, K. et al. (2013) *Annu Rev Pharmacol Toxicol*, **53**: 581-612 より改変引用）

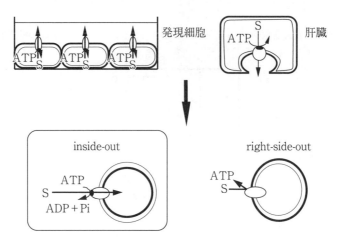

図 3.4.10 反転膜小胞を用いた排出トランスポーターの輸送活性の *in vitro* 評価
肝臓もしくはトランスポーター遺伝子発現細胞を破砕して，膜を再構成させると，細胞内が小胞内側にある right-side-out 小胞と，細胞内が小胞外側にくる inside-out 小胞の 2 種類が混在した状態になる．そのうち前者は，ATP 加水分解サイト（図中黒丸）が小胞内にあることから，外から添加した ATP は高水溶性のため膜を通過しないため，トランスポーターの ATP 加水分解サイトには到達しないため，基質の輸送は見られない．一方，後者は，ATP 加水分解サイトが小胞外にあることから，添加した ATP の加水分解を介して，外に加えた基質が小胞内へと取り込まれる．

抵抗性 ATP 類縁体である ATPγS では輸送は生じず，ATP の加水分解と共役した膜輸送が寄与していることが確認できる．その分子実体として，複数のトランスポーター分子が同定されている．MRP2 は，主にアニオン性薬物の排出輸送に中心的な役割を果たし，スタチン類やサルタン類等広範な薬物の他，グルクロン酸抱合体やグルタチオン抱合体など代謝物の胆汁排泄にも中心的な役割を果たす．また，MRP2 の内在性基質として，ビリルビンのグルクロン酸抱合体があげられる．MRP2 は，主にビリルビンのグルクロン酸抱合体が血漿中に蓄積することで高ビリルビン血症を呈する Dubin-Johnson 症候群の原因遺伝子として知られている．一方，BCRP については，遺伝子欠損マウスを用いた検討の結果，ピタバスタチンやロスバスタチン，COX-2 選択的阻害薬セレコキシブの代謝物 SC-62807 の胆汁排泄クリアランスが低下することが知られているが，ヒトにおける重要性を示唆するデータは未だ得られていない．また，胆管側膜上には，ABC トランスポーター以外にも，H⁺ との交換輸送体である MATE1 の発現が認められている．マウスを用いた実験では，胆管側膜小胞において H⁺ とメトホルミンとの交換輸送が観察されたこと，また *in vivo* 実験でピリメタミンによる MATE1 を介した輸送阻害により，メトホルミンの肝臓中濃度の増加，薬効の増強が起こることから，メトホルミンの胆汁排泄にMATE1 の寄与が認められている．しかしながらヒトでは，MATE1 を阻害できる程度のピリメタミン併用投与時にメトホルミンの薬効増強は認められておらず，胆汁排泄における重要性を示唆する結果は現在のところ得られていない．

E 拡張版クリアランスコンセプト

OATP1B基質には,主に未変化体として胆汁排泄を受ける薬物以外にも,一部のスタチン類(アトルバスタチン,フルバスタチン等)や経口糖尿病治療薬の一種であるグリニド系薬物(レパグリニド,ナテグリニド等)のように肝代謝を受ける薬物も知られている.このような薬物の肝固有クリアランス($CL_{int,all}$)は,図3.4.11に示すように,肝取り込み固有クリアランス(PS_{inf})と類洞側膜における排出輸送固有クリアランス(PS_{eff}),代謝固有クリアランス(CL_{met}),胆汁排泄固有クリアランス(PS_{ex})を用いて,式(6)のように表すことができる.

$$CL_{int,all} = PS_{inf} \cdot \frac{CL_{met} + PS_{ex}}{CL_{met} + PS_{ex} + PS_{eff}} \tag{6}$$

このように,肝固有クリアランスを,複数の肝臓における異物解毒の個々の素過程を表す固有クリアランスの複合的な関数として取り扱う考え方を「拡張版クリアランスコンセプト extended clearance concept」と呼ぶ.この式に従うと,$PS_{eff} \gg CL_{met} + PS_{ex}$となる場合には,肝固有クリアランスは,

$$CL_{int,all} \sim PS_{inf} \cdot \frac{CL_{met} + PS_{ex}}{PS_{eff}} \tag{7}$$

と近似することができ,全素過程の固有クリアランスが肝固有クリアランスの決定要因となるが,反対に,$PS_{eff} \ll CL_{met} + PS_{ex}$となる場合には,肝固有クリアランスは,

$$CL_{int,all} \sim PS_{inf} \tag{8}$$

と近似することができ,PS_{inf}のみが肝固有クリアランスの決定要因となる.このような状況を「取り込み律速」と呼ぶ.

過去の報告において,2種類の非代謝性スタチン(ピタバスタチン,ロスバスタチン)および

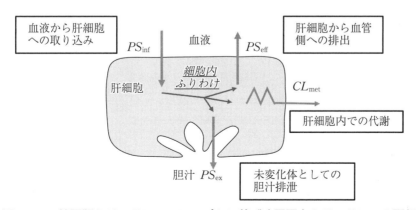

図3.4.11 拡張版クリアランスコンセプトに基づく肝固有クリアランスの評価

2種類の肝代謝を受けるスタチン（フルバスタチン，アトルバスタチン）について，ラットおよびヒト肝ミクロソームを用いた代謝固有クリアランス（CL_{met}）を求める in vitro 実験と，ラットおよびヒト肝細胞を用いた肝取り込み固有クリアランス（PS_{inf}）を求める実験を両方行い，それぞれの値と in vivo における肝固有クリアランス（$CL_{int,all,vivo}$）との比較を行ったところ，両動物種においても，PS_{inf} 値とのみ良好な相関関係が認められた（図3.4.12）．このことから，ラットおよびヒトの両方で，これら4種類のスタチンの肝クリアランスの律速段階は，肝取り込み過程にあると結論付けられた．このことは，後のアトルバスタチンを用いたヒト臨床試験においても，肝取り込み阻害は血漿中濃度を大幅に上昇させたが，代謝阻害は血漿中濃度に大きな影響を及ぼさなかったことからも支持されている．

これまで紹介してきたように，トランスポーター基質薬物の肝消失について上述の式（6）を用いて考察すると，PS_{inf} と肝固有クリアランスは常に比例の関係にあることから，肝取り込みトランスポーターの機能低下は，直接肝固有クリアランスの低下につながる．一方で，胆汁排泄トランスポーターの機能低下は，$PS_{eff} \ll CL_{met} + PS_{ex}$ の状況が変わるほど顕著に PS_{ex} の低下が生じない限りにおいては，肝固有クリアランスは式（8）に近似されることから，肝固有クリアランスの変動は生じないこととなる．一方で，血中濃度に対する肝臓中濃度の比は，肝細胞への取り込み固有クリアランス（PS_{inf}）を肝細胞からの消失に係る固有クリアランスの総和（$CL_{met} + PS_{ex}$）で除した値に比例することから，PS_{ex} の低下は，未変化体の胆汁排泄が主消失経路とな

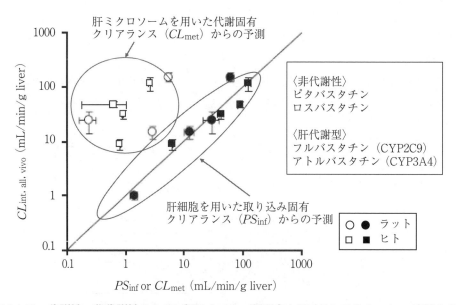

図 3.4.12　代謝性・非代謝性スタチン類の in vivo 肝固有クリアランスの in vitro 実験からの予測

（Watanabe, T., et al. (2010) *Drug Metab Dispos*, **38**: 215–222 より引用）

る場合，肝臓中薬物濃度の増加につながる．したがって，肝細胞内に薬効／有害事象に関連した標的が存在する場合，ヒトにおいてモニタリング可能な血中濃度は変動しないにもかかわらず，肝臓中濃度のみが変動し，予期せず薬効や有害事象が増強される恐れがある．このような場合を想定すると，薬力学的な薬物相互作用として考えられている中にも，一部には薬物動態学的な相互作用が潜んでいるかもしれない．

　ヒトにおいて直接測定ができない組織中薬物濃度の変動を解析する1つの手法として，陽電子断層撮像法 positron emission tomography（PET）が用いられる．^{11}C, ^{18}F など，崩壊時に陽電子を放出する同位元素で対象薬物を標識することで，放射能の時空間的な組織分布に関する情報を得ることができる．さらに，血中濃度ならびに組織中濃度の放射能の時間推移を速度論解析することにより，血中から組織中への移行クリアランスを定量的に算出することも可能である．例えば，プロスタサイクリン類縁体の [^{11}C]-15R-TIC について，ヒト OATP1B の典型的な阻害薬であるリファンピシンと併用投与した際には，放射能の肝取り込み・胆汁排泄が共に低下することが示されている．

F 腸肝循環

　前述の通り，胆汁は十二指腸に分泌される．胆汁とともに消化管に分泌された薬物は，消化管上部から下部へと移動し，最終的に糞中へと排泄されるが，消化管吸収性の高い薬物は，この間に再び血液中へと吸収される．その後，血液中から再び肝臓を通過して胆汁中へと排泄される．こうした一連の循環を，腸肝循環 enterohepatic circulation と呼ぶ．薬物が腸肝循環を受けているか否かを判別するには，胆管に管を挿入して胆汁を体外へ回収する等して腸肝循環を遮断した時に，血中からの薬物の消失速度が増大する（血中半減期が短縮する）事象が見られるかを観察する方法があげられる．しばしば，経口投与後の血漿中濃度の時間推移が二峰性を示すことがあるが，その要因の1つとして腸肝循環の関与があげられる．

　胆汁酸は，腸肝循環を受ける代表的な物質であり，その生理的重要性から腸肝循環を決定づける分子機序も解明されている．血中の胆汁酸は，NTCP/BSEP によって肝取り込み，胆汁排泄を受けた後十二指腸に分泌され，その後，回腸の頂側膜側に限局して発現する Na$^+$ 依存的な胆汁酸取り込みトランスポーター ASBT によって消化管上皮細胞内に取り込まれ，基底膜側に発現する OSTα/β により血中へと吸収される．その他，各種ビタミン類や葉酸なども腸肝循環を受けていることが知られている．

　一方，腸肝循環を受ける薬物の例としては，スタチン類やクロルプロマジン，クロラムフェニコール，インドメタシン，モルヒネなどがあげられる．これら薬物の特徴の1つとして，経口投与後の血漿中濃度の時間推移に二峰性もしくは消失相にショルダー（なだらかな消失相）が認められることが多い（図3.4.13）．さらに，腸肝循環を受ける薬物は未変化体のみに限らず，グルクロン酸抱合体を介するものも知られている．肝臓内で代謝されたグルクロン酸抱合体が，消化管内で腸内細菌が有するグルクロニダーゼにより脱抱合され，再び未変化体として消化管吸収さ

(a) アトルバスタチン　　　　　　　　(b) メロキシカム

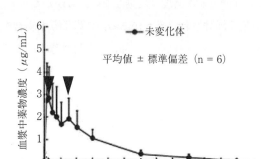
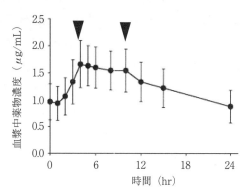

図 3.4.13　腸肝循環のために血漿中濃度推移が二峰性を示すと考えられる例（アトルバスタチン（a）およびメロキシカム（b））
(リピトール錠（アステラス製薬）添付文書（A）およびモービック錠（ベーリンガーインゲルハイム）添付文書（B）より引用）

れることにより腸肝循環するケースもある．その一例として，イリノテカンの活性代謝物 SN-38 は，胆汁排泄される際には一部が SN-38 グルクロニドとなるが，消化管内で再び SN-38 に変換される．この SN-38 の消化管内での持続的な暴露が，消化器毒性につながるとの指摘もあり，腸肝循環を断ち切るべく，胆汁排泄トランスポーターである MRP2 の阻害や腸内細菌の死滅によるグルクロン酸抱合体の切断抑制により毒性が軽減したとする報告がなされている．

G　消化管分泌

限られた薬物ではあるが，血液中から直接消化管内に分泌されて糞中排泄される消失経路が，全身クリアランスに占める割合が大きな事例も見つかっている．アピキサバンやエドキサバン等一連の直接第 Xa 因子阻害薬では，糞中排泄全体に占める消化管分泌の寄与が高いことが動物実験により確認されている．すなわち，薬物を静脈内投与した後に，胆汁を体外へ排出する処置をしても，なお依然として十分量が糞中排泄されるといった事象が観察される．この消化管分泌には，P-gp や BCRP の関与が示唆されている．一例として，フェノバルビタール中毒時において薬物除去が試みられるが，フェノバルビタールを静脈内投与後，薬物の吸着剤の役割を果たす活性炭を経口投与すると，血中半減期が著しく短縮できることが報告されている．この理由として，フェノバルビタールが未変化体では胆汁排泄されないことを考慮すると，フェノバルビタールの消失に消化管分泌が寄与しており，消化管分泌された薬物の一部が，再度血中へ吸収されていることが想定される（図 3.4.14）．他にも，機序は明らかではないが，動物実験などで消化管分泌が認められる薬物は，βアドレナリン受容体遮断薬（タリノロール，アセブトロール，パフェノロールなど），キニジン，クロルプロマジン，ジソピラミド，プロカインアミド，テオフィリンなどがあげられる．

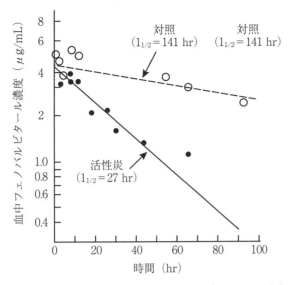

図 3.4.14 活性炭経口投与による血中フェノバルビタールの消失半減期の短縮
(Berg et al. (1982) *N Engl J Med*, **307**: 642-644 より引用)

演習問題

問 1 下図はヒトにおける物質 A, B, C の定常状態時の血漿中濃度と腎クリアランスの関係を示している．図中の A, B, C に該当する物質名を以下の薬物群の中から選択せよ．

〈薬物群〉1. グルコース，2. イヌリン，3. パラアミノ馬尿酸

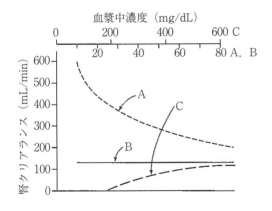

（第 86 回薬剤師国家試験，問 159 より一部変更）

問 2 肝臓で一部が代謝され，一部は未変化体のまま胆汁排泄される薬物について，その肝クリアランスが低下する要因になり得るのはどれか．**2つ**選べ．

254 第3章 生物薬剤学

　　1　心拍出量の増大　　　2　血中タンパク結合の阻害　　　3　肝取り込みの阻害
　　4　肝代謝酵素の誘導　　　5　胆汁排泄の阻害

（第100回薬剤師国家試験　問168）

問 3　薬物の腎排泄に関する記述のうち，正しいのはどれか．**2つ**選べ．

1　糸球体の基底膜は陽性に帯電しているため，酸性薬物は塩基性薬物よりろ過されやすい．

2　投与された薬物のすべてが腎排泄によって消失するとき，その腎クリアランスはクレアチニンクリアランスにほぼ等しい．

3　フェノールスルホンフタレインは，主に尿細管分泌により体内から消失するため，腎機能測定に用いられる．

4　OAT1 は近位尿細管上皮細胞の刷子縁膜に存在し，細胞内の有機カチオンを管腔内へ排出する．

5　尿細管における弱塩基性薬物の再吸収は，尿の pH が大きくなると増大し，その腎クリアランスは低下する．

（第101回薬剤師国家試験　問169）

問 4　メトトレキサートを静脈内投与後の男性患者の薬物体内動態パラメータについて以下のデータが得られている．

　血中消失半減期　7 hr

　血漿タンパク結合率　50％

　尿細管分泌クリアランス　137 mL/min

　尿細管再吸収率　25％

　この患者にプロベネシドを併用投与したところ，血中からのメトトレキサートの消失が遅延した．メトトレキサートの尿細管分泌クリアランスはプロベネシドの併用で40％低下することが知られている．プロベネシド併用時のメトトレキサートの腎クリアランス値（mL/min）として最も近い値はどれか．**1つ**選べ．なお，この患者の糸球体ろ過速度（GFR）は125 mL/min とする．

　　1　63　　　2　89　　　3　109　　　4　125　　　5　150　　　6　175

（第91回薬剤師国家試験　問180）

解答と解説

問 1

A. パラアミノ馬尿酸

　　血中タンパクにほとんど結合せず（血中タンパク非結合形薬物分率 = 0.83），主に OAT1 を介した尿細管分泌を良好に受けることから，腎クリアランスは GFR よりはるか

3.4 薬物の排泄 *255*

に大きな値をとる．しかし，高濃度域では，OAT1 の飽和により腎クリアランスの低下が観察される．

B．イヌリン

イヌリンは，血中タンパクに結合せず，主に糸球体ろ過によってのみ腎排泄される．よって，イヌリンクリアランスは GFR とほぼ同値を示す（100 〜 130 mL/min）．また，糸球体ろ過は，タンパク質を介した輸送ではないことから，通常は飽和しない．

C．グルコース

グルコースは，糸球体ろ過で一旦大半が尿側へろ過されるが，主に尿管腔側に発現する SGLT2 を介して再吸収されるため，腎クリアランスは GFR より小さな値をとる．しかし，高濃度域では，SGLT2 の飽和により再吸収効率が低下した結果，腎クリアランスの増加が観察される．

問 2 　3, 5

1　誤　心拍出量の増大は，肝血流速度の増大を招くことから，肝クリアランスが増加する方向に変動する（特に血流律速の場合）．

2　誤　血中タンパク結合が阻害されると，血中タンパク非結合形薬物分率が増加することから，肝クリアランスは増加する方向に変動する（特に肝固有クリアランス律速の場合）．

3　正　肝固有クリアランスは，肝取り込み固有クリアランスに比例するパラメータであることから，肝取り込みの阻害は，肝クリアランスの低下につながり得る（特に肝固有クリアランス律速の場合）．

4　誤　肝代謝酵素が誘導されると，代謝酵素の発現量が増加することから，代謝固有クリアランスが増大し，肝クリアランスが増加する方向に変動する（特に肝固有クリアランス律速の場合）．

5　正　胆汁排泄過程が阻害されると，肝固有クリアランスに取り込み律速の関係が成立していない場合においては，肝固有クリアランスの低下につながり，肝クリアランスは低下する（特に肝固有クリアランス律速の場合）．

問 3 　3, 5

1　誤　腎糸球体の基底膜はシアル酸など負に帯電した糖鎖が存在しているため，同じ分子量の物質であれば，電荷の反発のため，酸性薬物は塩基性薬物と比較してろ過されにくい．

2　誤　投与薬物がすべて腎排泄によって消失する場合，腎クリアランス＝全身クリアランスとなる．一方，クレアチニンクリアランスは GFR の指標であるため，投与薬物が尿細管分泌を受ける薬物の場合は，腎クリアランス＞クレアチニンクリアランスとなり，再吸収を受ける薬物の場合は，腎クリアランス＜クレアチニンクリアランスとなる．よって，腎クリアランスとクレアチニンクリアランスがいつも等しいとは限らない．

256 第3章 生物薬剤学

3　正　フェノールスルホンフタレイン（PSP）は，主にOAT3を介して尿細管分泌を受ける
　　ことから，腎機能検査薬として活用されている．

4　誤　OAT1（organic anion transporter 1）は，近位尿細管上皮細胞の基底膜側（血管側）
　　に発現しており，細胞内の有機アニオンを血液側から腎尿細管上皮細胞へと取り込むト
　　ランスポーターである．

5　正　尿のpHが大きくなると，尿中の弱塩基性薬物の平衡は，イオン型から分子型（非解
　　離型）の方にシフトする．膜透過できるのが分子型の薬物であることを考慮すると，薬
　　物の膜透過が増大し，再吸収の効率が増加することにより，腎クリアランスは低下する．

問 4 3

　メトトレキサートの尿細管分泌クリアランスは，題意より，プロベネシド併用時には40%
低下することから，プロベネシド併用時の分泌クリアランスは，$137 \times 0.6 = 82.2$ mL/min と
なる．一方，プロベネシド併用時において，糸球体ろ過および再吸収には影響がない．一般に，
腎クリアランスは，糸球体ろ過，尿細管分泌および再吸収の3つのメカニズムに基づき，以下
の式のように表すことができる．

$$CL_R = (f_B \cdot GFR + CL_{sec})(1 - FR)$$

したがって，プロベネシド併用時のメトトレキサートの腎クリアランスは，

$$CL_{R(+probenecid)} = (0.5 \times 125 + 82.2) \times (1 - 0.25) \sim 109 \text{ mL/min}$$

となる．

参 考 文 献

1）加藤隆一監修，楠原洋之，家入一郎編（2017）臨床薬物動態学　改訂第5版，南江堂
2）杉山雄一，楠原洋之編（2008）分子薬物動態学，南山堂
3）原島秀吉，伊藤智夫，寺田勝英編（2017）パートナー薬剤学　改訂第3版，南江堂
4）Giacomini, K. M., Sugiyama, Y. (2017) "Membrane Transporters and Drug Response" pp. 65-84
in Goodman & Gilman's The Pharmacological Basis of Therapeutics, 13th edition. ed. by Brunton,
L., Knollmann., B. and Hilal-Dandan R., McGraw-Hill

3.5　薬物速度論

　体内での薬物の動きを定量的に理解するための理論を薬物速度論 pharmacokinetics という．体内に投与された薬物は，体循環に到達した後，血流により全身の組織に分布し，やがて代謝や排泄などの過程によって体内から消失していく．薬物の治療効果を検証し，副作用を防止するためには，標的部位を含む各組織に分布した薬物量および濃度の時間推移に関する情報が必要である．しかし，実際に組織中の薬物量を経時的に測定することは極めて困難であるため，容易に測定可能な血液中の薬物濃度，あるいは尿中に排泄された薬物量から体内薬物量を推定し，それらの時間推移に関する情報から薬物治療の最適化を行うことが望ましい．

　ここでは薬物の血中濃度と尿中排泄量の経時的変化を数学的に解析するための理論と手法を学ぶ．モデルに基づく解析方法として，コンパートメントモデルおよび生理学的モデルについて，そして統計学的解析手法としてモーメント解析法について述べる．

3.5.1　コンパートメントモデル

　コンパートメントとは，体内での薬物の分布特性に基づいて仮想的に設定された区画である．実際，薬物投与後の各組織での薬物濃度変化を観察すると，いくつかの組織では血中濃度とほほ同じ割合で変化するが，ある組織では異なる変化を示す場合がある．そこで，常に血中濃度と同じ割合で濃度が変化する組織を1つの区画（コンパートメント）として捉え，一方，血中濃度と異なる変化を示す各組織は，それぞれ独立したコンパートメントとして取り扱う必要がある．この場合，血液を含むコンパートメントを中心コンパートメント，それ以外のコンパートメントを末梢コンパートメントと呼ぶ．体内に設定すべき末梢コンパートメントの数は薬物によって異なり，コンパートメントの数によって，1-コンパートメントモデル，2-コンパートメントモデルと呼ばれる．

　コンパートメントモデルのうち，体内での薬物の動き，すなわち各コンパートメント間の薬物の移行速度が常に一次速度に従うと仮定したモデルが，線形コンパートメントモデルである．この線形モデルでは薬物の動きはすべて一次速度定数によって表される．一般に，多くの薬物の体内動態は線形モデルを用いて解析される．一方，体内での移行過程に飽和性を示す過程（例えば，肝臓での代謝速度の飽和など）が存在する場合，移行速度は Michaelis-Menten 式によって書き表される．このようなモデルを非線形モデルと呼ぶ（3.5.3 を参照）．

A 1-コンパートメントモデル

生体全体を1つのコンパートメントとして取り扱うモデルである(図3.5.1)．このモデルでは，薬物移行はすべての組織間で速やかであり，常に平衡状態にあると仮定している．

薬物の投与法としては，急速静注，静脈内への定速注入（点滴静注）や経口投与などがある．急速静注では，投与するすべての薬物が瞬時に体内（全身循環血中）に注入されるのに対し，点滴静注では薬物は一定速度（0次速度）で持続的に投与される．また経口投与では，吸収という過程を経て薬物が消化管から血液中に移行する．この吸収過程は一次速度に従う．また，経粘膜的な投与や皮下，筋肉内への注射などにおいても吸収過程が存在するため，速度論的には経口投与の場合と同様に取り扱われる．これら投与法の違いによって，薬物の血中濃度推移は大きく異なるが，いずれの投与法を用いた場合にも，体内に入った薬物は一次速度に従って体内から消失する．

i-1) 急速静脈内投与（急速静注）

急速静注 intravenous bolus injection (iv) では，投与された薬物はすべて瞬時に体内（全身循環血中）に移行し，その後，体内薬物量 X は一次速度に従って指数関数的に減少する（図3.5.2）．すなわち，体内からの薬物の消失速度 (dX/dt) は，体内薬物量 X に比例して変化することから，一次速度定数を用いて式（1）によって表される．

$$-\frac{dX}{dt} = k_{el} \cdot X \tag{1}$$

kel は消失速度定数 elimination rate constant であり，代謝と排泄を含む体内からの薬物の消失過程を表す．単位は min^{-1}，h^{-1} などであり，単位時間当たりに何割の薬物量が消失するかを意味している．

式（1）の微分方程式を解くために，式（2）へ変形し，

$$\frac{1}{X} dX = -k_{el} \cdot dt \tag{2}$$

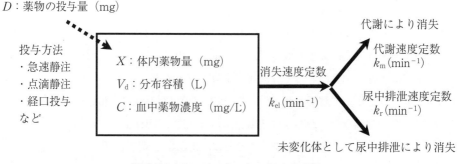

図3.5.1 1-コンパートメントモデル

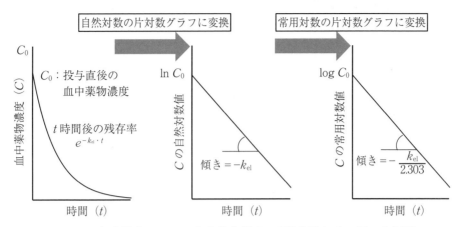

図 3.5.2　急速静注における血中薬物濃度−時間曲線とそのデータ解析

両辺を積分すると，

$$\int \frac{1}{X} dX = -k_{el} \int dt \tag{3}$$

$1/X$ の不定積分は $\log_e X$（以降は $\ln X$ と示す）であるから，

$$\ln X = -k_{el} t + A \quad (A は積分定数) \tag{4}$$

となる．ここで投与直後（$t = 0$）の体内薬物量を X_0 とするとき，$A = \ln X_0$ であるので，

$$\ln X = -k_{el} t + \ln X_0$$

$$\ln X = \ln X_0 \cdot e^{-k_{el} \cdot t} \tag{5}$$

これを指数関数で表すと，

$$X = X_0 \cdot e^{-k_{el} \cdot t} \tag{6}$$

となる．このことより体内薬物量 X は，投与直後（$t = 0$）の体内薬物量 X_0 に，投与後のある時間における残存率（$e^{-k_{el} \cdot t}$）を乗じることで表される．

なお，線形モデルでは常に式（7）の関係が成り立つ．

$$X = C \cdot V_d \tag{7}$$

ここで V_d は分布容積 distribution volume あるいは見かけの分布容積と呼ばれ，体内のあらゆる組織に分布した薬物がすべて血中濃度と同じ濃度で分布したと仮定したときに占める容積（濃度が血中濃度と同じと仮想した区画の容積）の値を示す．薬物の分布している組織の実際の体積を表すものではないことに注意する必要がある．

式（6）の両辺を分布容積 V_d で割ることにより，式（7）より，血中濃度に関する式（8）へ変換できる．

$$C = C_0 \cdot e^{-k_{el} \cdot t} \tag{8}$$

ここで C_0 は投与直後（$t = 0$）の血中薬物濃度である．

次に式（8）の両辺の対数をとると，

$$\ln C = -k_{el} \cdot t + \ln C_0 \tag{9}$$

と表される．式（9）を対数の底の変換公式（$\log_a b = \log_c b / \log_c a$）により常用対数（底が10の対数；以降は log と表す）へ変換すると $\log e = 1/2.303$（あるいは $\ln 10 = 2.303$）なので，

$$\log C = -\frac{k_{el}}{2.303} \cdot t + \log C_0 \tag{10}$$

となる．式（9）および（10）より，急速静注後の血中薬物濃度の対数値と時間との関係は，直線関係になる．常用対数の片対数グラフ（図3.5.2の右図）の直線の傾きは $-k_{el}/2.303$ に等しいので，その傾きから消失速度定数 k_{el} を求めることができる．また，直線を外挿した縦軸との切片は $\log C_0$ となり，初濃度 C_0，さらには，式（7）より V_d が求められる．

体内からの消失半減期は，式（8）において $C = 1/2\,C_0$ となる時間であることから，式（11）で表される．

$$\frac{1}{2}\,C_0 = C_0 \cdot e^{-k_{el} \cdot t_{1/2}}$$

$$t_{1/2} = \frac{\ln 2}{k_{el}} = \frac{0.693}{k_{el}} \tag{11}$$

したがって，薬物の消失が1次速度に従う場合，$t_{1/2}$ は血中濃度に依存せず一定となる．

i-2）全身クリアランス（CL_{tot}）

クリアランスは主として生理学的速度論（3.5.2を参照）において用いられるパラメータであるが，コンパートメントモデルにおける各パラメータとの関係を理解しておくことは，薬物の体内動態を考える上で極めて重要である（図3.5.3）．

式（7）を用いて式（1）を変形すると，

$$-\frac{dX}{dt} = k_{el} \cdot X = k_{el} \cdot V_d \cdot C \tag{12}$$

となる．この式より，体内薬物量 X の消失速度は血中濃度 C に比例することがわかる．この時の比例定数 $k_{el} \cdot V_d$ で表されるパラメータを全身クリアランス total body clearance（CL_{tot}）と呼ぶ．

$$CL_{tot} = k_{el} \cdot V_d \tag{13}$$

3.5 薬物速度論

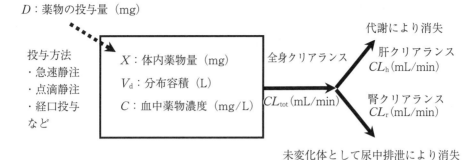

図 3.5.3 1-コンパートメントモデルとクリアランスの関係

CL_{tot} は，体全体を薬物処理のための1つのシステムと考えた時の薬物の処理能力を表し，薬物（量）の消失速度（dX/dt）をその時の血中濃度（C）で除すことによって求められる．CL_{tot} の単位は mL/min，L/h などであり，単位時間当たりにどれくらいの容積の血液を処理したか（薬物を含む血液が単位時間当たり何 mL 浄化されたか）を意味している．

式（13）を用いて式（12）を変形すると，

$$-\frac{dX}{dt} = CL_{tot} \cdot C \tag{14}$$

式（14）は，前述のように，薬物の消失速度が血中濃度に比例し，CL_{tot} が大きい薬物ではその速度が大きくなることを示している．

肝臓，腎臓などの個々の組織の薬物処理能力を表す場合にも同様なパラメータが用いられ，それぞれ，肝クリアランス CL_h（hepatic clearance），腎クリアランス CL_r（renal clearance）と呼ばれる．

肝クリアランス：$-dX_m/dt = k_m \cdot X = k_m \cdot V_d \cdot C = CL_h \cdot C \rightarrow CL_h = k_m \cdot V_d$ (15)

腎クリアランス：$-dX_u/dt = k_r \cdot X = k_r \cdot V_d \cdot C = CL_r \cdot C \rightarrow CL_r = k_r \cdot V_d$ (16)

ここで，X_m は代謝物量，X_u は未変化薬物の尿中排泄量，k_m，k_r はそれぞれ肝代謝速度定数 the rate constant for hepatic metabolism，腎排泄速度定数 the rate constant for renal excretion である．

薬物が主として肝臓での代謝および腎臓からの排泄によって体内から消失すると仮定すると，CL_{tot} は体内でのクリアランスの総和で表されるので，

$$CL_{tot} = CL_h + CL_r \tag{17}$$

となる．

薬物投与後，すべての薬物が体内から消失した時点での代謝物の総量を $X_{m(\infty)}$，尿中に排泄さ

れた未変化体薬物の総量を $X_{u(\infty)}$ とすると，

$$D = X_{m(\infty)} + X_{u(\infty)}$$

$$\frac{CL_h}{CL_{tot}} = \frac{k_m}{k_{el}} = \frac{X_{m(\infty)}}{D}$$

$$\frac{CL_r}{CL_{tot}} = \frac{k_r}{k_{el}} = \frac{X_{u(\infty)}}{D} \tag{18}$$

の関係が成立する（ただし，代謝等による分子量の変化の影響を排除するため，$X_{m(\infty)}$ は未変化体薬物量に換算して考える）．式 (18) において $X_{u(\infty)}/D$ は尿中排泄率（f_e）と呼ばれ，薬物の体内からの消失経路を知る上で重要なパラメータである．

i-3) 血中濃度-時間曲線下面積（AUC）

血中濃度データから求まるもう1つの有用なパラメータとして，血中濃度-時間曲線下面積 area under the blood concentration curve（AUC）がある．投与後無限大時間までの AUC（$AUC_{0\to\infty}$）は，投与後の血中濃度の時間推移を表す式 (8) を時間に対して積分すれば求まる．

$$AUC = \int_0^\infty C \, dt = C_0 \int_0^\infty e^{-k_{el}\cdot t} \, dt = \frac{C_0}{k_{el}} \tag{19}$$

さらに分母分子それぞれに V_d を乗じると，式 (7)，(13) の関係より，

$$AUC = \frac{D}{CL_{tot}} \qquad D = CL_{tot} \cdot AUC \tag{20}$$

と表される．式 (20) において各薬物の CL_{tot} は一定の値であるため，AUC は常に投与された薬物量 D に比例する．この関係は投与方法や投与速度が異なる場合にも成立することから，AUC は投与後，実際に体内に入った薬物量を算出する際の指標として重要なパラメータとなる（3.5.5 を参照）．

実際の血中濃度推移データから AUC を求める場合，最終測定時間までの AUC を台形公式によって計算し，それ以降，無限大時間までの AUC 値を外挿して求め，両者を足し合わせて算出するという方法が一般的である．

i-4) 尿中排泄の解析

血中濃度の測定が困難な場合（患者から頻繁に採血が行えない，あるいは薬物の血中濃度が低くて測定できないなどの場合），薬物の尿中排泄データから体内動態に関するいくつかのパラメータを算出することができる．

急速静注後の未変化薬物の尿中排泄速度（dX_u/dt）は，尿中排泄速度定数（k_r）を用いて式 (21) によって表される．

$$-\frac{dX_u}{dt} = k_r \cdot X \tag{21}$$

3.5 薬物速度論

式 (21) に，体内薬物量 X を表す式 (6) を代入して両辺の対数をとると，

$$-\frac{dX_u}{dt} = k_r \cdot X_0 \cdot e^{-k_{el} \cdot t}$$

$$\ln\left(\frac{dX_u}{dt}\right) = -k_{el} \cdot t + \ln(k_r \cdot D)$$

$$\log\left(\frac{dX_u}{dt}\right) = -\frac{k_{el}}{2.303} \cdot t + \log(k_r \cdot D) \tag{22}$$

式 (22) に従って，尿中排泄速度 (dX_u/dt) の対数を時間に対してプロットすると直線が得られ，その勾配より消失速度定数 (k_{el}) が求まる（図 3.5.4 の左図）．ここで，尿中排泄速度の時間変化から求まるパラメータが全身からの消失を表す消失速度定数であることに注意が必要である．

式 (22) を積分し，時間 t までの未変化薬物の尿中排泄量 (X_u) を求めると，

$$X_u = \frac{D \cdot k_e}{k_{el}} (1 - e^{-k_{el} \cdot t}) \tag{23}$$

となる（図 3.5.4 の中図）．投与後すべての薬物が体内から消失した時点，すなわち $t \to \infty$ のとき，$e^{-k_{el} \cdot t} \to 0$ となることから，その時点での未変化薬物の総排泄量 $X_{u\infty}$ は，

$$X_{u\infty} = \frac{k_r}{k_{el}} D \tag{24}$$

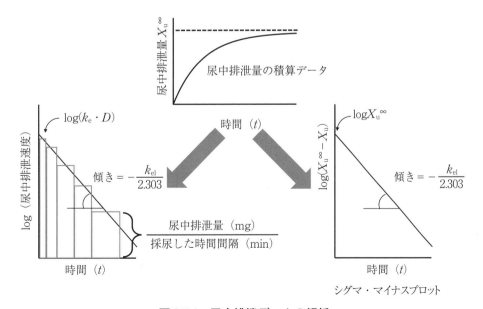

図 3.5.4 尿中排泄データの解析

となる．この式（24）の関係は，式（18）と同じである．

さらに，式（24）を式（23）に代入し，整理して両辺の対数をとると，

$$X_{u\infty} - X_u = X_{u\infty} \cdot e^{-k_{el} \cdot t}$$

$$\ln(X_{u\infty} - X_u) = -k_{el} \cdot t + \ln X_{u\infty}$$

$$\log(X_{u\infty} - X_u) = -\frac{k_{el}}{2.303} \cdot t + \log X_{u\infty} \tag{25}$$

式（25）において，$X_{u\infty} - X_u$ の対数と時間の関係は直線であり，その傾きから消失速度定数（k_{el}）を求めることができる（図3.5.4の右図）．この解析法をシグマ・マイナスプロットと呼び，この場合も傾きから求まる速度定数は全身からの消失速度定数（k_{el}）である．

ii）定速静脈内投与（定速静注）

この投与法では，急速静注と異なり，投与開始から常に一定の速度，すなわち0次速度（k_0）に従って薬物が血管内に注入される．0次速度に従って薬物を放出するように設計された徐放性製剤適用後の薬物の血中濃度推移もこのモデルによって解析される（図3.5.5）．

ii-1）血中濃度推移

定速静注時の体内薬物量の変化速度は，投与速度 k_0 と消失速度 $k_{el} \cdot X$ の差として表される．

$$\frac{dX}{dt} = k_0 - k_{el} \cdot X \tag{26}$$

式（26）において，投与後初期には体内薬物量 X は少なく，したがって消失速度も小さいために投与速度が消失速度を上回り，体内薬物量 X は増加する．体内薬物量 X が大になるに従って消失速度は増加し，やがて投与速度と等しくなる．この状態では，薬物の投与速度と消失速度が等しいため，見かけ上，薬物の血中濃度の変化はなく，一定となる．この状態を定常状態 steady state と呼び，このときの血中濃度を C_{ss} と表す．

式（26）を積分すると体内薬物量 X と投与後の時間との関係式が得られ，これを V_d で除すことによって血中濃度の時間推移を表す式（27）が得られる（図3.5.6(a)）．

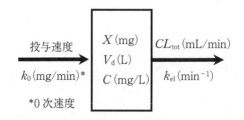

図 3.5.5　定速静注時の 1-コンパートメントモデル

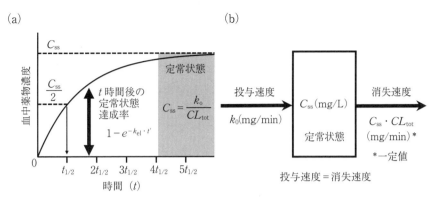

図 3.5.6 (a) 定速静注時の血中薬物濃度の時間推移と (b) 定常状態における 1-コンパートメントモデル

$$C = \frac{k_0}{k_{el} \cdot V_d}(1 - e^{-k_{el} \cdot t}) = \frac{k_0}{CL_{tot}}(1 - e^{-k_{el} \cdot t}) \quad (27)$$

投与開始後十分に時間が経過し,体内薬物量が定常状態となった時の血中濃度 C_{ss} は,式(27)において $t \to \infty$ と置くことによって求められる.

$$C_{ss} = \frac{k_0}{k_{el} \cdot V_d} = \frac{k_0}{CL_{tot}}$$

$$k_0 = CL_{tot} \cdot C_{ss} = k_{el} \cdot V_d \cdot C_{ss} \quad (28)$$

この式から,定常状態とは薬物の投与速度(k_0)と消失速度($CL_{tot} \cdot C_{ss}$)が等しい状態であることがわかる(図3.5.6(b)).

式(28)から明らかなように,定常状態での血中薬物濃度 C_{ss} は 0 次の投与速度 k_0 と消失速度定数 k_{el} の両方に依存している.すなわち,C_{ss} は投与速度 k_0 に比例して高くなり,消失速度定数 k_{el} に反比例する.しかしながら,薬物蓄積過程の経時変化は消失速度定数 k_{el} にのみ依存し,どんなに大きな速度で投与しても,定常状態に到達する時間は変わらない.血中薬物濃度が定常状態時の 95% に到達するのに要する時間は,生物学的半減期の 4.3 倍と計算される.また,どのような薬物でも,投与開始 $t_{1/2}$ 時間後の血中濃度は定常状態での血中濃度 C_{ss} の半分の値になる(図3.5.6(a)).なお,投与中断後の血中濃度は,中断した時間での血中濃度(定常状態の場合は C_{ss})から,その後時間とともに一次で消失するとして式を立てれば簡単に求められる(すなわち,C に残存率($e^{-k_{el} \cdot t}$)を乗じることで求まる).

ii-2) 負荷投与

薬物の半減期が大きい薬物の場合,定常状態に到達するのに長い時間を要するため,治療濃度を速やかに達成するために,定速静注開始と同時に急速静注による負荷投与がしばしば行われる.大抵の場合,負荷投与量は,一気に治療濃度に達し得る薬物量,すなわち定常状態での体内薬物

量に相当する量であり，式 (29) によって与えられる．

$$\text{負荷投与量} = C_{ss} \cdot V_d = \frac{k_0}{k_{el}} \tag{29}$$

急速静注によって k_0/k_{el} に相当する薬物を負荷投与し，同時に k_0 の速度で定速静注を開始した時，血中薬物濃度は時間に関係なく常に一定 (C_{ss}) となる．

$$C = \frac{k_0/k_{el}}{V_d} e^{-k_{el} \cdot t} + \frac{k_0}{CL_{tot}} (1 - e^{-k_{el} \cdot t}) = \frac{k_0}{CL_{tot}} = C_{ss} \tag{30}$$

iii) 一次吸収過程を含む投与（経口投与，筋注，皮下注など）

薬物経口投与後の血中薬物濃度は，図3.5.7に示すような一次吸収過程と一次消失過程を含むコンパートメントモデルによって記述することができる．このモデルでは，一次の吸収速度定数 absorption rate constant (k_a) が導入されており，吸収速度は投与部位の薬物量 X_a に比例する．また，投与量 D がすべて吸収され，体循環に移行するとは限らないことから，吸収部位から体循環に移行した薬物の割合を表すパラメータとしてバイオアベイラビリティ（生物学的利用率；F）が加えられている（3.5.5 を参照）．

iii-1) 血中濃度推移

投与後，薬物は投与部位から一次速度に従って吸収されるため，投与部位に存在する薬物量 X_a と投与後の時間との関係は式 (31) のようになる．

$$-\frac{dX_a}{dt} = k_a \cdot X_a$$

$$X_a = F \cdot D \cdot e^{-k_a \cdot t} \tag{31}$$

この時，体内の薬物量 X の変化する速度は，吸収速度と消失速度の差として式 (32) によって表される．

$$\frac{dX}{dt} = k_a \cdot X_a - k_{el} \cdot X = k_a \cdot F \cdot D \cdot e^{-k_a \cdot t} - k_{el} \cdot X \tag{32}$$

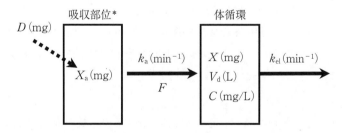

＊吸収部位の容積は考慮しない（コンパートメントとみなさない）．

図3.5.7　一次吸収過程を有する1-コンパートメントモデル

式 (32) を積分すると，投与後の薬物体内量 X を表す式が得られ，その両辺を分布容積で割ることによって，血中薬物濃度を表す式 (33) が導かれる．

$$X = \frac{F \cdot D \cdot k_a}{(k_a - k_{el})} (e^{-k_{el} \cdot t} - e^{-k_a \cdot t})$$

$$C = \frac{F \cdot D \cdot k_a}{V_d (k_a - k_{el})} (e^{-k_{el} \cdot t} - e^{-k_a \cdot t}) \tag{33}$$

1-コンパートメントモデルの場合には，経口投与後の血中濃度は吸収と消失を示す2つの指数項によって表され，その時間推移は上昇部分（吸収相）と減少部分（消失相）からなり，吸収速度と消失速度が釣り合う時間にピーク値をもつパターンを示す．

iii-2) 残差法による解析

経口投与での吸収速度は，一般に体内からの消失速度よりも速く，$k_a > k_{el}$ の関係が成立する．この場合，投与後，時間 t が増加するにつれて k_a を含む指数項（$e^{-k_a \cdot t}$）の方が k_{el} を含む指数項（$e^{-k_{el} \cdot t}$）より早く0に近づく．したがって投与後十分に時間が経過すると，式 (33) において $e^{-k_{el} \cdot t} \gg e^{-k_a \cdot t} = 0$ となり，このときの消失相から近似的に消失速度定数（k_{el}）を求めることができる．さらに，終末部分の傾きを延長して得られる直線（C_1）から各時間の実際の測定値を差し引いた残差の対数を時間に対してプロットするとき，勾配が $-k_a / 2.303$ の直線（C_2）が得られる（図 3.5.8）．

$$C_1 = \frac{F \cdot D \cdot k_a}{V_d (k_a - k_{el})} \cdot e^{-k_{el} \cdot t}$$

$$C_1 - C = C_2 = \frac{F \cdot D \cdot k_a}{V_d (k_a - k_{el})} \cdot e^{-k_a \cdot t} \tag{34}$$

図 3.5.8 において，残差法で得られた縦軸の切片と k_a および k_{el} の値から，$F \cdot D / V_d$ を求めることができる．$F \cdot D / V_d$ をさらに分解して F を求めるためには分布容積 V_d の値が必要である．

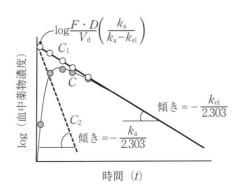

図 3.5.8　一次吸収過程を伴う投与時の血中薬物濃度の時間推移と残差法による解析

$$\frac{F \cdot D}{V_d} = \left(\frac{k_a - k_{el}}{k_a}\right) \cdot (縦軸切片の値) \tag{35}$$

投与部位での膜透過が極めて遅い薬物や薬物を徐放性製剤として投与したときには，吸収速度定数が小さくなり，$k_a < k_{el}$ となることがある．この場合には，式（33）において，時間の経過とともに k_{el} を含む指数項のほうが早く0に近づく．したがって，薬物投与後の血中濃度の対数と時間との関係を表すグラフにおいて，投与後十分に時間が経過したときの終末部分の勾配は $-k_a/2.303$ となり，勾配より吸収速度定数 k_a が求まる．さらに，終末部分の傾きより得られる直線を外挿した直線から，各時間の実際の測定値を差し引いた残差の対数を時間に対してプロットすると，勾配 $-k_{el}/2.303$ の直線が得られる．このような現象をフリップ・フロップ（逆転）現象と呼ぶ．

iii-3) その他のパラメータ

薬物経口投与後の血中濃度の時間推移を表すパラメータとして，k_a や k_{el} のような速度定数以外に，最高血中濃度 C_{max}，最高血中濃度到達時間 T_{max}，および AUC がしばしば用いられる（図3.5.9）．これら3つのパラメータによって，薬物の血中濃度の時間推移をほぼ記述することができ，特にバイオアベイラビリティ F や生物学的同等性の評価に有用である（3.5.3を参照）．

投与後の血中薬物濃度が最高値に到達する時間（T_{max}）は，血中濃度が極大となる時間であることから，式（33）の一次導関数が0となる時間として求めることができる．

$$T_{max} = \frac{1}{k_a - k_{el}} \cdot \ln\frac{k_a}{k_{el}} \tag{36}$$

式（36）より，T_{max} は k_a と k_{el} の大小関係によってのみ決まる値である．したがって k_a と k_{el}

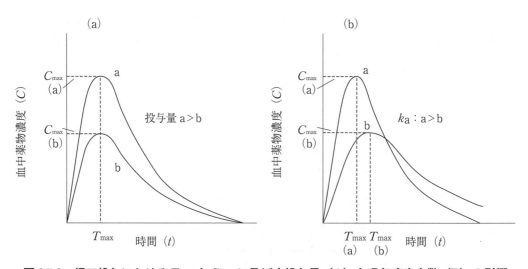

図3.5.9 経口投与における T_{max} と C_{max} に及ぼす投与量（A）と吸収速度定数（B）の影響
(瀬﨑 仁，他編（2000）薬剤学Ⅰ 第3版, p.319, 図6.88, 廣川書店)

が一定であれば投与量の変更は T_{max} には影響を及ぼさない．また，k_{el} が一定であれば，k_a が大きくなるほど T_{max} は小さくなる．

最高血中濃度は，$t = T_{max}$ における血中濃度である．

$$C_{max} = \frac{F \cdot D}{V_d} \cdot \left(\frac{k_a}{k_{el}} \right)^{k_{el}(k_{el} - k_a)} \tag{37}$$

C_{max} は T_{max} と異なり，投与量 D の影響を受ける．k_a と k_{el} が一定であれば，C_{max} は投与量に比例する．また，同じ薬物を同量含む製剤投与後の血中濃度を比較する場合のように，投与量 D および k_{el} が一定であれば，k_a が大きくなるほど C_{max} は上昇する．

経口投与後，無限大時間までの AUC は，血中薬物濃度式（33）を時間に対して積分することによって得られる．

$$AUC = \int_0^\infty \frac{F \cdot D \cdot k_a}{V_d(k_a - k_{el})} \ (e^{-k_{el} \cdot t} - e^{-k_a \cdot t}) \ dt = \frac{F \cdot D}{V_d \cdot k_{el}} = \frac{F \cdot D}{CL_{tot}}$$

$$F \cdot D = CL_{tot} \cdot AUC \tag{38}$$

式（38）より，AUC は吸収速度定数 k_a には無関係であり，全身クリアランスが一定であれば AUC は最終的に体内に入った薬物量 $F \cdot D$ に比例することがわかる．この関係から，経口投与後のバイオアベイラビリティ F を求める方法として，一般に静注後と経口投与後の AUC を比較する方法が用いられる．

$$F = \frac{AUC_{po}}{AUC_{iv}} \cdot \frac{D_{iv}}{D_{po}} \tag{39}$$

ここで，po は経口投与を表し，iv は急速静注を表している（急速静注では，投与量すべてが体内に入ることから，生物学的利用率は 100％（$F_{iv} = 1$）となる）．

iv) 繰り返し投与

前回に投与した薬物が体内に残っているうちに次の投与を行うと，薬物は投与を重ねるたびに体内に蓄積し，血中薬物濃度は上昇していく．さらに繰り返し投与を続けると，最終的には血中濃度は一定の濃度範囲を振幅するようになり，定常状態となる（図 3.5.10）．

iv-1) 急速静注による繰り返し投与後の血中薬物濃度

急速静注によって同じ投与量 D の薬物を一定の投与間隔 τ で反復投与した場合の血中薬物濃度について考える．急速静注を間隔 τ で n 回繰り返したときの血中濃度 C_n は，1 回静注後の血中濃度を表す式（7）における t を t'（1 回目の投与），$t' + \tau$（2 回目の投与），……，$t' + (n-1)\tau$（n 回目の投与）と置き換えたときの血中濃度式を足し合わせたものとなる（ただし，t' は各回の投与後の経過時間である）．これは，初項 $C_0 \cdot e^{-k_{el} \cdot t}$，公比 $e^{-k_{el} \cdot \tau}$ の等比級数の和となることから，n 回目投与後，任意の時間 t での血中薬物濃度は式（40）で表される．

$$C_1 = C_0 \cdot e^{-k_{el} \cdot t}$$

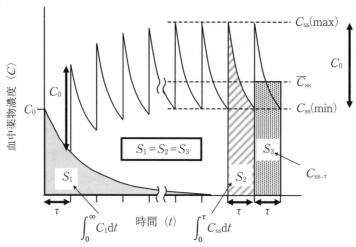

図 3.5.10　急速静注による繰り返し投与による血中薬物濃度推移と定常状態

$$C_{n(t)} = C_0 \cdot e^{-k_{el} \cdot t} + C_0 \cdot e^{-k_{el} \cdot (t+\tau)} + \cdots\cdots + C_0 \cdot e^{-k_{el} \cdot (t+(n-1)\tau)}$$

$$C_{n(t)} = C_0 \frac{(1-e^{-n \cdot k_{el} \cdot \tau})}{1-e^{-k_{el} \cdot \tau}} \cdot e^{-k_{el} \cdot t} \quad (ただし,\ 0 \leq t \leq \tau) \tag{40}$$

　反復投与をさらに続けると，血中薬物濃度はしだいに同じ濃度範囲を上下するようになり，最終的に定常状態になる．定常状態での血中薬物濃度を書き表すためには，式（40）において $n \to \infty$ とすれば，$e^{-n \cdot k_{el} \cdot \tau} \to 0$ となり，式（41）で表される．

$$C_{ss(t)} = C_0 \frac{1}{1-e^{-k_{el} \cdot \tau}} \cdot e^{-k_{el} \cdot t} \quad (ただし,\ 0 \leq t \leq \tau) \tag{41}$$

　定常状態における最高血中濃度 $C_{ss(max)}$，最低血中濃度 $C_{ss(min)}$ は，それぞれ式（41）に $t = 0$，$t = \tau$ を代入することによって次のように求まる．

$$C_{ss(max)} = C_0 \frac{1}{1-e^{-k_{el} \cdot \tau}} \tag{42}$$

$$C_{ss(min)} = C_0 \frac{1}{1-e^{-k_{el} \cdot \tau}} \cdot e^{-k_{el} \cdot \tau} \tag{43}$$

　また，定常状態における血中濃度の振幅は，初回投与時の初濃度 C_0 と等しい．

$$C_{ss(max)} - C_{ss(min)} = C_0 \tag{44}$$

　定常状態において，1回の投与（$0 \leq t \leq \tau$）で得られる血中濃度-時間曲線下面積 $AUC_{0 \to \tau}$ は，初回投与後の無限大時間までの $AUC_{0 \to \infty}$ に等しくなる．

$$AUC_{0 \to \tau} = \int_0^\tau C_{\text{ss}(t)}\,\mathrm{d}t = \frac{C_0}{1 - e^{-k_{\text{el}} \cdot \tau}} \int_0^\tau e^{-k_{\text{el}} \cdot t}\,\mathrm{d}t = \frac{C_0}{k_{\text{el}}} = \frac{D}{k_{\text{el}} \cdot V_{\text{d}}} = \frac{D}{CL_{\text{tot}}} \qquad (45)$$

ここで，グラフ上に $AUC_{0 \to \tau}$ と同じ面積を与える長方形を考える．横の長さを投与間隔 τ とし
たとき，縦の長さに相当する血中薬物濃度を定常状態における平均血中濃度 $\overline{C}_{\text{ss}}$ と定義する（図
3.5.10）．したがって，$\overline{C}_{\text{ss}}$ は式（46）によって与えられる．

$$\overline{C}_{\text{ss}} = \frac{AUC_{0 \to \tau}}{\tau}$$

$$\overline{C}_{\text{ss}} = \frac{D}{k_{\text{el}} \cdot V_{\text{d}} \cdot \tau} = \frac{D}{CL_{\text{tot}} \cdot \tau} \qquad (46)$$

式（46）より，定常状態での平均血中濃度は，全身クリアランスが一定であれば，投与量に比
例し，投与間隔に反比例することがわかる．

iv-2）経口投与による繰り返し投与

急速静注による反復投与に適用した速度論的な理論は，経口投与などの一次吸収過程を含む投
与によって反復投与を行った場合にも同様に成り立ち，その血中濃度推移は式（47）によって表
される．

$$\overline{C}_{\text{ss}} = \frac{F \cdot D \cdot k_{\text{a}}}{V_{\text{d}}(k_{\text{a}} - k_{\text{el}})} \left(\frac{e^{-k_{\text{el}} \cdot t}}{1 - e^{-k_{\text{el}} \cdot \tau}} - \frac{e^{-k_{\text{a}} \cdot t}}{1 - e^{-k_{\text{a}} \cdot \tau}} \right) \qquad (\text{ただし，}\ 0 \leqq t \leqq \tau) \qquad (47)$$

さらに，定常状態での平均血中濃度は急速静注の場合と同様にして定義される．

$$AUC_{0 \to \tau} = \frac{F \cdot D}{V_{\text{d}} \cdot k_{\text{el}}} = \frac{F \cdot D}{CL_{\text{tot}}}$$

$$\overline{C}_{\text{ss}} = \frac{AUC_{0 \to \tau}}{\tau} = \frac{F \cdot D}{V_{\text{d}} \cdot k_{\text{el}} \cdot \tau} = \frac{F \cdot D}{CL_{\text{tot}} \cdot \tau} \qquad (48)$$

定常状態における1回投与の AUC は，ここでも初回投与後の無限大時間までの AUC に等しく，
定常状態の平均血中濃度は，急速静注における式（46）にバイオアベイラビリティ F を掛けれ
ば求まる．

iv-3）蓄積率，負荷投与

定常状態での血中薬物濃度が初回投与後の濃度に比べてどの程度上昇しているかを表す値を蓄
積率 R と呼ぶ．R は定常状態の最高血中濃度 $C_{\text{ss(max)}}$ と初回投与時の最高血中濃度 $C_{1\text{(max)}}$ の比と
して計算される．急速静注によって繰り返し投与を行った場合の蓄積率は式（42）に基づいて，
式（49）のように表される．

$$R = \frac{C_{\text{ss(max)}}}{C_{1\text{(max)}}} = \frac{C_{\text{ss(min)}}}{C_0} = \frac{1}{1 - e^{-k_{\text{el}} \cdot \tau}} = \frac{1}{1 - 2^{-\epsilon}} \qquad (49)$$

ここで ϵ は体内からの半減期の倍数として表した投与間隔（$\epsilon = \tau / t_{1/2}$）である．式（49）より，

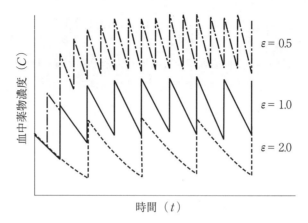

図 3.5.11 繰り返し投与における投与間隔と蓄積比の関係
(瀬﨑 仁, 他編 (2000) 薬剤学 I 第 3 版, p.325, 図 6.93, 廣川書店)

投与間隔 τ が短いほど，また消失速度定数 k_{el} が小さい（半減期が長い）ほど，蓄積率 R は大きくなることがわかる．特に，$\tau = t_{1/2}$ ($\epsilon = 1$) の場合には $R = 2$ となる（図 3.5.11）．

初回投与量 D_0 を 2 回目以降の投与量の R 倍に設定すれば（$D_0 = D \cdot R$），治療開始時から速やかに定常状態を得ることが可能である．これを負荷投与といい，初回投与量を負荷投与量，2 回目以降の投与量を維持投与量と呼ぶ．

B 線形マルチコンパートメントモデル

ある薬物の組織移行において，血液との瞬時平衡が成立しない組織がいくつか存在する場合，それらの数に応じたコンパートメントを増やしたモデルを考える必要がある．

i) 2-コンパートメントモデル

体内の体循環（中心）コンパートメントと末梢コンパートメントの 2 つのコンパートメントにおける薬物量の変化速度を，図 3.5.12 に示されるパラメータを用いて表すと式 (50) のようになる．

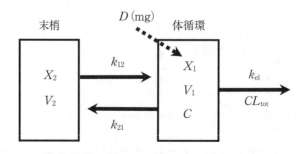

図 3.5.12 2-コンパートメントモデル

$$\frac{dX_1}{dt} = k_{21} \cdot X_2 - (k_{12} + k_{el}) \cdot X_1$$

$$\frac{dX_2}{dt} = k_{12} \cdot X_1 - k_{21} \cdot X_2 \tag{50}$$

両式を連立して解き，体循環コンパートメント中の薬物量をその分布容積 V_1 で割ることによって，2-コンパートメントモデルにおける血中薬物濃度の時間推移を表す式（51）が得られる.

$$C = A \cdot e^{-\alpha \cdot t} + B \cdot e^{-\beta \cdot t} \tag{51}$$

ただし，A, B は

$$A = \frac{D(\alpha - k_{21})}{V_1(\alpha - \beta)} \qquad B = \frac{D(k_{21} - \beta)}{V_1(\alpha - \beta)}$$

また，α, β はそれぞれ次の式で与えられる（$\alpha > \beta$）.

$$\alpha + \beta = k_{12} + k_{21} + k_{el} \qquad \alpha \cdot \beta = k_{21} \cdot k_{el}$$

2-コンパートメントモデルでは，最初，急速静注によって薬物が血液を含む体循環（中心）コンパートメントに投与された後，薬物はこのコンパートメントを構成する各組織中に瞬時に分布し，各組織間の薬物濃度は平衡状態となる.同時に，分布にある程度の時間がかかる組織によって構成された末梢コンパートメントへの分布が始まる.もちろん，これと並行して，体循環コンパートメントからの薬物の消失が進行する.したがって，薬物投与後初期には，体循環コンパートメント中の薬物濃度は，消失（代謝，排泄）と末梢コンパートメントへの分布の2つの過程で減少していく.この期間を分布相（α 相）と呼び，血中薬物濃度の急速な減少が観察される.しばらくして2つのコンパートメント間の薬物濃度が平衡に達すると，血液コンパートメント中の薬物濃度は，消失過程によってのみ減少する.この期間を消失相（β 相）と呼び，血中薬物濃度の減少は比較的ゆっくりとなる（図3.5.13）.

また，3-コンパートメント以上のモデルでは，それぞれの末梢コンパートメントに対応した分布相が存在することになる.したがって，n 個のコンパートメントを仮定したマルチコンパートメントモデルでは，その血中濃度式は n 個の指数関数の和として表されることを理解することが重要である.

ii) 各パラメータの取り扱い

マルチコンパートメントモデルにおいて，血中濃度の時間推移を表す場合に用いる各指数項の係数（A, B, ……）および指数関数中の係数（α, β, ……）は，実際のモデルで用いる各速度定数および分布容積の関数として表される.2-コンパートメントモデルにおける各移行過程を示す速度定数は各係数を用いて以下のように表される.

$$k_{el} = \frac{\alpha \cdot \beta}{k_{21}} \qquad k_{21} = \frac{A \cdot \beta + B \cdot \alpha}{A+B} \qquad k_{12} = \alpha + \beta - k_{21} - k_{el} \qquad (52)$$

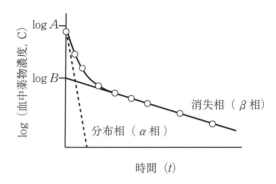

図 3.5.13　2-コンパートメントモデルに基づく血中薬物濃度の時間推移

投与後，無限大時間までの AUC は，血中薬物濃度式 (51) を時間に対して積分することによって得られる．

$$AUC = \int_0^\infty A \cdot e^{-\alpha \cdot t} + B \cdot e^{-\beta \cdot t}\, dt = \frac{A}{\alpha} + \frac{B}{\beta} = \frac{D}{V_1 \cdot k_{el}} \qquad (53)$$

$$CL_{tot} = \frac{D}{AUC_{0\to\infty}} = \frac{D \cdot \alpha \cdot \beta}{A\beta + B\alpha} = V_1 \cdot k_{el} \qquad (54)$$

また，マルチコンパートメントモデルでは，各コンパートメントの分布容積の他に，便宜的にいくつかの分布容積が定義される．2-コンパートメントモデルの場合には，定常状態の分布容積 V_{ss}，外挿による分布容積 V_{ext}，AUC から得られる分布容積 V_{area} が以下の式によって定義される．

$$V_{area} = \frac{D}{\beta \cdot AUC} = \frac{\alpha}{k_{21}} V_1$$

$$V_{ext} = \frac{D}{B} = \frac{\alpha - \beta}{k_{21} - \beta} \cdot V_1$$

$$V_{ss} = V_1 + V_2 = V_1 \left(\frac{k_{12}}{k_{21}}\right) \qquad (55)$$

これら分布容積の間には $V_{ext} > V_{area} > V_{ss} > V_1$ の大小関係が成立する．

3.5.2　生理学的薬物速度論モデル

生理学的薬物速度論モデルとは，薬物の体内での動きを臓器単位でモデル化し，それらを解剖学的，生理学的および生化学的情報を基に結合して，体全体での薬物動態を表そうとするもので

ある．1-コンパートメントモデルの項において，薬物の体内動態は，薬物濃度が一定の体内区画（コンパートメント）を仮定することで薬物の血中濃度や尿中排泄量を用いて解析できることを示した．しかし，生理学や解剖学に基づいて生体を考えれば，各コンパートメントが表す組織および臓器は不明であり，それらの組織における代謝・排泄機構との関連付けも困難である．

本モデルでは，体内に投与された薬物は各組織間を血流によって移動し，肝臓，腎臓などの薬物処理組織に運ばれた薬物は，各組織でのクリアランス（組織クリアランス）に従って処理され，体内から消失すると考える．したがって，生理学的薬物速度論の基本となるパラメータは各組織の血流速度 Q と組織クリアランス CL_{org} である（図3.5.14）．

生理学的薬物速度論に基づいて薬物の体内動態を解析する場合，通常，以下のような仮定を用いる．この仮定は多くの薬物にあてはまることが知られているが，薬物の組織移行に能動的な輸送が関与する場合などではこの仮定が必ずしも成立しないことに注意が必要である．

① 薬物は血流によって組織へ運搬される．
② 血液-組織間の薬物濃度は速やかに濃度平衡（瞬時平衡）に達する．
③ 血管壁および組織の細胞膜を透過するものは，血液中および組織中タンパク質とは結合していない非結合形薬物である．結合形薬物は生体膜を透過しない．
④ 非結合形薬物は膜を自由に透過するので，血液中（静脈側の血液中）と組織中の非結合形薬物の濃度は等しい．
⑤ 組織中で代謝や排泄を受けるのは非結合形薬物である．

A クリアランスの概念

生理学的薬物速度論におけるクリアランスとは，体全体あるいは個々の組織が薬物を処理する

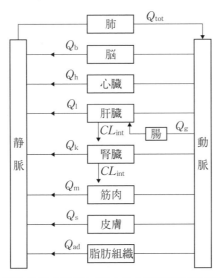

図3.5.14 薬物の体内動態に関する生理学的薬物速度論モデル

「消失させる」能力を表すパラメータであり，薬物の消失速度をそのときの血中濃度で除することによって求められる．前項で用いた全身クリアランス CL_{tot} は，体全体を薬物処理のための1つのシステムと考えた場合の処理能力を表している（式 (12)）．また，肝クリアランス CL_h，腎クリアランス CL_r のような組織クリアランスは，それぞれの組織の薬物処理能力を表している．これらクリアランスの単位は mL/min，L/h などであり，単位時間当たりにどれくらいの量の血液を処理し，薬物をクリアーしたかを意味している．

i) 組織クリアランス

上記の仮説（①〜⑤）に基づくと，薬物の組織移行が定常となった状態で，1つの組織において薬物が代謝もしくは排泄により消失するとき，その消失速度は式 (56) のようになる（図 3.5.15）．

$$\text{薬物の消失速度}\ =（血液により組織へ流れ込む薬物量の速度）$$
$$-（血流により組織から流れ出す薬物量の速度）$$
$$= Q \cdot C_{in} - Q \cdot C_{out} \tag{56}$$

ここで，Q は組織における血流速度であり，C_{in} は組織へ流れ込む血（動脈血）中の薬物濃度，C_{out} は組織から流れ出す血液（静脈血）中の薬物濃度である．この組織のクリアランス (CL_{org}) は，消失する薬物量の速度を組織に流れ込む血液中の薬物濃度で除することによって以下のように求まる．

$$CL_{org} = \frac{\text{薬物の消失速度}}{C_{in}} = \frac{Q \cdot C_{in} - Q \cdot C_{out}}{C_{in}} \tag{57}$$

式 (57) で定義される組織クリアランスは，組織が代謝・排泄などにより薬物を消失させるとき「単位時間当たりにクリアーされる動脈血の容積」を意味する．実際に腎クリアランスや肝クリアランスなどの組織クリアランスを算出する場合には，組織に流れ込む動脈血の代わりに循環血を用いることが多い．

式 (57) を整理すると，

$$CL_{org} = \frac{Q \cdot C_{in} - Q \cdot C_{out}}{C_{in}} = Q \frac{C_{in} - C_{out}}{C_{in}} = Q \cdot E \tag{58}$$

式 (58) において，E は抽出率と呼ばれ，薬物を含む血液が組織を1回通過したときに処理される薬物量の組織流入量に対する割合を表している．

$$E = \frac{C_{in} - C_{out}}{C_{in}} = \frac{CL_{org}}{Q} \tag{59}$$

肝臓における抽出率 E_h は，経口投与された薬物が全身循環血中に到達する前に，肝臓で代謝される割合（肝初回通過効果率）に相当するため，経口投与後の吸収率を考える上で重要な値となる．

ii) 固有クリアランス

組織クリアランスは各組織の薬物処理能力を表すパラメータであるが，その値は血流や組織中での非結合形薬物の割合などに影響を受けるため，見かけの値と考えられる．そこで，組織の真の薬物処理能力を表す値として，組織中の非結合形薬物濃度を基準にしたクリアランスを考える．このクリアランスを固有クリアランスと呼び，CL_{int} と表す．

$$組織より消失する速度 = CL_{int} \times (組織中の非結合形薬物濃度) \tag{60}$$

固有クリアランスは，厳密には，薬物の消失速度を，薬物の代謝や排泄に関わる部位（酵素など）における濃度で，かつ直接反応に関与できる薬物濃度で規格化したものとして定義される．そのため，このパラメータは，血流やタンパク結合性などの影響を受けない本質的なパラメータである．

iii) 組織クリアランスと固有クリアランスの関係

生理学的薬物速度論における仮定 ②〜④ より，組織中の非結合形薬物濃度は血（各組織の毛細血管）中の非結合形薬物濃度に常に等しくなる．各組織の毛細血管中の薬物濃度を書き表すため，well-stirred model，parallel tube model，dispersion model などの数理的モデルが用いられているが，ここでは，数学的取り扱いが最も簡単な well-stirred model に基づいた解析法を示す（図 3.5.15）．well-stirred model は簡便でかつ多くの薬物のクリアランスの算出に有用であることが知られている．

well-stirred model では，組織に流入した薬物は，その直後から血流の流れ方向に速やかに攪拌され，組織の毛細血管中の薬物濃度は常に一定となる．また，そのときの毛細血管中濃度は組織からの流出血液中濃度（静脈血液中濃度）と等しいと考える．ここで上述のように，組織中の非結合形薬物濃度は毛細血管中の非結合形薬物濃度に常に等しいと仮定するため，well-stirred

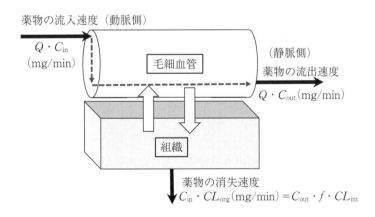

図 3.5.15 well-stirred model に基づく組織クリアランスの考え方

model では，式（61）が成立する．

$$\text{組織より消失する速度} = CL_{\text{int}} \cdot C_{\text{out}} \cdot f \tag{61}$$

ここで f は血液中における薬物の非結合分率である．式（56）と式（61）より，組織クリアランスと固有クリアランスの関係式（62）が導かれる．

$$CL_{\text{org}} = \frac{Q \cdot f \cdot CL_{\text{int}}}{Q + f \cdot CL_{\text{int}}} \tag{62}$$

さらに，その組織での抽出率 E は式（63）となる．

$$E = \frac{CL_{\text{org}}}{Q} = \frac{f \cdot CL_{\text{int}}}{Q + f \cdot CL_{\text{int}}} \tag{63}$$

iv）組織クリアランスの律速過程（血流律速，固有クリアランス律速）

極めて固有クリアランスの大きな薬物では，$f \cdot CL_{\text{int}} \gg Q$ となることから，式（62）において組織クリアランスは Q に近い値をとる．このようなケースを血流律速と呼ぶ．つまり，組織のクリアランス能力が非常に高いために，組織への薬物の供給が律速となり，組織での見かけのクリアランス能力が血流の大きさで決まってしまう状態である．例えば，肝クリアランスが血流律速の薬物を考えると，肝クリアランスは，血流にのみ依存し，固有クリアランスの多少の変動には依存しない．また同時に，肝抽出率は非常に高く，1 に近い値となる．

一方，その反対の固有クリアランスの小さな薬物について考えると，$f \cdot CL_{\text{int}} \ll Q$ となることから，組織クリアランスは $f \cdot CL_{\text{int}}$ に近似される．このようなケースを固有クリアランス律速と呼ぶ．つまり，組織の固有の処理能力が低いために，組織内での処理速度がクリアランス全体の律速過程となっている状態である．例えば，肝クリアランスが固有クリアランス律速の薬物を考えると，肝クリアランスは肝固有クリアランスにのみ依存し，血流の変動には依存せず，肝抽出率は極めて低くなる．このような薬物のうち，特に血中タンパク結合率が高い（f が小さい）薬物の組織クリアランスは，血中タンパク結合率の変動によって影響を受けやすく，タンパク結合率感受性薬物と呼ばれる（逆のケースはタンパク結合率非感受性薬物）．

表 3.5.1 は，肝クリアランスの律速過程によって薬物を分類したものである．各薬物の肝クリアランスの律速過程を理解しておくことは，疾病や薬物相互作用等による薬物の体内動態の変動要因を考える上で極めて重要である．

v）分布容積の考え方

分布容積 V_{d} は，体内のあらゆる組織や臓器に分布した薬物がすべて血中濃度と同じ濃度で分布したと仮定したときに占める容積を示す値であり，薬物の分布している組織の実際の体積を表すものではない．ここでは，血液と組織間での薬物の分布過程に基づいて分布容積を生理学的に考える．体内で薬物の分布する画分を，血液，細胞外液からなる画分と細胞内液（組織実質）画分の 2 つの画分と考え，それぞれの画分の実容積を V_{p}，V_{t}，またそれぞれの画分での薬物濃度

表 3.5.1 肝クリアランスと血漿タンパク結合率による薬物の分類

薬　物	肝抽出率	血漿タンパク結合率（%）
血流律速型薬物		
リドカイン	0.83	45〜80
プロプラノロール	0.60〜0.80	93
ペンタゾシン	0.8	65
ノルトリプチリン	0.5	95
モルヒネ	0.60〜0.80	35
固有クリアランス律速型薬物（タンパク結合感受性）		
フェニトイン	0.3	90
ジアゼパム	0.03	98
トルブタミド	0.02	98
ワルファリン	0.003	99
クロルプロマジン	0.22	91〜99
キニジン	0.27	82
固有クリアランス律速型薬物（タンパク結合非感受性）		
テオフィリン	0.09	59
アモバルビタール	0.03	61
アンチピリン	0.07	10
チオペンタール	0.28	72
アセトアミノフェン	0.43	<5

を C_p, C_t, 非結合率を f_p, f_t とすると，V_d は式 (64) によって表される（図 3.5.16）．なお，60 kg のヒトで通常，V_p は 10 L，V_t は 25 L 程度である．

$$V_d = V_p + \frac{C_t}{C_p} V_t = V_p + \frac{f_p}{f_t} V_t$$

ただし，$f_p \cdot C_p = f_t \cdot C_t$ \hfill (64)

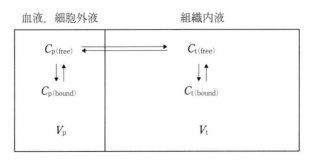

図 3.5.16　体内での薬物分布モデル

式（64）において，主として血液，細胞外液からなる画分にのみ分布している薬物では，$V_d ≒ V_p$ となり，その分布容積は小さく，またタンパク結合の変動による影響を受けにくい．一方，組織へ移行しやすい薬物では，$V_d ≒ f_p/f_t \cdot V_t$ となり，その分布容積は血中タンパク結合率の変動に伴って変化する．このような薬物の分布容積は一般に 50～100 L 以上と大きい．

3.5.3 非線形モデル

線形モデルでは，一次反応式に基づき，薬物の体内における挙動（吸収，分布，代謝，排泄などの速度）が体内の濃度や量に比例すると仮定しているが，その体内動態が体内の濃度や量に比例しない場合の薬物の動きを非線形性という．すなわち，線形モデルでは，薬物濃度により，組織クリアランスが変化せず，常に一定である一方，非線形モデルでは，その組織クリアランスは薬物濃度により変化する．組織クリアランスは式（62）で示されるため，非線形が示されるとき，血流速度，固有クリアランス，タンパク結合率のいずれかが（あるいは複合的に）変化する．薬物濃度による血流の変化は，主に薬物の薬理効果に起因するため，本薬物速度論では取り扱わない．したがって，非線形性においては，濃度による固有クリアランスあるいはタンパク結合率の変化が伴う．

A 固有クリアランスの濃度および投与量依存性

体内からの薬物の消失は，主に肝における代謝・分泌および腎における分泌とろ過である．なかでも，代謝と分泌には，それぞれには酵素とトランスポーターが関与し，その速度はMichaelis-Menten の式によって表される（式（65））．このときの消失速度と濃度との関係は図3.5.17(a) のようになる．

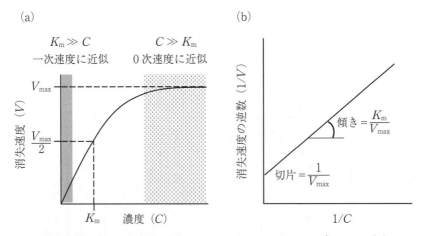

図 3.5.17　Michaelis-Menten 式（a）と Lineweaver-Burk プロット（b）における消失速度と濃度の関係

$$消失速度 = \frac{V_{\max} \cdot f \cdot C}{K_m + f \cdot C} \tag{65}$$

式 (61) との関係より，組織クリアランスは以下のように表される．

$$組織クリアランス = \frac{V_{\max}}{K_m + f \cdot C} \tag{66}$$

　ここで，f はすでに述べたように非結合率であるが，これにも濃度依存性があるとすると複雑になるので，ここでは $f = 1$ とする．$V_{\max}$ は図 3.5.17(a) に示した最大速度であり，K_m は薬物と酵素もしくはトランスポーターとの結合体の解離定数であり，$V_{\max}$ の 1/2 の速度を表すときの薬物濃度と等しい．

　濃度が小さくなると，$K_m \gg C$ となるので，

$$固有クリアランス = \frac{V_{\max}}{K_m} \tag{67}$$

と一定値になり，消失速度は濃度に比例するようになる．すなわち一次速度式が成立する．また，濃度が大きく $K_m \ll C$ の場合には，

$$消失速度 = V_{\max} \tag{68}$$

となり，消失速度は一定値となるため，0 次反応で示される．このときの状態を消失の飽和という．

i) Lineweaver-Burk プロット

　$V_{\max}$ と K_m の値を求める際，Lineweaver-Burk プロット（両逆数プロット）がよく用いられる．式 (65) の両辺の逆数をとると，

$$\frac{1}{消失速度} = \frac{1}{V_{\max}} + \frac{K_m}{V_{\max}} \cdot \frac{1}{C} \tag{69}$$

となる．これは消失速度の逆数と濃度の逆数が直線関係にあることを示している．したがって，図 3.5.17(b) のように消失速度（もしくは代謝物の生成速度）の逆数を濃度の逆数に対してプロットし，その直線の切片と勾配からそれぞれ $V_{\max}$ と K_m を求める．

ii) 特　徴

　消失過程が Michaelis-Menten 式（式 (65)）に従い，固有クリアランスが濃度依存性を示すときには次のような現象が現れる．

① 投与量と血中濃度曲線

　血中濃度が低いときには固有クリアランスは一定となるので一次速度モデルに従い，血中濃度の対数を時間に対してプロットすると直線となる．しかし，血中濃度が高いときには組織クリアランスは濃度の上昇に伴い低下するので，プロットの勾配は小さくなる．そのため，血中濃度の時間的推移は図 3.5.18(a) のようになり，血中濃度の推移に投与量依存性が見られるようになる．

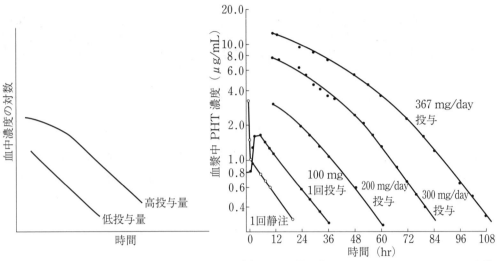

(a) Michaelis-Menten 形の投与量依存性　(b) 同一男性健常人におけるフェニトインの血中濃度の投与量依存性

図 3.5.18　固有クリアランスに濃度依存性がある薬物の体内動態
（花野，藤田，栗津編：薬の体内動態，講談社）

　フェニトインは，有効治療域である血漿中濃度（成人で $10 \sim 20\ \mu g/mL$）より低い濃度でこのような非線形性を示す（図 3.5.18(b) 参照）．したがって，フェニトインの血中濃度は投与量に比例しないため，フェニトインの増量には十分な注意が必要である．

② したがって，投与量が増すと半減期が大きくなる．

③ 代謝過程は Michaelis-Menten 式に従うため，投与量が増加すると生成する代謝物の生成率は減少する．すなわち線形性の場合に認められる代謝物の比率は投与量によらず一定という性質は失われる．

B　タンパク結合率に濃度依存性がある場合

　タンパク結合率は次式で表される（3.2 を参照）．

$$\frac{C_b}{P_t} = r = \frac{n \cdot K \cdot C_f}{1 + K \cdot C_f} = \frac{n \cdot C_f}{1/K + C_f} \tag{70}$$

　ここで，C_b は結合型薬物濃度，P_t は全タンパク質濃度，n は結合サイトの数，K は結合定数，C_f は非結合型薬物濃度である．また，r はタンパク質 1 分子当たりの結合型薬物の分子数である．

i) 特　徴

　式（70）より，血中薬物濃度（$C_b + C_f$）と非結合型分率 f との関係を求めると，図 3.5.19 のようになる．すなわち，投与量の増加を考慮すると，

① 血中薬物濃度の増大により，非結合型薬物濃度は大きくなる．特に結合定数 K が大きい薬物

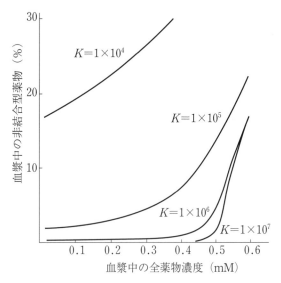

図 3.5.19　血漿中の全薬物濃度と非結合型薬物との関係
(Martin, B. K. (1965) *Nature*, **207**: 274)

では，ある濃度を超えるとその傾向が顕著になる．したがって，結合定数が大きい薬物のほうが非線形性を強く示す．
② 非結合型薬物濃度の上昇に伴い，分布容積 V_d が大きくなる．
③ 非結合型薬物濃度の上昇に伴い，代謝や排泄を受けやすくなる．
④ 消失過程が亢進するため，半減期は小さくなる．

ここで，③④ の特徴は，固有クリアランスに濃度依存性がある場合と異なることに注意が必要である．

3.5.4　モデル非依存的方法

これまで述べてきたようなモデルを使用しなくとも，薬物の体内動態に関するある種のパラメータを得る方法がある．これをモデル非依存的方法と呼ぶ．特に体内での薬物の動きを確率分布と捉えて解析する手法をモーメント解析という．

A　平均滞留時間（MRT）

モデルに依存しない薬物の体内動態に関するパラメータに平均帯留時間 mean residence time（MRT）がある．

薬物を急速静注した場合，投与後 t 時間までの薬物の消失量を $E(t)$ とすると，t 時間目に薬物が体内から消失した量は $\{dE(t)/dt\} \cdot t$ となる．この量は，いい換えれば，投与後 t 時間体内

に滞留した薬物の量である．したがって

$$t\text{時間滞留した薬物の投与量に対する割合} = \left\{ \frac{\mathrm{d}E(t)}{\mathrm{d}t} \right\} \cdot \frac{t}{\text{投与量}} \tag{71}$$

したがって，薬物が体内に存在する平均の時間（MRT）は，

$$MRT = \frac{\int_0^\infty t[\mathrm{d}E(t)/\mathrm{d}t]\,\mathrm{d}t}{\text{投与量}} \tag{72}$$

となる．ここで，

$$\text{消失速度} = \left\{ \frac{\mathrm{d}E(t)}{\mathrm{d}t} \right\} = CL_{\text{tot}} \cdot C(t)$$

$$\text{投与量} = CL_{\text{tot}} \int_0^\infty C(t)\,\mathrm{d}t$$

であるから

$$MRT = \frac{\int_0^\infty t \cdot C(t)\,\mathrm{d}t}{\int_0^\infty C(t)\,\mathrm{d}t} \tag{73}$$

式（73）の分子は AUMC（area under the moment curve）と呼ばれる．また，分母は AUC で表される．したがって式（73）は

$$MRT = \frac{AUMC}{AUC} \tag{74}$$

と表される．これを拡張して考えると，吸収過程のある場合には，

$$MRT_{\text{po}} = \frac{\{\int_0^\infty t \cdot C(t)\,\mathrm{d}t\}_{\text{po}}}{\{\int_0^\infty C(t)\,\mathrm{d}t\}_{\text{po}}} = \text{吸収に要する平均時間} + MRT_{\text{iv}} \tag{75}$$

ここで，添え字 po と iv はそれぞれ，経口投与および静脈内投与を意味する．式（73），（75）から，静脈内投与後と経口投与後の血中濃度からそれぞれの MRT を求めれば，吸収に要する平均時間が算出できることになる．

なお，式（73）により解析できるのは，体内での薬物の動きが線形である場合である．また式（8）および（33）について MRT を求めれば，

$$MRT_{\text{iv}} = \frac{1}{k_{\text{el}}} \tag{76}$$

$$MRT_{\text{po}} = \frac{1}{k_{\text{a}}} + \frac{1}{k_{\text{el}}} \tag{77}$$

となる．

3.5 薬物速度論

3.5.5 バイオアベイラビリティ

　バイオアベイラビリティ（生物学的利用能・生物学的利用率）は「薬物の循環血中に入る相対的な速度（rate）と程度（extent）」と定義される．同じ薬物を同一量含有している製剤であっても投与部位からの吸収性が異なれば，同じ薬理効果は得られないかもしれない．そこで，基準となる製剤あるいは投与経路により投与された薬物の吸収速度と吸収量を基準値として，検討対象となる製剤の吸収速度と吸収量を「相対的」に示すことで，その吸収性を評価することができる．

A バイオアベイラビリティの測定

　一般に，薬物の循環血中の濃度は，投与部位における薬物の吸収速度と吸収量に依存し，その変化は薬物の血中濃度-時間曲線や尿中排泄量-時間曲線の形状に変化を及ぼす．そこで，それらの形状変化に関わる速度論的パラメータを循環血中に入る速度と程度の指標として以下のものが利用できる．

① 血中濃度時間曲線下面積（AUC）程度の指標

② 尿中総排泄量（$X_{u\infty}$）程度の指標

③ 最高血中濃度（C_{max}）速度の指標

④ C_{max} に達する時間（T_{max}）速度の指標

　このうち，一般的に使用されるのは，AUC と C_{max} である（図 3.5.20 参照）．

① 血中濃度時間曲線下面積（AUC）

　AUC は循環血中に入った薬物量に比例する．したがって，相対的な量（程度）に関するバイオアベイラビリティの指標となる．例えば，B 製剤の A 製剤を基準としたときのバイオアベイラビリティは，

$$バイオアベイラビリティ = \frac{AUC_B}{AUC_A} \cdot \frac{D_A}{D_B} \tag{78}$$

ここで AUC_A と AUC_B は，それぞれ，製剤 A および B を投与したときの AUC であり，D_A と D_B は，それぞれ，製剤 A および B の投与量である．

　静注により投与した場合，循環血中に入った薬物量は投与量と同じであるので，静注を基準としたバイオアベイラビリティを，絶対的バイオアベイラビリティという．

$$絶対的バイオアベイラビリティ = \frac{AUC_{po}}{AUC_{iv}} \cdot \frac{D_{iv}}{D_{po}} \tag{79}$$

ここで，po および iv は，それぞれ経口投与および静注を意味する．なお，循環血中に入った薬

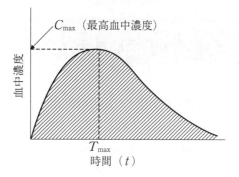

図 3.5.20　バイオアベイラビリティの指標
AUC（血中濃度時間曲線下面積 area under the carve）：程度 extent の指標
C_{max}（最高血中濃度）：速度 rate の指標

物量に対する比例定数は CL_{tot} である．すなわち，AUC の比較においては，両製剤間あるいは両投与方法で CL_{tot} が同じであることが前提となる．したがって，このような比較は同一の個人あるいは同一と考えられる集団について行うべきである．

② 尿中総排泄量（$X_{u\infty}$）

薬物が代謝されず，すべて尿中に排泄される場合，$X_{u\infty}$ は循環血中に入った薬物の絶対量を与えるものである．しかし，薬物が代謝もしくは胆汁排泄により消失する場合には，次のような比によりバイオアベイラビリティを算出する．

$$\text{バイオアベイラビリティ} = \frac{\text{試験製剤投与時の}X_{u\infty}}{\text{基準製剤投与時の}X_{u\infty}} \quad (80)$$

これにより循環血中に入った相対的な量に関するバイオアベイラビリティを得ることができる．

③ 最高血中濃度（C_{max}）

C_{max} は吸収速度と量の両方の影響を受けるが，製剤間の比較を行う場合，速度 rate の指標として用いられる．これは製剤化により吸収速度が変動するため，それに対応して C_{max} も変化する．しかし，吸収速度定数との対応が簡単な比例関係にはないため，C_{max} は定性的な尺度として利用される．

④ C_{max} に達する時間（T_{max}）

製剤間の比較を行う場合，T_{max} は薬物吸収速度を評価する指標となる．一般に吸収速度が大きい場合，T_{max} は小さくなり，吸収速度が小さい場合は大きくなる．C_{max} と同様に T_{max} は定性的な尺度として用いられるが，誤差が多いので，よい指標とはならないとされている．

B　肝通過率とバイオアベイラビリティの関係

経口投与された薬物は主に小腸から吸収され，門脈を経て肝に入り，循環血中に到達する前に

そこである程度代謝を受ける．この過程は初回通過効果といわれ，バイオアベイラビリティが低下する要因となる．そこで，肝抽出とバイオアベイラビリティとの関係について定量的に表すと以下のようになる．

肝における代謝により肝抽出を受けた後に循環血に入る割合を肝通過率（F_h）とすると，式(62)，(63)より，

$$F_h = 1 - E_h = \frac{Q_h}{Q_h + f \cdot CL_{int}} \tag{81}$$

となる．ここで，添え字hは肝を意味し，Q_hおよびE_hは，それぞれ肝血流量，肝抽出率を表す．

$$循環血中に入った薬物量 = 吸収された薬物量 X F_h \tag{82}$$

であるから，経口投与時の吸収率が100%であれば，

$$\frac{AUC_{po}}{AUC_{iv}} = F_h \tag{83}$$

となる．

消化管の上皮細胞中で吸収時に代謝が起こる場合もある．そこで式(83)を拡張すると

$$\frac{AUC_{po}}{AUC_{iv}} = F_g \cdot F_h \tag{84}$$

となる．ここで，添え字gは消化管を意味する．

演習問題

問 1 ある薬物1mgを急速静注したときに次のデータを得た．ただし，薬物は1-コンパートメントモデルに従うとする．

時間（hr）	血中濃度（ng/mL）
0	25
1	16
2	10
5	2.6

1 この薬物の消失速度定数（hr^{-1}）として，最も近いものは次のどれか．

  a 0.35   b 0.4   c 0.45   d 0.5   e 0.55

2 この薬物の分布容積として，最も近いものは次のどれか．

  a 40 L   b 4 L   c 400 mL   d 40 mL   e 4 mL

第3章　生物薬剤学

問 2　ある薬物1 mgを急速静注したときに次のデータを得た. ただし, 薬物は1-コンパートメントモデルに従うとする.

　　未代謝物の最大尿中累積排泄量：300 μg

　　未代謝物の尿中累積排泄量が150 μgとなる時間は3時間

この薬物の腎排泄速度定数（hr^{-1}）として最も近いものは次のどれか.

　　a　0.7　　　　b　0.07　　　　c　0.2　　　　d　0.02　　　　e　0.9

問 3　ある薬物を静注したときの全身クリアランスは800 mL/minであった. また, このときの未変化体の尿中回収率は25%であった. このときの肝クリアランス（mL/min）として最も近いものは次のどれか.

　　a　200　　　　b　300　　　　c　400　　　　d　500　　　　e　600

問 4　次の記述のうち正しいものはどれか.

1　非線形モデルの原因が代謝にある場合には, 血中濃度は投与量比よりも大きな比で増大する.

2　非線形モデルが成立するときには, 投与量を増大すると全身クリアランスは増大する.

3　非線形モデルが成立するときに, 異なる投与量による血中濃度の対数を時間に対してプロットした場合, 得られるグラフは投与量により上下する平行なグラフとなる.

4　血中濃度の対数を時間に対してプロットして得られるグラフが直線となるときに, 線形モデルが成立するといい, 曲線部があるときに非線形モデルが成立するという.

5　非線形モデルが成立する原因が固有クリアランスであるときには, タンパク結合の体内動態への影響は無視することができる.

問 5　体内動態が線形を示す薬物に関して次のデータを得た.

　　3 mgを急速静注したときの$AUC = 3$ μg・min/mL　　$AUMC = 150$ μg・min^2/mL

　　6 mgを経口投与したときの$AUC = 1$ μg・min/mL　　$AUMC = 110$ μg・min^2/mL

このときの吸収に要する平均時間として最も適切なものは次のどれか.

　　1　30分　　　　2　60分　　　　3　90分　　　　4　120分　　　　5　150分

問 6　問5のデータを示した薬物に関する問題. この薬物を経口投与時の吸収率として最も適切なものは次のどれか. ただし, 薬物は肝のみから代謝により消失し, 肝血流速度 ＝ 1.2 L/minとし, 薬物のタンパク結合は無視できるとする.

　　1　50%　　　　2　70%　　　　3　80%　　　　4　90%　　　　5　100%

解答と解説

問 1 1 − c　　2 − a

時間 (hr)	血中濃度 (ng/mL)	常用対数
0	25	1.39794
1	16	1.20412
2	10	1
5	2.6	0.41973

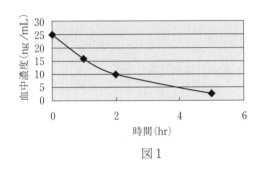
図1

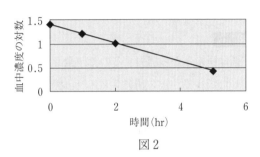
図2

血中濃度の対数を時間に対してプロットすれば図2のようになるので，消失が一次速度であることがわかる．勾配 = log(2.6/25)/5 = −0.1966

したがって，消失速度定数 = −2.303×勾配 = 0.453

分布容積 = 投与量/初濃度 = 1000000 ng/25 ng/mL = 40000 mL = 40 L

投与量と濃度の単位の違いに注意することが必要．

問 2 b

式 (25) よりこの薬物の消失半減期は3時間だから，消失速度定数 = 0.693/3 = 0.231

式 (18) より腎排泄速度定数 = 0.231×300/1000 = 0.0693/hr

問 3 e

この薬物は肝および腎により消失すると考えると，

肝クリアランス = 全身クリアランス×(1−未変化体尿中排泄率) =
　　　　　　　800×0.75 = 600 mL/min

問 4 1

1　正
2　消失過程が非線形ならば投与量が増大すれば，全身クリアランスは減少する．

290 第3章 生物薬剤学

3　非線形のときには，投与量に関してこのような規則的現象は起こらない．

4　線形2-コンパートメントモデルのときを考えれば，間違いであることに気づくはず．

5　式（62）を見れば，タンパク結合は固有クリアランスの線形非線形に関係なくクリアランスに影響することがわかる．

問 5　2

急速静注のとき：式（74）により，$MRT = 150/3 = 50\,\text{min}$

経口投与の時：同じく，$MRT = 110/1 = 110\,\text{min}$

式（75）により，吸収に要する平均時間 $= 110 - 50 = 60\,\text{min}$

問 6　5

薬は肝のみから消失するので，全身クリアランス ＝ 肝クリアランスとなる．

したがって，肝クリアランス ＝（静注時の投与量 $/AUC$）$= 1\,\text{L/min}$

肝クリアランス $= 1 = Q \times CL_{\text{int}}/(Q + CL_{\text{int}})$：$Q = 1.2\,\text{L/min}$ とすれば，$CL_{\text{int}} = 6\,\text{L/min}$

式（81）により，肝通過率（肝アベイラビリティ）$= 1.2/(1.2+6) = 0.1667$

この薬物の絶対的バイオアベイラビリティ ＝ 吸収率 × 肝通過率（0.1667）

$$= \frac{AUC_{\text{po}}/D_{\text{po}}}{AUC_{\text{iv}}/D_{\text{iv}}}$$

$$\left(= \frac{1/6}{3/3} = \frac{1}{6}\right)$$

したがって，吸収率 $= 0.1667 \times 6 \doteqdot 1$

吸収率は100％

3.6 薬物相互作用

複数の薬剤が併用されたときに生じる薬物相互作用のメカニズムとして，薬物の血中濃度が変化する薬物動態学的相互作用（図 3.6.1）と，血中濃度は変化せず薬理作用が変化する薬力学的相互作用がある．本稿では，各々の代表的なメカニズムと事例について解説する．

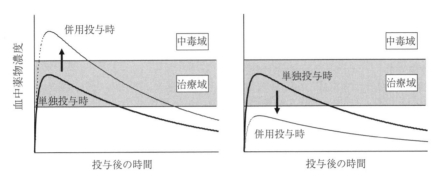

図 3.6.1　薬物動態学的相互作用による血中薬物濃度の変化

3.6.1　薬物動態学的相互作用

A　消化管吸収過程における薬物相互作用

i) 消化管 pH 変化による溶解性の低下

併用薬により消化管内の pH が変化することで薬物の溶解性が変動し，吸収が変動することがある．例えばイトラコナゾールは塩基性条件より酸性条件において溶解度が大きいため，H_2 受容体拮抗薬（ファモチジンなど）やプロトンポンプ阻害薬（オメプラゾールなど）の併用により胃酸分泌が抑制され胃内 pH が上昇すると，イトラコナゾールの溶解性が低下し，吸収が低下する．

ii) 胃内容排出速度の変化による吸収の促進または遅延

消化管運動に影響を及ぼす薬物は，胃内容排出速度を変化させるため，小腸上部からの薬物吸収を促進あるいは遅延させる．一例として，抗コリン作用を有するプロパンテリンは胃内容排出速度を低下させるため，アセトアミノフェンの吸収を遅延させる（図 3.6.2(a)）．一方，メトクロプラミドは消化管運動を亢進させるため，アセトアミノフェンの吸収速度を増大させる（図 3.6.2 (b)）．

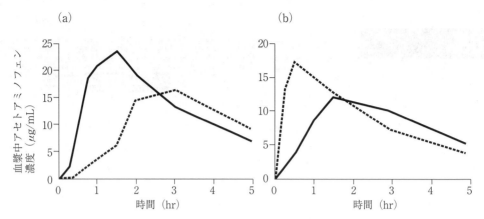

図3.6.2　アセトアミノフェンの吸収に及ぼすプロパンテリン（a）あるいはメトクロプラミド（b）の影響

実線：アセトアミノフェン（1.5 g）単独経口投与
点線：(a) プロパンテリン（30 mg）静脈内投与 15 分後にアセトアミノフェン（1.5 g）経口投与
　　　(b) メトクロプラミド（10 mg）静脈内投与と同時にアセトアミノフェン（1.5 g）経口投与
（Nimmo, J., et al. (1973) Br. Med. J. 1: 587-589）

iii）消化管内での吸着あるいはキレート形成による吸収低下

　陰イオン交換樹脂であるコレスチラミンやコレスチミドは，消化管内で胆汁酸やコレステロールと吸着し，それらの吸収阻害により血中のコレステロールを低下させるが，併用される酸性薬物（ワルファリン，フェノバルビタールなど）も吸着し，それらの吸収を阻害する．

　また，テトラサイクリン系抗生物質（テトラサイクリン，ミノサイクリンなど）やニューキノロン系抗菌薬（シプロフロキサシン，ノルフロキサシンなど）は，2価あるいは3価の金属イオン（Al^{3+}，Ca^{2+}，Fe^{2+}，Mg^{2+}など）と難溶性のキレートを形成するため，それら金属イオンを含む薬剤と併用すると，消化管からの吸収が阻害される．セフジニルも鉄剤と併用するとキレート形成により吸収が阻害されるが，これらの相互作用は両者が消化管内に同時に存在する場合に起きるため，両者の投与間隔を空けることで回避することができる（図3.6.3）．ビスホスホネート系薬物（エチドロン酸二ナトリウム，アレンドロン酸ナトリウムなど）も，金属イオンとキレートを形成し，吸収が阻害されることから，服用後少なくとも30分は金属イオン含有製剤や食事の摂取を避ける必要がある．

iv）消化管吸収に関与する薬物トランスポーターの阻害あるいは誘導

　小腸上皮細胞の管腔側膜に発現する P-糖タンパク質 P-glycoprotein（P-gp）や乳がん耐性タンパク質 breast cancer resistance protein（BCRP）は，薬物を管腔側に排出することで吸収を抑制する役割を担っていることから，それらが併用薬により阻害されると，薬物の吸収が増大する．例として，フェキソフェナジンはP-gpの基質であり，P-gp阻害作用を有するエリスロ

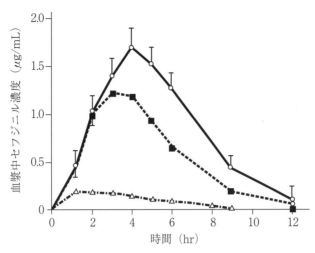

図 3.6.3 セフジニルの吸収に及ぼす鉄剤の影響
○：セフジニル（100 mg カプセルを 2 カプセル）単独投与
△：セフジニルと徐放性鉄剤（硫酸鉄 525 mg 錠を 2 錠）同時併用投与
■：セフジニル投与 3 時間後に鉄剤を投与
（Ueno, K., et al. (1993) Clin. Pharmacol. Ther. **54**: 473-475）

マイシンなどを併用すると血中濃度が上昇する．また，リファンピシンはP-gpの発現を誘導するため，ジゴキシンなどP-gpで輸送される薬物の管腔内への排出を促進し，吸収を低下させる．

一方，小腸上皮細胞の管腔側膜には薬物の吸収方向に働く有機アニオントランスポーター organic anion transporting polypeptide 2B1（OATP2B1）も発現し，グレープフルーツジュースなどの果汁を飲用するとOATP2B1が阻害されることから，その基質となるフェキソフェナジンなどの吸収が抑制される．

B 分布過程における薬物相互作用

i) 血中タンパク結合の阻害

血液中で同じタンパク質に結合する薬物同士を併用すると，結合の置換が生じ非結合形分率が上昇する結果，薬物の組織移行が増大し，薬効が増強したり副作用が発現する可能性がある．しかし，代謝・排泄により体内から消失するのも非結合形薬物であるため，定常状態における非結合形薬物濃度が血中タンパク結合の置換によって影響を受けることは少なく，このメカニズムによる薬物相互作用は臨床上問題となりにくいとされている．

ii) 組織移行に関与する薬物トランスポーターの阻害

血液脳関門において，P-gpは薬物を血管側へ排出する方向に働いており，これを阻害する薬物を併用すると，P-gpで輸送される薬物の中枢移行が増大する可能性がある．[11]Cで標識したベラパミル（P-gp基質）を健康成人に投与する臨床試験において，P-gp阻害作用を有するシ

クロスポリンの併用により，放射活性の脳／血漿比が上昇することがPET（positron emission tomography）により確認されている（図3.6.4）.

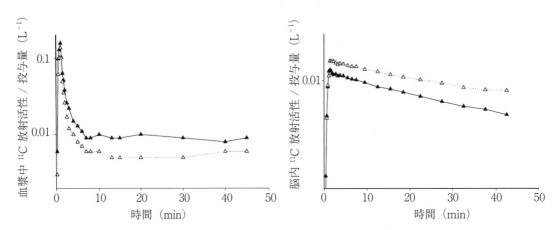

図3.6.4 ¹¹C-ベラパミルの血漿中および脳内濃度に及ぼすシクロスポリンの影響
シクロスポリン 2.5 mg/kg/h 投与前（▲）あるいは1時間定速静脈内投与後（△）に ¹¹C-ベラパミル 0.2 mCi/kg（< 0.12 μg/kg）を静脈内投与（シクロスポリン投与は継続）．脳内放射活性はPETにより測定.
(Sasongko, L. et al. (2005) Clin. Pharmacol. Ther. 77: 503-514)

また，肝細胞の血管側膜に発現するOATP1B1/1B3などの取り込みトランスポーターにより肝細胞内に移行した後，代謝あるいは胆汁排泄を受ける薬物は，取り込みトランスポーターの阻害により肝臓への分布が抑制され，体内からの消失が遅延する．例として，プラバスタチン，ピタバスタチン，ロスバスタチンなどは，OATP1B1によって肝細胞内に移行し，主に胆汁排泄により体内から消失するが，シクロスポリンの併用により，OATP1B1による肝取り込みとBCRPによる胆汁排泄が共に阻害され，血中濃度が大きく上昇する（図3.6.5）.

C 代謝過程における薬物相互作用

i）薬物代謝酵素の阻害

薬物代謝酵素が併用薬により阻害されると，基質となる薬物の体内からの消失が遅延し，血中濃度が上昇する．一例として，主にCYP1A2により代謝されるチザニジンの血中濃度は，CYP1A2阻害作用を有するフルボキサミンの併用により大きく上昇する（図3.6.6）ため，両者は併用禁忌である．同様に，イトラコナゾール，リトナビルなどはCYP3A4を強く阻害するため，トリアゾラム，シンバスタチンなどCYP3A4による代謝が主な消失経路である薬物と併用禁忌となっている．イトラコナゾール，ボリコナゾールなどのアゾール系抗真菌薬は，トリアゾール環の窒素原子がCYPの活性中心であるヘム鉄に配位することにより種々のCYP分子種を非選択的に阻害することから，多くの薬物と相互作用を引き起こす．

酵素阻害メカニズムとして，競合阻害や非競合阻害などの可逆的阻害の場合と比べて，阻害薬

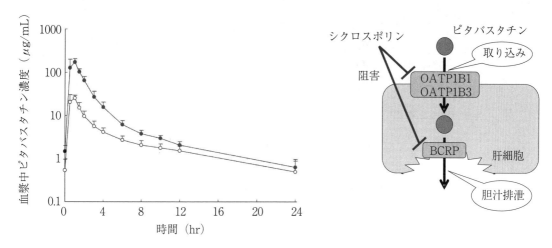

図 3.6.5 ピタバスタチンの血漿中濃度に及ぼすシクロスポリンの影響
○：ピタバスタチン 2 mg 経口投与
●：シクロスポリン 2 mg/kg 経口投与 1 時間後にピタバスタチン 2 mg 経口投与
(蓮沼ら (2003) 臨床医薬 **19**: 381-389)

の代謝物が酵素と共有結合する mechanism-based inhibition などの不可逆的な阻害の場合には，酵素が新たに生成するまで代謝活性が回復しないため，より重篤な副作用が生じやすい．マクロライド系抗生物質（エリスロマイシン，クラリスロマイシンなど）やグレープフルーツジュースの成分（フラノクマリン類）による CYP3A4 の阻害機構は mechanism-based inhibition であり，グレープフルーツジュースの飲用後，数日間は阻害効果が持続するため注意が必要である．グレープフルーツジュースの成分は，小腸粘膜の CYP3A4 を阻害するが，肝臓の CYP3A4 は阻害しないため，相互作用が問題となるのは薬物を経口投与する場合に限られる．

ii) 薬物代謝酵素の誘導

薬物代謝酵素の発現が併用薬により誘導されると，薬物の体内からの消失が促進され，血中濃度が低下する．代表例として，リファンピシンの反復投与により CYP2C9, CYP2C19, CYP3A4, グルクロン酸転移酵素などが誘導されるため，それらの基質となる薬物の血中濃度が低下し，作用の減弱が見られる（図 3.6.7）．リファンピシンは核内受容体 pregnane X receptor (PXR) への結合を介して，種々の代謝酵素だけでなく P-gp などのトランスポーターの発現も誘導するため，それらの基質となる多くの薬物と併用注意あるいは併用禁忌となっている．

薬物以外では，喫煙により CYP1A2 が誘導されるため，一般に喫煙者では非喫煙者と比べて CYP1A2 の基質であるテオフィリンの代謝が速く，有効濃度に達するために投与量を多くする必要がある．また，西洋オトギリ草（セントジョーンズワート）は，CYP3A4 や P-gp などを誘導することから，それらの基質となる薬物との併用により効果を減弱させる．

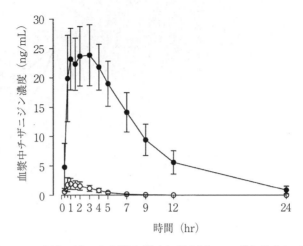

図 3.6.6 チザニジンの血漿中濃度に及ぼすフルボキサミンの影響
フルボキサミン 100 mg（●）あるいはプラセボ（○）を 1 日 1 回 4 日間経口投与後，チザニジン 4 mg 経口投与．
(Granfors, M. T., *et al.* (2004) *Clin. Pharmacol. Ther.* **75**: 331-341)

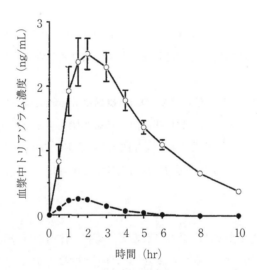

図 3.6.7 トリアゾラムの血漿中濃度に及ぼすリファンピシンの影響
リファンピシン 600 mg（●）あるいはプラセボ（○）を 1 日 1 回 5 日間経口投与後，トリアゾラム 0.5 mg 経口投与．
(Villika, K., *et al.* (1997) *Clin. Pharmacol. Ther.* **61**: 8-14)

D 排泄過程における薬物相互作用

i) 尿細管分泌の阻害

薬物の尿細管分泌には様々なトランスポーターが関与し，それらを介する薬物相互作用も数多く知られている．一例として，主に未変化体のまま尿中に排泄されるメトトレキサートは，尿細

管上皮細胞の血管側膜に発現する有機アニオントランスポーター〔organic anion transporter 1（OAT1），organic anion transporter 3（OAT3）〕により細胞内に取り込まれた後，尿細管腔中に分泌される．プロベネシドはOAT1，OAT3を阻害するため，両者の併用によりメトトレキサートの消失が遅延し，血中濃度が上昇する．

同様に，主に未変化体として尿中に排泄されるメトホルミンは，尿細管上皮細胞の血管側膜に発現する有機カチオントランスポーター〔organic cation transporter 2（OCT2）〕により細胞内に取り込まれた後，管腔側膜に発現するトランスポーター〔multidrug and toxin extrusion 1（MATE1），multidrug and toxin extrusion 2-K（MATE2-K）〕により尿細管腔中に分泌される．シメチジンは，OCT2に対する弱い阻害作用およびMATE1，MATE2-Kに対する強い阻害作用を有するため，メトホルミンの血中濃度を上昇させる（図3.6.8）．

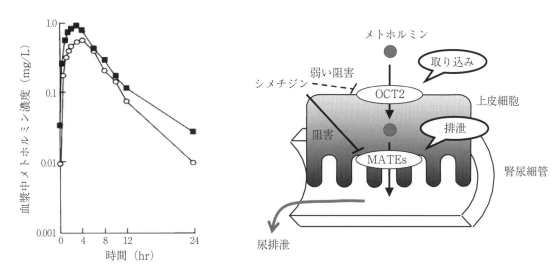

図3.6.8　メトホルミンの血漿中濃度に及ぼすシメチジンの影響
○：メトホルミン 250 mg 経口投与
■：シメチジン（400 mg，1日2回5日間）経口投与後にメトホルミン 250 mg 経口投与
(Somogyi, A. *et al.* (1987) *Br. J. Clin. Pharmacol.* **23**: 545-551)

また，尿細管上皮細胞の管腔側膜にはP-gpが発現し，例えばジゴキシンの血中濃度はキニジンの併用により上昇するが，これは小腸および腎臓におけるP-gpがともに阻害されることに起因すると考えられている．

ii）尿細管再吸収の阻害

尿細管での再吸収過程において生じる相互作用として，尿のpHの変化によるものがあげられる．消化管吸収と同様に，通常，イオン形の薬物は生体膜を通過しにくく，単純拡散により再吸収されるのは主に非イオン形（分子形）の薬物であるため，例えば併用薬により尿のpHが上昇すると弱酸性薬物の再吸収が抑制され，血中濃度が低下する．これを利用して，サリチル酸やフ

ェノバルビタールの中毒時には，炭酸水素ナトリウムの投与により尿をアルカリ化することで尿細管再吸収を抑制し，排泄を促進させる処置が行われる．

iii) 胆汁排泄の阻害

薬物の胆汁排泄にも種々のトランスポーターが関与し，それらを介する薬物相互作用が知られている．上述（図3.6.5）のHMG-CoA還元酵素阻害薬とシクロスポリンの相互作用などは，その例である．

3.6.2 薬力学的相互作用

薬力学的相互作用は，薬物の血中濃度あるいは作用部位における濃度には影響がなく，薬理効果や毒性が併用薬の影響を受け，変動するというものである．効果が増強される場合を協力作用，減弱される場合を拮抗作用と呼ぶ．また，2種類の薬物が同一の受容体に作用する場合のような直接的な相互作用と，一方の薬物が生理学的な変化を引き起こすことにより他方の薬物の作用に影響を及ぼす間接的な相互作用がある．

A 協力作用

類似した薬理効果あるいは毒性をもつ2種類の薬物が併用された場合，単独投与時と比較して，それらの作用が相加的あるいは相乗的に増強されることがある．例として，ベンゾジアゼピン系薬物（ジアゼパム，トリアゾラムなど）とアルコールを併用すると，中枢抑制作用が増強される．また，ニューキノロン系抗菌薬と非ステロイド性抗炎症薬（フルルビプロフェン，ロキソプロフェンなど）を併用すると，ニューキノロン系抗菌薬のGABA受容体拮抗作用が増強され，痙攣を誘発することがある．

B 拮抗作用

受容体における拮抗作用や互いに逆の作用を持つ薬物の併用により，薬理作用が減弱する場合がある．例として，ナロキソンはオピオイド受容体においてモルヒネなどと拮抗することにより呼吸抑制を改善させる．また，ワルファリンの抗凝固作用は，血液凝固因子の合成に必要なビタミンKを多く含む食品（納豆，クロレラ，青汁など）の併用により減弱する．

3.6 薬物相互作用

演習問題

問 1 次の薬物の組合せで起こり得る相互作用のうち，薬物 A の血中濃度が上昇するのはどれか．

	薬物 A	薬物 B
1	アセトアミノフェン	プロパンテリン
2	イトラコナゾール	ファモチジン
3	サリチル酸	炭酸水素ナトリウム
4	シプロフロキサシン	マグネシウム含有制酸剤
5	シンバスタチン	イトラコナゾール
6	トリアゾラム	リファンピシン
7	ノルフロキサシン	フルルビプロフェン
8	ピタバスタチン	シクロスポリン
9	メトホルミン	シメチジン
10	ワルファリン	コレスチラミン

問 2 医薬品と食品・嗜好品との相互作用に関して，正しい記述はどれか．

1 リセドロン酸ナトリウムを牛乳とともに服用すると，吸収が低下する．

2 フェロジピンをグレープフルーツジュースとともに服用すると，血中濃度が低下する．

3 シクロスポリンの血中濃度は，セントジョーンズワートの併用により低下する．

4 テオフィリンを服用している患者が禁煙すると，同じ投与量ではテオフィリンの血中濃度が低くなる．

5 ワルファリンとビタミン K 含有食品を併用すると，出血傾向が強くなる．

問 3 次の薬物相互作用メカニズムのうち，薬物の血中濃度が低下するのはどれか．

1 消化管吸収阻害

2 肝取り込み阻害

3 代謝酵素阻害

4 代謝酵素誘導

5 腎尿細管分泌阻害

6 腎尿細管再吸収阻害

7 胆汁排泄阻害

8 薬力学的相互作用

第3章 生物薬剤学

解答と解説

問 1 5, 8, 9

1 プロパンテリンの抗コリン作用により胃内容排出速度が低下するため，アセトアミノフェンの吸収が遅延する．

2 ファモチジンの胃酸分泌制作用による胃内pH上昇のため，イトラコナゾールの溶解性が低下し，吸収が低下する．

3 炭酸水素ナトリウムにより尿のpHが上昇するため，サリチル酸の分子形の割合が低下し，再吸収が抑制される．

4 マグネシウムイオンとキレートを形成することにより，シプロフロキサシンの吸収が低下する．

5 イトラコナゾールがCYP3A4を阻害することにより，シンバスタチンの代謝が阻害される．

6 リファンピシンがCYP3A4を誘導することにより，トリアゾラムの代謝が促進される．

7 フルルビプロフェンがノルフロキサシンのGABA受容体拮抗作用を増強することにより，痙攣が誘発される．

8 シクロスポリンがOATP1B1とBCRPを阻害することにより，ピタバスタチンの肝取り込みと胆汁排泄が阻害される．

9 シメチジンがMATE1, MATE2-Kを阻害することにより，メトホルミンの尿細管分泌が抑制される．

10 ワルファリンが消化管内でコレスチラミンに吸着することにより，吸収が低下する．

問 2 1, 3

1 リセドロン酸が牛乳中のカルシウムイオンとキレートを形成し，吸収が低下する．

2 グレープフルーツジュースの成分が小腸上皮細胞のCYP3A4を阻害するため，フェロジピンの初回通過代謝が阻害される．

3 セントジョーンズワートがCYP3A4およびP-gpを誘導するため，シクロスポリンの代謝・排泄が促進され，血中濃度が低下する．

4 喫煙患者ではCYP1A2の誘導によりテオフィリンの代謝が亢進しているため，禁煙すると酵素量が減少し，血中濃度が上昇する．

5 ワルファリンとビタミンKの拮抗作用により，ワルファリンの薬効が減弱する．

問 3 1, 4, 6

2, 3, 5, 7 は薬物の体内からの消失が遅延するため，血中濃度が上昇する．

8 は薬物の血中濃度は変わらない．

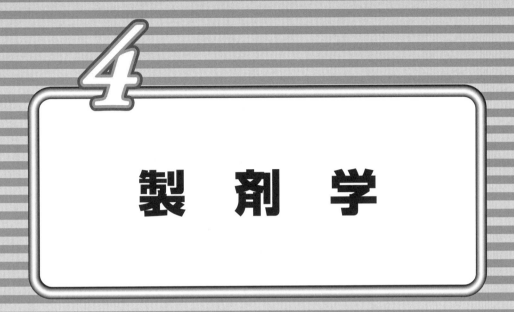

4 製剤学

4.1 製剤総論

4.1　製剤総論

医薬品の有効成分原末がそのまま患者に投与されることはなく，目的に適した形態に加工されてから使用される．製剤とは，くすりの最終形態の総称であり，薬効成分に賦形剤などを加えて使用目的に適した形に製したもの，またはそれを調製する工程のことをいう．製剤は，含有する薬物の有効性を最大限に発揮できるよう体内に運ばれるよう，また，保存安定性も保証されるよう設計する必要がある．そのために，様々なくすりの形（剤形）があり，第十七改正日本薬局方（日局 17）では，主に投与経路や適用部位別に分類されている．

4.1.1　製剤総則

日本薬局方製剤総則には，［A］製剤通則，［B］製剤包装通則，［C］製剤各条，［D］生薬関連製剤各条の 4 つの項目がある．製剤包装通則は，日局 17 から新たに設けられた項目である．

A　製剤通則

製剤通則は，11 項目からなり，製剤全般に適用される内容である．

1. 製剤通則は，製剤全般に共通する一般的な事項を記載する．
2. 剤形は，製剤各条において，主に投与経路及び適用部位別に分類し，更に製剤の形状，機能，特徴から細分類する．なお，主として生薬を原料とする製剤は，生薬関連製剤各条に記載する．

　　これらは，日局に収載されている剤形の分類体系を示したものである．
3. 製剤各条及び生薬関連製剤各条は，広く，一般に用いられている剤形を示したものであり，これら以外の剤形についても，必要に応じて，適切な剤形とすることができる．例えば，投与経路と製剤各条の剤形名などを組み合わせることにより，形状又は用途などに適した剤形名を使用することができる．

　　これは，日局に収載されている剤形名だけでなく，それ以外の剤形名の適宜使用を認めることを示したものである．
4. 製剤各条及び生薬関連製剤各条においては，剤形に応じた製剤特性を規定する．製剤特性は，適切な試験により確認する．

　　製剤各条では，剤形の製剤特性を規定しており，その特性は適切な試験（一般試験法に規定されているもの，されていないものが適切な試験を設定して行うものがある）するこ

とになっている.

5. 製剤には，薬効の発現時間の調節や副作用の低減を図る目的で，有効成分の放出速度を調節する機能を付与することができる．放出速度を調節した製剤は，適切な放出特性を有する．また，放出速度を調節した製剤に添付する文書及びその直接の容器又は直接の被包には，通例，付与した機能に対応した記載を行う．

　　これは，製剤への放出制御機能の付与とその表示について示したものである．放出制御機能には，長期間にわたり薬物を徐々に放出させる徐放機能，胃内で放出せず，十二指腸から下部で放出するようにした腸溶性機能，さらに一定時間後（例えば大腸まで到達してから）に放出する時限型放出機能などが用いられている．

6. 添加剤は，製剤に含まれる有効成分以外の物質で，有効成分及び製剤の有効性を高める，製剤化を容易にする，品質の安定化を図る，又は使用性を向上させるなどの目的で用いられる．製剤には，必要に応じて，適切な添加剤を加えることができる．ただし，用いる添加剤はその製剤の投与量において薬理作用を示さず，無害でなければならない．また，添加剤は有効成分の治療効果を妨げるものであってはならない．

　　これは，添加剤の機能や目的，用いる許容条件を示したものである．医薬品は，有効成分のみで製剤化されることはまれであり，適切な添加剤を加えられる．

7. 製剤の製造などに用いられる精製水は「精製水」及び「精製水（容器入り）」を示し，注射用水は「注射用水」及び「注射用水（容器入り）」を示す．

　　製剤に用いる植物油とは，医薬品各条に収載する植物性脂肪油中，通例，食用に供するものをいう．また，単にデンプンと記載するときは，別に規定するもののほか，医薬品各条に収載する各種デンプンのいずれを用いてもよい．

　　なお，vol%を規定したエタノールとは，エタノールをとり，精製水又は注射用水を加え，規定のvol%に調整したものである．

　　これは，製剤に用いられる水についての規定，および植物油，デンプンの種類，エタノールの濃度規定を示したものである．

8. 無菌製剤とは，無菌であることを検証した製剤である．無菌製剤の基本的な製造法には，最終滅菌法と無菌操作法がある．

　　最終滅菌法は，製剤を容器に充填した後，滅菌する方法をいう．本製造法では，滅菌後の微生物の死滅を定量的に測定又は推測し，通例，適切な滅菌指標体を用いるなどして，10^{-6}以下の無菌性保証水準を担保する条件において行う．

　　無菌操作法は，微生物の混入リスクを適切に管理する方法で，原料段階又はろ過滅菌後から，一連の無菌工程により製剤を製造する方法をいう．本製造法は，通例，あらかじめ使用するすべての器具及び材料を滅菌した後，環境微生物及び微粒子が適切に管理された清浄区域内において，適切な操作法を用いて一定の無菌性保証が得られる条件で行う．

　　これは，無菌製剤，その製造法，無菌性保証の水準について規定したものである．

4.1 製剤総論

9. 非無菌製剤であっても，微生物による汚染や増殖を避け，必要に応じて，微生物限度試験法又は生薬及び生薬を主たる原料とする製剤の微生物限度試験法を適用する．

無菌製剤は，無菌であることが保証されていなければならないが，それ以外の製剤においても微生物汚染を避けることが要求される．

10. 製剤均一性試験法のうちの含量均一性試験及び溶出試験法は，生薬又は生薬関連製剤を原料とする製剤中の生薬成分には適用されない．

これは，生薬又は生薬関連製剤には，含量均一性試験及び溶出試験法を適用しないことを示したものである．生薬又は生薬関連物質を原料とした製剤では，有効成分が単一成分ではなく，定量すべき物質が問題となるため，含量均一性試験及び溶出試験法は適用しないこととしている．

11. 製剤は，別に規定するもののほか，室温で保存する．製剤の品質に光が影響を与える場合，遮光して保存する．

これは，製剤の保存法について示したものである．

B 製剤包装通則

製剤包装通則は，3項目からなり，容器・包装の用語，定義，および規定の整備を行うために日局17において設けられ，製剤包装に求める基本的要件を収載している．

1. 製剤包装通則は，容器，被包などを用いた製剤包装の原則及び包装適格性に係る基本的な事項を示すものである．

2. 製剤包装の原則

製剤包装は，有効期間にわたって規定される製剤の品質規格を保証できるよう，その適格性を開発段階で十分に検討することが重要である．製剤特性に応じた包装適格性の検討の結果に基づき，最終製品の規格及び試験方法，工程内試験，並びに製剤包装に用いる資材の評価等，品質を適切に管理するための項目を設定する．項目の適切性は，製剤の安定性試験により最終的に確認される．

製剤包装の変更に際しては，上記の項目について検討を行う必要がある．

また，包装の予期せぬ変化が，製剤の品質に影響を及ぼしていないか確認するために，適切な試験を行う必要がある．

3. 包装適格性（Packaging suitability）

包装適格性には，製剤の保護（protection），製剤と包装の適合性（compatibility），包装に用いる資材の安全性（safety）及び投与時の付加的な機能（performance），の要素が含まれる．

包装は，その製剤特性に応じて，防湿性，遮光性，気体及び微生物に対するバリア機能，並びに輸送時等の衝撃に対する保護性能を持つ（保護）．

包装は，製剤と物理的，化学的な相互作用を起こさない形状，材料から構成される（適合性）.

包装は，その構成成分及び不純物の製剤への溶出量，移行量が安全性の見地から十分に低い材料から構成される（安全性）.

包装の性能には，単純に製剤を保護するだけではなく，患者の服用遵守の向上，使いやすさなどが含まれる．また，誤飲防止等の患者の安全性確保，医療従事者の安全性向上の機能などを付与することができる（機能）.

包装適格性は，一般試験法収載の試験法，製剤の剤形及び特性に応じた適切な手法等に基づき検討する．包装適格性の評価に使用された試験法等に基づき，品質を適切に管理するための項目を設定する.

注射剤の包装設計においては，注射用ガラス容器試験法，プラスチック製医薬品容器試験法，輸液用ゴム栓試験法，容器完全性試験，光安定性試験，製剤各条の記述などから適切なものを選択し，包装適格性を検討する．用いた包装適格性の手法に基づき，品質を適切に管理するための項目を設定する.

C 製剤各条

1. 製剤各条は，剤形の定義，製法，試験法，容器，包装及び貯法を示すものである.
2. 製剤各条における試験法に関する記述は基本的な要求事項であり，また，製法は一般的な製法を示したものである.
3. 分包品とは，一回使用量ずつ包装したものである.

1. 経口投与する製剤 Preparations for Oral Administration

経口投与する即放性製剤は，製剤からの有効成分の放出性を特に調節していない製剤で，通例，有効成分の溶解性に応じた溶出挙動を示す.

経口投与する放出調節製剤は，固有の製剤設計及び製法により放出性を目的に合わせて調節した製剤で，腸溶性製剤，徐放性製剤などが含まれる.

1.1 錠剤 Tablets

錠剤は，経口投与する一定の形状の固形の製剤である．本剤には，口腔内崩壊錠，チュアブル錠，発泡錠，分散錠 及び溶解錠 Soluble Tablets が含まれる.

1.2 カプセル剤 Capsules

経口投与する，カプセルに充填又はカプセル基剤で被包成形した製剤である．本剤には，硬カプセル剤及び軟カプセル剤がある.

1.3 顆粒剤 Granules

経口投与する粒状に造粒した製剤である．本剤には，発砲顆粒剤が含まれる.

1.4 散剤 Powders

4.1 製剤総論

経口投与する粉末状の製剤である.

1.5 経口液剤 Liquids and Solutions for Oral Administration

経口投与する,液状又は流動性のある粘稠なゲル状の製剤である.本剤には,エリキシル剤 Elixirs, 懸濁剤 Suspensions, 乳剤 Emulsions 及びリモナーデ剤 Lemonades 剤が含まれる.

1.6 シロップ剤 Syrups

経口投与する,糖類又は甘味剤を含む粘稠性のある液状又は固形の製剤である.本剤には,シロップ用剤 Preparations for Syrups が含まれる.

1.7 経口ゼリー剤 Jellies for Oral Administration

経口投与する,流動性のない成形したゲル状の製剤である.

2. 口腔内に適用する製剤 Preparations for Oro-mucosal Application

2.1 口腔用錠剤 Tablets for Oro-mucosal Application

口腔内に適用する一定の形状の固形の製剤である.本剤には,トローチ剤 Troches/Lozenges, 舌下錠 Sublingual Tablets, バッカル錠 Buccal Tablets, 付着錠 Mucoadhesive Tablets 及びガム剤 Medicated Chewing Gums が含まれる.

2.2 口腔用液剤 Liquid and Solution for Oro-mucosal Application

口腔内に適用する液状又は流動性のある粘稠なゲル状の製剤である.本剤には,含嗽剤 Preparations for Gargles が含まれる.

2.3 口腔用スプレー剤 Sprays for Oro-mucosal Application

口腔内に適用する,有効成分を霧状,粉末状,泡沫状又はペースト状で噴霧する製剤である.

2.4 口腔用半固形剤 Semi-solid Preparations for Oro-mucosal Application

口腔粘膜に適用する製剤であり,クリーム剤,ゲル剤又は軟膏剤がある.

3. 注射により投与する製剤 Preparations for Injection

3.1 注射剤 Injections

皮下,筋肉内又は血管などの体内組織・器官に直接投与する,通例,溶液,懸濁液若しくは乳濁液,又は用時溶解若しくは用時懸濁して用いる固形の無菌製剤である.本剤には,輸液剤 Parenteral Infusions, 埋め込み注射剤 Implants/Pellets 及び持続性注射剤 Prolonged Release Injections が含まれる.

4. 透析に用いる製剤 Preparations for Dialysis

4.1 透析用剤 Dialysis Agents

腹膜透析又は血液透析に用いる液状若しくは用時溶解する固形の製剤である.本剤には,腹膜透析用剤 Peritoneal Dialysis Agents 及び血液透析用剤 Hemodialysis Agents がある.

5. 気管支・肺に適用する製剤 Preparations for Inhalation

5.1 吸入剤 Inhalations

有効成分をエアゾールとして吸入し，気管支又は肺に適用する製剤である．本剤には，吸入粉末剤 Dry Powder Inhalers，吸入液剤 Inhalation Liquids and Solutions 及び吸入エアゾール剤 Metered-Dose Inhalers がある．

6. 目に適用する製剤 Preparations for Ophthalmic Application

6.1 点眼剤 Ophthalmic Liquids and Solutions

結膜囊などの眼組織に適用する，液状，又は用時溶解若しくは用時懸濁して用いる固形の無菌製剤である．

6.2 眼軟膏剤 Ophthalmic Ointments

結膜囊などの眼組織に適用する半固形の無菌製剤である．

7. 耳に適用する製剤 Preparations for Otic Application

7.1 点耳剤 Ear Preparations

外耳又は中耳に投与する，液状，半固形又は用時溶解若しくは用時懸濁して用いる固形の製剤である．

8. 鼻に適用する製剤 Preparations for Nasal Application

8.1 点鼻剤 Nasal Preparations

鼻腔又は鼻粘膜に投与する製剤である．本剤には，点鼻粉末剤 Nasal Dry Powder Inhalers 及び点鼻液剤 Nasal Liquids and Solutions がある．

9. 直腸に適用する製剤 Preparations for Rectal Application

9.1 坐剤 Suppositories for Rectal Application

直腸内に適用する，体温によって溶融するか，又は水に徐々に溶解若しくは分散することにより有効成分を放出する一定の形状の半固形の製剤である．

9.2 直腸用半固形剤 Semi-solid Preparations for Rectal Application

肛門周囲又は肛門内に適用する製剤であり，クリーム剤，ゲル剤又は軟膏剤がある．

9.3 注腸剤 Enemas for Rectal Application

肛門を通して適用する液状又は粘稠なゲル状の製剤である．

10. 腟に適用する製剤 Preparations for Vaginal Application

10.1 腟錠 Tablets for Vaginal Use

腟に適用する，水に徐々に溶解又は分散することにより有効成分を放出する一定の形状の固形

の製剤である.

10.2 腟用坐剤 Suppositories for Vaginal Use

腟に適用する，体温によって溶融するか，又は水に徐々に溶解又は分散することにより有効成分を放出する一定の形状の半固形の製剤である.

11. 皮膚などに適用する製剤 Preparations for Cutaneous Application

皮膚に適用する製剤には，皮膚を通して有効成分を全身循環血流に送達させることを目的とした経皮吸収型製剤も含まれる．経皮吸収型製剤からの有効成分の放出速度は，通例，適切に調節される.

11.1 外用固形剤 Solid Dosage Forms for Cutaneous Application

皮膚（頭皮を含む）又は爪に，塗布又は散布する固形の製剤である．本剤には外用散剤 Powders for Cutaneous Application が含まれる.

11.2 外用液剤 Liquids and Solutions for Cutaneous Application

皮膚（頭皮を含む）又は爪に塗布する液状の製剤である．本剤には，リニメント剤 Liniments 及びローション剤 Lotions が含まれる.

11.3 スプレー剤 Sprays for Cutaneous Application

有効成分を霧状，粉末状，泡沫状，又はペースト状などとして皮膚に噴霧する製剤である．本剤には，外用エアゾール剤 Aerozols for Cutaneous Application 及びポンプスプレー剤 Pump Sprays for Cutaneous Application がある.

11.4 軟膏剤 Ointments

皮膚に塗布する，有効成分を基剤に溶解又は分散させた半固形の製剤である．本剤には，油脂性軟膏剤及び水溶性軟膏剤がある.

11.5 クリーム剤 Creams

皮膚に塗布する，水中油型又は油中水型に乳化した半固形の製剤である．油中水型に乳化した親油性の製剤については油性クリーム剤と称することができる.

11.6 ゲル剤 Gels

皮膚に塗布するゲル状の製剤である．本剤には水性ゲル剤及び油性ゲル剤がある.

11.7 貼付剤 Patches

皮膚に貼付する製剤である．本剤にはテープ剤 Tapes/Plasters 及びパップ剤 Cataplasms/Gel Patches がある.

D 生薬関連製剤各条

生薬関連製剤 Preparations Related to Crude Drugs

主として生薬を原料とする製剤であり，エキス剤，丸剤，酒精剤，浸剤・煎剤，茶剤，チンキ剤，芳香水剤及び流エキス剤を含む.

310 第 4 章 製剤学

1. エキス剤 Extracts

　生薬の浸出液を濃縮して製したもので，通例，軟エキス剤，乾燥エキス剤の 2 種類がある.

2. 丸剤 Pills

　経口投与する球状の製剤である.

3. 酒精剤 Spirits

　通例，揮発性の有効成分をエタノール又はエタノールと水の混液に溶解して製した液状の製剤である.

4. 浸剤・煎剤 Infusions and Decoctions

　いずれも生薬を，通例，常水で浸出して製した液状の製剤である.

5. 茶剤 Teabags

　通例，生薬を粗末から粗切の大きさとし，一日量又は一回量を紙又は布の袋に充塡した製剤である.

6. チンキ剤 Tinctures

　通例，生薬をエタノール又はエタノールと精製水の混液で浸出して製した液状の製剤である.

7. 芳香水剤 Aromatic Waters

　精油又は揮発性物質を飽和させた，澄明な液状の製剤である.

8. 流エキス剤 Fluidextracts

　生薬の浸出液で，その 1 mL 中に生薬 1 g 中の可溶性成分を含むように製した液状の製剤である. ただし，成分含量に規定のあるものはその規定を優先する.

4.2 経口投与する製剤および口腔内に適用する製剤

4.2.1 経口投与する製剤

　経口投与は，もっとも汎用される薬物の投与経路である．経口投与された薬物は，消化管内を作用部位とする場合（例えば，消化管粘膜の保護，消化管内の殺菌や駆虫，食後の消化促進など）を除き，胃および小腸から吸収され，全身循環血へ移行し，全身的な作用を発揮する．薬物の吸収には，その前段階として製剤からの薬物の溶出が深く関与する．そのため，製剤からの放出性の意図的な調節の有無によって，即放性製剤（通例，有効成分の溶解性に応じた溶出挙動を示す）と放出制御製剤（固有の製剤設計や製法により放出性を目的に合わせて調節したもので，腸溶性製剤や徐放性製剤がある）の区別がなされている．

　第十七改正日本薬局方（日局17）には，錠剤，カプセル剤，顆粒剤，散剤，経口液剤，シロップ剤，経口ゼリー剤の7つの剤形が経口投与する製剤 preparations for oral administration として規定されている．そのうちのいくつかについては形状や機能などの観点から細分類がなされ，個々に剤形名が付されている（図4.2.1）.

4.2.1.1 錠剤

A　錠剤の特徴

　錠剤 tablets は，「経口投与する一定の形状の固形の製剤」である．錠剤は全剤形のなかで最も多く製造され，2014年現在，品目数ベースで約30%，生産額ベースで約49%の高い比率を占める．特徴として，1) 服用単位が個数で定められているので用量が正確である，2) 一定の大きさを有するため，携帯や服用の利便性が高い，3) 大量生産しやすく，経済性に優れている，4) 薬物自体に起因する好ましくない特性（苦み，物理的，化学的安定性など）に対し，製剤設計により改善の工夫がしやすい，などがあげられる．

　日局17では，経口投与する錠剤の小分類として，口腔内崩壊錠，チュアブル錠，発泡錠，分散錠，溶解錠の5種類が規定されている．

i) 口腔内崩壊錠

　口腔内崩壊錠 orally disintegrating tablets/orodispersible tablets は，「口腔内で速やかに溶解又は崩壊させて服用できる錠剤」である．日本では，1997年に消化器治療薬を含む口腔内崩

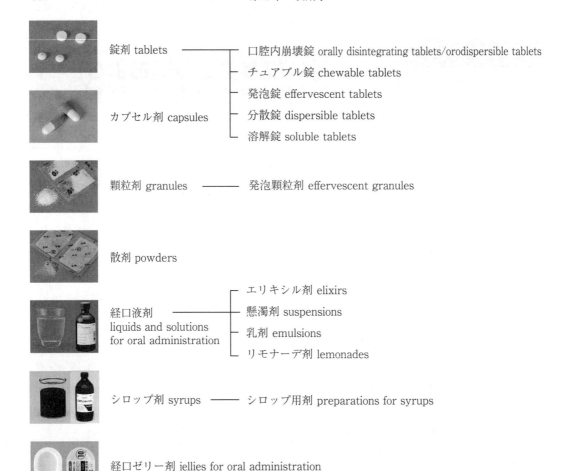

図 4.2.1　経口投与する製剤

壊錠が初めて上市され，それ以降，先発品，後発品を問わず，製品数は急速に増加している．英名の頭文字をとって OD 錠と呼称されることが多い．唾液あるいは少量の水で服用できるため，嚥下困難な患者，通勤時などのような緊急時，飲水が困難あるいは制限のある疾病時（嘔吐，水分制限など）に適した剤形とされる．口腔内で崩壊させることを特徴とすることから，その崩壊性は重要な品質特性であるが，比較的新しい剤形であるため，日局 17 では，"適切な崩壊性を有する"とされるに留まり，試験法は規定されていない．

ii）チュアブル錠

チュアブル錠 chewable tablets は，「咀嚼して服用する錠剤」である．口中で溶かすか，もしくはかみ砕いて服用する．一般に大型の錠剤が多く，服用方法を誤る（咀嚼せずに嚥下するなど）と窒息事故の恐れがある．そのため，日局 17 では，服用時の窒息を防止する形状とすると表記されている．

iii）発泡錠

発泡錠 effervescent tablets は,「水中で急速に発泡しながら溶解又は分散する錠剤」である．炭酸水素ナトリウムと有機酸（クエン酸，酒石酸など）を含み，わずかな水分の存在により二酸化炭素を発生させて錠剤を速やかに崩壊させるようにしてある．

iv）分散錠

分散錠 dispersible tablets は,「水に分散して服用する錠剤」である．適量の水が入ったコップあるいはシリンジ内へ分散錠を投入し，しばらく放置または軽く攪拌して分散させ，液状としてから服用する方法が多い．

v）溶解錠

溶解錠 soluble tablets は,「水に溶解して服用する錠剤」である．分散錠と類似しているが，適量の水に溶解させてから服用する．

錠剤の大きさは，有効成分の含有量と添加剤の必要量，服用および取り扱いのしやすさなどを総合的に考慮して決定される．経口投与を目的とする錠剤では，嚥下のしやすさと摘まみやすさの観点から，直径 7～8 mm のサイズのものが多い．最近は，小児において年齢に応じた用量調整がしやすい点から，ミニタブレットと呼ばれる直径 1～3 mm 程度の小型の錠剤の開発も進められている．

B 錠剤の製造方法

錠剤の製造方法（製錠法）は，有効成分を含む原料を臼杵から構成される打錠機によって圧縮成形する方法（打錠法）と，湿潤した原料を一定の形状の鋳型に入れ込んで製する方法（湿製法）に大別できる．今日，上市されている錠剤製品のほとんどは打錠法により製造されている．なお，最近は 3D プリンティング技術を基本とした新しい製錠法の研究開発も進められており，2015 年には，この技術で製造される錠剤が米国食品医薬品局（FDA）から初の認可を受けた．代表的な製錠法の分類を図 4.2.2～図 4.2.6 に示す．なお，錠剤の製造工程は多くの単位操作からなるが，造粒工程については顆粒剤の項，粉砕，分級，篩過，混合の各工程については散剤の項を参照されたい．

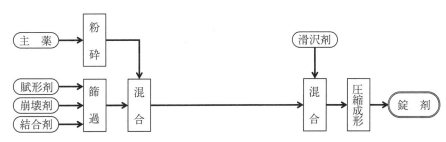

図 4.2.2　直接粉末圧縮法の製造工程

i）直接粉末圧縮法（直打法）

　有効成分と適切な添加剤（賦形剤，崩壊剤，結合剤など）を粉末の状態で混合して均質にした後，打錠機で圧縮成形する方法である（図4.2.2）．この方法は，水やその他の液体溶剤の使用を伴わないため，工程内で熱的乾燥操作も必要としない．したがって，水や熱に不安定な薬物に適している．また，他の方法に比べて工程数が少なく，経済的な利点を有する．一方，薬物の粉体物性や原料の流動性の影響を受けやすく，十分な硬度や（特に主薬含量の低い場合には）含量均一性の確保に難点がある場合もある．近年は，打錠技術の発達や新しい直打用添加剤の開発が進み，本法が採用される頻度は高くなってきている．

ii）半直接粉末圧縮法（セミ直打法）

　添加物のみをあらかじめ造粒して顆粒にし，これを有効成分と混合した後，打錠機で圧縮成形する方法である（図4.2.3）．半乾式顆粒圧縮法と称する場合もある．直打法の適用が困難な場合に用いられる．ただし，有効成分と添加剤顆粒の大きさや比重が異なると錠剤特性の不均一化を招くことがある．

iii）乾式顆粒圧縮法

　有効成分と添加物を適切な乾式造粒法で顆粒にし，それに滑沢剤を加えて，打錠機で圧縮成形する方法である（図4.2.4）．直打法と同様に，水分や熱に不安定な薬物に適している．薬物の物性により，直打法ではその流動性や圧縮性が不十分な場合に用いられることが多い．乾式で顆粒を製するための造粒方法としては，スラッグ打錠法やローラー圧縮成形法がある．

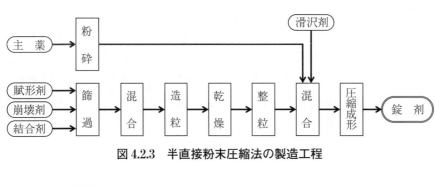

図4.2.3　半直接粉末圧縮法の製造工程

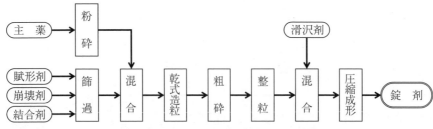

図4.2.4　乾式顆粒圧縮法の製造工程

iv）湿式顆粒圧縮法

　有効成分と添加物を適切な湿式造粒法で顆粒にし，それに滑沢剤を加えて，打錠機で圧縮成形する方法である（図4.2.5）．この製錠法で得られる錠剤は，その重要な品質である有効成分の含量均一性，機械的強度（硬度），崩壊性などに優れている．一方，工程数が多く，乾燥のためのエネルギーも必要とするため，生産コストがかさみやすい．また，熱や水分で分解しやすい薬物には適用しにくい．

v）湿製法

　有効成分と添加剤を溶媒で湿潤させた混合物を一定の型に流し込む，あるいは打ち抜きした後，（通気または凍結）乾燥させて製する方法である（図4.2.6）．湿潤粉体専用の打錠機も開発されている．強い圧密を伴わないため，空隙率が高く（錠剤内部に空洞を多くもつ），崩壊性や溶解性に優れた錠剤が得られる．口腔内崩壊錠の製造方法の1つである．

　錠剤は，製法に由来する形状や形態の面から図4.2.7に示すような分類がある．

① 素錠 uncoated tablets：有効成分とその他の原料（添加剤）からなる粉末・顆粒を圧縮成形，あるいは練合物を成形・乾燥して調製したものであり，裸錠と呼ぶこともある．

② 糖衣錠 sugar-coated tablets：素錠の表面に白糖などの糖類または糖アルコールを含むコーティング剤で剤皮を施したものである．糖衣錠の代表的な構造は，内から外の順で防水層，下掛け層，中掛け層（着色掛け），仕上げ層，つや出し層からなる．有効成分の苦みやにおいを矯正できるため服用しやすい．また，糖衣は防湿性や酸素遮断性をもつため有効成分の変質を防止できるほか，なめらかでつやのある外観となるので審美性もよい．

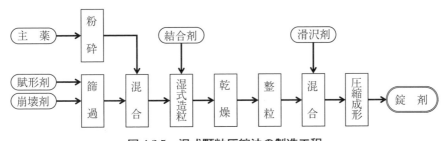

図4.2.5　湿式顆粒圧縮法の製造工程

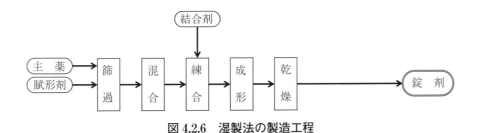

図4.2.6　湿製法の製造工程

③ フィルムコーティング錠 film-coated tablets：素錠の表面に水などに溶解または分散させた高分子化合物を噴霧して薄く剤皮を施したものである．用いる高分子の溶解特性によって，水溶性，腸溶性，徐放性のフィルムをそれぞれ形成させることができる．水溶性フィルムは，矯味や矯臭，酸素遮断や防湿，素錠表面の摩損による粉化の防止，光沢性や彩色による識別性の付与などの目的で用いられる．腸溶性フィルムは，胃内の酸性下では溶解せず，小腸の中性 pH 付近で溶解するため，有効成分の胃内での消化酵素による分解や胃粘膜への刺激を抑制するなどの機能をもつ．徐放性フィルムは，水に不溶性の高分子が多く用いられ，錠剤からの有効成分の放出速度を調節することができる．

④ 有核錠 tablet-within-tablets：錠剤の内部に，別の有効成分あるいは特性を有した錠剤（核錠）を含む構造に製したものである．接触によって分解するような成分を分離したり，核錠とその周囲部（外層部）からの有効成分の放出速度をそれぞれ変えることができる．

⑤ 多層錠 multiple-layered tablets：2層あるいは3層の積み重ね構造をもたせたものであり，用途は有核錠と同じである．有核錠や多層錠の製造には，特殊な打錠機が用いられる．

C 錠剤に適用される製剤試験

錠剤は，別に規定するもののほか，溶出試験法または崩壊試験法に適合しなければならない．ただし，発泡錠のうち有効成分を溶解させるタイプのもの，および溶解錠には適用しない．また，別に規定するもののほか，製剤均一性試験法にも適合しなければならない．

その他，日局の試験ではないが，錠剤の品質を確保する上で重要な特性値として，硬度や摩損度の試験が工程管理において実施される．

硬度は，錠剤の機械的強度に相当し，通例，錠剤を直径方向に加圧して破断したときの応力とされる．一般的には，40 N 程度の硬度があれば調剤操作時や服用時の PTP 包装からの取り出しなど実用上の取り扱いに耐えうるとされる．

摩損度は，錠剤に一定の衝撃を与えた際の表面の削れや欠けによる錠剤質量の減少割合を評価

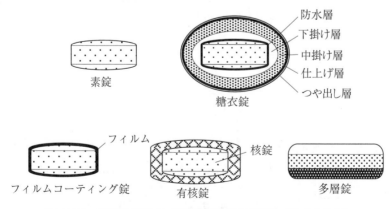

図 4.2.7　錠剤の製法に由来する形状や形態に基づく分類

するものであり，専用の試験器が市販されている．摩損度が大きい錠剤は，輸送中の衝撃などによって容器内で粉化を生じ，服用量の正確性を確保できなくなる恐れがある．また，次工程でコーティングを行う場合に，装置内での転動によって錠剤から生じる粉末がコーティング層に取り込まれて被膜の性能を損なうことがある．実用的には，摩損度が1%以下であれば良好とされる．

D 錠剤の保存容器

錠剤に用いる容器は，通例，密閉容器とする．製剤の品質に湿気が影響する場合には，防湿性の容器を用いるか，または防湿性の包装を施す．医療用医薬品では，服薬量過誤の防止や調剤現場での計数の利便性の面から，錠剤を1個ずつ保存できるSP包装やPTP包装が用いられることが多い．一般用医薬品では，バラ錠を瓶に充填したものも比較的多く見受けられる．

4.2.1.2 カプセル剤

A カプセル剤の特徴

カプセル剤 capsules は，「経口投与する，カプセルに充填又はカプセル基剤で被包成形した製剤」である．ゼラチンを用いたカプセル剤の原型は1800年代にフランスで発明された．日本においては，錠剤に次いで生産額が大きい剤形である．粉末や顆粒などの固形物のほか，溶液または懸濁状の液体，ゲル状などの半固形物などをカプセル内に充填できる．

錠剤に比べて，カプセル剤は製造に際して強い圧縮が不要であり，工程数も少なく，液状のものでも製剤化できるほか，崩壊は比較的速やかであり，不快な味やにおいをマスキングできるなどの特徴を有している．

カプセル剤には，日局17に記載されているように，硬カプセル剤 hard capsules と軟カプセル剤 soft capsules の2種がある．通例，硬カプセル剤には固体状成分，軟カプセル剤には液状成分が充填されるが，近年では硬カプセル剤に液状成分を充填する技術の開発も進んでいる．

カプセルの剤皮（基剤）の主原料は，従来，硬カプセル，軟カプセルともにゼラチンが主流であったが，現在は，ヒプロメロース，プルラン，PVAコポリマーなどの基剤も製造されている．こうした非ゼラチンの基剤は，ゼラチンカプセルの欠点である，低水分状態での被膜強度の低下や，内容物成分との化学反応（ゼラチンとの架橋反応）による溶解性の低下などを生じない点に特徴がある．

B カプセル剤の製造方法

硬カプセル剤と軟カプセル剤は製造方法が異なる．カプセルには，必要に応じてその表面へコーティングなどを施し，腸溶性または徐放性を付与することができる．カプセル剤の製造工程の例を図4.2.8に示す．

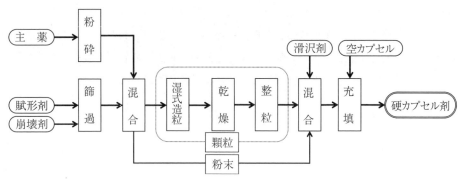

図 4.2.8 硬カプセル剤の製造工程

i) 硬カプセル剤

硬カプセルは，キャップとボディ部および充塡物から構成されるが，キャップとボディを一対とした充塡物を含まない空カプセルは別途製造される．この空カプセルのボディ部へカプセル充塡装置によって粉末，顆粒などを充塡したのち，キャップを結合（嵌合）する．

硬カプセルへの充塡の方式は複数あり，充塡物の特性に応じて使い分ける．粉末などの充塡方法としては，計量升で一定量を量り取る方式（Disk 式），スクリュー状の供給装置で充塡物をカプセルボディへ流し込む方式（Auger 式），粉末層から一定量を圧縮プランジャーによってカプセルボディ内へ強制充塡する方式（Compress 式）などが代表的である．多くの場合，充塡物の漏れ出しなどを防ぐ目的で，キャップとボディの接合部へのシーリングや，突起と溝の凹凸によるロック機構が施されている．

硬カプセル剤の大きさは，大きいものから順に 000，00，0，1，2，3，4，5 号の 8 種類が基本で，おおよその内容積はそれぞれ 1.37，0.95，0.68，0.47，0.37，0.27，0.20，0.13 mL である．国内では服用性の観点から 3 号または 4 号が好まれる傾向にあり，0 号以上が適用されることはまれである．

ii) 軟カプセル剤

軟カプセル剤は，予め調製した充塡物を適切なカプセル基剤で連続的に包み込み成形する方法で製造される．被包成形の方法として，ロータリーダイ法と滴下法がある．

ロータリーダイ法では，一対の円筒状の金型を用いて 2 枚のシート状のゼラチンなどを貼り合

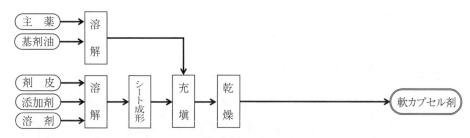

図 4.2.9 軟カプセル剤の製造工程（ロータリーダイ法）

4.2 経口投与する製剤および口腔内に適用する製剤　　*319*

わせて充塡物を包み込んだのち，打ち抜いてカプセルの形状に成形される．この一連の作業は連続的に行われる（図4.2.9）．

滴下法では，同心の二重ノズルを用いて，中心側に充塡物，その外側に加温したカプセル基剤液を油性の冷却液中へ滴下して，界面張力によって充塡物をカプセル基剤で包み込み方法である．この方法で得られるカプセルは継ぎ目をもたないため，シームレスカプセルとも呼称される．また，球形で，粒子径が数百 μm 程度でよく揃った小さなカプセルを製造できる特徴をもつ．

C　カプセル剤に適用される製剤試験

カプセル剤は，別に規定するもののほか，溶出試験法または崩壊試験法に適合しなければならない．ただし，有効成分を油に溶解させた軟カプセル剤では，溶出試験法の適用が困難なことがあり，崩壊試験法で対応することも多い．また，別に規定するもののほか，製剤均一性試験法にも適合しなければならない．

D　カプセル剤の保存容器

カプセル剤に用いる容器は，通例，密閉容器とする．製剤の品質に湿気が影響する場合には，防湿性の容器を用いるか，または防湿性の包装を施す．特にゼラチン基剤を用いたカプセルは，空気中の湿度が高いと軟化したり，カビが繁殖したりすることがあるので，湿気を避けて保存しなければならない．

4.2.1.3　顆粒剤

A　顆粒剤の特徴

顆粒剤 granules は，「経口投与する粒状に造粒した製剤」である．顆粒剤に類似した剤形に散剤があるが，顆粒剤は粉末状の原料が造粒されて粒状になっている点が異なる．造粒することの主な利点は，有効成分自体の性質や製剤としての特性を変更できることにある．例えば，造粒を行うことは，溶解性が悪い場合にはぬれ性を高めたり，流動性が悪かったり飛散しやすい場合には粒子径を大きくすることにつながるので，それらの改善が可能になる．

日局 17 では，製剤の粒度の試験法を行うとき，18 号（850 μm）ふるいを全量通過し，30 号（500 μm）ふるいに残留するものが全量の 10% 以下のものは細粒剤，また，顆粒剤のうち，微粒状に造粒したもの（18 号（850 μm）ふるいを全量通過し，30 号（500 μm）ふるいに残留するものは全量の 5% 以下のもの）は散剤と称することができるとしている．

顆粒剤には，発泡顆粒剤 effervescent granules が含まれる．発泡錠と同様の原理で，水中で急速に発泡しながら溶解または分散する．

B 顆粒剤の製造方法

顆粒剤の製法は，通例，図4.2.10に示す3つの方法が代表的である．

方法1では，粉末状の有効成分に適切な添加剤を加えて混和して均質にしたのち，適切な方法により粒状にする．方法2では，あらかじめ粒状に製した有効成分に適切な添加剤を加えて混和して均質とする．方法3では，方法2で得られたものを適切な方法により粒状とする．錠剤やカプセル剤の中間体として用いられる顆粒も，方法1〜3のうちのいずれかとほぼ同一の方法で製造されることが多い．

粒状に製する方法として，造粒操作が用いられる．造粒法は粒子径の増減に着目した分類とし

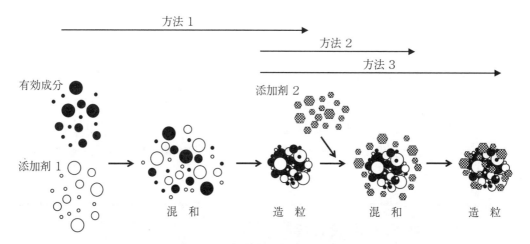

図4.2.10　顆粒剤の代表的な製法

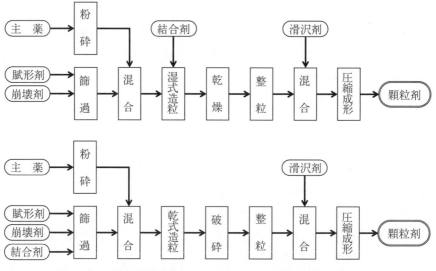

図4.2.11　顆粒剤の製造工程（上段：湿式法，下段：乾式法）

て，原料粉末の粒子サイズを適切な方法で徐々に増大させる方法（size enlargement，build-up 法とも呼ばれる）と，原料粉末をいったん大きな塊状の成形物としてから砕いて粒子サイズを整える方法（size reduction，break-down 法とも呼ばれる）がある．また，造粒操作時に水などの液体媒体を利用するか否かによる分類として，湿式法と乾式法がある．一般に，湿式法は build-up，乾式法は break-down の原理に基づく．図 4.2.11 に顆粒剤の代表的な製造工程のフローを示す．顆粒剤の形状は，造粒方法と装置の様式によって異なり，湿式法では円柱や球，乾式法では角張った不定形となることが多い．

C 顆粒剤に適用される製剤試験

顆粒剤は，別に規定するもののほか，溶出試験法または崩壊試験法に適合しなければならない．ただし，発泡顆粒剤のうち溶解させるものにはいずれの試験法も適用しない．また，顆粒剤中で規定されている細粒剤，散剤には，崩壊試験法を適用しない．

1 回服用量ずつ包装されたもの（分包品）については，別に規定するもののほか，製剤均一性試験法に適合しなければならない．

D 顆粒剤の保存容器

顆粒剤に用いる容器は，通例，密閉容器とする．製剤の品質に湿気が影響する場合には，防湿性の容器を用いるか，または防湿性の包装を施す．

4.2.1.4 散剤

A 散剤の特徴

散剤 powders は，「経口投与する粉末状の製剤」である．顆粒剤と類似しており，製造技術も重複が多くみられるが，散剤は造粒を施さない点が顆粒剤とは異なる．固形製剤のうちでは最もシンプルな剤形である．散剤の特徴としては，錠剤やカプセル剤に比べて，服用量を細かく調節できる，製造方法が簡便で経済的である，有効成分の速やかな溶解と吸収が期待できる，（特に幼児では）粉末状で服薬しやすいなどがあげられる．一方，飛散や発塵しやすい，かさが高く携帯に不便などの取り扱いにくさがあり，有効成分に由来する苦み，難溶解性，吸湿性など好ましくない特性が現れやすい剤形でもある．

B 散剤の製造方法

散剤は，有効成分に賦形剤またはそのほかの添加剤を加え，均質になるように混和して製造される．図 4.2.12 に示すように，散剤の製造には，有効成分や添加剤を対象として，粉砕，篩過・分級，混合の工程が深く関係する．

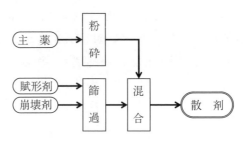

図 4.2.12　散剤の製造工程

　粉砕は，有効成分の粒子径を小さくして添加剤との混合性を高め，また比表面積を増大させて溶解性を良好にするなどの目的で行われる．

　篩過は，原料粉末などをふるいにかけて，ふるい目を通す操作である．凝集して塊状になっている粉末をほぐしたり，異物を取り除く目的で行われる．分級は，ふるいなどを用いて原料粉末や中間製品を異なる粒度（粒子径分布）の粒子群に分ける操作である．粒度のバラツキは種々のトラブルを招いたり，最終製品の品質の均一性を損ねたりすることがあるため，製剤工程における粒度の管理は不可欠であり，分級操作は主にその目的で行われる．顆粒剤などの造粒後の分級は整粒または調粒と称されることもある．

　混合は，主に固体の状態にある2種類以上の材料を乾いた状態で混ぜ合わせて，組成に関して均質な状態を得る操作である．なお，混和は「よく混合する」こと，混練は「粉体に液体を加えて粒子の周りに纏わせながら分散させる」ことをいう．混合操作は，製剤中の有効成分の含量分布の均一性に大きく影響するため，製剤全般に共通して極めて重要な操作である．混合に関係する因子としては，粉体物性，混合装置，操作条件などがあり，適切な混合状態を得るためにはそれらの因子をどのように改善すればよいかを理解しておくことが重要である．特に粉体物性については，一般に，粒子径，粒子形状，密度などに関して，成分粒子間に著しい差異がある場合には，混合性が悪くなり，分離や偏析を生じやすい．

C　散剤に適用される製剤試験

　散剤は，別に規定するもののほか，溶出試験法に適合しなければならない．また，1回服用量ずつ包装されたもの（分包品）については，別に規定するもののほか，製剤均一性試験法に適合しなければならない．

D　散剤の保存容器

　散剤に用いる容器は，通例，密閉容器とする．製剤の品質に湿気が影響する場合には，防湿性の容器を用いるか，または防湿性の包装を施す．

4.2.1.5 経口液剤

A 経口液剤の特徴

経口液剤 liquids and solutions for oral administration は,「経口投与する,液状又は流動性のある粘稠なゲル状の製剤」である.液体の様態であるので服用性に優れており,錠剤やカプセル剤のような固形物を嚥下しにくい患者,高齢者,幼児に適した剤形である.また,製剤中に固体成分を含むものを除き,服用後の消化管内での崩壊または溶解の過程を必要としないため,有効成分の体内への吸収性の変動が少ない.一方,開封後は微生物により汚染されやすいリスクがある.また,有効成分によっては,他の薬剤と配合すると沈殿を生じたりするなどの安定性に問題が生じやすいなどの欠点がある.変質しやすいものは,用時調製する.

経口液剤には,エリキシル剤,懸濁剤,乳剤,リモナーデ剤が含まれる.

i）エリキシル剤

エリキシル剤 elixirs は,「甘味及び芳香のあるエタノールを含む澄明な液状の経口液剤」である.1800 年代末期にアメリカで考案された経口液剤で,甘みと芳香があり,不快感なく服用しやすい.通常の水剤では苦みが生じたり,味の悪い有効成分に適用されることが多い.日局 17 には収載品目はないが,欧米では各国薬局方に収載され,広く汎用されている.

ii）懸濁剤

懸濁剤 suspensions は,「有効成分を微細均質に懸濁した経口液剤」である.液体中に固体粒子が分散した形態からなる.通常,有効成分が固体粒子状で存在しているため,化学的な安定性は保たれやすい.静置時には懸濁粒子が沈降するため,振とうなどにより再分散して元の均一な状態となるように処方設計の工夫が施される.

iii） 乳剤

乳剤 emulsions は,「有効成分を微細均質に乳化した経口液剤」である.液体中にそれとは混和しない液体が小滴状で分散した形態からなる.通常,水相と油相の組合せからなり,液状の有効成分のほか,固体の有効成分を水相または油相に溶解させたものもある.小滴の凝集や合一を防止するために,乳剤には,通常,乳化剤（界面活性剤など）が配合される.

iv）リモナーデ剤

リモナーデ剤 lemonades は,「甘味及び酸味のある澄明な液状の経口液剤」である.その名称はレモンの果汁に砂糖水を加えた清涼飲料水（レモネード）に由来する.有熱患者の止渇や健胃効果をもつ.日局 17 には,塩酸リモナーデが収載されている.

B 経口液剤の製造方法

経口液剤は,通例,有効成分に添加剤および精製水を加え,混和して均質に溶解,または乳化

もしくは懸濁し，必要に応じてろ過する工程を経て製造される．変質しやすいものは，用時調製する．リモナーデ剤や懸濁用顆粒剤などが該当する．

C　経口液剤に適用される製剤試験

1回服用量ずつ包装されたもの（分包品）については，別に規定するもののほか，製剤均一性試験法に適合しなければならない．

懸濁剤は，別に規定するもののほか，溶出試験法に適合しなければならない．

D　経口液剤の保存容器

経口液剤に用いる容器は，通例，気密容器とする．製剤の品質に水分の蒸散が影響を与える場合は，低水蒸気透過性の容器を用いるか，または低水蒸気透過性の包装を施す．

4.2.1.6　シロップ剤

A　シロップ剤の特徴

シロップ剤 syrups は，「経口投与する，糖類又は甘味剤を含む粘稠性のある液状又は固形の製剤」である．糖類の甘味作用と粘稠性によって有効成分の苦味や不味を隠蔽できるため，高齢者や幼児にも服用しやすい剤形として古くから繁用されてきた．特に，味の悪い抗生物質や抗ヒスタミン薬を小児に投与するときの剤形として多用される．

シロップ剤には，シロップ用剤が含まれる．

i）シロップ用剤

シロップ用剤 preparations for syrups は，「水を加えるとき，シロップ剤となる顆粒状又は粉末状の製剤」である．ドライシロップ剤とも称され，液状の剤形にすると有効成分の効力の低下や再分散性が劣化するような場合に適している．

B　シロップ剤の製造方法

シロップ剤は，通例，白糖，その他の糖類もしくは甘味剤の溶液または単シロップに有効成分を加えて，溶解，混和，懸濁または乳化し，必要に応じて混液を煮沸した後，熱時ろ過する工程を経て製造される．

シロップ用剤は，通例，糖類または甘味剤を用いて，顆粒剤または散剤の製法に準じて製造される．

C　シロップ剤に適用される製剤試験

1回服用量ずつ包装されたもの（分包品）については，別に規定するもののほか，製剤均一性

試験法に適合しなければならない．また，懸濁したものは，別に規定するもののほか，溶出試験法に適合しなければならない．

シロップ用剤は，用時溶解して用いるもの以外は，溶出試験法または崩壊試験法に適合しなければならない．ただし，製剤の粒度の試験法で 30 号（500 μm）ふるいに残留するものが 10% 以下のものには崩壊試験法を適用しない．

$\boxed{\text{D}}$　シロップ剤の保存容器

シロップ剤およびシロップ用剤に用いる容器は，通例，それぞれ気密容器および密閉容器とする．いずれの剤形とも，製剤の品質に水分の蒸散または湿気が影響を与える場合は，低水蒸気透過性または防湿性の容器を用いるか，低水蒸気透過性または防湿性の包装を施す．なお，ドライシロップは一般に吸湿性であり，保管に注意が必要である．

4.2.1.7　経口ゼリー剤

$\boxed{\text{A}}$　経口ゼリー剤の特徴

経口ゼリー剤 jellies for oral administration は，「経口投与する，流動性のない成形したゲル状の製剤」である．服用に際して水を必要とせず，嚥下しやすい硬さを有するため，嚥下障害や水分摂取の制限を受けている患者に適しており，服薬コンプライアンスを高める剤形として注目されている．近年は，容器・包装の工夫により携帯性にも優れたものが多い．ゼリーの硬さは服用性に関係する一方で，窒息事故の懸念もあるため，適切な硬さを有する処方の製剤設計が望ましい．

$\boxed{\text{B}}$　経口ゼリー剤の製造方法

経口ゼリー剤は，通例，有効成分に添加剤および高分子ゲル基剤を加えて混和し，適切な方法でゲル化させて一定の形状に成形する工程を経て製造される．

$\boxed{\text{C}}$　経口ゼリー剤に適用される製剤試験

経口ゼリー剤は，別に規定するもののほか，製剤均一性試験法ならびに溶出試験法に適合しなければならない．また，適切な崩壊性を有することが必要であるが，特定の試験法は規定されていない．

$\boxed{\text{D}}$　経口ゼリー剤の保存容器

経口ゼリー剤に用いる容器は，通例，気密容器とする．カップ型あるいはスティック型の形態のプラスチック製容器やアルミ製容器に充塡されたものが多い．製剤の品質に水分の蒸散が影響

を与える場合は，低水蒸気透過性の容器を用いるか，または低水蒸気透過性の包装を施す．

4.2.1.8 経口フィルム剤

A 経口フィルム剤の特徴

経口フィルム剤 films for oral administration は，「経口投与するフィルム状の製剤」である．

i）口腔内崩壊フィルム剤

口腔内崩壊フィルム剤 orally disintegrating films は，「口腔内で速やかに溶解又は崩壊させて服用する経口フィルム剤」である．携帯に便利であり，服用に際して水を必要とせず，嚥下困難な方も服用可能である．

B 経口フィルム剤の製造方法

経口フィルム剤は，通例，有効成分と水溶性高分子および添加剤を含む溶液を展延し乾燥する又は混合物を融解成形して製造される．適切な方法により，組成の異なる添加剤を層状に積み重ねることができる．

C 経口フィルム剤に適用される製剤試験

経口フィルム剤は，別に規定されるもののほか，製剤均一性試験法ならびに溶出試験法に適合しなくてはならない．また，適切な崩壊性を有する．

D 経口フィルム剤の保存容器

経口フィルム剤に用いる容器は，通例，密閉容器とする．製品の品質に湿気が影響を与える場合は，防湿性の容器を用いるか，又は防湿性の包装を施す．

4.2.2 口腔内に適用する製剤

日局17には，口腔用錠剤，口腔用液剤，口腔用スプレー剤，口腔用半固形剤の4つの剤形が口腔内に適用する製剤 preparations for oro-mucosal application として規定されている（図4.2.13）．また，口腔用錠剤には5つの剤形，口腔用液剤には1つの剤形の細分類がなされている．口腔内に適用する製剤には，口腔内に適用後，口腔粘膜を介して有効成分を吸収させて全身作用を期待するものと，付着，塗布，噴霧，緩徐な溶解などによって有効成分を口腔内や咽頭などの患部へ局所作用させるものがある．口腔内は，唾液により湿潤し，可動部位が多く，咀嚼による粘膜面の自浄作用もあり，このような特殊な環境に対応した製剤にする必要がある．

4.2.2.1 口腔用錠剤

A 口腔用錠剤の特徴

口腔用錠剤 tablets for oro-mucosal application は,「口腔内に適用する一定の形状の固形の製剤」である.口腔用錠剤には,トローチ剤,舌下錠,バッカル錠,付着錠,ガム剤が含まれる.

i) トローチ剤

トローチ剤 troches/logenzes は,「口腔内で徐々に溶解又は崩壊させ,口腔,咽頭などの局所に適用する口腔用錠剤」である.通常,溶解はゆっくり起こり,崩壊はしない.嚥下が不要のため,比較的大きなサイズのものがある.誤飲すると窒息の恐れがあるため,例えば,錠剤の中央部に穴を開けたドーナツ状などのように服用時の窒息を防止できる形状としなければならない.

ii) 舌下錠

舌下錠 sublingual tablets は,「有効成分を舌下で速やかに溶解させ,口腔粘膜から吸収させる口腔用錠剤」である.舌の下部で急速に崩壊させて,有効成分を口腔粘膜から吸収させて薬効の急速な発現を期待できるように設計される.日局 17 には,ニトログリセリン錠と硝酸イソソルビド錠が収載されている.

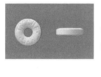

口腔用錠剤
tablets for oro-mucosal preparations
― トローチ剤 troches/logenzes
― 舌下錠 sublingual tablets
― バッカル錠 buccal tablets
― 付着錠 mucoadhesive tablets
― ガム剤 medicated chewing gums

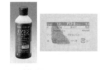

口腔用液剤
liquids and solutions for oro-mucosal application ―― 含嗽剤 preparations for gargles

口腔用スプレー剤
sprays for oro-mucosal application

口腔用半固形剤
semi-solid preparations for oro-mucosal application

図 4.2.13 口腔内に適用する製剤

iii）バッカル錠

バッカル錠 buccal tablets は，「有効成分を臼歯と頬の間で徐々に溶解させ，口腔粘膜から吸収させる口腔用錠剤」である．舌下錠とは服用方法が異なり，唾液で徐々に溶かして有効成分を口腔粘膜から吸収させ，肝臓を経ずに全身循環系に移行するため，肝初回通過効果を回避できる．

iv）付着錠

付着錠 mucoadhesive tablets は，「口腔粘膜に付着させて用いる口腔用錠剤」である．患部へ付着させる成分としてハイドロゲルを形成する親水性高分子化合物が配合される．有効成分を含む層と付着性成分を含む層からなる多層錠とする場合がある．口内炎の治療薬などに適用される．

v）ガム剤

ガム剤 medicated chewing gums は，「咀嚼により，有効成分を放出する口腔用錠剤」である．嚥下せずに，長い時間にわたって咀嚼して有効成分を放出させるため，植物性樹脂，熱可塑性樹脂およびエラストマーなどの適切な添加物がガム基剤として配合される．口腔内の疾患に対する局所作用，あるいは口腔粘膜や消化管からの吸収による全身作用を目的として用いられる．

B　口腔用錠剤の製造方法

経口投与用の錠剤と基本的には同じ製法を用いるが，それぞれの製剤の使用目的に応じた特性をもつように設計され製造される．トローチ剤やバッカル錠では徐放出性，舌下錠では速やかな崩壊性，付着錠では粘膜への付着性，ガム剤では咀嚼性を適切に付与できるような添加剤と製造方法を選定する．例えば，トローチ剤は，錠剤と同様の製造工程で製造されるが，賦形剤としては主に白糖が用いられ，多くの場合，徐々に溶解させるために崩壊剤は添加せず，硬度を高めるために結合剤は多量に配合される．

C　口腔用錠剤に適用される製剤試験

口腔用錠剤は，別に規定するもののほか，製剤均一性試験法に適合しなければならない．

すべての口腔用錠剤は，適切な溶出性または崩壊性を具備する必要があり，その評価が求められる．日局の崩壊試験法または溶出試験法を準用したり，各製剤の品質を適切に評価できる試験法を考案し，採用することもある．ただし，ニトログリセリンおよび硝酸イソソルビドの舌下錠にはともに崩壊試験法が適用され，それらの崩壊時間は2分以内と日局17で規定されている．

このほか，付着錠やガム剤は，その特性に応じた評価が求められるが，該当する試験法は日局17には収載されていない．

D　口腔用錠剤の保存容器

口腔用錠剤に用いる容器は，通例，密閉容器とする．製剤の品質に湿気が影響する場合には，防湿性の容器を用いるか，または防湿性の包装を施す．

4.2.2.2 口腔用液剤

A 口腔用液剤の特徴

口腔用液剤 liquids and solutions for oro-mucosal application は，「口腔内に適用する液状又は流動性のある粘稠なゲル状の製剤」である．口腔用液剤には，含嗽剤が含まれる．このほか，口内炎用治療薬や歯科用治療薬などにも適用される．

i）含嗽剤

含嗽剤 preparations for gargles は，「うがいのために口腔，咽頭などの局所に適用する液状の製剤」である．用時溶解する固形の製剤が含まれる．口腔および咽頭の殺菌・消毒・洗浄，口臭の除去などの目的で用いられる．

B 口腔用液剤の製造方法

基本的に経口液剤と同様の製法で製造される．口腔用液剤では，製造するための溶剤として，精製水以外の適切な溶剤（グリセリンなど）を用いることもできる．変質しやすいものは，用時調製する．また，含嗽剤のうち，用時溶解する固形の製剤の場合は，錠剤や顆粒剤などの製法に準じる．

C 口腔用液剤に適用される製剤試験

1回服用量ずつ包装されたもの（分包品）については，別に規定するもののほか，製剤均一性試験法に適合しなければならない．

D 口腔用液剤の保存容器

口腔用液剤に用いる容器は，通例，気密容器とする．製剤の品質に水分の蒸散が影響を与える場合は，低水蒸気透過性の容器を用いるか，または低水蒸気透過性の包装を施す．

4.2.2.3 口腔用スプレー剤

A 口腔用スプレー剤の特徴

口腔用スプレー剤 sprays for oro-mucosal application は，「口腔内に適用する，有効成分を霧状，粉末状，泡沫状又はペースト状などとして噴霧する製剤」である．口腔内の特定の部位に，使用目的に応じた適切な噴霧形態で有効成分を適用する．ニトログリセリン，ステロイドや人工

第 4 章 製剤学

唾液の製品が上市されている.

B 口腔用スプレー剤の製造方法

スプレーの様式は,高圧ガスを利用する方式(エアゾールタイプ)とポンプを利用する方式(ポンプスプレータイプ)に大別される.

エアゾールタイプの製剤は,通例,溶剤などに有効成分および添加剤を溶解または懸濁させ,必要に応じてろ過した後,噴射剤とともに容器に充填する工程を経て製造される.口腔用の噴射剤としては,二酸化炭素や窒素などの圧縮ガスが用いられる.

ポンプスプレータイプの製剤は,有効成分および添加剤を用いて溶液または懸濁液を調製し,容器に充填後,スプレー用ポンプを装着する工程を経て製造される.

C 口腔用スプレー剤に適用される製剤試験

定量噴霧式製剤は,別に規定するもののほか,適切な噴霧量の均一性を具備する必要があり,その評価が求められる.

D 口腔用スプレー剤の保存容器

口腔用スプレー剤に用いる容器は,通例,気密容器または耐圧性の容器とする.液化ガスまたは圧縮ガスにより内容薬物を噴出させる形態の製剤では,耐圧性の容器が用いられる.

4.2.2.4 口腔用半固形剤

A 口腔用半固形剤の特徴

口腔用半固形剤 semi-solid preparations for oro-mucosal application は,「口腔粘膜に適用する製剤であり,クリーム剤,ゲル剤又は軟膏剤」がある.口腔内の炎症治療などに使用される.

B 口腔用半固形剤の製造方法

口腔用半固形剤は,通例,有効成分を添加剤とともに精製水およびワセリンなどの油性成分で乳化するか,または高分子ゲルもしくは油脂を基剤として有効成分および添加剤とともに混和して均質とする工程を経て製造される.なお,多回投与容器に充填するものは,微生物の発育を阻止するに足りる量の適切な保存剤を加えることができる.

C 口腔用半固形剤に適用される製剤試験

日局 17 には特定の試験法の収載はないが,口腔粘膜に適用するために,適切な粘性を具備する必要があり,その評価が求められる.

4.2　経口投与する製剤および口腔内に適用する製剤

D　口腔用半固形剤の保存容器

　口腔用半固形剤に用いる容器は，通例，気密容器とする．製剤の品質に水分の蒸散が影響を与える場合は，低水蒸気透過性の容器を用いるか，または低水蒸気透過性の包装を施す．

4.2.3　主な添加剤

　医薬品製剤は，直接の薬効を示す本体である有効成分と，製剤に含まれる有効成分以外の物質から構成される．日局17の製剤通則では，後者を添加剤（医薬品添加物と呼ぶこともある）と定義している．その使用目的は，有効成分および製剤の有効性を高める，製剤化を容易にする，品質の安定化を図る，使用性を向上させるなどにある．添加剤は，必要に応じて製剤に配合できるが，一方で，その製剤の投与量において薬理作用を示さず，無害であること，有効成分の治療効果を妨げないことが求められる．また，製剤の投与経路ごとに使用の基準（最大使用量など）が異なる．

　医薬品に用いる添加剤は，日本薬局方，日本薬局方外医薬品規格（局外規），医薬品添加物規格（薬添規）などの公定書に収載されているものから選定されるのが基本である．日本ではおよそ1400品目近い添加剤が承認されている．一例として，表4.2.1に経口投与する製剤に用いられる代表的な添加剤を示す．それぞれの製剤に求められる特性や品質，製剤化工程などを踏まえて，適切な添加剤を選択し，処方を設計することが重要である．固形製剤およびシロップ剤に用いられる処方の例を表4.2.2および表4.2.3にそれぞれ示す．

　添加剤は，同一の物質でも複数の機能を発揮できるものがある．例えば，結晶セルロースは，賦形剤や結合剤のほか，崩壊剤としての役割も期待して配合することがある．そのため，添加剤を一義的に分類することは難しい．また，複数の添加剤があらかじめ混合されたもの（プレミックス品と呼ばれる）もあり，直打用の添加剤（賦形剤，崩壊剤，結合剤）やコーティング剤に多くみられる．

表 4.2.1　経口投与する製剤に用いられる代表的な添加剤

添加剤	主な目的	例	剤形						
			錠剤	カプセル剤	顆粒剤	散剤	経口液剤	シロップ剤	経口ゼリー剤
溶剤	液状媒体として有効成分などを溶解，分散させる	精製水，植物油，エタノールなど		○*1			○	○*5	
基剤	製剤の形態を付与する，補形・成形する	ゼラチン*1,2，ヒプロメロース*2，プルラン*2，ペクチン，カラギーナン，寒天，ポリアクリル酸ナトリウムなど		○					○
賦形剤	有効成分量が少ない場合，増量，希釈，充填，補形する	乳糖，白糖，D-マンニトール，結晶セルロース，デンプンなど	○	○	○	○		○*6	
崩壊剤	消化管液中あるいは口腔内で製剤を速やかに崩壊させ，有効成分の溶解を促す	デンプン，部分アルファー化デンプン，カルメロース，カルメロースカルシウム，クロスカルメロースナトリウム，結晶セルロース，低置換度ヒドロキシプロピルセルロース（L-HPC）など	○	○*2	○				
結合剤	成分粒子を結合させて，製剤の形状を維持させる	ヒドロキシプロピルセルロース（HPC），ヒプロメロース，結晶セルロース，ポビドン，カルメロースナトリウムなど	○		○	○			
滑沢剤・流動化剤	製錠用臼・杵や空カプセルへの付着を防ぐ，原料粉体の流動性を高める	ステアリン酸マグネシウム，タルク，マクロゴール，硬化油，軽質無水ケイ酸など	○	○*2					
コーティング剤	製剤表面に被膜を施し，安定性や服用性を向上させる	白糖，HPC，ヒプロメロース，ゼラチンなど	○		○				
	腸溶性を付与する	セラセフェート，ヒプロメロース酢酸エチルコハク酸エステル，ヒプロメロースフタル酸エステル，メタクリル酸コポリマーなど	○	○	○				
	徐放性を付与する，苦みをマスクする	エチルセルロース，アミノアルキルメタクリレートコポリマーなど	○	○	○			○*6	
懸濁化剤	固体粒子の液中への分散を助け，分散状態を保持させる	各種界面活性剤，アラビアゴム，アルギン酸ナトリウム，メチルセルロース，カルボキシメチルセルロースナトリウムなど					○*3	○*5	
乳化剤	水－油系の分散を助け，分散状態を保持させる	各種界面活性剤，レシチン，ゼラチンなど					○*4		
保存剤	微生物の発育を阻止する	安息香酸，パラオキシ安息香酸エステル類など		○			○	○*5	○

＊1 軟カプセル剤　　＊2 硬カプセル剤　　＊3 懸濁剤　　＊4 乳剤　　＊5 液剤の場合　　＊6 シロップ用剤

4.2　経口投与する製剤および口腔内に適用する製剤　　***333***

表 4.2.2　固形製剤に用いられる処方の例

錠剤 A[*1]		錠剤 B[*2]		トローチ剤	
原料	処方量（mg）	原料	処方量（mg）	原料	処方量（mg）
主薬	5.0	主薬	50.0	主薬 A	15
乳糖	60.0	乳糖	67.0	主薬 B	5
結晶セルロース	30.0	トウモロコシデンプン	23.0	ポビドン	20
カルメロースカルシウム	2.0	カルメロースカルシウム	5.0	白糖	1148
軽質無水ケイ酸	1.0	ヒドロキシプロピルセルロース	4.5	香料	7
ステアリン酸マグネシウム	2.0	ステアリン酸マグネシウム	0.5	ステアリン酸マグネシウム	5
計	100	計	150	計	1200

*1 直接粉末圧縮法により製造　　*2 湿式顆粒圧縮法により製造
（製剤機械技術研究会編（2010）製剤機械技術ハンドブック第 2 版，p.597，601，616，地人書館）

表 4.2.3　シロップ剤に用いられる処方の例

シロップ剤（懸濁）		シロップ用剤	
原料	処方量（100 L 中）	原料	処方量（mg）
主薬（難溶性）	3.2	主薬	20
白糖	15	白糖	適量
D-ソルビトール	25	アラビアゴム末	3
ビーガム	0.4	サッカリンナトリウム	5
カルボキシメチルセルロースナトリウム	0.5	クエン酸ナトリウム	3
シリコン樹脂	0.08	ヒドロキシプロピルセルロース	20
セスキオレイン酸ソルビタン	0.05	パラオキシ安息香酸メチル	1
水酸化ナトリウム	0.05	着色剤	微量
クエン酸	適量	香料	微量
安息香酸ナトリウム	0.5		
滅菌精製水	100 L とする	計	500

（製剤機械技術研究会 編（2010）製剤機械技術ハンドブック第 2 版，p.593，651，地人書館）

演習問題

問 1　製剤化に関する記述のうち，誤っているのはどれか．**2 つ**選べ．

1　乾式顆粒圧縮法は，水分や熱に対して不安定な薬物を錠剤化するのに適する．

2　糖衣コーティングは，フィルムコーティングと比較して工程に要する時間が短い．

3　滴下法による軟カプセル剤の製造では，薬物の充塡とカプセル被膜の形成が同時に行われる．

334   第4章　製剤学

4　エアゾールタイプの口腔用スプレー剤には，噴射剤として液化ガスが用いられる．

5　トローチ剤は，一般に錠剤と同様の方法で製造されるが，崩壊剤は配合せず，強圧で圧縮
　成形することが多い．

(第97回薬剤師国家試験を改変)

問 2　製剤の試験法に関する記述のうち，正しいのはどれか．**1つ**選べ．

1　散剤は，粉末状の製剤であるため，崩壊試験法および溶出試験法はいずれも適用されない．

2　経口投与する製剤には，すべて製剤均一性試験法が適用される．

3　ニトログリセリン舌下錠には，溶出試験法が適用され，その溶出時間は2分以内である．

4　経口ゼリー剤には，服用時に適切に崩壊する必要があるため，崩壊試験法が適用される．

5　懸濁剤には，溶出試験法が適用される．

問 3　口腔内に適用する製剤の特徴および用いられる添加剤に関する記述のうち，正しいの
はどれか．**2つ**選べ．

1　有効成分を口腔内や咽頭などの局所患部へ作用させる目的の製剤であり，全身作用は目的
　としていない．

2　バッカル錠は，咀嚼により，有効成分を放出する口腔用錠剤である．

3　含嗽剤は，口腔および咽頭の殺菌・消毒・洗浄，口臭の除去などの目的で用いられる．

4　口腔用半固形剤のうち，多回投与容器に充填するものは，微生物の発育を防止するために
　適切な保存剤を加えることができる．

5　付着錠には，患部へ付着させる基剤として，植物性樹脂，熱可塑性樹脂およびエラストマ
　ーが配合される．

問 4　以下の添加剤のうち，崩壊剤として用いられるのはどれか．**1つ**選べ．

　　1　カルメロースカルシウム　　2　ヒプロメロースフタル酸エステル

　　3　アラビアゴム　　　　　　　4　エチルセルロース

　　5　ステアリン酸マグネシウム

(第100回薬剤師国家試験を改変)

解答と解説

問 1　2，4

2　誤　糖衣コーティングは工程数が多いため，工程に要する時間は長い．

4　誤　口腔用には，二酸化炭素などの圧縮ガスが用いられる．

4.2 経口投与する製剤および口腔内に適用する製剤 335

問 2 5

1 誤 散剤には溶出試験法が適用される.

2 誤 経口投与する製剤のうち，顆粒剤，散剤，経口液剤，シロップ剤については，それらの分包品が適用になる.

3 誤 ニトログリセリン舌下錠には崩壊試験法が適用（崩壊時間は2分以内）される.

4 誤 経口ゼリー剤には溶出試験法が適用され，崩壊性に関しては特定の試験法は設定されていない.

問 3 3, 4

1 誤 口腔粘膜から有効成分を吸収させて全身作用を期待する目的にも用いられる.

2 誤 設問はガム剤の定義である.

5 誤 付着させる成分としては，ハイドロゲルを形成する親水性高分子化合物が配合される.

問 4 1

2 誤 腸溶性コーティング剤

3 誤 懸濁化剤

4 誤 徐放性コーティング剤

5 誤 滑沢剤

第4章 製剤学

4.3 注射により投与する製剤，透析に用いる製剤および目に投与する製剤

4.3.1 注射により投与する製剤

日局17の製剤総則では，注射により投与する製剤，すなわち注射剤は，「皮下，筋肉内又は血管などの体内組織・器官に直接投与する，通例，溶液，懸濁液若しくは乳濁液，又は用時溶解若しくは用時懸濁して用いる固形の無菌製剤」と定義されている．本剤のうち，輸液剤，埋め込み注射剤および持続性注射剤は，それぞれ「静脈内投与する，通例，100 mL以上の注射剤」（輸液の詳細は後述する），「長期にわたる有効成分の放出を目的として，皮下，筋肉内などに埋め込み用の器具を用いて，又は手術により適用する固形又はゲル状の注射剤」および「長期にわたる有効成分の放出を目的として，筋肉内などに適用する注射剤」とさらに細かく定義されている．埋め込み注射剤および持続性注射剤は，いわゆる薬物送達システム drug delivery system（DDS）を利用した製剤である．注射剤は，経口以外の投与経路で医薬品を比較的大量かつ迅速に体内に送り込む目的でつくられた製剤である．

A 注射剤の条件

注射剤には速効性や作用の遠達性（全身作用）が期待されるうえに，経口投与時の初回通過効果を回避できるので，消化管から全身血へ移行する過程で過度の代謝を受ける医薬品に適した剤形である．また，ペプチド性医薬品などのように，消化管内において不安定であり，消化管吸収が非常に悪い薬物の投与に有効である．その反面，作用が急激であったり，投与部位に疼痛を伴うなどの欠点をもつ．さらに，製造管理に不備があると直ちに事故につながるおそれがあるので，注射剤は以下のような条件を具備していなければならない．

1）無菌であること．
2）不溶性異物/不溶性微粒子を含まないこと．
3）発熱性物質が存在しないこと．
4）浸透圧はなるべく血清と等張であること．
5）水素イオン濃度はなるべく血清のpHに近いこと．
6）障害性が認められないこと．

B 注射剤の種類と適用部位

注射剤は，医薬品の化学的，物理化学的および生物薬剤学的性質，ならびにその使用目的によ

り，さまざまな形状で開発されている．有効成分をそのまま，または有効成分に添加剤を加えたものを注射用水，ほかの水性溶剤または非水性溶剤などに溶解，懸濁もしくは乳化して均質としたものを注射剤用の容器に充填して密封し，滅菌した，あるいは無菌ろ過するか，無菌的に調製して均質としたものを注射剤用の容器に充填して密封した，水性注射剤，非水性注射剤，懸濁性注射剤，乳濁性注射剤が一般的である．有効成分が溶液中あるいは滅菌過程で分解または失活するものは，用時溶解または用時懸濁して用いる固形の注射剤（凍結乾燥注射剤または粉末注射剤）として開発される．また，薬液調製時もしくは投薬時の過誤，細菌汚染もしくは異物混入の防止，または緊急投与を目的に，充填済みシリンジ剤またはカートリッジ剤として製することもできる．

大部分の注射剤は水性注射剤である．水性注射剤には投与部位に関する制限はない．非水性注射剤は水に難溶性の薬物の注射剤で，溶剤には通例，植物油が用いられる（親水性注射剤の溶剤には，通例，エタノールなど水と混和する有機溶剤を用いる）．主として筋肉内に投与し，静脈内または脊髄腔内投与に用いない．懸濁性注射剤および乳濁性注射剤中の粒子の最大粒子径は，通例，それぞれ150 μm 以下および7 μm 以下である．通例，懸濁性注射剤は血管内または脊髄腔内投与に，乳濁性注射剤は脊髄腔内投与に用いない．

図4.3.1に示すように，注射剤の投与法には，皮内注射，皮下注射，筋肉内注射，静脈内注射，点滴静脈内注射，脊髄腔内注射などがある．

① **皮内注射** intradermal injection（i.d.）：皮内注射は表皮と真皮の間に薬液を注入する方法であり，アレルギー疾患の診断やアレルギーを起こしやすい薬剤の使用の可能性の判定などに用いられる．全身作用を期待して用いられることはほとんどない．投与量は0.1 mL以下で，吸収速度は皮下や筋肉内に比べて遅い．

② **皮下注射** subcutaneous injection（s.c.）：皮膚と筋層の間の皮下組織に薬液を注入する方法であり，通常の投与量は0.1〜2.0 mLである．皮下注射された薬剤は末梢血管から吸収されて静脈内に入り，全身循環系に入る．吸収速度は筋肉内注射より遅いが（約30分で最高血中濃度に達する），作用の持続時間は皮下注射が最も長い．

③ **筋肉内注射** intramuscular injection（i.m.）：筋層内に薬液を注入する方法であり，水溶液や油溶液，懸濁液が利用できる．また，局所刺激の強い医薬品でも投与可能である．通常の投

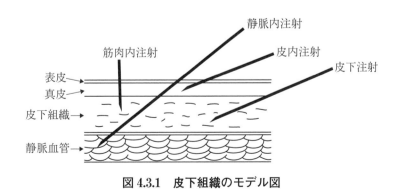

図4.3.1 皮下組織のモデル図

与量は 5 mL 以下である．筋肉内は血管が豊富にあるので，薬剤は末梢血管から容易に吸収される．吸収速度は皮下注射の場合より速い．

④ **静脈内注射** intravenous injection (i.v.)：静脈内に直接に薬液を注入する方法である．この場合，薬液を1回のみ注入する方法と，持続注入および点滴注入（点滴静脈内注射）がある．1回のみで注入する場合，通常の投与液量は 1〜10 mL であり，最大でも 20 mL 程度である（小容量注射液）．静脈内注射では，直接薬剤を末梢静脈内に注入するので，薬剤の全身循環はきわめて速い．したがって，薬剤にはショック誘発性がないことや血管刺激性がないことが要求される．

⑤ **点滴静脈内注射** drip intravenous injection：点滴セットを用いて 100 mL 以上の薬液（大容量注射液）を直接血管内に持続的に注入する方法である．薬液として，輸液 infusion のほか，輸液に小容量注射液を混合したものが用いられる．

⑥ **脊髄腔内注射** intrathecal (intraspinal) injection：脊髄腔内注射は，脊髄神経を遮断させる麻酔方法の手段として用いられる．また，術後の疼痛の除去や癌性疼痛の除去にも用いられる．

C 注射剤の調製

注射剤は無菌の製剤であるから，これを製するには微生物による汚染に十分に注意し，調製から滅菌に至る操作は注射剤の組成や貯法を考慮してできるだけ速やかに行う．図 4.3.2 に代表的な注射剤の製造工程を示す．

注射剤の調製は空気中の微生物による汚染だけでなく，非微生物の異物による汚染からも完全に隔離された環境下で行わねばならない．このような考えに基づいて空気中に浮遊する粒状物質をコントロールし，清浄化するように設計された空間をクリーンルーム clean room という．空気の清浄化は，高性能粒子除去用空気ろ過器 high efficiency particulate air filter unit（HEPA filter）によって行われる．HEPA フィルターは 0.3 μm 以上の粒子を 99.97% 以上除去する能

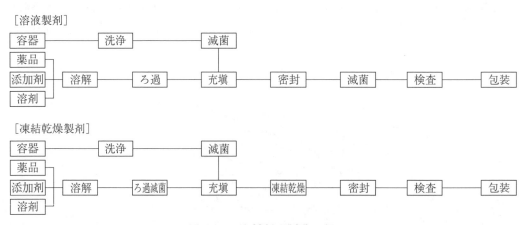

図 4.3.2 注射剤の製造工程

4.3 注射により投与する製剤，透析に用いる製剤および目に投与する製剤 *339*

力をもっている．注射剤の製造工程中，充塡と密封は無菌室（バイオクリーンルーム）内で行われる．注射剤の製造に用いられる溶剤と重要な工程を以下に示す．

i) 溶　剤

① 水性溶剤

水性注射剤の溶剤には，「注射用水」*を用いる．ただし，通例，生理食塩液，リンゲル液またはそのほかの適切な水性溶液をこれに代用することができる．これらの水性溶剤は，皮内，皮下および筋肉内投与のみに用いるものを除き，エンドトキシン試験法に適合する．エンドトキシン試験法の適用が困難な場合は，発熱性物質試験法を適用できる．

② 非水性溶剤

非水性溶剤には下記の2種類があり，いずれも鉱油試験法（鉱油：流動パラフィンなど）に適合しなければならない．

1) 油性溶剤：通常は植物油（オリブ油，ラッカセイ油，ゴマ油，ツバキ油，ナタネ油など）を用いる．主として，持続性の注射剤を製するのに用いられる．体内で代謝され，常温で液体で，変敗しにくく，生体組織を刺激しないものである必要がある．酸価0.56以下，ヨウ素価79〜137，けん化価185〜200で，10℃で澄明でなければならない．最近は合成された脂肪酸モノグリセリド，ジグリセリドや高級脂肪酸エステル（オレイン酸エチル）なども用いられている．

2) 親水性溶剤：水と混和するエタノール，プロピレングリコール，グリセリン，ポリエチレングリコールなど，主として難溶性医薬品の溶解性改善のために用いられる．

ii) 溶　解

薬品および添加剤（各種添加剤の詳細は4.3.3に記載）を，必要に応じて加温しながら溶剤に攪拌溶解する．この工程で，含量，pH，浸透圧などを調整する．後の工程で，ろ過または加熱による滅菌が可能なため，完全な無菌条件は必要ないが，発熱性物質の混入を防止するため，極

---

* 「注射用水」とは，「常水」にイオン交換，逆浸透等による適切な前処理を行った水または「精製水」の，蒸留または超ろ過により製したものである．また，これを密封容器に入れ，滅菌して製したもの，またはあらかじめ滅菌した「注射用水」を無菌的な手法により無菌の容器に入れた後，密封して製したものも含まれ，これらは「注射用水（容器入り）」と定義されている．本品は，製造後，速やかに用いる必要があるが，高温循環させるなど，微生物の増殖が抑制されるシステムが構築されている場合，一時的に保存することができる．日局11までは，蒸留法のみが注射用水の製法であったが（当時の名称は「注射用蒸留水」），省エネルギーの観点から，日局11追補より，超ろ過法が追加された．超ろ過とは，すべての種類の微生物およびエンドトキシンを除去する能力をもつ逆浸透膜や分子量約6000以上の物質を除去できる限外ろ過膜，またはこれらの膜を組み合わせた膜ろ過装置を用いて，十字流ろ過方式で水をろ過する方法である．この方式は，①微粒子，バクテリア，パイロジェン，有機物などが除去できる，②省エネルギー型分離技術である，③装置がコンパクトである，④運転管理が容易である，などの利点をもっている．分離物質と対応ろ過フィルターの関係を図4.3.3に示す．

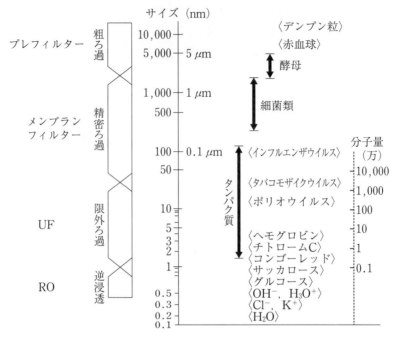

図4.3.3 分離物質と対応ろ過フィルターの関係
（上釜兼人，川島嘉明，松田芳久編（2000）最新製剤学，p.316（図3.40），廣川書店より引用）

力清浄さを保ち，溶解から滅菌に至るまでの操作を迅速に行う必要がある．

iii）ろ　過

　ろ過の目的は溶液の清浄化と除菌である．異物粒子として肉眼的に確認できる大きさは，通常 50 μm 以上といわれるが，3 μm 以上の粒子を除去すれば，溶液は十分に清浄化できる．一方，除菌は 0.22 μm 以上の粒子を除去することによって達成される．

　一般的に，ろ過は除菌までを目的とするため（無菌ろ過），0.22 μm 以下の孔径を有するメンブランフィルターを用いて，異物とともに微生物の除去を行う（容器に充填・密封した後，加熱などによる最終滅菌を行う場合，厳密にはろ過工程で除菌する必要はない）．メンブランフィルターの素材は，セルロース誘導体，ナイロン系，ポリエステル系など多くの種類のものが市販されている．特徴として，① 高多孔性（空孔率80％），② 高純度性，③ 生理的安全性が高い，④ 低吸着性，⑤ 耐熱性，⑥ 薬液への基材の溶出がないこと，などがあげられる．メンブランフィルターの唯一の問題点は，膜が損傷しやすいことである．このため，薬液漏れに対する検査および品質管理方式を確立しておくことが必要である．除菌ろ過を行う場合には，ろ過が確実に行われているかを確認するため，ろ過前後で完全性テスト（bubble point test など）を行う．

iv）充填および密封

　注射剤の容器には，密封容器または微生物の混入を防ぐことのできる気密容器が用いられる．前者はガラスアンプル，ガラスバイアルなどのガラス容器であり，注射剤用ガラス容器試験法の

規定に適合する無色のものを用いる．ただし，別に規定する場合は，注射剤用ガラス容器試験法の規定に適合する着色容器を用いることができる．後者はプラスチック製医薬品容器試験法の規定に適合するプラスチック製水性注射剤容器である．また，輸液剤など，100 mL 以上の注射剤用ガラス容器に用いるゴム栓は，別に規定するもののほか，輸液用ゴム栓試験法に適合することが定められている．

ろ過した薬液は適当な充填機を用いてアンプルやバイアルに充填（分注）される．この場合，充填された薬液の実容量は投与する際に注射器に移し替える時の損失を考慮して，表示量よりやや過量とし，注射剤の採取容量試験法に適合しなければならない．また，空気酸化を受けやすい医薬品（アスコルビン酸注射液，スルピリン注射液など）を充填する場合，容器内の空気を窒素や二酸化炭素などの不活性ガスで置換し，密封する．

注射剤の容器であるアンプルやバイアル，ゴム栓は，洗浄・滅菌・乾燥・脱パイロジェンして充填施設内に搬送される．工業的にはいわゆる一貫製造ラインで人の介在をできるだけ少なくした方法がとられている．近年，成形同時充填システムと呼ばれるプラスチック容器の成型と注射液の充填・密封が自動的に行われる装置も広く利用されている（図 4.3.4）．また，注射剤の容器は形態の違いから，アンプル，バイアル，ボトル（輸液剤），バッグ（輸液剤）があるほか，注射器と容器を兼ねた，いわゆるキット製品（医療機関での薬液調製時の負担軽減，細菌汚染・異物混入の防止などを目的として，医薬品と医療用具を 1 つの投与体系として一体化した製剤）がある．図 4.3.5 は，顆粒球コロニー形成刺激因子製剤のグラン®のプレフィルドシリンジであり，薬液があらかじめ注射筒に充填されている．

用時溶解または用時懸濁させて用いる固形の注射剤の製造方法としては，凍結乾燥法と粉末充填法がある．

1) 凍結乾燥法 lyophilization：凍結乾燥注射剤は，通例，有効成分をそのまま，または有効成分および賦形剤などの添加剤を注射用水に溶解し，無菌ろ過し，注射剤用の容器に充填した後に凍結乾燥するか，または専用容器で凍結乾燥した後に直接の容器に充填して製する．具体的に，容器に充填された有効成分を含む溶液は，凍結乾燥機の中で共晶点以下の温度まで下げて凍結される．次いで，高度に減圧し，凍結状態のまま，温度を上げると比較的低温度下で水分が昇華し，乾燥が進行する．乾燥終了後に吸湿を防止しながら密封する．このような方法により得られた医薬品は無晶形となることが多く，再溶解性は非常によい．凍結乾燥工程の原理図を図 4.3.6 に示す．

2) 粉末充填法：粉末注射剤は，通例，無菌ろ過により処理した後，晶析により得た粉末またはその粉末に滅菌処理した添加剤を加えて注射剤用の容器に充填して製する．具体的に，有効成分を注射用水またはそのほかの溶剤に溶解し，溶液をろ過滅菌した後，再結晶するか，溶剤を除去して無菌の粉末を製造する．この粉末を粉砕機で粉砕し，一定量を容器に小分けする．

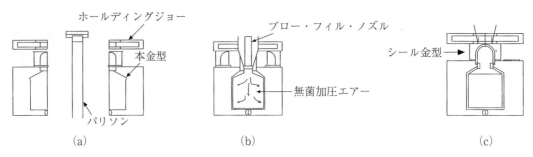

図 4.3.4 成形同時充填システム
(a) 熱可塑性の樹脂のチューブ（パリソン）を金型から挟み込む．
(b) ブロー・フィル・ノズルが無菌空気を吹き出し，チューブを成形する．その直後，同ノズルから薬液が充填される．
(c) シール金型で頭頂部を成形する．その後，金型が開き，製剤を完成する．
[ALP社B/F/S機 講演スライドより]
(上釜兼人，川島嘉明，松田芳久編（2000）最新製剤学，p.323（図3.45），廣川書店より引用)

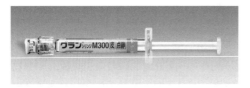

図 4.3.5 グラン®のプレフィルドシリンジ
（キリン(株)より写真提供）

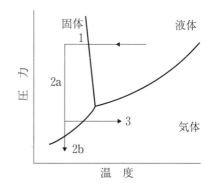

1：冷却
2a, 2b：減圧下での予備乾燥
3：昇温による二次乾燥

図 4.3.6 凍結乾燥の原理図

v) 滅 菌

滅菌とは，物質中のすべての微生物を殺滅または除去することをいう．これには，最終滅菌法とろ過法がある（滅菌法の詳細は4.3.4に記載）．ろ過法は，最終滅菌法を適用できない液状製品の滅菌に用いられる．

最終滅菌法とは，被滅菌物が最終容器または包装におさまった状態（注射剤がアンプルに充填され，密封された状態など）で滅菌され，滅菌後の微生物の死滅を定量的に測定または推測できる滅菌法を指す．最終滅菌法が適用可能な製品には，加熱法，照射法，ガス法の中から適当な滅菌法を選択する．最終滅菌法を適用するに当たっては，被滅菌物のバイオバーデン（被滅菌物に生存する微生物の数と種類）を把握しておかなければならない．最終滅菌法では，通例，10^{-6}

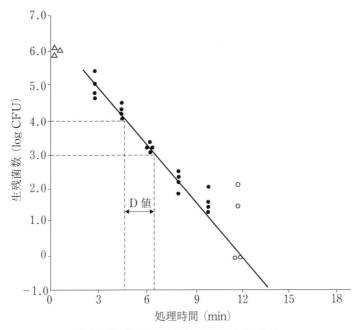

図 4.3.7 生存菌数と滅菌時間との関係
△：非暴露，●：有効値，○：無効値

（日本薬局方解説書編集委員会（2011）第十六改正日本薬局方解説書，F-289，廣川書店より引用）

以下の無菌性保証水準が得られる条件で滅菌を行う．微生物の死滅を定量的に表す用語としてD値 decimal reduction value がある（図4.3.7）．D値は，所定の条件のもとで，与えられた微生物を90％死滅させる，すなわち，生菌数が1/10に減少するのに必要な作業時間をいう．菌数を10^{-6}以下にすることは，菌に6Dの負荷をかけることである．この無菌性保証水準は，物理的および微生物学的手法に基づく滅菌工程のバリデーションを通して証明できるものであり，滅菌製品の無菌試験によって証明することは非科学的である．つまり，無菌製剤の製造では，それぞれの滅菌法に適した適切な滅菌指標体（滅菌工程の管理または滅菌の指標として使用されるもの）を使用して滅菌工程のバリデーションを行い，滅菌工程を適切に管理することが重要である．

vi）検　査

充塡・密封された注射剤は滅菌終了後，所定の品質検査が行われる．検査または試験項目として，①採取容量試験，②固形の注射剤の製剤均一性試験，③不溶性異物検査，④不溶性微粒子試験，⑤エンドトキシン試験または発熱性物質試験，⑥無菌試験のほか，物理的あるいは化学的試験などがある．

D　輸液剤

輸液剤は，静脈内投与する，通例，100 mL以上の注射剤を指す．主として，水分補給，電解

質補正，栄養補給などの目的で投与されるが，持続注入による治療を目的に，ほかの注射剤と混合して用いることもある．輸液剤には，電解質輸液（生理食塩液，リンゲル液など），栄養輸液（糖質，アミノ酸），血漿増量剤（デキストランなど），脂肪乳剤などがある．栄養障害のある患者に栄養補給をする方法として，経腸栄養法と経静脈栄養法とがある．経腸栄養法は，患者自ら栄養剤を服用する経口栄養法と，経鼻的にチューブを胃内に誘導する経管栄養法に分けられる．経静脈栄養法は，末梢静脈から注入する末梢静脈栄養法 peripheral parenteral nutrition（PPN）と，中心静脈にカテーテルを留置して栄養を補給する完全静脈栄養法 total parenteral nutrition（TPN）とに分けられる．TPN はいわゆる高カロリー輸液のことであり，中心静脈栄養法 intraveneous hyperalimentation（IVH）という言い方を含め，医療現場では，これらの表現が混同して用いられている．

i）末梢静脈栄養法

　PPN は，主に，電解質輸液などを投与することによる体液異常の正常化を目的としている．糖，アミノ酸などの栄養補給も可能であるが，投与液量と投与液の浸透圧の関係上，1000 kcal/day 程度の低カロリー輸液の範囲に留まる．

ii）完全静脈栄養法

　成人が 1 日に必要とするエネルギーは約 2000 kcal であり，これを等張の 5％ ブドウ糖溶液で補給する場合，10 L を要する（ブドウ糖 1 g ＝ 4 kcal）．水分が過剰にならずに人に投与できる液量の範囲は 1 日 3 ～ 4 L であることから，ブドウ糖溶液を濃縮する必要がある．しかし，そのような高張溶液を末梢静脈に多量に投与すると，血栓性静脈炎を起こし，静脈閉塞をもたらす．一方，図 4.3.8 に示すように，カテーテルを鎖骨下静脈から中心静脈に挿入・留置すると，投与した高張溶液は大量の血液で急速に希釈される．その結果，高張溶液の浸透圧の影響を最低限に留めることができる．TPN は生体のエネルギー補給の目的で，術中・術後の栄養管理や経口摂取が不良の場合の栄養分補給など，経口あるいは経腸栄養摂取が不可能または不十分な場合に対して適用されている．また，腸管を大量切除するなど，TPN 以外の方法で栄養維持ができない患者には，社会復帰を可能とするため，在宅での中心静脈栄養療法 home parenteral nutrition（HPN）が行われている．

iii）TPN に用いる栄養成分

　TPN に用いる高カロリー輸液は，電解質，糖，アミノ酸，脂質，ビタミン，必須微量元素などを含む．先に書いた通り，液は高張であり，また，酸性に傾いている．しかしながら，大量の血流で急速に希釈されるため，投与に際して，輸液を希釈したり，pH 調整を行う必要はない．なお，輸液は大量に体内に投与されるため，保存剤は加えない．

① 電解質：Na^+，K^+，Mg^{2+}，Ca^{2+}，Cl^-，PO_4^{3-}，HCO_3^- など．

② 糖質：ブドウ糖．インスリン非依存性の糖尿病患者には，ショ糖，果糖，キシリトール，ソルビトールが処方される．いずれも，1 g 当たりの熱量は 4 kcal で計算する．

③ アミノ酸：ロイシン，イソロイシン，バリン，チロシン，フェニルアラニン，トリプトファン，

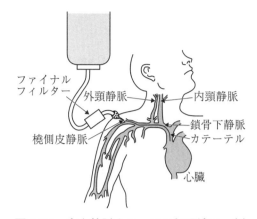

図 4.3.8　中心静脈カテーテル処理法の一例
（渡辺善照，芳賀信編（2003）標準薬剤学，p.138，南江堂より引用）

メチオニン，アラニンなどの生体構成成分である約 20 種のアミノ酸．病態により必要なアミノ酸の種類は異なる．アミノ酸は体タンパク質の合成のために投与されるため，その合成に必要なエネルギーは，糖などの他の栄養成分で補給するようにする．その補給が十分でないと，アミノ酸自身が代謝され，エネルギー源として利用されてしまう（1 g 当たりの熱量は 4 kcal）．

④ 脂肪：脂肪乳剤（ダイズ油を卵黄レシチンで乳化した製剤）．必須脂肪酸（リノール酸，リノレン酸など）を高エネルギー源（1 g 当たりの熱量は 9 kcal）の補給の目的で投与される．

⑤ ビタミン：総合ビタミン剤．ブドウ糖の代謝にはビタミン B_1 が必須であり，ビタミン B_1 が欠乏すると乳酸アシドーシスをきたす．

⑥ 微量元素：Fe，Cu，Mn，Co，Zn，I，Se，Cr，Mo，Sn の必須微量元素．長期の TPN 施行時の微量元素の欠乏症を防止するために投与する．

iv）TPN の投与量

TPN の投与量は，患者個々の病態，栄養状態などをもとに，決定されなければならない．TPN のカロリーは，三大栄養素（糖，アミノ酸および脂肪）の固形質量をもとに計算する．1 日当たり，30 〜 40 kcal/kg が目安となる．糖質（通常はブドウ糖）は，患者の病態にもよるが，1 日当たり 300 〜 500 g が必要とされる．アミノ酸量は，NPC/N 比が 150 〜 200 になるように，その量を決定する．NPC/N 比とは，非タンパクカロリー（NPC）をアミノ酸中の窒素（N）の g 数で除した値である．アミノ酸 6.25 g が窒素 1 g に相当する．水分量は，1 日当たり 30 〜 50 mL/kg が目安となる．

v）電解質濃度および浸透圧の計算方法

① 電解質濃度

NaCl，$CaCl_2$ などの電解質もまた，輸液の主薬である．電解質輸液では，一般に，電解質量を mEq（ミリグラム当量），電解質濃度を mEq/L で表す．

346　第4章　製剤学

$$1\,mEq = \frac{原子量(mg)}{原子価}$$

　例えば，1価のNa$^+$は1mEq = 23mg/1 = 23mgであり，2価のCa^{2+}は1mEq = 40mg/2 = 20mgとなる．陰イオンも同様に，Cl$^-$は1mEq = 35.5mg/1 = 35.5mgとなる．

　通常用いられる濃度である質量濃度（g/dL, mg/dL, mg/mL）あるいはモル濃度（mol/L）からmEq/Lへの換算は以下のように行う．

$$mEq/L = mg/dL \times 10 \times \frac{原子価}{原子量(mg)} = mol/L \times 1000 \times 原子価$$

[**例題1**] 生理食塩液（0.9% = 900mg/dL = 0.154mol/L）のNa$^+$, Cl$^-$のイオン濃度（mEq/L）を求めよ．

$$Na^+ : 900\,mg/dL \times 10 \times \frac{23}{58.5} \times \frac{1}{23} = 154\,mEq/L$$

$$Cl^- ; 900\,mg/dL \times 10 \times \frac{35.5}{58.5} \times \frac{1}{35.5} = 154\,mEq/L$$

　このように，陽イオンも陰イオンも同じ値となる．なお，23（ナトリウムの原子量）/58.5（塩化ナトリウムの分子量）をかけることによって，塩化ナトリウム濃度からナトリウム濃度を換算しており，Cl$^-$の場合も同様である．また，モル濃度から計算する場合，Na$^+$，Cl$^-$ともに下式で表される．

$$0.154\,mol/L \times 1000 \times 1 = 154\,mEq/L$$

[**例題2**] 1mg/mL（100mg/dL）のCaCl$_2$水溶液のCa^{2+}, Cl$^-$のイオン濃度（mEq/L）を求めよ．

$$Ca^{2+} : 100\,mg/dL \times 10 \times \frac{40}{111} \times \frac{2}{40} = 18\,mEq/L$$

$$Cl^- : 100\,mg/dL \times 10 \times \frac{35.5 \times 2}{111} \times \frac{1}{35.5} = 18\,mEq/L$$

② 浸透圧

　浸透圧としてオスモル濃度が用いられる．オスモル濃度には，質量オスモル濃度（Osm/kg）と容量オスモル濃度（Osm/L）がある．実用的には容量オスモル濃度（Osm/L, Osmと表すこともある）が用いられる．1Osm/Lとは，溶液1L中にアボガドロ数に等しい個数の粒子が存在するときの浸透圧であり，その1/1000が1mOsm/Lである．

　1) 非電解質の容量オスモル濃度

4.3 注射により投与する製剤，透析に用いる製剤および目に投与する製剤 **347**

ブドウ糖のような非電解質の場合，次式により容量オスモル濃度（Osm/L）が求められる．
この式はモル濃度（mol/L）と同じである．

$$1\,\mathrm{Osm/L} = \frac{1\,\mathrm{L}\,中に含まれる溶質の質量(g)}{溶質の分子量}$$

2）電解質の容量オスモル濃度

塩化ナトリウムのような電解質の場合，溶液中に溶けている溶質の粒子数に比例する浸透圧
は，電解質の解離状態の影響を受ける．

[**例題3**] 5% ブドウ糖注射液（5 g/dL = 50 g/L）の浸透圧（mOsm/L）を求めよ．

$$\frac{50}{180} \times 1000 = 280\,\mathrm{mOsm/L}$$

[**例題4**] 生理食塩液（0.9% = 0.9 g/dL = 9 g/L）の浸透圧（mOsm/L）を求めよ．

$$\frac{9}{58.5} \times 1000 = 154$$

塩化ナトリウム1粒子は，水溶液中において Na^+ と Cl^- の2粒子に完全解離している．した
がって，生理食塩液の浸透圧は，$154 \times 2 = 308\,\mathrm{mOsm/L}$ となる．

また，電解質の浸透圧（mOsm/L）は，電解質濃度（mEq/L）から求めることもできる．
この場合，以下の関係が成り立つ．

$$1\,価のイオン：1\,\mathrm{mEq/L} = 1\,\mathrm{mOsm/L}$$
$$2\,価のイオン：1\,\mathrm{mEq/L} = 0.5\,\mathrm{mOsm/L}$$

[**例題5**] 1 mg/mL の $CaCl_2$ 水溶液の浸透圧（mOsm/L）を求めよ．

例題2から，Ca^{2+}，Cl^- それぞれの濃度は 18 mEq/L である．Ca^{2+} 粒子に由来する浸透圧は，
$18 \times 1/2 = 9\,\mathrm{mOsm/L}$，$Cl^-$ 粒子に由来する浸透圧は，18 mOsm/L である．したがって，
1 mg/mL の $CaCl_2$ 水溶液の浸透圧は，$9 + 18 = 27\,\mathrm{mOsm/L}$ となる．

vi）TPN 製剤の調製

TPN 製剤の調製（混合）に際しては，① 細菌汚染を避ける，② 異物混入を避ける，③ 配合
変化に注意する，などの配慮が必要である．① に関して，製剤の調製は，無菌室あるいはクリ
ーンベンチで行うことが望ましい．② については，異物除去用フィルターの使用などがあげら
れる．③ については，後述の注射剤同士の配合変化に留意する以外，以下のような対応があげ
られる．

1）pH の近い薬剤同士から混合するなど，配合手順を工夫する

2）脂肪乳剤の混合を避ける（エマルション粒子の不安定化，ソフトバッグ材質からの溶出の
　回避）

3) 糖液とアミノ酸製剤は使用時に混合する（ダブルバッグ製剤の利用によるメイラード反応の防止*）

E 注射剤の配合変化

注射剤の配合変化は，物理化学的な配合変化と化学的な配合変化とに分けられる．これらの配合変化は，主薬と主薬，主薬と添加剤，添加剤と添加剤の相互作用や反応に基づくものである．

i）溶解度

多くの医薬品は弱電解質であることから，それらの溶解度は医薬品のpK_aと注射剤のpHにより決定される．2種以上の注射剤を配合した結果，混合後にpH変化が起こり，医薬品の溶解度が低下し，沈殿，混濁，結晶析出などの外観変化をもたらす例として，以下のものがあげられる．

1) デヒドロコール酸注射液＋チアミン塩化物塩酸塩（ビタミンB_1）注射液：pH低下によるデヒドロコール酸の析出（白色沈殿）
2) フロセミド注射液＋チアミン塩化物塩酸塩注射液：pH低下によるフロセミドの析出（白色沈殿）
3) クロルプロマジン塩酸塩注射液＋アミノフィリン水和物注射液：pH上昇によるクロルプロマジンの析出（白色沈殿）

pHに依存しない沈殿などの外観変化の例としては，カルシウムの不溶性塩によるものがあげられる．ATP注射液とグルコン酸カルシウム水和物注射液とを混合すると，リン酸カルシウムの白色沈殿が生じる．また，アレンドロン酸ナトリウム水和物注射液などのビスホスホネート系の骨粗鬆症治療薬は，構造式中のリン酸基がCa^{2+}やMg^{2+}などの2価の陽イオンと反応し，不溶性沈殿を生じる．その他，水と混和性のあるエタノール，ポリエチレングリコールなどを用いて，難溶性医薬品の溶解性を改善した非水性注射剤は，多量の水性注射剤で希釈されたとき，薬物析出の可能性がある．

ii）分散性

懸濁性注射剤，乳濁性注射剤，脂肪乳剤などの分散性は，共存物質により大きな影響を受ける．これらの製剤の良好な分散性は，分散している粒子同士の静電的な反発力や粒子表面の水和層により確保されている．共存する反対電荷の電解質は，静電的な反発力を低下させる．また，水と混和性のある非水性溶剤は，粒子表面の水和層を破壊する．原則として，懸濁性または乳濁性注射剤は，他の液剤との混合を避けた方がよい．

---

* メイラード反応とは，糖液に含まれる還元糖（ブドウ糖あるいは果糖）とアミノ酸との間で起こる化学反応であり，液が着色変化する．ダブルバック製剤とは，1つのソフトバッグの中央に隔壁を作り，糖液とアミノ酸製剤とを分けたものであり，使用時に隔壁を圧迫破損して両液を混合する製剤である．

iii）化学的な分解

前述のメイラード反応では，着色変化を伴いながら主薬は分解するが，外観変化が認められずに含量が低下するものもある．例えば，アンピシリンナトリウム注射液とブドウ糖注射液とを混合すると，pH 低下とブドウ糖によりアンピシリンの分解が促進される．また，チアミン塩化物塩酸塩注射液とアミノ酸輸液とを混合すると，アミノ酸輸液中の安定化剤の亜硫酸ナトリウムによりチアミンの分解が促進される．

4.3.2　透析に用いる製剤

透析に用いる製剤，すなわち透析用剤は，「腹膜透析又は血液透析に用いる液状若しくは用時溶解する固形の製剤」と定義されている．透析用剤は，電解質およびブドウ糖からなる製剤であり，容量が大きいことから用時溶解型の固形の製剤も開発されている．エンドトキシン試験法に適合することと用時溶解型の固形の製剤の均一性が規定されている以外，詳細は，本剤の細分類である腹膜透析用剤，血液透析用剤のそれぞれで定められている．

腹膜透析用剤は，腹膜透析に用いる無菌の透析用剤である．無菌試験法に適合する必要があり，この点は無菌性が規定されていない血液透析用剤と異なる．本剤を製するには，通例，有効成分に添加剤を加え，溶剤に溶解して一定容量としたもの，または有効成分に添加剤を加えたものを容器に充塡し，密封する．微生物による汚染に十分に注意し，調製から滅菌に至る操作は製剤の組成や貯法を考慮してできるだけ速やかに行い，必要に応じて滅菌を行う．用時溶解する固形の製剤の場合は，錠剤，顆粒剤などの製法に準じる．製剤の組成等から予想されるように，製造方法の基本的な流れは水性注射剤と同じであり，溶剤も原則，注射用水が用いられる．注射剤に規定されている採取容量試験法，不溶性異物検査法および不溶性微粒子試験法に適合する必要がある．本剤に用いる容器は，注射剤と同じ（密封容器または微生物の混入を防ぐことのできる気密容器）である．

血液透析用剤は，血液透析に用いる透析用剤である．本剤を製するには，通例，有効成分に添加剤を加え，溶剤（注射用水または透析に適した水）に溶解して一定容量としたもの，または有効成分に添加剤を加えたものを容器に充塡する．用時溶解する固形の製剤の場合は，錠剤，顆粒剤などの製法に準じる．本剤に用いる容器は，通例，微生物の混入を防ぐことのできる気密容器である．

4.3.3　注射剤などの無菌製剤に用いる添加剤

注射剤や 4.3.5 項で詳述する点眼剤などの無菌製剤には，医薬品の溶解性や安定性，組織への適用性を高めるとともに，治療効果を十分に発揮させるために，製剤総則の中で等張化剤，緩衝剤，溶解補助剤，懸濁化剤，乳化剤，安定剤などの添加が認められている．しかし，固形製剤の

ように，着色だけを目的とする物質は添加できない．なお，用時溶解して用いる固形の製剤では，主薬の量が少ない場合，賦形剤を加えて増量する．凍結乾燥製剤では，製品の品質を保つ目的で，乳糖などを加えて凍結乾燥を行う．

A 等張化剤

　有効成分や添加剤を含む薬液は濃度に応じた一定の浸透圧を示すが，調製された薬液の浸透圧が体液（血清や涙液）のそれと著しくかけ離れる場合，投与部位に与える刺激が強く，疼痛などの不快感を伴うので，できるだけ体液の浸透圧に近づける必要がある．この場合，一般に有効成分だけでは浸透圧が低い（低張）ので，体液の浸透圧と等しくするために適当な添加剤を加えて等張にする．このための添加剤を等張化剤という．生理食塩液や5％ブドウ糖注射液はいずれも等張であるので，等張化剤として有用である．注射剤の場合，塩化ナトリウムやブドウ糖が最もよく用いられる．また，点眼剤の場合には塩化ナトリウムのほかに，ホウ酸，硝酸ナトリウム，硝酸カリウムなども使用される．等張化のための計算法としては，氷点降下度法，食塩当量法（食塩価法），等張容積法（容積価法），グラフ法がある．

i）氷点降下度法（氷点法）freezing point method

　体液の氷点降下度は0.52℃であるので，同じ値をもつ薬液を調製すれば体液と等張になる．表4.3.1に種々の薬品の氷点降下度を示す．次の式を用いて等張化剤の量を計算する．

$$a + bx = 0.52, \qquad x = \frac{0.52 - a}{b}$$

x：等張にするために薬液 100 mL に加えるべき等張化剤の量（g）

a：与えられた薬品溶液の氷点降下度

b：加えるべき等張化剤の 1 w/v% 水溶液の氷点降下度

[**例題6**] 1 w/v% プロカイン塩酸塩点眼液 100 mL を涙液と等張にするために加えるべき塩化ナトリウムの量（g）を求めよ．

　表4.3.1より，1 w/v% プロカイン塩酸塩水溶液の氷点降下度は0.122℃，1 w/v%塩化ナトリウム水溶液の氷点降下度は0.578℃．したがって，

$$x = \frac{0.52 - 0.122}{0.578} = 0.69 \ (g)$$

[**例題7**] 次の処方を等張化するために加えるべき塩化ナトリウムの量（g）を求めよ．

Rp. Ethylmorphine hydrochloride	2.5%
Sodium chloride	q.s.
Sterile purified water	q.s.
Make isotonic solution	30 mL

　　　Sig：1-2 drops to produce chemosis

4.3 注射により投与する製剤，透析に用いる製剤および目に投与する製剤　　*351*

　2.5% エチルモルヒネ塩酸塩の氷点降下度は $0.088 \times 2.5 = 0.225$℃，$1\,w/v\%$ 塩化ナトリウム水溶液の氷点降下度は 0.578℃．したがって

$$x = \frac{0.52 - 0.225}{0.578} = 0.53 \ (g)$$

この値は $100\,mL$ に必要な塩化ナトリウムの量であるから，$30\,mL$ では $0.53 \times 0.3 = 0.16$ （g）

ii）食塩当量法　sodium chloride equivalent method

　ある医薬品の一定量（1 g）と同じ浸透圧を示す塩化ナトリウムの g 数をその薬品の食塩当量という．例えば，ピロカルピン塩酸塩の食塩当量は，表 4.3.1 より 0.24 であるが，これは，1 w/v%ピロカルピン塩酸塩水溶液が $0.24\,w/v\%$ の塩化ナトリウム水溶液と同じ浸透圧を示すことを意味する．すなわち，ピロカルピン塩酸塩の 1 g は塩化ナトリウムの 0.24 g に相当する．塩化ナトリウムの $0.9\,w/v\%$ 水溶液がちょうど体液と等張であるから，0.9 を等張食塩当量という．薬液を等張化するとき，処方 100 mL の薬液に含まれる薬品の食塩当量と処方量（g）との積を 0.9 から差し引いた値が，処方 100 mL に対して加えるべき塩化ナトリウムの量（g）である．

$$x = 0.9 - a$$

　　x：処方 100 mL に対して加えるべき塩化ナトリウムの量（g）

　　a：処方 100 mL の薬液に含まれる薬品の食塩当量と処方量（g）との積

［**例題 8**］2% のピロカルピン塩酸塩水溶液 100 mL を塩化ナトリウムを用いて等張とせよ．

$$x = 0.9 - 0.24 \times 2 = 0.42$$

すなわち，0.42 g の塩化ナトリウムを加えれば等張となる．

［**例題 9**］次の処方を等張化するには何 g のブドウ糖を要するか．

（第 88 回薬剤師国家試験 問 176 より一部改変して引用）

> Rp. エフェドリン塩酸塩　　　0.60
> 　　クロロブタノール　　　　0.15
> 　　ブドウ糖　　　　　　　　適宜
> ―――――――――――――――
> 　　精製水を加え，30 mL とする．（鼻腔噴霧剤）

　この処方は全量 30 mL であるから等張にするための塩化ナトリウムの量は $x = (0.9 \times 0.3) - (0.60 \times 0.30 + 0.15 \times 0.24) = 0.054$．塩化ナトリウム 0.9 g はブドウ糖 5.0 g に相当する．したがって，塩化ナトリウム 0.054 g をブドウ糖に換算すれば，$0.054 \times (5.0/0.9) = 0.30$ （g）

となる.

iii）等張容積法（容積価法）volume value method

薬品1gを溶かし，等張液とするために必要な水の量（mL）を容積価という．

[**例題10**] 1 w/v％ プロカイン塩酸塩点眼液100 mL を塩化ナトリムで等張とするにはどうすればよいか.

表4.3.1よりプロカイン塩酸塩の等張容積は23.3 mL であるから，プロカイン塩酸塩は1gを滅菌精製水23.3 mL に溶解し，残りの76.7 mL（100 − 23.3）を等張にすればよい．すなわち，プロカイン塩酸塩1gを滅菌精製水23.3 mL に溶解し，生理食塩液（0.9 w/v％ 塩化ナトリウム液）で全量を100 mL とする．

iv）グラフ法　graphical method

各種の薬品の氷点降下度曲線から低張液に添加すべき塩化ナトリウムの量を図式的に求める方法である.

B　緩衝剤

健常人の血清のpHは7.2，涙液のpHは7.4程度であるので，薬液のpHをできるだけこれらの生理的条件に近づけることが求められる．同時に，医薬品の安定性，溶解性，薬理効果なども考慮して薬液のpHは決定される．例えば，点眼薬には塩基性医薬品のような解離性医薬品が多く，その溶解性や安定性は溶液のpHによって大きく変化する．アルカロイドや局所麻酔薬の塩類ではその水溶液における溶解度や安定性はpH2〜3で最も有効である．しかし，刺激を軽減するために涙液のpHに近づけると，溶解度や安定性は逆に低下する．一方，アルカロイドの眼組織における吸収性や効力は非解離型の状態（pHの高い領域）で良好である．このような医薬品の溶液では，医薬品の物理化学的，生物学的両面を考慮しながら，最適なpHに調節しなければならない．投与液量や投与部位などにもよるが，注射剤であればpH4〜8，点眼剤であればpH5〜8.5程度の製剤が人体に適用されている．

通常，注射剤にはクエン酸塩，リン酸塩，酢酸塩などが用いられる．また，塩酸や水酸化ナトリウムなど，緩衝能を有さない酸，アルカリでpHを調整することも多い．点眼剤に用いられるホウ酸は，溶血作用があるため，注射剤に用いることはできない．一方，点眼剤には，以下に示すHind-Goyan緩衝液なども用いられる．なお，過去に用いられたPalitzsch緩衝液は，医薬品再評価によって，現在は使用されなくなっている．

Hind-Goyan 緩衝液 A（pH 5.0）

　ホウ酸　　　　　　　　　　　　　1.9 g

　滅菌精製水（適当な保存剤を加える）　全量100.0 mL

Hind-Goyan 緩衝液 B（pH 5.0）

　ホウ酸　　　　　　　　　　　　　1.9 g

4.3 注射により投与する製剤，透析に用いる製剤および目に投与する製剤

表 4.3.1 氷点降下度，食塩当量および等張容積

薬品名	1.0w/v%溶液の氷点降下度(℃)	食塩当量(g)	薬品1.0gの等張容積(mL)	薬品名	1.0w/v%溶液の氷点降下度(℃)	食塩当量(g)	薬品1.0gの等張容積(mL)
アンピシリンナトリウム	0.090	0.16	19.2	硝酸ピロカルピン	0.131	0.23	25.7
亜硫酸水素ナトリウム	0.353	0.61	62.2	スルベニシリンナトリウム	0.124	0.22	23.9
塩化カリウム	0.439	0.76	92.8	セファロチンナトリウム	0.095	0.17	–
塩化カルシウム水和物(2H$_2$O)	0.298	0.51	–	炭酸ナトリウム(無水)	0.404	0.70	–
塩化ナトリウム	0.578	1.00	111.1	炭酸水素ナトリウム	0.381	0.65	72.3
ベンザルコニウム塩化物	0.091	0.16	–	チオ硫酸ナトリウム水和物	0.180	0.31	34.4
ベンゼトニウム塩化物	0.028	0.05	–	ニコチン酸アミド	0.148	0.26	28.9
エチルモルヒネ塩酸塩水和物	0.088	0.16	17.8	尿 酸	0.341	0.59	65.5
塩酸エピネフリン	0.165	0.29	32.3	フェノール	0.199	0.35	38.9
エフェドリン塩酸塩	0.169	0.30	33.3	ブドウ糖(無水)	0.100	0.18	20.0
オキシテトラサイクリン塩酸塩	0.081	0.14	15.6	フルオレセインナトリウム	0.182	0.31	34.3
コカイン塩酸塩	0.091	0.16	17.7	プロピレングリコール	0.262	0.45	–
ジブカイン塩酸塩	0.076	0.13	14.3	ペニシリンGカリウム	0.104	0.18	20.0
テトラカイン塩酸塩	0.109	0.18	20.0	ベンジルアルコール	0.095	0.17	18.9
テトラサイクリン塩酸塩	0.078	0.14	15.7	ホ ウ 酸	0.283	0.50	55.7
ナファゾリン塩酸塩	0.155	0.27	25.5	ホ ウ 砂	0.241	0.42	46.7
ピロカルピン塩酸塩	0.134	0.24	26.7	ポリソルベート80	0.010	0.02	–
プロカイン塩酸塩	0.122	0.21	23.3	ヨウ化カリウム	0.205	0.34	37.8
塩酸ベノキシネート	0.104	0.18	20.0	硫酸亜鉛水和物	0.085	0.15	16.7
モルヒネ塩酸塩水和物	0.086	0.15	16.7	アトロピン硫酸塩水和物	0.073	0.13	14.3
塩酸リドカイン	0.125	0.22	–	ゲンタマイシン硫酸塩	0.030	0.05	5.2
カルベニシリンナトリウム	0.118	0.20	–	ストレプトマイシン硫酸塩	0.038	0.07	7.7
クロラムフェニコールコハク酸エステルナトリウム	0.078	0.14	15.7	ポリミキシンB硫酸塩	0.049	0.09	10.0
クエン酸ナトリウム水和物	0.178	0.31	34.4	硫酸マグネシウム（無水）	0.184	0.32	–
グリセリン	0.202	0.35	38.8	硫酸マグネシウム水和物(7H$_2$O)	0.094	0.17	–
クロロブタノール	0.069	0.24	20.0	リン酸二水素カリウム(無水)	0.252	0.44	48.9
メチルプレドニゾロンコハク酸ナトリウム	0.051	0.09	–	リン酸二水素ナトリウム(無水)	0.263	0.46	51.1
サリチル酸フィゾスチグミン	0.090	0.16	17.7	リン酸二水素ナトリウム水和物(2H$_2$O)	0.202	0.36	40.0
スコポラミン臭化水素酸塩水和物	0.068	0.12	13.3	リン酸一水素ナトリウム(7H$_2$O)	0.307	0.53	55.5
ホマトロピン臭化水素酸塩	0.096	0.17	19.0	リン酸一水素ナトリウム(12H$_2$O)	0.126	0.22	–
臭化メチルホマトロピン	0.106	0.19	21.0				
硝酸カリウム	0.323	0.56	62.2				
硝 酸 銀	0.190	0.33	36.7				

　氷点降下度，食塩当量については，Merck Index 11th ed.（1989），等張容積については U.S.P.XXII（1990）を主として参照した．
（日本薬剤師会編（1996）第十改訂調剤指針，p.144，薬事日報社より改変して引用）

無水亜硫酸ナトリウム	0.1 g	
滅菌精製水（適当な保存剤を加える）　全量 100.0 mL		
Hind–Goyan 緩衝液 C	pH 6.8	pH 6.5
リン酸二水素ナトリウム（無水）	0.40 g	0.56 g
リン酸一水素ナトリウム（無水）	0.47 g	0.284 g
塩化ナトリウム	0.47 g	0.50 g
滅菌精製水（適当な保存剤を加える）　全量 100.0 mL		

C　その他の添加剤

i）溶解補助剤

　水に難溶性の薬品の溶解性を高めるために加える物質である．水溶性のアルコール類およびその誘導体，有機酸，有機窒素化合物，界面活性剤などがあげられる．主薬–溶解補助剤の組合せの例を表 4.3.2 に示す．表中のカフェイン水和物に対する溶解補助剤の安息香酸ナトリウムは古くから知られているが，その溶解補助機構は可溶性の複合体形成である．

ii）安定剤

　注射剤の場合，空気酸化を受けやすい薬品の分解防止のため，ピロ亜硫酸ナトリウム，亜硫酸水素ナトリウム，アスコルビン酸などの抗酸化剤が用いられる．なお，微量の重金属が酸化触媒として働く場合があるので，不活性化のためにエデト酸ナトリウム（EDTA），チオグリコール酸などのキレート剤が添加されることがある．

iii）粘稠剤

　点眼剤に粘性をもたせることによって患部での薬液の滞留時間を延長させ，薬効の持続化をはかるために用いるものである．人工涙液やコンタクトレンズ用液，角膜保護などに用いる．粘稠剤としてメチルセルロース（MC），カルメロースナトリウム（CMC-Na），ヒドロキシプロピルセルロース（HPC）などのセルロース系高分子化合物やポリビニルアルコール（PVA），コンドロイチン硫酸ナトリウムなどが用いられているが，この中で MC が汎用されている．MC は，正常の角膜粘膜に類似した潤滑作用があり，高圧蒸気滅菌にも耐える．

iv）懸濁化剤

　水性懸濁注射剤には，カルメロースナトリウムが汎用されている．油性懸濁注射剤にはチキソトロピー的特性を付与するためにモノステアリン酸アルミニウムが用いられる．

v）乳化剤

　注射剤ではポリオキシエチレン硬化ヒマシ油（HCO-60）やレチシンが用いられている．ポリソルベート 80 は界面活性剤の中で古くから用いられてきたが，溶血性の問題があり，最近では用いられなくなった．

vi）保存剤

　薬液中で微生物の発育を阻止するために加えられるものが保存剤であり，微生物学的な観点か

4.3 注射により投与する製剤，透析に用いる製剤および目に投与する製剤　　*355*

表 4.3.2　主薬-溶解補助剤の組合せ例

主　薬	溶解補助剤
アジピオドン カフェイン水和物 テオフィリン	メグルミン 安息香酸ナトリウム エチレンジアミン
オキシテトラサイクリン	〔静〕*N*-ヒドロキシエチルラクタミド 〔筋〕プロピレングリコール
グルコン酸カルシウム水和物	*d*-糖酸カルシウム
メナテトレノン フィトナジオン エノシタビン	ポリオキシエチレン硬化ヒマシ油誘導体 （HCO-40，HCO-60）
デスラノシド ジゴキシン	エタノール（10％） エタノール，ベンジンアルコール

（日本薬剤師会編（1996）第十改訂調剤指針，p.217，薬事日報社より一部改変して引用）

らの安定剤といえる．保存剤の添加を必要とする注射剤は，① 分割使用を目的とするもの，② 無菌操作法で製するもの，③ 生物学的製剤のように完全な滅菌を行いにくいもの，である．保存剤は水性溶剤および輸液に加えてはならない．

　保存剤の具備すべき条件としては，① 細菌（特に緑膿菌）および真菌に対して有効であること，② 適用部位に対して無害で刺激がないこと，③ 配合される薬品と化学的，物理化学的あるいは薬理学的な相互作用がないこと，④ 化学的に安定であること，⑤ 溶解性がよいこと，⑥ アレルギー反応がないこと，があげられるが，現在用いられている保存剤の中でこれらの条件をすべて満足するものはない．

vii）無痛化剤

　注射剤では投与時の疼痛の緩和が緩衝剤や等張化剤だけで達成できない場合に，プロカイン塩酸塩などの局所麻酔薬やベンジルアルコール，クロロブタノールが無痛化剤として用いられる．これらの他に，ブドウ糖，多価アルコール，アミノ酸などの無痛化作用のない生理的物質が用いられることもある．

viii）賦形剤

　用時溶解もしくは用時懸濁して用いる．凍結乾燥注射剤などには賦形剤が処方される．糖（乳糖など），糖アルコール（ソルビトール，マンニトールなど）が汎用されている．

4.3.4　滅菌法および無菌操作法

　滅菌とは，物質中のすべての微生物を殺滅または除去することをいう．これには，最終滅菌法とろ過法がある．最終滅菌法が適用可能な製品には，加熱法，照射法，ガス法の中から適当な滅菌法を選択する．最終滅菌法を適用できない液状製品の滅菌には，ろ過法を用いる．なお，滅菌

356　　　　　　　　　　第 4 章　製剤学

の類語である消毒とは，生存する微生物を減らすために用いる処置法で，必ずしも微生物をすべて殺滅したり除去するものではない．一般に，消毒法は，消毒剤を用いる化学的消毒法と，湿熱や紫外線などを用いる物理的消毒法に分けられる．以下，最終滅菌法に用いる加熱法，照射法，ガス法，ろ過法および無菌操作法について概説する．

A　加熱法

　加熱法とは，熱によって微生物を殺滅する方法をいう．

i）高圧蒸気法

　適当な温度と圧力の飽和水蒸気中で加熱し，微生物のタンパク質を凝固させることにより微生物を殺滅する方法をいう．効果の最も確実な滅菌法であり，本法に耐える水性注射剤のほとんど，ゴム栓，メンブランフィルターなどは本法により滅菌される．一般に，“121℃，20 分間”の滅菌条件は，オーバーキル（12 D の負荷をかけて滅菌すること）の条件として広く用いられている．高圧蒸気の殺菌作用は菌体タンパクを凝固させることによるものであり，乾熱法の場合より低い温度で凝固する．また，本法では蒸気の気化熱が大きい点（121℃で 524 cal/g）を利用しており，これによって滅菌は乾熱法（1 cal/g）よりはるかに効率的に行われる．装置としてはオートクレーブが汎用されている．本法による滅菌はバッチ式で行われることが多いが，連続化（例えば，ハイドロロック法）も可能である．これらの方法は工程の均一化や省力化が図れるなどの利点がある反面，特殊な設備が必要である．なお，本法では，エンドトキシンを不活化することはできない．

ii）乾熱法

　乾燥空気中で加熱して微生物のタンパク質を主として酸化変性させて殺滅する方法をいう．ガスまたは電気によって直接加熱するか，加熱した空気を循環させて乾燥高温状態を保つ方式がある．アンプルやバイアルなどの滅菌では洗浄→乾燥→滅菌の工程をライン化したトンネル型滅菌機が使用されている．乾熱法の特徴は，発熱性物質の一因とされるエンドトキシンを不活化できることであり，通常，“250℃，30 分間”の滅菌条件が用いられる．

　加熱法は高温度短時間で行うのが効果的である．一般に加熱滅菌における微生物の死滅速度は式（1）で示されるように，みかけ上 1 次反応過程に従うことが認められている．

$$\frac{\mathrm{d}N}{\mathrm{d}t} = -kN \tag{1}$$

したがって，

$$N = N_0 \exp(-kt) \tag{2}$$

ここで，N_0 および N は，それぞれ滅菌開始前および開始 t 時間後における生菌数，k は菌の死滅速度定数である．また，k に及ぼす温度の影響については，アレニウス式と同様の関係が成立する．

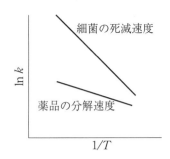

図 4.3.9　細菌の死滅速度に対する温度効果

$$k = A \exp\left(-\frac{\Delta E}{RT}\right) \tag{3}$$

ここで，A は滅菌に関する頻度因子，E は活性化エネルギー，R は気体定数，T は絶対温度である．

通常，医薬品の分解における活性化エネルギーは 20 kcal/mol 程度であるのに対して，式（3）で定義される細菌の死滅に関する活性化エネルギーは約 70 kcal/mol である．したがって，図 4.3.9 からも明らかなように，加熱による温度変化が滅菌効果に及ぼす影響は薬品の分解の場合よりはるかに顕著である．すなわち，細菌の死滅は温度に対してきわめて敏感である．このことから薬液を加熱滅菌する場合には，低温度長時間より高温度短時間の方がより効果的であるといえる．

B　照射法

電離放射線の照射によって微生物を直接的に殺滅する放射線法と高周波の照射によって発生する熱で微生物を殺滅する高周波法がある．

i）放射線法

放射性同位元素（^{60}Co または ^{137}Cs）を線源とする γ 線，電子加速器から発生する電子線や X 線を照射することにより殺菌する方法をいう．本法は加熱できないプラスチック製の注射器などの器具の滅菌に実用化されているが，医薬品での実用化例は皆無に等しい．

ii）高周波法

高周波電界中の被滅菌物構成分子間の摩擦熱と高周波自体の加熱効果を利用した滅菌法をいう．通例，2450 ± 50 MHz の高周波を直接照射する．本法は，密封容器に充填された液状または水分含量の多い製品に適用される．連続式アンプル滅菌装置が実用化されている．

C　ガス法

エチレンオキシドまたはホルムアルデヒドなどのガスを用いて滅菌する方法をいう．低温での滅菌が可能であるが，ガスと反応して変質するものには適用できない．ディスポーザブルの医療

器具や衛生材料などの滅菌に広く用いられている．本法では滅菌後の残留ガスまたはその副生物には特に注意が必要である．

D ろ過法

適切な材質の滅菌用フィルターを用いて，微生物を除去する方法をいう．本法は主として気体，水，可溶性で熱に不安定な物質を含む培地，試液または液状の医薬品に用いる．薬液の滅菌には既述のメンブランフィルターが汎用されている．

E 無菌操作法

無菌操作法は，無菌医薬品を製造する場合，医薬品を最終容器（医薬品が最終的に用いる容器のことをいう）に充填した後，滅菌する方法である最終滅菌法を適用しない医薬品に用いる技術であり，ろ過滅菌後，または原料段階から一連の無菌工程により無菌医薬品を製造するために用いる方法をいう．

本操作を用いて無菌医薬品を製造する場合は，通例，あらかじめ使用するすべての器具および材料を滅菌した後，環境微生物数および微粒子数が適切に管理された無菌設備内において，適切な無菌操作法を用いて一定の無菌性保証水準を得られるように行う．

4.3.5 目に投与する製剤

A 点眼剤

日局 17 の製剤総則には，目に投与する製剤として点眼剤 ophthalmic liquids and solutions と眼軟膏剤 ophthalmic ointments がある．点眼剤は，「結膜嚢などの眼組織に適用する，液状，又は用時溶解若しくは用時懸濁して用いる固形の無菌製剤」と定義されている．この中には点眼剤 eye drops と洗眼剤 eye lotions が含まれている．

① 点眼剤：点眼剤は少量（5 ～ 10 mL）を点眼瓶に入れ，数滴ずつ眼に滴下して用いる．
② 洗眼剤：大量（300 ～ 500 mL）を洗眼のために投与するものである．通常，2% ホウ酸液や生理食塩液などを用いる．

点眼剤は身体の中でも特に鋭敏な眼の粘膜や角膜に適用される製剤であるので，調製に際しては以下のような条件を満たすように細心の注意をはらわねばならない．

　1）細菌などによって汚染されないこと．
　2）涙液とできるだけ等張であること．
　3）著しく酸性あるいはアルカリ性でないこと．
　4）化学的に安定で，変質したり沈殿を生じないこと．
　5）不溶性異物/不溶性微粒子を含まないこと．

i) 点眼剤の種類

使用する溶剤および性状の面から点眼剤を分類すると，以下のようになる．

① 水性点眼剤

水性点眼剤：医薬品を精製水などの水性溶剤に溶解して調製した点眼剤である．

粘性点眼剤：点眼剤に粘稠剤を添加することによって，点眼された薬液の流出を防ぎ，結膜嚢内での滞留時間を延長させ，薬効の持続化をはかるために調製された点眼剤である．

水性懸濁点眼剤：水に難溶性の医薬品を精製水などの水性溶剤に懸濁し，調製した点眼剤である．

② 非水性点眼剤

非水性点眼剤：植物油などの非水性溶剤を溶剤に用いた澄明な点眼剤である．

非水性懸濁点眼剤：非水性溶剤に難溶性の抗生物質や副腎皮質ホルモンなどを懸濁させた点眼剤である．

なお，日局 17 では懸濁性点眼剤中の医薬品の粒子の最大粒子径は，通例，75 μm 以下であると規定されている．

ii) 点眼剤の調製

点眼剤の製造工程は病院・薬局で調製する場合と製薬メーカーで大量生産する場合ではかなり異なる．図 4.3.10 は後者の例を示す．本剤を製するには，通例，有効成分に添加剤を加え，溶剤などに溶解もしくは懸濁して一定容量としたもの，または有効成分に添加剤を加えたものを容器に充填する．点眼剤は無菌製剤であるので，滅菌工程以外でも無菌的環境下で行うことが望ましく，微生物による汚染に十分に注意し，調製から滅菌までの操作は製剤の組成や貯法を考慮してできるだけ速やかに行う．クリーンルームやクリーンベンチ内での調製がより効果的である．

① 溶　剤

注射剤の場合と同様に，医薬品の物性や治療効果の持続性の面から水性溶剤と非水性溶剤が使い分けられている．

水性溶剤：水性溶剤として，精製水または適切な水性溶剤（生理食塩液など）を用いる．

非水性溶剤：通例，植物油を用いる．また，適切な有機溶剤（日局 17）も非水性溶剤として用いることができる．

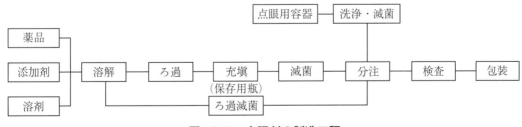

図 4.3.10　点眼剤の製造工程

② 溶 解

薬品および添加剤を溶剤に溶解する．この工程で，含量，pH，浸透圧などを調整する．

③ ろ 過

薬液は，通常，ガラスフィルターやメンブランフィルターによりろ過するが，後者が最も効果的である．フィルターそのものは耐熱性で，ろ過中の薬物の吸着は無視できるほど少なく，ろ液中にろ材が混入するおそれもない．単に異物の除去用として用いる場合にはポアサイズが 0.8 μm 程度のもので十分であるが，滅菌を目的とする場合には 0.22 μm のメンブランフィルターが必要である．点眼剤はプラスチック容器に入れることが多いので，ろ過工程で無菌性を保証（無菌ろ過）することが多い．

④ 充填および密封

調製した薬液をろ過した後，異物の混入や細菌汚染を防止するため，できるだけ速やかに無菌的に充填することが望ましい．多数の容器へ充填する場合には自動式薬液分注器が利用される．

⑤ 滅 菌

ろ過された薬液および容器が熱に安定な場合には，一般に高圧蒸気法による加熱滅菌が最も確実な方法として汎用されている．このほかにも，ろ過法または無菌操作法（懸濁性点眼剤の場合）が用いられる．

点眼剤は調製時に完全に滅菌されていても，かなり長期にわたって，同一容器で頻回使用されることから，開栓後に空気や患者の手による微生物に汚染されやすい．また，角膜上皮を損傷した場合，緑膿菌の繁殖が症状を悪化させるおそれがあるので，保存剤の添加は不可欠である．なお，大容量の洗眼剤には，原則として保存剤を加えない．点眼剤に用いられる主な保存剤とその有効濃度を表 4.3.3 に示す．

iii）点眼剤の容器

日局 17 では「通例，点眼剤の不溶性異物検査法の試験に支障をきたさない透明性のある気密容器」と規定されている．点眼用の容器にはプラスチック製のものとガラス製のものがある（表 4.3.4）．容器の選択に当たっては，透湿性，透ガス性，耐薬品性，成型性，透明性などに注意が必要であるが，最近ではプラスチック製のものが大半を占めている．プラスチック製容器は加熱滅菌できないことに加え，可塑性添加剤の溶出，通気性，透湿性の可能性があること，水分の揮散や一部の薬品および添加物などを吸着するなどの欠点を有するものもあるが，新しい樹脂の開発やプラスチック製容器の利点（軽量で破損しにくい，耐薬品性がある，アルカリ溶出の心配がないなど）もあり，汎用されている．近年，薬液の充填から密封まで人手をまったく介在させない blow-fill-seal system 技術の発達により，1回使用量単位の容器に充填された点眼剤も多く市販されている．

B 眼軟膏剤

眼軟膏剤は，「結膜嚢などの眼組織に適用する半固形の無菌製剤」と定義されている．本剤に

4.3 注射により投与する製剤，透析に用いる製剤および目に投与する製剤　　361

表 4.3.3　眼科液剤に用いる主な保存剤の有効濃度

保存剤	有効濃度（w/v%）	
パラオキシ安息香酸アルキルエステル（アルキル基：メチル，エチル，プロピル，ブチル）	0.05 ～ 0.1	（1/1,000 ～ 1/2,000）
ベンジルアルコール	0.5	（1/200）
クロロブタノール	0.25 ～ 0.5	（1/200 ～ 1/400）
ベンザルコニウム塩化物	0.003 ～ 0.01	（1/10,000 ～ 1/30,000）
ベンゼトニウム塩化物	0.003 ～ 0.01	（1/10,000 ～ 1/30,000）
デヒドロ酢酸ナトリウム	0.1	（1/1,000）
ポリミキシン B 硫酸塩	0.001	（1,000 単位 /L）

表 4.3.4　点眼容器の材質

	本　体	ノズル	キャップ
材質	軟質ガラス 硬質ガラス ポリエチレン　　　（PE） ポリプロピレン　　（PP） ポリカーボネート（PC） ポリ塩化ビニル（PVC）	（ゴム） ポリエチレン ポリプロピレン	ゴム ポリカーボネート ポリエチレン

（本瀬賢治（1984）点眼剤，p.30，南江堂）

含まれる医薬品の粒子の最大粒子径は，通例，75 μm 以下である．必要に応じて保存剤や安定剤などを加えることができる．眼軟膏剤の利点として，① 適用後の作用持続時間が長いので，適用回数が少なくてすむ，② 創面などを保護し，治癒を促進する，③ 有効成分の濃度変化を生じにくい，などがある．一方，欠点として，① 適用部位に違和感があり，一過性の視力障害を起こす，② 基剤によるアレルギー変化が起こることがある，などがあげられる．

i）眼軟膏剤の調製

　眼軟膏剤は一般の軟膏剤とは異なって，適用部位が特に敏感な眼組織であるので，その調製に際しては，① 主薬や保存剤の純度が高いこと，② 基剤は精製された良質なものを用い，あらかじめ融解した後，適当なろ材でろ過し，乾熱滅菌したものを用いること，などが必要である．本剤を製するには，通例，ワセリンなどの基剤と有効成分の溶液または微細な粉末を混和して均質とし，容器に充塡する．点眼剤同様に無菌製剤であることから，微生物による汚染に十分に注意し，無菌室またはこれに準ずる構造と設備を有する室内で，調製から滅菌までの操作は製剤の組成や貯法を考慮してできるだけ速やかに行う．眼軟膏剤の場合，主として油性基剤が用いられる．主薬の性質により，次の 2 種類の製法がある．

① 主薬が水溶性の場合：主薬を少量の滅菌精製水に溶かし，これを少量の精製ラノリンに吸収させた後，ワセリンやプラスチベース（低重合度のポリエチレンと流動パラフィンを混合し，加熱融解した後，急冷して得たゼリー状の基剤）などの油性基剤と十分に研和する．［例］ピロカルピン塩酸塩，アトロピン硫酸塩水和物など

362   第 4 章　製剤学

② 主薬が水に難溶性または不溶性の場合：微細末とした主薬を少量のパラフィンと十分に研和
　した後，基剤と研和して製する．［例］副腎皮質ホルモン，抗生物質など

ii）眼軟膏剤の容器

　日局 17 では「通例，微生物の混入を防ぐことのできる気密容器」と規定されている．容器の
材質としてはアルミニウムが汎用されているが，内容物が直接触れるチューブの内面には樹脂コ
ーティングが施されている．異物のない眼軟膏剤を製するにはチューブの内面の洗浄がきわめて
重要であり，このため眼軟膏剤には金属性異物試験法が適用される．なお，チューブの滅菌には
ガス法が用いられる．

演習問題

問 1　　滅菌法に関する記述のうち，正しいものの組合せはどれか．

a　最終滅菌を適用できる医薬品には，通例，10^{-6} 以下の無菌性保証水準が得られる条件で滅
　菌を行う．

b　最終滅菌法では，生存菌数（生存率）を 1/100 に低下させるのに要する時間（または線量）
　を decimal reduction value（D 値）という．

c　微生物殺滅法における方法の 1 つに照射法がある．

d　微生物殺滅法におけるガス法では，塩素ガスが広く用いられている．

e　微生物由来の発熱性物質は，高圧蒸気法やろ過法（孔径 $0.22\,\mu$m フィルター）で破壊ある
　いは除去できる．

　　　1（a, b）　　　2（a, c）　　　3（b, c）　　　4（b, e）　　　5（c, d）　　　6（d, e）

（第 91 回薬剤師国家試験）

問 2　　無菌製剤の調製，試験法に関する記述の正誤について，正しい組合せはどれか．

a　エンドトキシンは，発熱性物質の 1 つである．

b　超ろ過法ではエンドトキシンは，除去できない．

c　無菌医薬品製剤を製造する場合には，必ず，最終容器に充填した
　後に滅菌する必要がある．

d　注射剤の不溶性微粒子試験法には，第 1 法，第 2 法があるが，い
　ずれも白色光源を用いて肉眼観察で行うことが規定されている．

	a	b	c	d
1	正	誤	正	正
2	誤	正	正	誤
3	誤	誤	正	誤
4	正	誤	誤	誤
5	正	正	誤	正

（第 89 回薬剤師国家試験）

問 3　　無菌製剤の添加剤に関する記述のうち，正しいものの組合せはどれか．

a　注射剤の緩衝剤，等張化剤としてホウ酸は用いない．

b　輸液など多量に注射する注射剤には保存剤を加えない．

4.3 注射により投与する製剤，透析に用いる製剤および目に投与する製剤 *363*

c 用時溶解して用いる注射剤においては賦形剤を加えることはできない.

d 点眼剤の粘性を増大させる目的で，水溶性高分子を添加することはできない.

e 点眼剤の保存剤としてパラオキシ安息香酸エステル類は用いない.

　　1（a，b）　　2（a，c）　　3（b，c）　　4（b，d）　　5（c，e）　　6（d，e）

（第88回薬剤師国家試験）

解答と解説

問 1 2

b 誤 1/10に低下させるのに要する時間（または線量）をD値という.

d 誤 エチレンオキシド，ホルマリンが用いられる.

e 誤 発熱性物質は，高圧蒸気法やろ過法では除去できない.

問 2 4

b 誤 超ろ過法でエンドトキシンを除去できる.

c 誤 最終滅菌法を適用できない場合，無菌操作法を適用して無菌医薬品製剤を製造する.

d 誤 肉眼観察で行うのは，注射剤の不溶性異物検査法である.

問 3 1

c 誤 用時溶解して用いる注射剤では，主薬の量が少ない場合に溶解を確認するため，凍結乾燥製剤で良好なケーキ（凍結乾燥物）を作成するため，賦形剤が用いられる.

d 誤 メチルセルロースなどの水溶性高分子を添加することができる.

e 誤 パラオキシ安息香酸エステル類のほか，クロロブタノール，ベンザルコニウム塩化物なども用いられる（表4.3.3参照）.

4.4 気管支・肺に適用する製剤，耳に投与する製剤および鼻に適用する製剤

4.4.1 気管支・肺に適用する製剤

A 吸入剤

　吸入剤 inhalations は，inhalations「有効成分をエアゾールとして吸入し，気管支又は肺に適用する製剤」であり，「吸入粉末剤，吸入液剤及び吸入エアゾール剤」がある．本剤の吸入のために適切な器具または装置を使用するか，または吸入用の器具を兼ねた容器に本剤を充填する．

　わが国では，気管支喘息，慢性閉塞性肺疾患，インフルエンザなど，主に肺局所作用を期待した薬剤が吸入剤として使用されている．米国では，全身作用を期待したインスリンの吸入粉末剤も承認されている．

i）吸入に適した粒子径

　以下に述べる吸入剤は，いずれも微細な薬物粒子を吸入する．複雑に枝分かれする呼吸器系の末梢にまで薬物粒子を到達させるためには，その粒子径（空気力学的粒子径）を $0.5 \sim 3\mu$m にする必要がある（図 4.4.1）．球状粒子の空気力学的粒子径 d_a は，以下の式で幾何学的粒子径 d_g と関係づけられ，大きいほどその粒子にはたらく慣性力が大きくなり，気道上部に沈着する．幾何学的粒子径が大きくても，比重 ρ の小さい粒子は空気力学的粒子径が小さくなり，肺の末梢に到達しやすくなる．

$$d_a = d_g \cdot \sqrt{\rho}$$

ii）吸入粉末剤

　吸入粉末剤 dry powder inhalers は，「吸入量が一定となるように調製された，固体粒子のエアゾールとして吸入する製剤」である．エアゾールとは気体中に固体または液体の微粒子を分散浮遊させたコロイド状態をいう．吸入粉末剤は，患者の吸気によりカプセルやデバイス内の微細な粉末を分散させる．吸入と同時に粉末の分散が始まるので，吸入の失敗は少ないが，吸入速度が遅い小児，高齢者や呼吸機能が低下した患者は使用できない．

　本剤を製するには，通例，有効成分を微細な粒子とし，必要に応じて乳糖などの添加剤と混和して均質とする．微細な粒子は一般に付着凝集性が強く，カプセルや吸入デバイスから分散しにくい．この問題を解決するため，臨床使用されている製剤には，キャリア法もしくは造粒法が適用されている（図 4.4.2）．キャリア法では，粒子径 $50 \sim 100\ \mu$m 程度の粗大な乳糖粒子などの

表面に微細な主薬微粒子を物理的に付着させており，吸入時に生じる気流中の乱流により脱着した主薬微粒子のみが肺の末梢に到達する．造粒法では，微細な主薬粒子のみ，あるいは微細な主薬粒子と乳糖粒子を造粒して得られる直径50 ～ 100 μm程度の顆粒が，吸入時の乱流により解砕され，主薬粒子が肺の末梢に到達する．いずれの場合も，粉末を分散・脱着・解砕するために，強く深く吸入することが望ましい．吸入速度が遅い患者には吸入液剤や吸入エアゾール剤が適用される．

吸入粉末剤には種々のデバイスが用いられている．粉末が充填されたカプセルを吸入ごとに入れ替えるタイプ（ハンディヘイラー®など），数回分の粉末が小分けされたブリスタを入れ替えるタイプ（ロタディスク®など），使い捨てデバイス内に数十回分の粉末が小分けされたブリスタが格納されたタイプ（エリプタ®など），使い捨てデバイス内に数十回分の粉末が充填されており吸入時に容器内で1回分を計量するタイプ（定量噴霧式：タービュヘイラー®など）がある．デバイスごとに操作法が異なるので，適切な吸入指導が必要である．

本剤に用いる容器は，通例，密閉容器とする．製剤の品質に湿気が影響を与える場合は，防湿性の容器を用いるか，または防湿性の包装を施す．吸入用カプセル剤の包装やブリスタには防湿性の高いアルミニウム箔が多用される．定量噴霧式デバイス内には乾燥剤が入れられている．

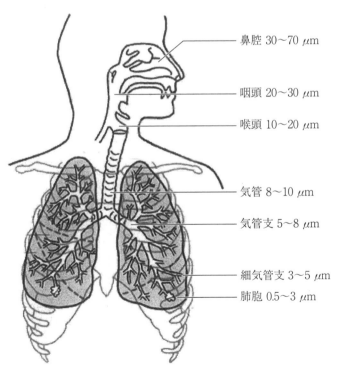

図 4.4.1　微粒子の空気力学的粒子径と吸入後の沈着部位

iii）吸入液剤

吸入液剤 inhalation liquids and solutions は，「ネブライザなどにより適用する液状の吸入剤」であり，微細化された液滴を5〜10分間程度かけて吸入するので，乳児から高齢者まで多くの患者が使用できる．深くゆっくり吸入することで，微粒子に働く慣性力が小さくなり，微粒子の肺末梢到達率が高くなる．本剤を製するには，通例，有効成分に溶剤および適切な等張化剤，pH調節剤などを加え，混和して均質に溶解または懸濁し，必要に応じて，ろ過する．使い捨てタイプのプラスチック容器に1回量（0.3〜2 mL程度）が充填されているものが多い．懸濁液の場合は，開封前に容器を静かに振って撹拌してからネブライザに充填する．多回投与容器に充填するものは，微生物の発育を阻止するに足りる量の適切な保存剤を加えることができる．

ネブライザには，強いジェット気流で陰圧にしたノズルから薬液を微細化して噴霧するジェット式，超音波振動により薬液を微細化する超音波式，メッシュの振動で液滴を微細化するメッシュ式がある．古くから使われてきたジェット式は生じる液滴粒子が大きく，薬液のむだが多い．新しいメッシュ式の装置は小型で下を向けても液がこぼれず，生じる液滴も小さく均一である．

本剤に用いる容器は，通例，気密容器とする．製剤の品質に水分の蒸散が影響を与える場合は，低水蒸気透過性の容器を用いるか，または低水蒸気透過性の包装を施す．

iv）吸入エアゾール剤

吸入エアゾール剤 metered-dose inhalers は，「容器に充填した噴射剤と共に，一定量の有効成分を噴霧する定量噴霧式吸入剤」である．容器が小型で100回以上噴霧できるので，古くから多用されてきた．噴射剤としては，2005年まではCFC-11（CCl_3F）やCFC-114（CCl_2F-CCl_2F）などのフロンガスが多用されていたが，オゾン層破壊効果のため使用中止となり，現在ではHFA-134a（CF_3-CH_2F）やHFA-227（CF_3-CHF-CF_3）などの代替フロンガスが使用されている．しかし，代替フロンガスには二酸化炭素の1400倍もの温室効果があり，環境問題が懸念されている．

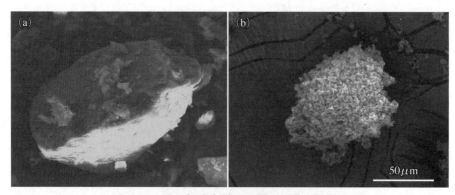

図4.4.2　吸入粉末剤粒子の電子顕微鏡写真
（a）フルタイド®ディスカス®（キャリア法による製剤），（b）パルミコート®タービュヘイラー®（造粒法による製剤）

4.4 気管支・肺に適用する製剤，耳に投与する製剤および鼻に適用する製剤 **367**

本剤を製するには，通例，有効成分に溶剤および適切な分散剤，安定化剤などを加えて，溶液または懸濁液とし，液状の噴射剤とともに耐圧性の容器に充填し，定量バルブを装着する．定量バルブ内には定量室があり，ボタンを押すと定量室内の液相（薬液＋添加剤＋噴射剤）のみが噴霧され，ボタンを戻すことで再び定量室に液相が充填される．噴霧された薬液の溶媒である噴射剤は大気圧下で瞬時に気体となり，液滴を微細化すると同時に，溶解していた薬物あるいは懸濁していた微粒子が固体微粒子となる．患者は生じたエアゾールを深くゆっくり吸入するが，噴霧が短時間で終わるので，噴霧と吸入のタイミングをとることがむずかしいことがある．この場合は，吸入補助具の中に噴霧して生じたエアゾールを深くゆっくり吸入する．

本剤に用いる容器は，通例，耐圧性の密封容器であり，アルミニウム缶が多用されている．

v）吸入剤の試験法

第十七改正日本薬局方第一追補で，吸入剤の送達量均一性試験法および吸入剤の空気力学的粒度測定法が新たに収載された．いずれも吸入粉末剤と吸入エアゾール剤に適用される．複数の有効成分を含む製剤では，すべての有効成分を定量する．

吸入剤の送達量均一性試験法は，噴霧，放出される薬物量の均一性を定量的に評価する．吸入エアゾール剤では，噴霧した薬物を薬物捕集装置内に捕集し，定量する．吸入器内の送達量の均一性は，吸入器1個を用い，使用開始直後の3回，中間での4回，所定の使用回数前の3回の計10回の送達量を測定し，そのばらつきを評価する．吸入器間の送達量の均一性は，吸入器10個を用いて，使用開始時の各1回ずつ，合計10回の送達量を測定し，そのばらつきを評価する．カプセルやブリスタに充填された吸入粉末剤では，ポンプで吸引することで薬物を捕集し，10個の送達量を測定し，そのばらつきを評価する．定量噴霧式の吸入粉末剤の評価は，吸入エアゾール剤と同様に行う．

吸入剤の空気力学的粒度測定法は，吸入剤から生成するエアゾールの微粒子特性を評価するもので，通常図4.4.3に示す装置を用いて行う．装置内に吸引された微粒子は，その空気力学的粒子径に従っていずれかのステージもしくは捕集用カップに捕集される．一般に，カットオフ径5 μm 以下のステージに沈着した有効成分量を求めて，微粒子量（治療に有効な粒子量）とする．また，空気力学的質量中位径（MMAD）を求めることもできる．

4.4.2 **耳に投与する製剤**

A **点耳剤**

「点耳剤 ear preparations は，外耳又は中耳に投与する，液状，半固形又は用時溶解若しくは用時懸濁して用いる固形の製剤」である．外耳炎・中耳炎に対して，抗菌薬やステロイド薬が適用される．患部に薬液を浸透させるため，点耳後は10分間程度安静にする．冷えた点耳剤を適用するとめまいを誘発することがある．

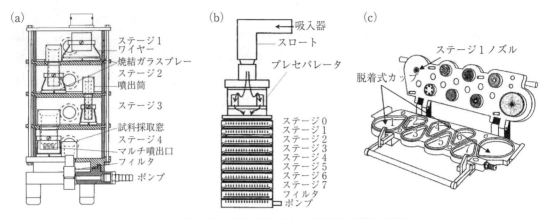

図 4.4.3　吸入剤の空気力学的粒度測定装置
(a) マルチステージリキッドインピンジャー，(b) アンダーセンカスケードインパクター，
(c) ネクストジェネレーションインパクター

　無菌のものと無菌でないものがあるが，無菌の点耳剤は点眼剤の製法に準じて製し，無菌試験法に適合する．水溶性溶剤には精製水が，非水性溶剤には植物油が主に用いられる．別に規定するもののほか，着色だけを目的とする物質を加えてはならない．多回投与容器に充填するものには，保存剤を加えることができる．容器は，通例，気密容器とする．

4.4.3　鼻に適用する製剤

A　点鼻剤

　点鼻剤 nasal preparations は，「鼻腔又は鼻粘膜に投与する製剤」で，「点鼻粉末剤及び点鼻液剤」がある．必要に応じて，スプレーポンプなどの適切な噴霧用の器具を用いて噴霧吸入する．定量噴霧式製剤は，別に規定するもののほか，適切な噴霧量の均一性を有する．

i）点鼻粉末剤

　点鼻粉末剤 nasal dry powder inhalers は，「鼻腔に投与する微粉状の点鼻剤である．本剤を製するには，通例，有効成分を適度に微細な粒子とし，必要に応じて添加剤と混和して均質」とする．通例，密閉容器を用いる．主薬を含む粉末をカプセルに充填したタイプでは，専用のデバイスにカプセルを装着し，穴をあけた後，ノズルを鼻腔に挿入して息を止めてポンプ部を圧縮することで粉末を噴霧する（エリザス®など）．容器内に数十回分の粉末が充填された定量噴霧式製剤では，ノズルを鼻腔に挿入し，容器を圧縮することで一定量の粉末が噴霧される．リノコート®パウダースプレー鼻用は，主薬であるベクロメタゾンプロピオン酸エステルと添加剤であるヒドロキシプロピルセルロース（HPC）の混合粉末の定量噴霧式製剤であり，鼻腔内の粘液によりHPCが粘稠化し，主薬の粘膜付着性を高め，作用を持続化する．

ii）点鼻液剤

点鼻液剤 nasal liquids and solutions は，「鼻腔に投与する液状，又は用時溶解若しくは用時懸濁して用いる固形の点鼻剤」である．通例，気密容器を用いる．無菌製剤ではない．本剤を製するには，通例，有効成分に溶剤および添加剤などを加え，溶解または懸濁し，必要に応じて，ろ過する．等張化剤，pH調節剤や，多回投与容器に充填するものには保存剤などの添加剤を加えることができる．

デスモプレシン®点鼻液は，中枢性尿崩症に用いられる全身作用薬である．ボトル内の薬液を専用の点鼻チューブ内に一定量とって鼻腔に挿入し，チューブの他端を口にくわえて薬液を吹き込んで投与する．

演習問題

問 1 気管支・肺に適用する製剤に関する記述のうち，正しいものはどれか．**1つ**選べ．

1 吸入粉末剤は，代替フロンガスを噴射剤として利用する．

2 吸入粉末剤は，主薬以外の添加剤を添加できない．

3 吸入液剤は，ネブライザなどにより液滴を霧状にして吸入する．

4 吸入エアゾール剤は，噴霧量がノズルを押し続ける時間に比例する．

5 吸入エアゾール剤は，気密容器を用いる．

問 2 耳に投与もしくは鼻に適用する製剤に関する記述のうち，正しいものはどれか．**1つ**選べ．

1 点耳剤は，内耳または中耳に投与する．

2 点耳剤には，着色だけを目的とする物質を加えてはならない．

3 無菌に製した点耳剤に用いる容器は，密封容器とする．

4 点鼻粉末剤に用いる粉末の粒子径は，通例 100μm 以下である．

5 点鼻液剤は，無菌試験法に適合する．

解答と解説

問 1 3

1 誤 吸入粉末剤は，患者の吸気で粉末を分散・吸入する．そのため，吸入と製剤の分散のタイミングがずれることはないが，吸入力の弱い患者（小児や高齢者）では吸入が困難なことがある．

2 誤 吸入粉末剤の主薬微粒子（直径数 μm）は付着凝集性が強く分散しにくいので，粗大な乳糖（直径 $50 \sim 100\,\mu$m）に主薬微粒子を付着させて流動性を改善し，吸入時に乳糖から主薬微粒子が離れて吸入できる「キャリア法」が汎用されている．

370 第4章 製剤学

3 正 吸入液剤は，ネブライザなどにより液滴を霧状にして吸入する．小児や高齢者でも吸入可能であるが，薬液のむだが多い．

4 誤 吸入エアゾール剤は，ノズルを押すと一定量の有効成分を噴霧する定量噴霧式吸入剤である．噴霧と吸入のタイミングをとりにくい場合は，吸入補助具の中に噴霧したのち吸入する．

5 誤 吸入エアゾール剤は，耐圧性の密封容器を用いる．

問 2 2

1 誤 点耳剤は，外耳または中耳に投与する．

2 正 点耳剤には，着色だけを目的とする物質を加えてはならない．注射剤，点眼剤も同様．

3 誤 点耳剤は無菌に製したものと無菌ではないものとがあるが，いずれも通例気密容器を用いる．

4 誤 点鼻粉末剤に用いる粉末の粒子径には規定はない．

5 誤 点鼻液剤は無菌製剤ではないので，無菌試験法は適用されない．

4.5 直腸に適用する製剤，腟に適用する製剤および皮膚などに適用する製剤

4.5.1 直腸に適用する製剤

4.5.1.1 坐剤

「坐剤 suppositories for rectal application は，直腸内に適用する，体温によって溶融するか，又は水に徐々に溶解若しくは分散することにより有効成分を放出する一定の形状の半固形の製剤」（以下，「 」内は日局 17）である．国内の医薬品剤形分類別生産金額では，11 剤形の最下位（約 135 億円，構成割合 0.2％，2015）である．坐剤の長所としては，肝または小腸初回通過効果を回避できる，食事の影響を受けない，経口投与が困難な場合（幼児，高齢者，意識不明の患者など）でも投与可能などがあげられる．短所には，吸収のばらつき，挿入時の排便などがある．局所作用のイメージが強い製剤であるが，解熱鎮痛剤，抗けいれん薬など全身作用を期待するものが多く市販されている（表 4.5.1）.

表 4.5.1 市販されている主な坐剤

	疾患名など	代表的な成分
局所作用	痔	アミノ安息香酸エチル（鎮痛），ジブカイン塩酸塩（局所麻酔），ヒドロコルチゾン（消炎），フラジオマイシン硫酸塩（抗菌），シコンエキス（生薬，痔疾用）
	下剤	グリセリン，ビサコジル
	潰瘍性大腸炎	サラゾスルファピリジン
	抗がん剤	フルオロウラシル（直腸がん）
全身作用	解熱鎮痛	アセトアミノフェン，インドメタシン
	抗けいれん	ジアゼパム，フェノバルビタールナトリウム
	喘息	ジプロフィリン，アミノフィリン
	抗がん剤	テガフール（消化器がん，乳がんなど）
	がん性疼痛	モルヒネ，ブプレノルフィン塩酸塩

A 坐剤基剤の分類

坐剤基剤の選択は，薬効に大きく影響するので重要である．基剤は局所刺激性がなく，物理化学的に安定で，基剤自体は吸収されないが体内挿入時に薬物を放出できるなどの条件を満たすものでなければならない．坐剤基剤は，油脂性，乳剤性，水溶性に分類される（表 4.5.2）.

表 4.5.2　坐剤基剤の分類

基剤名	例	
油脂性基剤	カカオ脂，ウイテプゾール	
乳剤性基剤	w/o 型	カカオ脂（47%）＋コレステロール（3%）＋グリセリン（50%）
	o/w 型	カカオ脂＋レシチン（1%）＋水（20%）
水溶性基剤	マクロゴール，グリセロゼラチン	

i）油脂性基剤

基剤が体温によって溶解し薬物が放出される.

① カカオ脂

アオギリ科の種子から得た脂肪で黄白色の堅くてもろい塊である. 融点は 31 〜 35℃ であり，約 25℃ で軟化し，30 〜 34℃ で溶けて澄明な液になる. 4 つの結晶多形（α, β（最も安定），β', γ（最も不安定））が知られており，一度融解すると短時間では安定な融点には戻らない.

② ハードファット（ウイテプゾール）

炭素数 12 〜 18 の飽和脂肪酸のグリセリンエステル（モノ，ジ，トリ）の混合物である. 半合成油脂性基剤の代表である. モノグリセリドの界面活性作用によりある程度の水分吸収力をもち，ある程度の乳化性を示す. 水酸基価や融点の違いにより種々のグレードがある.

H タイプ（H-15, 融点 33.5 〜 35.5℃, 凝固点 32.5 〜 34.5℃）

一般的に用いられるタイプ. 融点と凝固点との差が小さく，固化が速いため薬物の沈降が起きにくい. モノ，ジグリセリドをほとんど含まず水酸基価が低い.

E タイプ（E-75, 融点 37 〜 39℃, 凝固点 32 〜 36℃）

融点が体温より高い. 他のタイプの坐剤基剤と配合して融点を調整したり，融点降下作用のある薬物を配合する場合に用いられる.

S タイプ（S-55, 融点 33.5 〜 35.5℃, 凝固点 29 〜 32℃）

密度の高い薬物を分散させることに優れ，乳化性がある. 腟坐剤にも使用が可能である.

ii）乳剤性基剤

w/o 型はカカオ脂（47%）にコレステロール（3%），グリセリン（50%）を加えて乳化，またはウイテプゾールに非イオン性界面活性剤基剤を加えて調製する. o/w 型は，カカオ脂にレシチン（1%），水（20%）を加えて乳化する.

iii）水溶性基剤

基剤が直腸分泌液などに溶解し薬物が放出される.

① マクロゴール（ポリエチレングリコール）

白色でわずかに特異なにおいがある. 水と酸化エチレンの縮重合体の混合物で，平均分子量が 1,000 より小さいものは無色澄明の粘稠性のある液体，1,000 以上のものはペースト状またはろう状である. 坐剤の基剤には，高分子量のマクロゴールの割合が多いものが用いられ，融点は

4.5 直腸に適用する製剤，腟に適用する製剤および皮膚などに適用する製剤 **373**

50 〜 60℃で体温以上である．薬剤の放出に融点は無関係である．基剤が水溶性であるため，体液に溶け薬物を放出するが一般に基剤の溶解は遅い．

② グリセロゼラチン

グリセリンとゼラチンよりなる無色透明な軟塊である．精製水 / グリセリン混液に 20 〜 25 % の割合でゼラチンを加えて，水浴上で加熱溶解して調製する．水溶性薬物は精製水に，水難溶性のものはグリセリンに混合する．

B 坐剤の調製法および保存容器

坐剤のかたちは，円すい形または紡すい形である．成人では比較的多量の薬物（3 〜 4 g 程度まで）を投与できる．小児には坐剤をカットして投与することもある．

i）手工法

一連の作業をすべて手作業で行う．加熱操作がないため熱に不安定な薬物を含む坐剤の調製に適している．まず乳鉢に医薬品を入れ，水溶性のものの場合は水に溶かし，少量の精製ラノリンと研和する．水不溶性の医薬品の場合は，微細末とする．次にこれらのものにカカオ脂などの基剤を加え，練合して均一な塊とする．塊を展延板上で円柱状に延ばし，適当な長さに切断後，手およびへらで成型する．得られた坐剤はパラフィン紙，アルミ箔などで包む．成型工程を機械（坐剤圧入成型機）で行い大量生産も可能な方法を圧入法，冷圧法または圧搾法と呼ぶこともある．

ii）溶融法（融解法）

医薬品と基剤を溶融混和し，坐剤型（坐剤コンテナ）に入れて放冷固化して成型する．製薬企業，病院，薬局でよく用いられる．坐剤型には主に製薬企業で利用されるアルミ製と病院の製剤室，薬局で使われるプラスチック製がある．結晶多形，医薬品の熱安定性や坐剤中での医薬品の均一性等の問題がある．

坐剤に用いる容器は，通例，密閉容器とする．製剤の品質に湿気が影響を与える場合は，防湿性の容器を用いるか，または防湿性の包装を施す．

C 処方例

ロートエキス・タンニン坐剤

◆処　方　　ロートエキス　　　　　　　　　　　　　　0.5 g

　　　　　　　タンニン酸　　　　　　　　　　　　　　　1 g

　　　　　　　カカオ脂または適当な基剤　　　　　　適　量

以上をとり，坐剤の製法により製し，10 個とする．

D 日局製剤試験

本剤は，別に規定するもののほか，製剤均一性試験法に適合する．また本剤は，適切な放出性を有する．なお，油脂性基剤を用いたものは，有効成分の放出性の評価に代えて溶融性の評価に

よることができる．溶融性は，別に規定するもののほか，融点測定法第2法により測定するとき，適切な融解温度を示す．

4.5.1.2 直腸用半固形剤

「直腸用半固形剤 semi-solid preparations for rectal application は肛門周囲又は肛門内に適用する製剤であり，クリーム剤，ゲル剤又は軟膏剤がある」．本剤は適切な粘性を有し，その製法はそれぞれ後述のクリーム剤（4.5.3.5），ゲル剤（4.5.3.6），軟膏剤（4.5.3.4）の製法に準じる．本剤のうち，変質しやすいものは，用時調製する．また，多回投与容器に充填するものは，微生物発育阻止の目的で保存剤を加えることができる．

直腸用半固形剤に用いる容器は，通例，気密容器とする．製剤の品質に湿気が影響を与える場合は，防湿性の容器を用いるか，または防湿性の包装を施す．

4.5.1.3 注腸剤

「注腸剤 enemas for rectal application は，肛門を通して適用する液状又は粘稠なゲル状の製剤である」．本剤を製するには，通例，精製水または適切な水性溶剤を用い，有効成分を溶剤などに溶解または懸濁して一定容量とし，容器に充填する．分散剤，安定化剤，pH調節剤などを用いることができる．肛門から直腸に注入する液剤としては，浣腸剤 enemas がある．便秘や腸疾患時の排便に使用されるグリセリン浣腸は，グリセリンを50%含み，ベンザルコニウム塩化物が添加されている．また，液状の製剤として，理学検査時の鎮静・催眠などに使われる抱水クロラール注腸用キット（添加物：グリセリン，マクロゴール400）や潰瘍性大腸炎に用いられるメサラジン注腸1%製剤がある．鎮痛，解熱，抗炎症の目的で直腸内に投与されるジクロフェナックを含む注腸軟膏も市販されている．

注腸剤に用いる容器は，通例，気密容器とする．製剤の品質に水分の蒸散が影響を与える場合は，低水蒸気透過性の容器を用いるか，または低水蒸気透過性の包装を施す．

4.5.2 腔に適用する製剤

4.5.2.1 腟錠

「腟錠 tablets for vaginal use は，腟に適用する，水に徐々に溶解又は分散することにより有効成分を放出する一定の形状の固形の製剤である」．抗真菌剤（イソコナゾール硝酸塩など），抗ト

リコモナス剤（メトロニダゾールなど），またはエストリオールを含み，発泡性のものがある．1日1回投与のものがほとんどであり，経口投与しない．

本剤の製法は錠剤の製法に準じ，別に規定するもののほか，製剤均一性試験法に適合する．腟錠に用いる容器は，通例，密閉容器とする．製剤の品質に湿気が影響を与える場合は，防湿性の容器を用いるか，または防湿性の包装を施す．

4.5.2.2　腟用坐剤

「腟用坐剤 suppositories for vaginal use は，腟に適用する，体温によって溶融するか，又は水に徐々に溶解若しくは分散することにより有効成分を放出する一定の形状の半固形の製剤である」．抗真菌薬のミコナゾール硝酸塩，またはプロスタグランジン E 誘導体のゲメプロストを含むものなどがある．

本剤の製法は坐剤の製法に準じ，通例，球形または卵形である．また，別に規定するもののほか，製剤均一性試験法に適合する．また本剤は，適切な放出性を有する．なお，油脂性基剤を用いたものは，有効成分の放出性の評価に代えて溶融性の評価によることができる．溶融性は，別に規定するもののほか，融点測定法第2法により測定するとき，適切な融解温度を示す．用いる容器は，通例，密閉容器とする．製剤の品質に湿気が影響を与える場合は，防湿性の容器を用いるか，または防湿性の包装を施す．

4.5.3　皮膚などに適用する製剤

4.5.3.1　外用固形剤

「外用固形剤 solid dosage forms for cutaneous application は，皮膚（頭皮を含む）又は爪に，塗布又は散布する固形の製剤である．本剤には外用散剤が含まれる」．本剤の分包品は，別に規定するもののほか，製剤均一性試験法に適合する．用いる容器は，通例，密閉容器とする．製剤の品質に湿気が影響を与える場合は，防湿性の容器を用いるか，または防湿性の包装を施す．

i）外用散剤

「外用散剤 powders for cutaneous application は，粉末状の外用固形剤である」．本剤を製するには，通例，有効成分に賦形剤などの添加剤を加えて混和して均質とした後，粉末状とする．酸化亜鉛の粉末は軽度の皮膚病変に対して用いられ，ヨウ素などを含む外用散剤が褥瘡などに使用されている．また，病院薬局製剤として，サリチル酸，ホウ酸末，タルクなどを混合して製する汗止めのパウダーやベビーパウダーに 1% γ-BHC（γ-benzene hexachloride）を加え混和して調製する外用散剤（毛ジラミ，疥癬の駆除）などがある．

4.5.3.2 外用液剤

「外用液剤 liquids and solutions for cutaneous application は，皮膚（頭皮を含む）又は爪に塗布する液状の製剤である．本剤には，リニメント剤及びローション剤が含まれる」．本剤を製するには，通例，有効成分に溶剤，添加剤などを加え，溶解，乳化，または懸濁し，必要に応じてろ過する．本剤の分包品のうち経皮吸収型製剤は，別に規定するもののほか，製剤均一性試験法に適合する．用いる容器は，通例，気密容器とする．製剤の品質に水分の蒸散が影響を与える場合は，低水蒸気透過性の容器を用いるか，または低水蒸気透過性の包装を施す．

i）リニメント剤

「リニメント剤 liniments は，皮膚にすり込んで用いる液状又は泥状の外用液剤である」．医薬品を水，エタノール，脂肪油，グリセリンなどに加え，均一にして製する．軟膏剤，クリーム剤とローション剤（液状の外用剤）との中間の稠度をもつものが多い．わが国でも海外でも使用は減少している．わが国での市販品としてはフェノール・亜鉛華リニメント（日本名別名，カチリ）があり，皮膚そう痒症，じん麻疹などに使用されている．リニメント剤は損傷のある皮膚には用いられない．

フェノール・亜鉛華リニメント（カチリ）

◆処　方

液状フェノール	22 mL
トラガント末	20 g
カルメロースナトリウム	30 g
グリセリン	30 mL
酸化亜鉛	100 g
精製水	適　量
全量	1,000 g

ii）ローション剤

「ローション剤 lotions は，有効成分を水性の液に溶解又は乳化若しくは微細に分散させた外用液剤である」．本剤を製するには，通例，有効成分，添加剤および精製水を用いて溶液，懸濁液または乳濁液として全体を均質とする．懸濁性のローション剤では，保存中に成分が分離することがあってもその本質が変化していないときは，用時混合して使用できる．日局17にはイオウ・カンフルローション（懸濁），ケトコナゾールローション（乳濁），タカルシトールローション（乳濁）が収載されている．

4.5 直腸に適用する製剤，腟に適用する製剤および皮膚などに適用する製剤　　*377*

イオウ・カンフルローション

◆処　方	イオウ	60 g
	d-または*dl*-カンフル	5 g
	ヒドロキシプロピルセルロース	4 g
	水酸化カルシウム	1 g
	エタノール	4 mL
	常水，精製水または精製水（容器入り）	適　量
	全量	1,000 mL

本品は淡黄色の懸濁液である．本品は放置するとき，成分の一部を分離する．

4.5.3.3　スプレー剤

「スプレー剤 sprays for cutaneous application は，有効成分を霧状，粉末状，泡沫状，又はペースト状などとして皮膚に噴霧する製剤である．本剤には，外用エアゾール剤及びポンプスプレー剤がある」．本剤を製するには，通例，有効成分の溶液または懸濁液を調製し，必要に応じて，ろ過した後，容器に充填する．定量噴霧式製剤は，別に規定するもののほか，適切な噴霧量の均一性を有する．

i）外用エアゾール剤

「外用エアゾール剤 aerosols for cutaneous application は，容器に充填した液化ガス又は圧縮ガスと共に有効成分を噴霧するスプレー剤である」．フラジオマイシン硫酸塩とプレドニゾロンを含有する深在性皮膚感染症などに用いるものやサリチル酸メチル，*l*-メントールなどを含む経皮鎮痛消炎剤，ベンザルコニウム塩化物を含む泡状速乾性擦式手指消毒剤などがある．本剤を製するには，通例，有効成分の溶液または懸濁液を調製し，液状の噴射剤とともに耐圧性の容器に充填し，連続噴射バルブを装着する．必要に応じて，分散剤，安定化剤などを用いる．容器は，通例，耐圧性の容器とする．

ii）ポンプスプレー剤

「ポンプスプレー剤 pump sprays for cutaneous application は，ポンプにより容器内の有効成分を噴霧するスプレー剤である」．表面麻酔に用いられるリドカインのポンプスプレー製剤は手動のポンプ式スプレーで，定量噴霧式製剤である．本剤を製するには，通例，有効成分および添加剤を溶解または懸濁し，充填後の容器にポンプを装着する．容器は，通例，気密容器とする．製剤の品質に水分の蒸散が影響を与える場合は，低水蒸気透過性の容器を用いるか，または低水蒸気透過性の包装を施す．

4.5.3.4 軟膏剤

「軟膏剤 ointments は，皮膚に塗布する，有効成分を基剤に溶解又は分散させた半固形の製剤である．本剤には，油脂性軟膏剤及び水溶性軟膏剤がある」．一般にはステロイド薬，NSAIDs，抗菌薬および保湿剤などを含むものが市販され臨床上後述のクリーム剤同様広く使われている．国内の剤形分類別生産金額では，軟膏剤・クリーム剤は，第8位（約1,580億円，構成割合2.5%，2015）であり，様々な皮膚疾患（局所作用）に用いられる．

軟膏基剤を基剤の物理・化学的性状で分類すると表4.5.3に示すように油脂性基剤と水溶性基剤に大別できる．油脂性軟膏剤を製するには，通例，油脂類，ろう類，パラフィンなどの炭化水素類などの油性基剤を加温して融解し，有効成分を加え，混和して溶解または分散させ，全体が均質になるまで混ぜて練り合わせる．水溶性軟膏剤を製するには，通例，マクロゴールなどの水溶性基剤を加温して融解し，有効成分を加え，全体が均質になるまで混ぜて練り合わせる．練合には，軟膏板・軟膏へら，乳鉢・乳棒，擂潰機を用いる方法などがある．本剤に用いる容器は，通例，気密容器とする．製剤の品質に水分の蒸散が影響を与える場合は，低水蒸気透過性の容器を用いるか，または低水蒸気透過性の包装を施す．

i) 油脂性基剤

皮膚刺激性が少なく皮膚保護作用がある．しかし，べたついたり汗を吸収せず貯留するため使用感に問題がある場合がある．

［鉱物性］

① ワセリン

ほとんどすべての薬物と配合でき，単独，または他の基剤と混合して用いられる．石油から得られる炭化水素類の混合物を精製したもので，CH〜CHの飽和炭化水素を主成分とする．水に

表 4.5.3　基剤の分類

	基剤名		例
軟膏剤	油脂性基剤		（鉱物性）ワセリン，パラフィン，プラスチベース，シリコン，白色軟膏 （動植物性）豚脂，植物油，ロウ類，単軟膏
	水溶性基剤		マクロゴール
クリーム剤	乳剤性基剤	油中水（w/o）型 水相を欠くもの	親水ワセリン，精製ラノリン，ラノリンアルコール
		油中水（w/o）型 水相を有するもの	吸水クリーム，加水ラノリン
		水中油（o/w）型	親水クリーム
ゲル剤	懸濁性基剤	ヒドロゲル	
		リオゲル	FAPG

はほとんど溶けず，光，湿気に対しても安定である．中性で刺激性はほとんどなく皮膚への粘着性が強い．しかし，皮膚への浸透性は少なく滲出液の吸収・保持の目的には向かない．日局17には白色ワセリンと黄色ワセリンが収載され，前者は後者を脱色したもので同じ規格であるが，白色ワセリンの方が基剤としてよく使用されている．

② パラフィン

石油から得られる固形の炭化水素類混合物であり，安定で軟膏剤の硬度を増すために用いられる．

③ プラスチベース

流動パラフィン（石油から得られる液状の炭化水素類混合物）にポリエチレン樹脂を5%混合したものである．展延性に富み，季節による粘稠度の変化が少ない．

なお，日局17には流動パラフィンより比重，粘度が小さいものとして軽質流動パラフィンがある．

④ シリコーン

化学的に安定で水にはほとんど溶けない．生体適合性に優れた高分子（ジメチルポリシロキサン）である．

⑤ 白色軟膏

ワセリンの吸水性を改善するための基剤であり，ワセリンより融点を上げ稠度は硬い．わずかに特異なにおいがあり亜鉛華軟膏（かぶれ，あせもなど）などに用いられる．

◆処　方　　サラシミツロウ　　　　　　　　　　　　　　50 g
　　　　　　セスキオレイン酸ソルビタン（Span83, HLB 3.7）20 g
　　　　　　白色ワセリン　　　　　　　　　　　　　適　量
　　　　　　　　　　　　　　　　　全　量　　1,000 g

[動植物性]

① 動植物油

植物油にミツロウを溶和すれば融点が上がり，ワセリン稠度のものが得られる．植物油としては半乾性油，不乾性油が用いられる．

半乾性油：ダイズ油，ナタネ油，ゴマ油

不乾性油：ラッカセイ油，ツバキ油，オリブ油，ヒマシ油

動物油には豚脂（主成分：オレイン酸，パルミチン酸，ステアリン酸，など）などがある．比較的融点の低い不飽和脂肪酸を多く含む動植物油は，常温で液体のものが多く酸化されやすい．硬化油は，それらに水素添加し，より融点の高い飽和脂肪酸の割合を増やし，安定性を改善したものである．水素添加の程度により融点および稠度を調整できる．軟質のものは軟膏剤，坐剤に用い，硬質のものは錠剤の防湿被包剤となる．

② ロウ類

ロウは奇数個の炭素原子を含む飽和炭化水素（C～C）などからなる複雑な混合物で自然界に広く分布する．水に不溶で化学的に不活性である．局方にはミツロウ，サラシミツロウ（ミツロウを漂白したもの）がある．他の基剤に加えることにより適度な稠度が得られる．

③ 単軟膏

黄色で弱いにおいがあるが敗油性のにおいがあってはならない．植物油の種類により多少色調が異なり，また時間の経過とともに退色しやすい．植物油としては，一般にダイズ油，またはゴマ油が用いられる．皮膚への浸透性はよくないが皮膚の被覆保護作用があり，医薬品を配合しないでこのまま使用されることもある．

◆処　方　　ミツロウ　　　　　　　　　　　　　　　　　　330 g

植物油　　　　　　　　　　　　　　　　　　適　量
_____
全　量　　1,000 g

ii）水溶性基剤

① マクロゴール（ポリエチレングリコール）

坐剤の基剤としても用いられ，基本的性状は「坐剤基剤」に記載した．マクロゴールは，皮膚刺激性がなく，塗布するとよく密着する．化学的に安定で水溶性であり皮膚には吸収されず水洗で容易に皮膚表面から除去できる．吸湿性であるが分子量の増加とともに減少する．

マクロゴール軟膏

◆処　方　　マクロゴール 4000　　　　　　　　　　　　500 g

マクロゴール 400　　　　　　　　　　　　500 g
_____
全　量　　1,000 g

ワセリンに似た外観，触感を有する水溶性の軟膏基剤である．医薬品との混和性はよいが，配合変化（着色，液化，効力低下など）を起こすこともある．吸湿性のため皮膚面の水性分泌液を除くことに優れる．この軟膏基剤は 3% 以上の水分で液化するため，セタノールを 5% 加えて水分を 10% まで保持できるようにすることもある．容器の選定については，金属製はさび，プラスチック製は容器が軟化することがあるので注意が必要である．

4.5.3.5　クリーム剤

「クリーム剤 creams は，皮膚に塗布する，水中油型又は油中水型に乳化した半固形の製剤である」．油中水型に乳化した親油性の製剤については油性クリーム剤と称することができる．本剤を製するには，通例，ワセリン，高級アルコールなどをそのまま，または乳化剤などの添加剤を加えて油相とし，別に，精製水をそのまま，または乳化剤などの添加剤を加えて水相とし，そ

4.5 直腸に適用する製剤，腟に適用する製剤および皮膚などに適用する製剤　　***381***

のいずれかの相に有効成分を加えて，それぞれ加温し，油相および水相を合わせて全体が均質になるまでかき混ぜて乳化する．乳化には，パドルミキサーや高圧ホモジナイザーなどが使われる．本剤に用いる容器は，通例，気密容器とする．製剤の品質に水分の蒸散が影響を与える場合は，低水蒸気透過性の容器を用いるか，または低水蒸気透過性の包装を施す．

　乳剤性基剤は，皮膚浸透性があり，医薬品との配合性もよく，外観も美しく使用感もよい．しかし，皮膚保護作用は弱く，塗った実感が乏しいため使用量が過剰になることがある．乳化剤（界面活性剤）による皮膚刺激性にも注意が必要である．

　この基剤には水中油型 o/w と油中水型 w/o の 2 タイプがある．市販のクリーム剤のほとんどは o/w 型であり，o/w 型は塗るとすぐ消えるためバニシング（vanish：消える）クリームと呼ばれ，w/o 型は塗布すると冷たく感じることからコールドクリームと呼ばれることがある．o/w 型は水洗により容易にクリームを除去できるが，w/o 型は水洗除去が困難である．o/w 型の水相にはカビが生えやすく保存剤の添加が必要である．タイプの異なるクリーム剤同士，またはクリーム剤と軟膏剤との混合では一般的にクリーム剤の乳化が破壊されやすいので注意が必要である．

i）水中油型 o/w 型基剤
① 親水クリーム

◆処　方

白色ワセリン	250 g
ステアリルアルコール	200 g
プロピレングリコール	120 g
ポリオキシエチレン硬化ヒマシ油 60（HLB 14）	40 g
モノステアリン酸グリセリン（HLB 6）	10 g
パラオキシ安息香酸メチル	1 g
パラオキシ安息香酸プロピル	1 g
精製水	適　量
全　量	1,000 g

　o/w 型の代表的な基剤である．白色でわずかに特異なにおいがある．水相と油相の両方に薬物を配合できる．2 種の界面活性剤（乳化剤）を用いるが一般的な o/w 型乳剤の調製とは異なり，油相に水相を注入し途中で転相させて o/w 型とする．親水クリームは外相が水のため塗布後水分が蒸発しやすく，それにより皮膚が冷却され，消炎および止痒作用が発揮される．乾燥型の皮膚疾患には適すが，湿潤型のものに対しては症状の悪化をきたすことがある．

ii）油中水型 w/o 型基剤
［水相を欠くもの］

　水を加えることにより，乳剤となるものであり，油性物質と界面活性剤を構成成分とする．

① **親水ワセリン**

◆処 方

サラシミツロウ	80 g
ステアリルアルコールまたはセタノール	30 g
コレステロール	30 g
白色ワセリン	適 量
全 量	1,000 g

　白色でわずかに特異なにおいがある．白色ワセリンの吸水性を改善した基剤である．乳化安定作用のあるステアリルアルコールまたはセタノール，界面活性剤のコレステロールにより，吸水性が向上し展延性もワセリンより優れる．親水ワセリンの吸水能力は大きく，等量の水を混和しても稠度は保たれる．親水ワセリン単独で乾燥性皮疹等に用いられる．他の基剤と混合して用いられることもある．

② **精製ラノリン**

　羊毛脂を精製したものであり，粘性があり展延性はワセリンと類似している．淡黄色〜帯黄褐色でわずかに特異なにおいがある．主成分と呼べる成分はないが，高級アルコールと高級脂肪酸のエステル，コレステロールなどを多く含む．天然の乳化作用をもつ基剤である．水にほとんど不溶であるが，吸水能が高く2倍量の水を混和しても水を分離せず軟膏様の粘性がある．しかし，アレルギーを起こしやすいという欠点がある．

③ **ラノリンアルコール**

　ラノリンをけん化することにより得られる．コレステロールなどのステロイド，およびトリテルペンアルコールの混合物である．クリーム剤の調製では2％くらいの低濃度で使用される．無水ラノリンを用いた場合のように表面が暗色化したり暑い時期での不快臭は生じないが，皮膚刺激性はある．

［水相を有するもの］

① **吸水クリーム**

◆処 方

白色ワセリン	400 g
セタノール	100 g
サラシミツロウ	50 g
ソルビタンセスキオレイン酸エステル（HLB 3.7）	50 g
ラウロマクロゴール（HLB 11）	5 g
パラオキシ安息香酸エチルまたはメチル	1 g
パラオキシ安息香酸ブチルまたはプロピル	1 g
精製水	適 量
全 量	1,000 g

親水クリームと同様に2種の界面活性剤（乳化剤）を用いて溶融法で調製する．外相が油相であるため光沢があり滑らかであるが，除去（水洗）はしにくい．乾燥型皮疹のクリーム基剤として使われる．水分保持能は高く刺激は比較的少ない．亜鉛華の細末を3〜5%加えると病巣面とクリームの間の浸潤液貯留が抑制されるなどのため湿潤面，創傷面などにも適用できるようになる．

② **加水ラノリン**

精製ラノリンに水を加えたもので精製ラノリンを70〜75%含む．粘着性が精製ラノリンに比べて低いので使いやすい．

4.5.3.6 ゲル剤

「ゲル剤 gels は，皮膚に塗布するゲル状の製剤である．本剤には，水性ゲル剤及び油性ゲル剤がある」．水性ゲル剤は，有効成分に高分子化合物，そのほかの添加剤および精製水を加えて溶解または懸濁させ，加温および冷却，またはゲル化剤を加えることにより架橋させ調製する．油性ゲル剤は，有効成分にグリコール類，高級アルコールなどの液状の油性基剤およびそのほかの添加剤を加えて混和して調製する．本剤に用いる容器は，通例，気密容器とする．製剤の品質に水分の蒸散が影響を与える場合は，低水蒸気透過性の容器を用いるか，または低水蒸気透過性の包装を施す．

i）懸濁性基剤（ゲル基剤）

比較的新しい基剤でヒドロゲル基剤（水性ゲル剤）とリオゲル基剤（油性ゲル剤）に分類される．いずれも適度な粘稠性を有し，水洗可能で塗ると皮膚表面でフィルム状になる．水性ゲル剤は脂漏性疾患などに適し，薬物の経皮吸収性を高めることが期待されるものもある．

ヒドロゲル基剤の場合，ゲルの網目構造は水により膨潤しており，無機物のベントナイト，ビーガムや有機物のメチルセルロース，カルメロースナトリウム，カルボキシビニルポリマー（カーボポール）などと混合して用いられる．

◆**ヒドロゲル処方**

    ロキソプロフェンナトリウム水和物　11.3 mg

    エタノール

    1,3-ブチレングリコール

    ヒプロメロース

    カルボキシビニルポリマー（カーボポール）

    トリエタノールアミン
_____

    1 g 中にロキソプロフェンナトリウム（無水物）10 mg 含む．

変形性関節炎，筋肉痛などに適用し，症状により，適量を1日数回患部に塗擦する経皮吸収型鎮痛・抗炎症剤.

◆リオゲル処方

フルオシノニド　0.5 mg
クエン酸
ステアリルアルコール
プロピレングリコール
1,2,6-ヘキサントリオール
マクロゴール 6000

1 g 中フルオシノニド 0.5 mg 含む.

湿疹，皮膚炎群などに適用し，1日1〜3回，適量を患部に塗布する外用合成副腎皮質ホルモン剤.

A　軟膏剤，クリーム剤，ゲル剤の物性

　望ましい軟膏剤などの物性は使用時に適当な塑性，粘着性およびチキソトロピーを示し，わずかな力で塗布できるものである．軟膏剤などの半固形製剤の硬さ（粘稠度）の測定にはペネトロメーター（針入度計），カードテンションメーターが用いられる．また，延び（展延性）の測定にはスプレッドメーター，粘性の測定には回転粘度計が利用される（図4.5.1）.

B　軟膏剤，クリーム剤，ゲル剤の使用方法

i）単純塗布法

　最も一般的な方法で，軟膏剤，クリーム剤，ゲル剤を清潔な指で患部に塗り広げる．擦り込んで用いる方法を単純塗擦法と呼び区別することがある.

ii）重層貼付法

　2種類の軟膏などを重ねて外用する．ステロイド軟膏を単純塗布した上から，亜鉛華軟膏を塗ったガーゼなどを貼付すると，各々の薬物を単独で使用する場合に比べて効果的であることが知られている．ステロイドのランクをおとすことが可能で投与量も減らすことができる.

iii）密封療法（ODT療法）occlusive dressing therapy

　病変部に塗った軟膏剤などを薄いポリエチレンフィルムなどで覆い，周辺をテープや絆創膏で固定し密封状態とする．それによって，薬物の経皮吸収（全身作用）が増大する．小児は皮膚単位面積当たりの発汗量が多く感染や軟膏剤除去後の悪臭などの問題があり，不向きと考えられている.

　軟膏剤などの基剤の種類や組成により，薬物の皮膚移行性が異なり，治療効果に影響が出ることも報告されており副作用の観点からも注意が必要である．商品名では，軟膏となっていても実

4.5 直腸に適用する製剤，腟に適用する製剤および皮膚などに適用する製剤

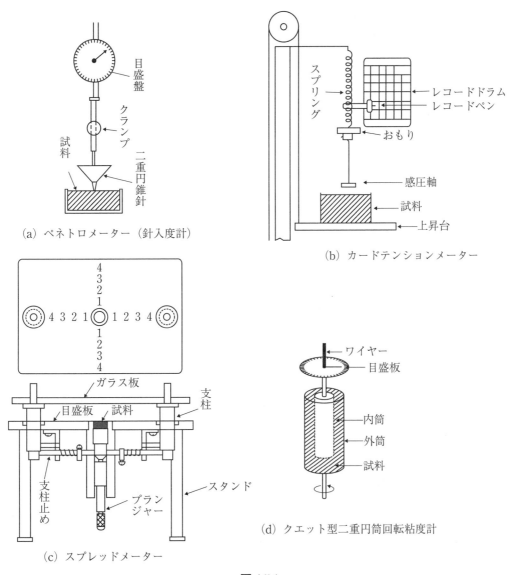

図 4.5.1
(瀨﨑 仁, 木村聰城郎, 橋田 充編 (2000) 薬剤学 I 第3版, p.134, 廣川書店)

際はクリームであることもあり，混合・希釈時や服薬指導などの際注意が必要である．また，市販品には皮膚以外に口腔粘膜などに適用されるもの（口腔用半固形剤）や結膜嚢に適用する軟膏剤（眼軟膏剤）があり，日局17の製剤総則では区別されている．

現在，市販軟膏剤などの混合または希釈もよく行われており，混合・希釈後の基剤や成分の安定性，基剤からの薬物透過性，薬物の皮膚透過性や薬効の変化が問題となっている．17位にエステル基，21位にヒドロキシ基があるモノエステルタイプのステロイド（ヒドロコルチゾン酪酸エステル，デキサメタゾン吉草酸エステルなど）では，pHがアルカリ性になると含量低下（エ

ステル転移）することが知られている．ゲル剤は，pH の変化，添加剤，および温度などの影響で相分離を起こし，粘度が低下するため混合は避ける．

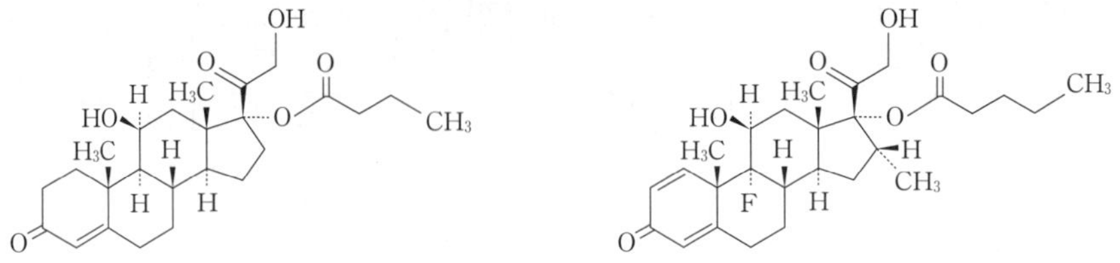

(a) ヒドロコルチゾン酪酸エステル　　　(b) デキサメタゾン吉草酸エステル

図 4.5.2　ステロイド構造

4.5.3.7　貼付剤

「貼付剤 patches は，皮膚に貼付する製剤である．本剤には，テープ剤及びパップ剤がある」．本剤を製するには，通例，高分子化合物またはこれらの混合物を基剤とし，有効成分を基剤と混和し均質として，支持体またはライナー（剥離体）に展延して成形する．また，放出調節膜を用いた経皮吸収型製剤とすることができる．本剤は，別に規定するもののほか，粘着力試験法および皮膚に適用する製剤の放出試験法に適合する．本剤のうち経皮吸収型製剤は，別に規定するもののほか，製剤均一性試験法に適合する．

i）テープ剤　tapes／plasters

「テープ剤は，ほとんど水を含まない基剤を用いる貼付剤である．本剤には，プラスター剤および硬膏剤を含む」．本剤を製するには，通例，樹脂，プラスチック，ゴムなどの非水溶性の天然または合成高分子化合物を基剤とし，有効成分をそのまま，または有効成分に添加剤を加え，全体を均質とし，布に展延またはプラスチック製フィルムなどに展延もしくは封入して成形する．また，有効成分と基剤またはそのほかの添加剤からなる混合物を放出調節膜，支持体およびライナー（剥離体）でできた放出体に封入し成形して製することができる．「テープ」，「プラスター」または「パッチ」という名称で医療用医薬品，OTC 医薬品各々約 150 品目が販売されている（2017，PMDA 添付文書情報）．日局 17 には，ツロブテロール経皮吸収型テープとフェルビナクテープが収載されている．

テープ剤の中でも粘着力に優れた粘着プラスター adhesive plaster が医療に広く使用されている．ニトログリセリン，ツロブテロールなど経皮吸収され，全身作用を示すものが市販されており，長時間の貼付にも耐えられるものもある．モルヒネから切り替えて癌性疼痛に用いられるフェンタニル（麻薬）含有の貼付剤は，1 日ごと，または 3 日ごとに貼り替えて使用する．

粘着プラスタータイプの代表的なものとして絆創膏がある．救急絆創膏は，薬機法上，「医薬品」，「医薬部外品」，「医療機器」の 3 種類に区分される．殺菌消毒成分を含むものは，医薬品，医薬

4.5 直腸に適用する製剤，腟に適用する製剤および皮膚などに適用する製剤 387

部外品に区分されるが，ほとんどの救急絆創膏は医療機器に区分され皮膚の保護を目的とする．

硬膏剤は，脂肪，脂肪油などを融解し，医薬品を加えて混合後冷やして適当な形に整えたものである．日局 13 までは硬膏剤は製剤総則の目次に掲載されていたが，市場性が小さくなったことなどにより日局 14 から新たに貼付剤が硬膏剤も包含したかたちで収載された．

テープ剤に用いる容器は，通例，密閉容器とする．製剤の品質に湿気が影響を与える場合は，防湿性の容器を用いるか，または防湿性の包装を施す．

ii）パップ剤　catapiasms／gel patches

「パップ剤は，水を含む基剤を用いる貼付剤である」．本剤に用いる容器は，通例，気密容器とする．本剤を製するには，通例，有効成分を精製水，グリセリンなどの液状の物質と混和し，全体を均質にする（泥状パップ剤）か，水溶性高分子，吸水性高分子などの天然または合成高分子化合物を精製水と混ぜて練り合わせ，有効成分を加え，全体を均質にし，布などに展延して成形する（成形パップ剤）．「パップ」という名称で医療用医薬品 67 品目，OTC 医薬品 93 品目が販売されている（2017，PMDA 添付文書情報）．日局 17 には，フェルビナクパップとパップ用複方オウバク散が収載されている．泥状パップは最近ほとんど用いられない．成形パップ剤（布上に展延して調製）は繁用され，冷感タイプと温感タイプがある．冷感タイプは，局所刺激作用をもつ成分（*l*-メントール，*dl*-カンフルなど）を含有する製剤であり，急性の炎症に用いられる．温感タイプは，トウガラシエキス，ノニル酸ワニリルアミドなどを含有し皮膚の温感点を刺激し，慢性腰痛症や急性腰痛発症後数日以降に用いる．温感タイプは皮膚刺激性が強く発赤，発疹などの副作用がでやすい．いずれも薬効は主成分である NSAIDs などによると考えられており，皮膚刺激成分による効果は補助的なものである．

パップ剤に用いる容器は，通例，気密容器とする．製剤の品質に水分の蒸散が影響を与える場合は，低水蒸気透過性の容器を用いるか，または低水蒸気透過性の包装を施す．

演習問題

問 1　7 歳女児．アトピー性皮膚炎と診断され，母親とともに処方箋を薬局に持参した．

（処方 1）
　　ベタメタゾン吉草酸エステルクリーム 0.12%　　5 g
　　　　　　1 回適量　　1 日 2 回　朝夕　　体，腕に塗布

（処方 2）
　　白色ワセリン　　　　　　　　　　　　　　25 g
　　　　　　1 回適量　　1 日 2 回　朝夕　　体，腕に塗布

（処方 3）
　　タクロリムス軟膏　0.03%　　　　　　　　5 g
　　　　　　1 回適量　　1 日 2 回　朝夕　　赤みが強い部位に塗布

本処方の発行前に，処方1と処方2の混合について問い合わせがあった．混合が推奨されない理由として正しいのはどれか．**1つ選べ**．

1　ベタメタゾン吉草酸エステルの分解が促進される．

2　白色ワセリンと混ぜ合わせると，クリーム剤の分離や粘性の増加が生じる．

3　基剤同士が反応し，褐色に変化する．

4　白色ワセリンの添加により，クリーム剤中の水相へのベタメタゾン吉草酸エステルの分配量が増加する．

5　白色ワセリンの添加により，吸湿性が増大する．

(第102回薬剤師国家試験　問276)

問 2　病棟で，患者からある訴えがあり，医師が以下の処方を追加した．

(処方)

　　リドカインテープ18 mg/枚　　　1回1枚　　10回分　（全10枚）

本剤に関する記述のうち，誤っているのはどれか．**2つ選べ**．

1　支持体に展延された薬物を含む膏体が，ライナーで被覆されている．

2　多くの水を保持した基剤を用いた貼付剤である．

3　皮膚に適用する製剤の放出試験法に適合する．

4　粘着力試験法により，皮膚への粘着性が評価されている．

5　全身作用を期待した製剤である．

(第102回薬剤師国家試験　問283)

問 3　入院中の5歳女児．体重21 kg．39.0℃の発熱が認められたので，アセトアミノフェン坐剤200 mgが投薬されることになった．

本坐剤の基剤には，半合成油脂性基剤であるハードファット（ウイテプゾール）が用いられている．ハードファットに関する記述のうち，正しいのはどれか．**1つ選べ**．

1　直腸内の水分により速やかに溶解し，主薬を放出する．

2　冷所保存してはならない．

3　飽和脂肪酸のモノ，ジ，トリグリセリドの混合物である．

4　坐剤の成形にプラスチック製容器は使用できない．

5　結晶多形が存在する．

(第100回薬剤師国家試験　問279)

4.5 直腸に適用する製剤，腟に適用する製剤および皮膚などに適用する製剤　　*389*

問 4　ヒルドイドローション0.3%に含まれる添加物とその役割との組合せのうち，正しいのはどれか．**1つ選べ**．

	添加物	役割
1	グリセリン	緩衝剤
2	パラオキシ安息香酸エチル	保存剤
3	セタノール	抗酸化剤
4	白色ワセリン	乳化剤
5	モノステアリン酸グリセリン	等張化剤

（第100回薬剤師国家試験　問279）

問 5　薬剤師は，医師から「褥瘡になっている．まず，外用剤に滲出液を吸収させたい．適切な薬剤はないか．」と相談された．

以下の製剤のうち，薬剤師が提案するものとして，最も適切なのはどれか．**1つ選べ**．

1　白色ワセリン

2　親水クリーム（親水軟膏）

3　マクロゴール軟膏

4　単軟膏

5　吸水軟膏

（第100回薬剤師国家試験　問310）

解答と解説

問 1　2

ベタメタゾン吉草酸エステルクリームの基剤は，o/w型乳剤性基剤であり，油脂性基剤のワセリンと混合すると，クリーム剤の乳化が破壊され，クリーム剤の分離や粘性の増加を生じる．

問 2　2，5

2　テープ剤は，ほとんど水を含まない製剤であり，多くの水を保持した基剤を用いた貼付剤はパップ剤である．

5　局所麻酔作用を期待するので，局所作用である．

問 3　3

1　体温により溶融して主薬を放出する．

2　添付文書は，冷暗所保存．

4　金属製，またはプラスチック製容器で成形可能．

5　カカオ脂では4つの多形が知られている．

390 第4章 製剤学

問 4 2

1 保湿剤

3 セタノール（$C_{16}H_{33}OH$）は，セチルアルコールとも呼ばれる融点49℃の高級脂肪族アルコールである．乳化を安定化させる．

4 油脂性基剤（乳剤の内相）

5 乳化剤，溶解補助剤として用いられ，軟膏基剤としても用いられる．

問 5 3

滲出液を吸収できるのは親水性基剤であるマクロゴール軟膏である．

1 油脂性基剤

2 乳剤性基剤

4 油脂性基剤

5 乳剤性基剤

4.6 生薬関連製剤

4.6 生薬関連製剤

生薬関連製剤 preparation related to crude drugs は，生薬を浸出して製した液状または固体状の製剤であり，エキス剤，丸剤，酒精剤，浸剤・煎剤，茶剤，チンキ剤，芳香水剤および流エキス剤を含む．

4.6.1 エキス剤

「エキス extracts 剤は，生薬の浸出液を濃縮して製したもので，稠度によって通例，軟エキス剤 viscous extracts と乾燥エキス剤 dry extracts の 2 種類がある．軟エキス剤は水あめ稠度の半固形状であり，乾燥エキス剤は固体となるまで乾燥したもので，塊状のものと，粒状・粉末のものがある．

セルロースなどの構成成分や，無効成分（埋草成分）*はできる限り除去されているため，生薬そのものに比べて，はるかにかさが小さく耐久性を有する．現在は，数種類の生薬から浸出するエキス製剤が多くなっている．

エキス剤は用いた生薬の臭味がある．また，エキス剤の重金属試験法に適合しなくてはならない（後述，表 4.6.2）．

A 調製法

i）適切な大きさとした生薬に適切な浸出剤を加え，一定時間冷浸，温浸またはパーコレーション法によって浸出し，浸出液をろ過し，適切な方法で濃縮または乾燥して製する．

ii）適切な大きさとした生薬を処方に従って一定量ずつ量り，全量に水 10 ～ 20 倍量を加え，一定時間加熱し，遠心分離などにより固液分離する．得られた浸出液を適切な方法で濃縮または乾燥し，軟エキス剤は水あめ様の稠度とし，乾燥エキス剤は砕くことができる固塊，粒状または粉末とする．

浸出剤は生薬の性質，ことにその化学的成分を考慮して選択される．通常は，水とエタノールの混液が用いられる．その他，水，エタノール，アセトン，エーテルなども使用される．また，酸やアルカリが加えられることもある．以下にその特徴をあげる．

・水：糖質，ゴム質，ペクチン，アルブミン，無機塩類，タンニン，クロロフィルなどの色素，

---

* 全く無効かあるいは有害の成分で，しばしば製品の外観，薬効，保存性に悪影響を与えるもので，脂肪，糖質，デンプン，タンパク質，酵素，ゴム，粘液質，ペクチン，クロロフィル等をいう．

酵素，ある種の配糖体やアルカロイドを溶解する．

・エタノール・アセトン：樹脂，植物精油，油脂，配糖体，アルカロイド，色素などを溶解する．

・エーテル：無極性溶媒であり，油脂，樹脂をよく溶解する．

① 浸出法

(1) 冷浸法 cold extraction（15～25℃）：チンキ剤の冷浸法に準ずる．

(2) 温浸法 warm extraction（35～45℃）：水性エキス剤の場合に行われる．有効成分の収得量を増やすことができる．一方で，埋草成分が多く浸出されるため冷却後，沈殿を生じることがある．

(3) パーコレーション法 percolation：チンキ剤のパーコレーション法に準ずる．

② 濃縮

浸出液を冷所にしばらく放置するか，溶媒組成を変えることにより，生じる不要の析出物をろ過して除去する．各条で定める温度以下（規定のないときは85℃以下）で濃縮する．時間短縮，溶媒の回収の点から，減圧濃縮が有利である．乾燥エキス剤を製するには，濃縮液をさらに凍結乾燥や噴霧乾燥などにより固化し，固塊，粒状または粉末とする．

B 貯 法

気密容器を用いる．軟エキスは水分を失って固化しやすく，乾燥エキスは吸湿のおそれがある．なるべく遮光し冷所に保存する．

日局には，軟エキスとして，カンゾウエキス，ベラドンナエキス，ロートエキス，乾燥エキスとして，カンゾウ粗エキス，ホミカエキスが収載されている．

4.6.2 丸 剤

「丸剤 pills は，経口投与する球状の製剤である」．丸剤は，既存製品のほとんどが生薬を有効成分として含有するので生薬関連製剤に分類されている．

丸剤を製するには，通例，有効成分に賦形剤，結合剤，崩壊剤またはそのほか適切な添加剤を加えて混和して均質とした後，適切な方法で球状に成形する．表面をデンプンや銀箔などでコーティングすることもある．

4.6.3 酒精剤

酒精剤 spirits は，通例，揮発性医薬品をエタノールまたはエタノールと水の混液で溶かした液状の製剤であり，着色剤，芳香剤などを加える．一般に外用剤として用いられるが，内用剤としては鎮咳去痰にアンモニア・ウイキョウ精が用いられる．貯法は，エタノール含量が高いため，火気を避けて気密容器に保存する．

4.6　生薬関連製剤　　　*393*

　日局に収載されている酒精剤には，アンモニア・ウイキョウ精，サリチル酸精，複方サリチル酸精，複方サリチル酸メチル精，トウガラシ・サリチル酸精，ヨード・サリチル酸精，フェノール精，ヨードチンキ，希ヨードチンキがある．

4.6.4　浸剤・煎剤

　「浸剤及び煎剤 infusions and decoctions は，いずれも生薬を，通例，常水で浸出して製した液状の製剤」であり，有効成分を熱水で抽出した内服用の水剤である．腐敗しやすいので用時調製し，2日以内の投与が適当である．しかし，パラベン類などの保存剤を使用すれば4日間程度は保存可能である．

　浸剤・煎剤は用いた生薬の臭味がある．

A　調製法

　通例，生薬を次の大きさとし，その適量を，浸煎剤器に入れる．

葉，花，全草	粗切
材，茎皮，根，根茎	中切
種子，果実	細切

　浸剤の調製：生薬 50 g に常水 50 mL を加え，約 15 分間潤した後，熱した常水 900 mL を注ぎ，数回かき混ぜながら，5 分間加熱し，冷後，布ごしする．

　煎剤の調製：一日量の生薬に常水 400 〜 600 mL を加え，30 分以上かけて半量を目安にとして煎じ，温時，布ごしする．

　浸煎剤器は，ガラス製，磁製，銅製内面スズめっきのものがあるが，アルカロイドを含む生薬の浸出に酸を加える場合は金属製のものは避ける．

　浸剤と煎剤の違いは，生薬の種類および抽出すべき成分の性質によって浸出時間，温度，布ごし時の温度を区別する点にあるが，各生薬にはそれぞれ適した浸出条件があり，画一的なものではない．

B　貯　法

　本剤に用いる容器は，気密容器とする．

4.6.5　茶　剤

　「茶剤 teabags は，通例，生薬を粗末から粗切の大きさとし，一日量又は一回量を紙又は布の袋に充填した製剤」である．浸剤・煎剤の製法に準じ用いられる．保存容器は密閉容器または気密容器とする．

4.6.6 チンキ剤

「チンキ剤 tinctures は，通例，生薬をエタノール又はエタノールと精製水の混液で浸出して製した液状の製剤である」．

本剤は，浸出剤としてエタノールが用いられるため，水で浸出できない生薬の有効成分が浸出され，エタノールの殺菌性のため保存安定性に富むが，開栓後のエタノールの揮発による成分の濃縮に注意する必要がある（後述，表4.6.2）．

A 調製法

通例，生薬を粗末または細切として，浸出法またはパーコレーション法によって製する．

① 浸出法 maceration：生薬を適切な容器に入れ，全量または全量の約3/4に相当する量の浸出剤を加え，密閉して時々かき混ぜながら約5日間または可溶性成分が十分溶けるまで室温で放置した後，遠心分離などにより固液分離する．全量の約3/4に相当する量の浸出剤を加えた場合には，さらに，残留物に適量の浸出剤を加えて洗い，必要に応じて圧搾し，浸出液および洗液を合わせて全量とする．全量の浸出剤を加えた場合には，必要に応じて減量分の浸出剤を加えて全量とすることができる．約2日間放置した後，上澄液をとるか，またはろ過して澄明な液とする．

② パーコレーション法 percolation：生薬にあらかじめ浸出剤を少量ずつ加え，よく混和して十分膨潤させ，密閉して室温で約2時間放置する．これを適切な浸出器になるべく密に詰め，浸出器の下口を開いた後，生薬が覆われるまで徐々に上方から浸出剤を加え，浸出液が滴下し始めたときに，下口を閉じて密閉し，室温で2～3日間放置した後，毎分1～3 mLの速度で浸出液を流出させる．さらに，浸出器に適量の浸出剤を加えて流出を続け全量とし，よく混和し，約2日間放置した後，上澄液をとるか，またはろ過して澄明な液とする．この操作中，放置時間および流出速度は生薬の種類と量によって適切に変更することができる．

ただし，上記いずれかの方法によって調製した製剤で，成分含量およびエタノール含量の規定があるものは，浸出剤を加えて規定の含量に調節する．

B 貯法

火気を避けて，気密容器に保存する．また，光にも影響されやすいので，なるべく冷暗所に保存すべきである．

日局17収載のチンキ剤は表4.6.1に示す5品目*である．

＊ ヨードチンキ，希ヨードチンキは，チンキ剤ではなく，酒精剤である．

4.6　生薬関連製剤　　395

表 4.6.1　日局 17 収載チンキ剤

品　名	アルコール数	主成分
アヘンチンキ	3.5 以上	モルヒネ 0.93 ～ 1.07 w/v%
苦味チンキ	6.9 以上	トウヒ，センブリ，サンショウの可溶成分
トウガラシチンキ	9.7 以上	トウガラシの可溶成分
トウヒチンキ	6.6 以上	トウヒの可溶成分
ホミカチンキ	6.7 以上	ストリキニーネ 0.097 ～ 0.116 w/v%

4.6.7　芳香水剤

「芳香水剤 aromatic waters は，精油または揮発性物質を飽和させた，澄明な液状の製剤である」．用いた精油または揮発性物質の臭味を有する．

A　調製法

① 通例，精油 2 mL または揮発性物質 2 g に微温の精製水 1,000 mL を加えて 15 分間よく振り混ぜた後，12 時間以上放置する．次に潤したろ紙を用いてろ過し，精製水を加え，混和して 1,000 mL とする．

② 精油 2 mL または揮発性物質 2 g をタルク，精製ケイソウ土もしくはパルプ状としたろ紙の適量とよく混和し，精製水 1,000 mL を加え，10 分間よくかき混ぜた後，ろ過する．ろ液が澄明でないときはろ過を繰り返し，精製水をろ紙を通じて加え，1,000 mL とする．気密容器に保存する．

　日局に収載されている芳香水剤には，キョウニン水（鎮咳・去痰薬），ハッカ水（矯味矯臭剤）がある．

4.6.8　流エキス剤

「流エキス剤 fluidextracts は，生薬 1 g の浸出液で，通例，その 1 mL 中に生薬 1 g の可溶性成分を含有する液状の製剤である」．生薬 1 g の代わりに本剤を 1 mL とればよいので調剤に便利である．

　流エキス剤は用いた生薬の臭味がある．通例，溶剤または保存剤としてエタノールを含む．また，流エキス剤における重金属試験法に適合しなくてはならない．調製時に熱を加えないので，生薬成分の変化が少ない（表 4.6.2）．

A　調製法

　通例，生薬を粗末または細切とし，浸出法またはパーコレーション法によって製する．

① 浸出法：生薬を一定量とり適切な容器に入れ，生薬が覆われるまで浸出剤を加え，密閉して時々

かき混ぜながら約5日間または可溶性成分が十分溶けるまで室温で放置した後，遠心分離などにより固液分離する．通例，浸出液のうち生薬の質量の約3/4に相当する量を第1浸出液として別に保存し，さらに残留物に適量の浸出剤を加えて洗い，洗液を第1浸出液の残りと合わせ，必要に応じて濃縮し，第1浸出液に合わせたものをA液とし，必要に応じて浸出液を加え，生薬の質量と等倍量とする．約2日間放置した後，上澄液をとるか，またはろ過して澄明な液とする．

② パーコレーション法 percolation：生薬1,000gをとり，第1浸出剤を加え，よく混和して潤し，容器を密閉して室温で約2時間放置する．これを適切な浸出器になるべく密に詰め，浸出器の下口を開いた後，生薬が覆われるまで徐々に上方から第2浸出剤を加え，浸出液が滴下し始めたとき，下口を閉じて密閉し，室温で2〜3日間放置した後，毎分0.5〜1.0mLの速度で浸出液を流出させる．最初に得た850mLを第1浸出液として別に保存し，さらに浸出剤を追加して流出を続け，第2浸出液とする．

ただし，放置時間および流出速度は生薬の種類と量によって適切に調節する．通例，以下のようにする．

生薬の質量	1分間の流出量
1000 g 以下	0.5〜1.0 mL
3000 g 以下	1.0〜2.0 mL
10000 g 以下	2.0〜4.0 mL

次に，第2浸出液をなるべく生薬の揮発成分を失わないように注意しながら濃縮して第1浸出液に合わせ，これをA液とする．第2浸出液をA液に加えて1000mLとし，2日間放置し

表4.6.2　生薬浸出製剤

剤　形	浸出液	浸出法	性　状	試験法	貯　法
浸剤・煎剤	精製水	浸剤：熱時浸出-冷時布ごし 煎剤：熱時浸出-温時布ごし	液状		気密容器
エキス剤	エタノール，エタノールと精製水の混液	冷浸法，温浸法，パーコレーション法	軟エキス剤：半固形　乾燥エキス剤：固形	重金属試験法	気密容器
チンキ剤	エタノール，エタノールと精製水の混液	冷浸法，パーコレーション法	液状		気密容器火気を避けて保存する．なるべく冷暗所に保存
流エキス剤	エタノール，エタノールと精製水の混液	パーコレーション法	液状	重金属試験法	気密容器

＊　茶剤は，用時，浸剤・煎剤の製法に準じて液状にして服用する．

た後，上澄液をとるか，またはろ過して澄明な液とする．

　ただし，成分含量またはエタノールの含量の規定があるものは，直ちに 1000 mL とはしないで，A 液の一部をとり，定量し，必要に応じて第 2 浸出剤を加えて含量を調節する．

B 貯　法

　気密容器を用いる．

　日局には，ウワウルシ流エキス，キキョウ流エキス，コンズランゴ流エキスの 3 品目が収載されている．

演習問題

問 1　エキス剤と流エキス剤をそれぞれ説明しなさい．

問 2　火気を避けて保存する製剤を **2 つ**選べ．
1　エキス剤
2　酒精剤
3　茶剤
4　チンキ剤
5　流エキス剤

解答と解説

問 1　エキス剤は，生薬の浸出液を濃縮して製したもので，稠度によって軟エキス剤と乾燥エキス剤がある．一方，流エキス剤は，生薬 1 g の浸出液で，その 1 mL 中に生薬 1 g の可溶性成分を含有する液状の製剤である．

問 2　2，4
酒精剤とチンキ剤はエタノール含量が高いため，火気を避けて保存する．

第 4 章　製剤学

4.7

薬物送達システム (DDS)

　医薬品は目的とする効果を効率よく発揮し，また安全であるように製剤設計されるが，吸収されて循環血中に入った薬物のうち作用部位に到達して効果の発現に関与するのは通常その一部である．作用部位以外に分布した薬物は，排泄されるかあるいは副作用の原因となる．臓器における薬物分布量は投与後の血中濃度に依存するため，血中濃度が高いほど分布量も増加する．従って，副作用を抑えつつ，治療効果を最大限に発揮させるためには，望ましい血中濃度と作用時間を精密に制御する必要があり，より高い有効性，安全性，信頼性を期待した薬物投与の最適化を目的とした薬物の製剤化の重要性が指摘されている．そのような考え方のもとに薬物を「必要な場所（標的となる臓器，組織，細胞，分子など）」に「必要な量（最小限の薬物を）」を「必要な時間（タイミングや期間）だけ送達させる」ことを目的として設計された薬物投与システムを薬物送達システム drug delivery system（DDS）という．

　DDS という言葉は 41 年ほど前から使われており，初期の研究は製剤からの薬物の放出制御が中心であった．最近では，がんなどの疾患部位に薬物を特異的に送達させることを目的とした標的指向化（ターゲティング）製剤や分子標的薬が開発され，臨床応用されている．薬物分子の構造を修飾することで薬物の有する欠点を改善し，薬物投与の最適化を期待したプロドラッグも広義の DDS と捉え，本章では 1）プロドラッグ，2）放出制御システム，3）ターゲティングの 3 項目に便宜的に分けて解説する．

4.7.1　プロドラッグ

　プロドラッグ prodrug とは薬理活性をもっていても医薬品として好ましくない性質（投与を妨げる障壁，図 4.7.1）を併せもっている薬物の分子構造に化学的な修飾を施し，好ましくない性質を改善し，体内で酵素的あるいは非酵素的に元の薬物（親化合物 parent drug）に復元されて薬理活性を発揮する薬物のことである．したがって，プロドラッグ自身には薬理活性はない．これに対し，化学的修飾を施したままでも薬理活性を有する誘導体のことをアナログ analogue という．

　プロドラッグ化は種々の目的で行われるが，吸収性の改善，作用の持続化，体内移行性の改善，標的組織における活性化，毒性や副作用の軽減，水溶性や安定性の向上，不快な味やにおいのマスキングなどが主なものである．例えば，ペニシリン系抗生物質であるアンピシリン（ABPC）は分子内に遊離アミノ基とカルボキシル基をもつ両性物質で（表 4.7.1），膜透過性が低いことから経口投与後の消化管吸収が低い．未吸収薬物量が多いことは正常な腸内細菌叢を乱し，下痢

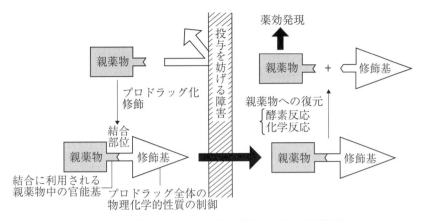

図 4.7.1 プロドラッグの基本構造と効果発現機構
(瀬﨑 仁, 木村聰城郎, 橋田 充編 (2000) 薬剤学 I 第 3 版, p.224, 廣川書店)

などを引き起こす原因ともなる．脂溶性を高めるために，カルボキシル基をエステル化したバカンピシリン塩酸塩（BAPC），タランピシリン（TAPC），レナンピシリン（LAPC）などのプロドラッグは親化合物である ABPC の 2〜3 倍の消化管吸収性を示す．BAPC，TAPC，LAPC には薬理活性はなく，消化管上皮内や血液中の非特異的エステラーゼによりエステル結合は加水分解され親化合物である薬理活性をもった ABPC に復元される．その他，広く用いられているプロドラッグについて，表 4.7.1 に示した．

一方，皮膚疾患など局所での作用を期待する薬物の中には，投与部位において作用を発揮した後，吸収されて全身に分布して副作用を起こすものがある．そこで，局所においてのみ薬効を発揮し，循環血中に入ると加水分解されて薬効が減弱するように設計された薬物，すなわちプロドラッグとは逆の性質をもつ薬物であり，これをアンテドラッグ antedrug という．ヒドロコルチゾン酢酸プロピオン酸エステルやプレドニゾロン吉草酸酢酸エステルなどの軟膏剤，フルニソリドやベクロメタゾンプロピオン酸エステルなどの噴霧剤，プレドニゾロンファルネシル酸エステルのゲル外用剤などの製剤がある．

4.7.2 放出制御システム

薬物治療の最適化を目指す DDS の役割は，薬物を「必要な場所」へ，「必要な量」で，「必要な時間だけ送達させる」ことである．例えば，経口投与された製剤から放出された薬物は腸管から吸収されたのち，肝臓を通過して全身循環するが，薬物量が少なければ治療効果は不十分となり，また，過剰量となれば副作用発現につながる．図 4.7.2 から明らかなように，定常状態の血中濃度治療域内に収めることは，低用量の薬物を頻回投与することで可能となるが，投与回数の増加は患者負担や飲み忘れなどノンコンプライアンスの原因となる．薬物の放出速度（0 次放出）と放出量を制御した放出制御製剤は，1) 薬物貯蔵部，2) 放出速度調節機構，3) 放出エネルギ

400　　　　　　　　　　　第 4 章　製剤学

表 4.7.1　プロドラッグの例

	プロドラッグ	親化合物	プロドラッグ化の目的
吸収性の改善	バカンピシリン／タランピシリン／レナンピシリン　エステラーゼ	R:-H アンピシリン（アミノベンジルペニシリン）	・脂溶性の増加による消化管吸収の改善
	カリンダシリンナトリウム／カルフェシリンナトリウム　エステラーゼ	R:Na カルベニシリンナトリウム	・脂溶性の増加による消化管吸収の改善
	エリスロマイシンエストレート　エリスロマイシンエチルコハク酸エステル　エステラーゼ／消化管内でラウリル硫酸とプロピオン酸エリスロマイシンに解離　吸収　エステラーゼ	R:-H エリスロマイシン／R:-H	・脂溶性の増加による消化管吸収の改善 ・胃液による不活性化を受けない（安定化） ・吸収率の改善
	バラシクロビル塩酸塩　エステラーゼ	アシクロビル	・バラシクロビルは経口で良好に吸収されるアシクロビルのプロドラッグ ・バラシクロビルの消化管吸収にはペプチドトランスポーターが関与
体内移行の改善	フルスルチアミン塩酸塩（活性型ビタミン B₁）　細胞内で非酵素的に還元	チアミン（ビタミン B₁）	・消化管吸収の改善 ・神経細胞，心筋細胞などへの取り込みが良好 ・側鎖は硫酸塩に代謝
	レボドパ（L-DOPA）　脳の錐体外路中枢で脱カルボキシル化脱炭酸酵素	ドパミン	・血液脳関門通過にはアミノ酸トランスポーターが関与 ・抗パーキンソン病薬 ・DOPA の光学異性体のうち D（＋）体は顆粒球減少の副作用あり，L（－）体（本品）が臨床に用いられる
	アニラセタム（2-ピロリジノン）　脳内で酵素的に酸化	$H_2NCH_2CH_2CH_2COOH$ γ-アミノ酪酸（GABA）	・脂溶性の増加により血液脳関門を透過 ・脳代謝改善薬

表 4.7.1 つづき

	プロドラッグ	親化合物	プロドラッグ化の目的
体内移行の改善	シンバスタチン（←ラクトン環） → ラクトン環の加水分解	シンバスタチンのヒドロキシ酸（開環体）	・脂溶性が高く，吸収後肝臓に選択的に分布 ・肝細胞膜を受動拡散で透過 ・抗高脂血症薬（HMG-CoA 還元酵素阻害薬）
標的組織で活性化	R: ドキシフルリジン → ピリミジンヌクレオシドホスホリラーゼ 腫瘍組織で高い活性	フルオロウラシル	・標的部位で活性化
	アシクロビル / ガンシクロビル → ヘルペスウイルス(HSV)由来のチミジンキナーゼ ／ サイトメガロウイルス(CMV)由来のデオキシグアノシンキナーゼ → 一リン酸化体(acyclo GMP) → 細胞性 GMP キナーゼ → 三リン酸化体(acyclo GTP)		・標的部位（ウイルス感染細胞）で活性化 ・dGTP と競合して DNA ポリメラーゼを阻害し，ウイルス DNA 合成を阻害
	サラゾスルファピリジン → 腸内細菌で還元化	スルファピリジン／5-アミノサリチル酸	・潰瘍性大腸炎治療薬 ・サラゾスルファピリジンが腸内細菌で還元を受け，5-アミノサリチル酸の抗炎症作用が大腸特異的に発揮される
矯味	クロラムフェニコールパルミチン酸エステル → エステラーゼ	クロラムフェニコール	・水溶性の減少 ・苦味の減弱
	キニーネエチル炭酸エステル → 加水分解	キニーネ	・水溶性の減少 ・苦味の減弱
副作用の軽減	アセメタシン → エステラーゼ	インドメタシン	・消化管に対する副作用の減弱

表 4.7.1 つづき

	プロドラッグ	親化合物	プロドラッグ化の目的
水溶性の改善	ヒドロコルチゾンコハク酸エステルナトリウム → エステラーゼ	ヒドロコルチゾン	・水溶性が高く, 静注または筋注が可能
	リボフラビンリン酸エステルナトリウム (ビタミン B_1 リン酸エステル) → (小腸粘膜の)エステラーゼ	リボフラビン (ビタミン B_1)	・水に溶けやすく, 注射剤の製造に適する
安定性の向上	酢酸トコフェロール (ビタミン E 酢酸エステル) R: $-\overset{O}{\overset{\|}{C}}-CH_3$ → (消化管の)エステラーゼ	R:$-$H トコフェロール (ビタミン E)	・空気中で酸化されない ・トコフェロールコハク酸エステルカルシウムは固体で, 製剤化が容易
作用の持続化	テストステロンプロピオン酸エステル R: $-\overset{O}{\overset{\|}{C}}-CH_2CH_3$, $-\overset{O}{\overset{\|}{C}}-(CH_2)_5CH_3$ テストステロンエナント酸エステル → エステラーゼ	R:$-$H テストステロン	・体内で徐々に加水分解 (注)メチルテストステロンは17a 位がメチル化されたもので肝臓で不活性化されにくく,経口投与が可能
	プレドニゾロン酢酸エステル R: $-\overset{O}{\overset{\|}{C}}-CH_3$, $-\overset{O}{\overset{\|}{C}}-CH_2CH_2CO_2Na$ プレドニゾロンコハク酸エステルナトリウム → エステラーゼ	R:$-$H プレドニゾロン	・血中で徐々に加水分解
	デカン酸ハロペリドール R: $-\overset{O}{\overset{\|}{C}}(CH_2)_8CH_3$ → エステラーゼ	R:$-$H ハロペリドール	・筋注後加水分解され血中にハロペリドールを徐々に放出
	アラセプリル → 脱アセチル化 デアセチルアラセプリル / フェニルアラニン →	カプトプリル	・持続性の降圧剤 ・デアセチルアラセプリルは動脈血管壁へ良好に移行 ・アンジオテンシン変換酵素(ACE,キナーゼⅡ)阻害作用
	テガフール → 肝臓で代謝	フルオロウラシル	・脂溶性置換基修飾による酵素分解の遅延
	イリノテカン → エステラーゼ	SN-38	・血中で徐々に加水分解

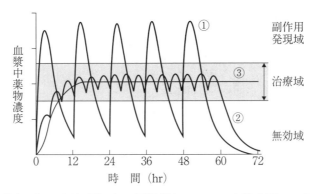

図 4.7.2 薬物（同一投与量）を一般製剤あるいは 0 次放出型コントロールドリリース製剤の形で投与したときの血漿中薬物濃度の比較
① 一般製剤（1 日 2 回分割投与），② 一般製剤（1 日 6 回分割投与），
③ コントロールドリリース型製剤

一源などを備えており，1 回の投与で長時間にわたって薬物治療域濃度を維持できる．結果として，患者アドヒアランスの向上や副作用の軽減などにつながり，多くの利点をもつ．

A 経口投与型放出制御製剤

経口放出制御型製剤は，その形状から，服用後速やかに崩壊して生じる顆粒 1 つ 1 つが徐放性をもつように設計されているマルチプルユニット型と，錠剤全体が徐放性をもつように設計されているシングルユニット型に大別される．表 4.7.2 と表 4.7.3 に示すようなさまざまな製剤が開発されている．

i）膜透過型システム

代表的な長時間放出タイプの放出制御機構として高分子膜による薬物の拡散速度を制御した製剤があげられる．薬物を高分子膜などの放出制御膜で包み，貯蔵部（リザーバー）からの薬物放出を制御するシステムであり，膜の厚さや膜自身のもつ物質透過性を変化させたりすることで内封した薬物の放出をコントロールし，薬物の放出制御膜の透過は，Fick の第一法則に従うとされている（図 4.7.3）．このタイプの製剤からの薬物放出は，第一段階として高分子膜を通じてリザーバー内への水の浸入による薬物溶解が必要となることから，薬物放出までにラグタイムを生じる．その後，シンク条件下でリザーバー内の薬物濃度が飽和状態に到達している期間では一定速度（0 次放出）となる．薬物累積放出量 Q と時間 t の関係は，図 4.7.3 のように直線グラフとなる．

ii）マトリックス型システム

マトリックス型システムは，不溶性または親水性の高分子やワックスなどの基剤からなるマトリックス中に薬物を均一に分散させたものである．不溶性マトリックスからの薬物放出は，製剤表面から水が浸入することで，マトリックス内の薬物を溶解し，製剤外への放出を始める．その

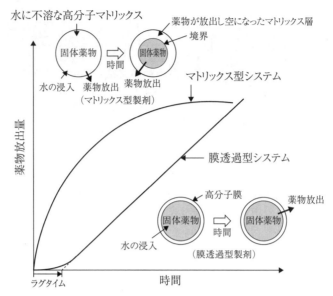

図 4.7.3 代表的な薬物放出システムと薬物放出パターン
(編集金尾義治 (2017) NEW パワーブック物理薬剤学・製剤学, p.361, 廣川書店一部改変)

表 4.7.2 マルチプルユニット製剤の応用例

剤形名称と特徴	模式図	適用例
顆粒型	● 胃溶性顆粒 ○ 腸溶性顆粒	セファレキシン (にケフレックス)
スパスタブ型（錠剤）： 放出性の異なる顆粒を打錠して錠剤化したもの．スパンスルを錠剤化したもの．	○ 速放性顆粒 ◎ 徐放性顆粒A ● 徐放性顆粒B	硝酸イソソルビド (フランドル錠) テオフィリン (テオドール錠, テオロング錠) ニフェジピン (アダラートL錠)
スパンスル型（カプセル剤）： 放出性の異なる顆粒（コーティングの厚さを変えたもの）を混合してカプセルに充填したもの．	○ 速放性顆粒 ◎ 徐放性顆粒A ● 徐放性顆粒B	インドメタシン (インテバンSP) ジクロフェナクナトリウム (ボルタレンSR) ジルチアゼム塩酸塩 (ヘルベッサーR) ニカルジピン塩酸塩 (ペルジピンLA)
拡散徐放型（カプセル剤）： 徐放性顆粒（薬物を高分子コーティングして徐放性顆粒としたもので，内層にも徐放性マトリックスがある）をカプセルに充填したもの．	○ 徐放性顆粒	硝酸イソソルビド (ニトロールR)

4.7 薬物送達システム（DDS）

表 4.7.3　シングルユニット製剤の応用例

剤形名称と特徴	模式図	適用例
グラデュメット（錠剤）：薬物を多孔性の不溶性プラスチック格子中に封入したもの．プラスチック格子は糞便中に排泄される．	多孔性プラスチック／薬物	乾燥硫酸鉄（フェロ・グラデュメット錠）
レジネート（錠剤）：薬物をイオン交換樹脂に吸着させたもの．消化管中の塩類により，徐々に薬物放出される．	イオン交換樹脂	
ワックスマトリックス（錠剤）：薬物を脂肪やロウなどのワックス格子中に均一分散させたもの．	ワックスマトリックス	ジルチアゼム塩酸塩（ヘルベッサー錠） 塩化カリウム（スローケー錠）
コンチンシステム（錠剤）：	セルロースと高級脂肪アルコール／薬物	モルヒネ硫酸塩水和物（MS コンチン錠）
スパンタブ（錠剤）：溶解性と放出性の異なる 2～3 層よりなる多層錠．	速放性部／徐放性部	
ロンタブ（錠剤）：徐放性の内核を速放性の外層で囲った有核錠．	速放性部／徐放性部	ニフェジピン（アダラート CR 錠）
レペタブ（錠剤）：コーティング（フィルムコーティングまたは腸溶性コーティング）した徐放性部を核として，速放性の外層で囲った糖衣錠．	フィルムコーティング／糖衣　腸溶性内核錠　腸溶性コーティング／速放性部	*d*-クロルフェニラミンマレイン酸塩（ポララミン復効錠） バルプロ酸ナトリウム（デパケン R 錠）
浸透圧ポンプシステム（オロスシステム）（錠剤）：オロスの外見は従来の錠剤と同じであるが，薬物をセルロースアセテートなどの半透膜で被包したもの．消化管内の水が浸入することにより，システム内の浸透圧が増加し，薬物を開口部から一定速度で放出する．	薬物放出口　半透膜（セルロースアセテート）／薬物層 1／薬物層 2／浸透圧誘発物質（塩化ナトリウム等）	パリペリドン（インヴェガ錠） メチルフェニデート塩酸塩（コンサータ錠）

後，薬物のマトリックス中からの拡散距離が徐々に増大するため，放出速度は時間の経過に伴って低下する（図4.7.3）．このような薬物放出速度は，Higuchi式で表され，時間の平方根に比例する．不溶性マトリックス基剤には，高級アルコールなどのワックス類，エチルセルロースやアクリル酸系の不溶性高分子等が用いられる．一方，親水性マトリックスからの薬物放出は，マトリックスの侵食（エロージョン）と溶解によって，放出が進行する．親水性高分子基剤には，ヒドロキシプロピルセルロース（HPC）やヒドロキシプロピルメチルセルロース（HPMC）等が用いられる．

iii）浸透圧ポンプシステム

半透膜でつくられた殻に薬物および電解質を封入した錠剤で，消化管内で水が浸入し，それによって発生する浸透圧差によりさらに水が浸入し，薬物溶液が小孔から放出される．内部が飽和溶解度に保たれると浸透圧は一定となり薬物が一定速度（0次放出）で放出される．このシステムを利用した製剤としてAlza社が開発したOROS®（Osmotic controlled Release Oral delivery System）がある．OROS®の利用例として，統合失調症治療薬であるパリペリドンを主成分とするインヴェガ錠®や向精神薬であるメチルフェニデートを主成分とするコンサータ錠®がある．

iv）イオン交換型システム

カチオンあるいはアニオン性薬物を不溶性のイオン交換樹脂とイオン結合させ，消化管内でのNa$^+$やK$^+$イオンなどとのイオン交換により薬物を放出する．このシステムを利用したものにResinate®がある．

B 経皮投与型放出制御製剤

皮膚を通して薬物を持続的に吸収させ，全身作用を期待する製剤を経皮治療システムtransdermal therapeutic system（TTS）という（図4.7.4）．皮膚は生体を外界から隔離し，保護する器官であり，角質層は薬物透過のバリアーになるが，以下のような特徴があることから，貼付剤は薬物の投与システムとして注目されている．

① 一定の速度で長時間薬物の放出が可能
② 肝初回通過効果の回避が可能
③ 副作用発現時における薬物投与の中断が容易

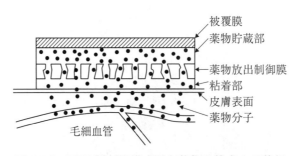

図4.7.4 TTS製剤の模式図と薬物の体内への移行

④ 固形製剤を服用しにくい小児，高齢者に適用可能
⑤ 適用面積を変えることで投与量の調節が可能

ただし，欠点としては，有効血中濃度に達するまでにラグタイムがあることから速効性はなく，皮膚透過性不良の薬物には不向きであること，皮膚のかぶれなどがある．

薬物の放出制御システムとしては図 4.7.5 に示すように，膜透過型，マトリックス型，感圧粘着性テープ型の 3 種の貼付剤が開発されている．

狭心症発作予防，気管支喘息発作予防，更年期障害に伴う諸症状緩和，がん性疼痛の緩和，中枢神経系疾患などの高齢者ケアを目的とした安全性の高い多くの製剤が開発されており，患者の生活の質 Quality of life 向上につながっている（表 4.7.3）．

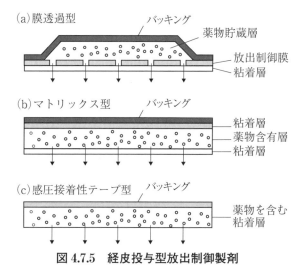

図 4.7.5 経皮投与型放出制御製剤

表 4.7.3 経皮治療システムの応用例

薬　物	商品名	形　状	適　用
スコポラミン	Transderm-Scop®	リザーバー型	乗り物酔い
ニトログリセリン	ニトロダーム TTS Nitro-Dur ミリステープ	リザーバー型 マトリックス型 感圧粘着テープ型	狭心症
硝酸イソソルビド	フランドルテープ S	感圧粘着テープ型	狭心症
クロニジン	Catapres TTS	リザーバー型	高血圧
エストラジオール	エストラダーム TTS エストラーナテープ	感圧粘着テープ型	骨粗鬆症，更年期障害
ニコチン	ニコチネル TTS	リザーバー型	喫煙習慣
ツロブテロール塩酸塩	ホクナリンテープ	感圧粘着テープ型	気管支喘息
フェンタニル	デュロテップMTパッチ フェントステープ	マトリックス型 マトリックス型	がん性疼痛
リバスチグミン	イクセロンパッチ リバスタッチパッチ	マトリックス型 マトリックス型	アルツハイマー型認知症
ロチゴニン	ニュープロパッチ	感圧粘着テープ型	パーキンソン病

C 経粘膜投与型放出制御製剤

粘膜も皮膚同様，薬物の投与部位として注目される器官であり，図4.7.6に示すとおり多くの経粘膜投与型放出制御製剤が開発されている．リザーバータイプのものを粘膜部位に挿入するものと，粘膜への接着性を高め，作用を持続化させたものがある．

① 眼内治療システムであるOcusert®はピロカルピンを含む薬物貯蔵部をエチレン酢酸ビニル共重合体（EVA）膜で覆ったソフトコンタクトレンズ様の緑内障治療薬であり，EVA膜により薬物を0次で放出し，房水中のピロカルピンの濃度を1週間にわたり有効濃度に保つ製剤である．現在，わが国では使用中止となっている．

② リノコート®はアレルギー性鼻炎に用いる粘膜付着型製剤である粘膜付着性高分子であるヒドロキシプロピルセルロース（HPC）とプロピオン酸ベクロメタゾンの混合粉体が入ったカプセルを専用の小型噴霧器で鼻腔内に噴霧する．粒子径約90μmの微粒子が鼻粘膜にHPCの効果で付着し，一定時間滞留することで，主薬の局所作用を期待した製剤である．

③ 口腔粘膜付着システムとしてアフタッチ®がある．アフタ性口内炎治療薬であるトリアムシノロンアセトニドの主薬の層とHPCおよびカルボキシビニルポリマーからなる粘膜付着性基剤の層からなる二層錠であり，唾液を取り込むことで，付着層が膨潤し口内炎部位に付着する．患部を保護するとともに，薬物が長時間にわたって放出される製剤である．

④ プロゲスタザート®はintrauterine device（IUD）の薬物貯蔵部を覆ったEVA膜から黄体ホルモンであるプロゲステロンを一定速度で約1年間にわたり放出し，避妊効果を期待した子宮粘膜適用製剤である．現在，わが国では使用中止となっている．日本では同様なシステムを利用した製剤としてミレーナ®が上市されており，主薬が5年間にわたり持続放出され，安定した避妊効果が期待できる．

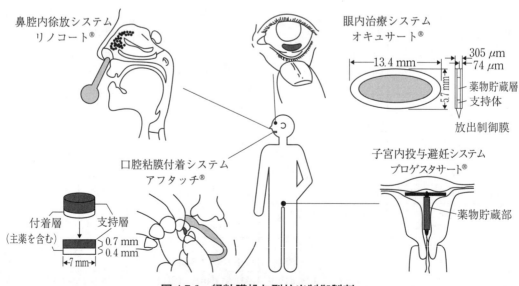

図4.7.6　経粘膜投与型放出制御製剤
（瀬﨑　仁，木村聰城郎，橋田　充編（2000）薬剤学Ⅰ　第3版，p.224，廣川書店）

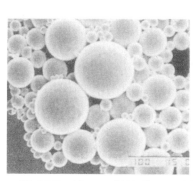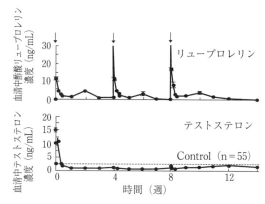

図4.7.7　リュープリン®のマイクロスフェアを1か月ごとに皮下投与したときのリュープロレリン濃度とテストステロン濃度

D 皮下注入型放出制御製剤

リュープリン®は黄体形成ホルモン放出ホルモン LH-RH 誘導体である酢酸リュープロレリンを乳酸-グリコール酸共重合体（PLGA）のマイクロスフェアに封入した微粒子型（平均粒子径約 20 μm の球形粒子）の懸濁性注射剤である（図4.7.7）．優れた下垂体-性腺系機能抑制作用を有するため，テストステロンやエストロゲンの産生能を低下させることから，前立腺がんや子宮内膜症の治療に用いられている．皮下あるいは筋肉内に注射すると PLGA からなるマトリックスが生体内で徐々に加水分解を受け，1か月にわたり主薬である酢酸リュープロレリンを放出する製剤である．現在では3か月にわたって主薬を放出する製剤も開発され，患者の QOL は格段に向上している．

4.7.3　ターゲティング

薬物療法のゴールは薬物を標的部位に選択的に送達させることである．一般に薬物自身の標的部位への移行性はきわめて低いことから，標的部位に親和性を有するキャリア carrier を用いて薬物の体内動態を制御することで標的指向化をすることをターゲティングといい，標的指向性が得られるように製剤学的な修飾を施した製剤を標的指向化製剤という．標的指向化製剤のキャリアには高分子物質や微粒子などが利用されるが，これらのキャリアは生体が備えている異物処理機構によって受動的に処理されるので，受動的 passive ターゲティングと呼ばれている．一方，標的部位に存在する特異な認識機構によって認識・捕捉されるような抗体，ホルモン，糖鎖などをリガンドとしてキャリアに結合させ，より積極的に薬物の標的指向化を図ることを能動的 active ターゲティングと呼んでいる．

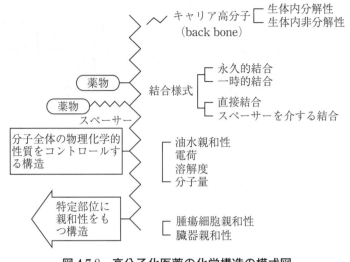

図 4.7.8　高分子化医薬の化学構造の模式図
（橋田　充（1995）ドラッグデリバリーシステム，化学同人）

A　高分子化医薬

　血管壁透過性は臓器や病巣により異なることから，高分子物質に薬物を結合させ，血管透過性の違いを利用して薬物の体内動態を制御し，特徴的な臓器分布パターンを得ようとしたものが高分子化医薬 polymeric drug である．多くの場合，薬物はキャリアから解離して効果を発揮することから，高分子化プロドラッグ polymeric prodrug とも呼ばれている．図 4.7.8 はその一般的な構造を模式的に示したものである．キャリアに用いられる高分子は毒性や免疫原性をもたず，薬物との結合に必要な官能基を有することが条件となる．タンパク質，多糖類などの天然高分子や合成高分子，また生体分解性や非分解性高分子などに分類される．

i）ジノスタチンスチマラマー

　スマンクス®は抗がん性抗生物質ネオカルチノスタチンをスチレン-マレイン酸交互重合体に結合させ，分子量と脂溶性を高めた高分子医薬（図 4.7.9）をヨード化ケシ油脂肪酸エステル（油性造影剤：リピオドール®）に懸濁させて，肝動脈カテーテルで投与する製剤である．腫瘍部位には多くの新生血管が誘導され，正常組織の血管と比較して透過性は亢進している．また，漏出した成分の回収にあたるリンパ系は未発達であるので EPR（enhanced permeability and retention）効果（図 4.7.10）により肝細胞がん部位に高分子医薬の著明な蓄積が認められる．

ii）ペグインターフェロン

　生理活性タンパク質の多くは，腎臓における糸球体ろ過や受容体を介するエンドサイトーシスにより血中から消失するため，体内での消失半減期が短いとされている．ポリエチレングリコール polyethylene glycol（PEG）やデキストランなどの生体適合性の高い高分子キャリアでタンパ

4.7 薬物送達システム（DDS）

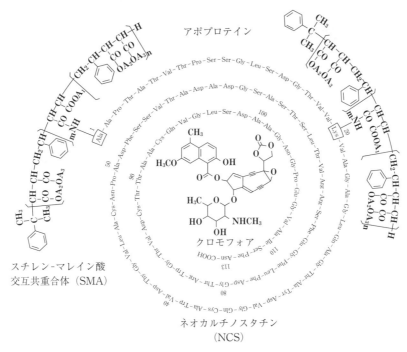

図 4.7.9　スマンクス®の構造

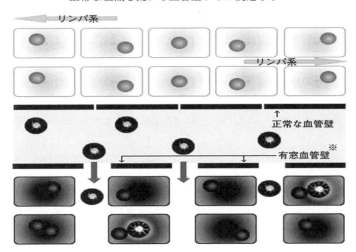

〈正常細胞〉
正常な組織を流れる血管壁からは浸透しない

〈固形がん細胞〉
並びの荒いがん細胞からはナノメートルレベルの隙間が
生じているため，ミセル化ナノ粒子はここから浸透する

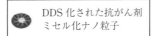 DDS化された抗がん剤
ミセル化ナノ粒子

※有窓血管壁
ナノメートルレベルの隙間が
生じている血管壁

図 4.7.10　腫瘍部位における新生血管とリンパ系
(Matsumura, Y. et al. (1986) *Cancer Research*, **16**: 6387)

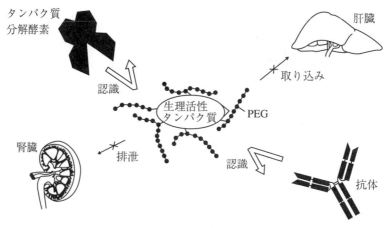

図 4.7.11　PEG 修飾の目的

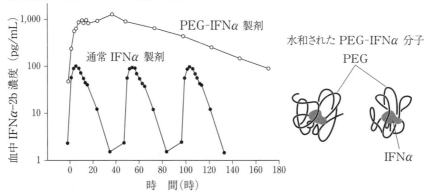

図 4.7.12　PEGIF-Nα の立体構造イメージ図と注射後の血中濃度
（金尾義治編集（2017）NEW パワーブック物理薬剤学・製剤学, p.384, 廣川書店）

ク質分子を化学修飾することで，図 4.7.11 に示すように，立体障害によるタンパク質分解酵素に対する抵抗性の獲得，分子量増大に伴う尿中排泄の阻害，肝取り込みの減少，抗原性の低下など，血中からの消失を抑え，安定性を高めた高分子化製剤が実用化されている．C 型肝炎の治療に用いられるインターフェロン α に分子量約 12,000 の PEG を結合させたペグインターフェロンは週 1 回の投与で肝炎の治療に有効で，これまでのインターフェロンの週 3 回投与と比較して患者の QOL の向上につながっている（図 4.7.12）．インターフェロンの血液脳関門の透過性も低下するため，神経症状のうつ病の発生も少ないといわれている．また，アデノシンデアミナーゼ adenosine deaminase（ADA）遺伝子欠損による重症複合免疫不全症の治療薬として PEG 化した ADA が実用化されている．

4.7 薬物送達システム（DDS）

B 微粒子性キャリア

微粒子性キャリアは薬物分子や高分子化医薬に比べサイズが著しく大きく，血管内投与した場合，特異な体内動態を示すことから，粒子サイズは微粒子性キャリアの体内動態を制御する上で重要なファクターになる．比較的大きな微粒子を静脈内投与すると肺の毛細血管床に塞栓を起こすが，各臓器に流入する動脈に投与すると下流の臓器に塞栓を起こし捕捉される．静脈内投与された直径が約 200 ～ 300 nm の粒子は肝臓のクッパー細胞や脾臓のマクロファージによってエンドサイトーシス endocytosis により貪食除去されるが，100 nm 程度以下の粒子は血管壁透過性の違いから肝実質細胞や腫瘍および炎症部位への移行性が高い．

i）リピッドマイクロスフェア

大豆油をレシチンで乳化した o/w 型エマルションは直径約 200 nm の安定な油滴を生成し，従来から輸液用脂肪乳剤として用いられてきた．この油滴である微粒子中に脂溶性を高めた薬物を溶解させた製剤をリピッドマイクロスフェア lipid microsphere あるいはリポ製剤（図 4.7.13）という．静脈内投与により血管透過性が亢進している動脈硬化病変部位や炎症部位に選択的に集積することからターゲティング製剤として利用されている．慢性動脈閉塞症治療に用いられるプロスタグランジン E_1（リプル®，パルクス®）や関節リウマチ治療に用いられるデキサメタゾンパルミチン酸エステル（リメタゾン®）の製剤が使用されている．

ii）リポソーム

リポソーム liposome はリン脂質を水に懸濁して得られる脂質二分子膜からなる閉鎖小胞で，水溶性薬物を内水相に，脂溶性薬物を膜脂質相に取り込むことができることから DDS キャリアとして期待されている．脂質には生体膜構成成分であるホスファチジルコリンやコレステロールが用いられることから生体適合性が良好で，かつ生体内分解性である．調製法により，脂質二重膜が幾重にも重なった多重層 multilamellar vesicle（MLV），粒子径の大きな一枚膜リポソーム large unilamellar vesicle（LUV），および小さな一枚膜リポソーム small unilamellar vesicle（SUV）などを得ることができる（図 4.7.14）．リポソームを静脈内投与すると，マクロファージが多く存在する肝臓や脾臓などの細網内皮系組織 reticuloendothelial systems（RES）などに捕獲されやすいことから，リポソームの RES への捕獲を回避することで，血中滞留性が向上し，標的組織へのリポソームのターゲティングが可能となる．また，特定の細胞に特異的に認識される抗体（イムノリポソーム），糖鎖などをリガンドとして膜表面に結合させ，能動的ターゲティングを目的としたリポソーム，体温以上の温度で相転移する脂質を用い，加温した病巣部でのみリポソームの破壊を起こし，内封物を放出する温度感受性リポソームなど，特定の機能が付与されたリポソームが調製されている．一方，リポソームの表面を PEG で修飾すると表面に水和層が形成され RES による認識と取り込みが回避される（マクロファージなどのレーダーから逃れることから，この PEG 修飾リポソームをステルスリポソーム®と呼ばれる）．その結果，血中滞留性が増大し，EPR 効果によりがん組織への集積性も増大する．ドキソルビシンを PEG 修飾

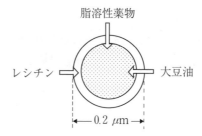

図 4.7.13 リピッドマイクロスフェアーの模式図
(水島 裕 (1985) 炎症, 5：175)

リポソームの内水層部分に封入したドキシル®がすでに日本でも上市されている．図 4.7.15 に示されるようにドキソルビシン単独を患者に投与すると速やかに血漿中から消失するのに対し，ドキソルビシンを PEG 修飾リポソームに封入したドキシル®を投与した場合では，1 週間以上，血漿中に滞留していることがわかる．

また，抗真菌薬であるアムホテリシン B をリポソームの脂質二重膜に組み込んだアンビゾーム®も臨床応用されており，真菌感染部位における血管透過性の亢進によりリポソームの漏出が生じ，真菌へのターゲティングを可能としている．アムホテリシン B のリポソーム化により，治療の効率化のみならず，従来のアムホテリシン B 製剤で認められた腎毒性の軽減にもつながっている．

C 分子標的薬

細胞内のある特定の分子を標的として，その機能を阻害する医薬品として開発されたものであり，副作用の強い従来の抗がん剤に代わる医薬品として注目されている．分子標的薬は高分子の抗体医薬と小分子の分子標的薬に分類される．また，最近では抗体を薬物キャリアとして利用する抗体薬物複合体の開発にも期待が集まっている．

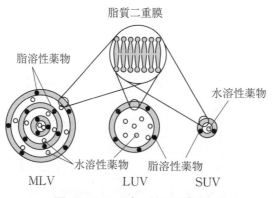

図 4.7.14 リポソームの模式図

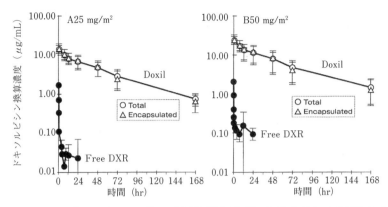

図 4.7.15 ドキシル®, ドキソルビシン塩酸塩投与患者におけるドキソルビシン血漿中濃度推移
(Drug Delivery System (2013) 28-3, p.207 より引用)

i) 抗体医薬

1970年代, モノクローナル抗体の作成技術が導入され, モノクローナル抗体はDDSキャリアとしてあるいはタンパク質性医薬とし大きな注目を集めた. 抗体の抗原性の問題などがあったが, 近年の目覚ましい免疫学や分子生物学の発展によりキメラ抗体やヒト化抗体, さらには完全ヒト型抗体の作成が可能になったことから, 抗体の抗原性の問題は払拭され, 抗体医薬に対する期待は高い. トラスツズマブ (ハーセプチン®) は固形がんに対するモノクローナル抗体として初めて製剤化された抗体医薬である. 抗HER2ヒト化モノクローナル抗体でHER2タンパク質 (ヒト上皮細胞増殖因子受容体Ⅱ型) を細胞表面に過剰発現している転移性乳がんの治療薬である. 標的であるHER2に特異的に結合し, ナチュラルキラー細胞や単球のFc受容体を介した抗体依存性細胞障害作用あるいは直接細胞増殖シグナルを低減させ, 腫瘍細胞増殖抑制効果を発揮する (図4.7.16). FISH法によりHER2遺伝子を定量するか, 免疫化学的にHER2タンパク質の発現を評価してトラスツズマブの投与を決めていることから, いわゆるオーダーメイド医療に使用される製剤の1つでもある. 現在では, 表4.7.4に示すように多くの抗体医薬ががんをはじめ多くの疾患の治療に用いられている. なかでも, ベバシズマブ (アバスチン®) は血管新生因子 (VEGF) に対する抗体医薬であり, 血管新生を阻害してがん細胞を"兵糧攻め"にする医薬品として注目されている.

ii) 抗体薬物複合体 antibody-drug conjugate (ADC)

抗体開発技術の目覚ましい進歩により, 抗体に薬物を結合させたADCが開発されている (表4.7.5). これは抗体の高い抗原特異性を利用することで, 細胞選択的な薬物の能動的ターゲティングを可能としている. ADCが細胞表面の標的抗原に結合すると, エンドサイトーシスや輸送過程によってリソソームに取り込まれ, 薬物が細胞内へと放出することで薬理作用を発揮できるように設計されている (図4.7.17). このような機能を有するがん治療を目的としたADCとしてゲムツズマブ・オゾガマイシン (マイロターグ®), トラスツズマブエムタンシン (カドサイラ

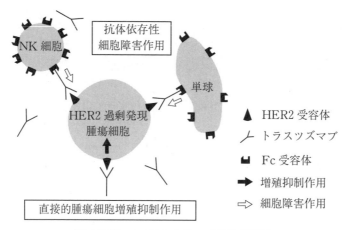

図 4.7.16　トラスツズマブの作用機序
(*THPA*, **50**(5):480 (2001))

表 4.7.4　抗体医薬品の例

一般名（商品名）	抗体タイプ	抗　原	対象疾患
ムロモナブ（オルソクローン®）	マウス	CD3	移植拒絶
リツキシマブ（リツキサン）	キメラ	CD20	悪性リンパ腫
インフリキシマブ（レミケード）	キメラ	TNF-α	関節リウマチ・潰瘍性大腸炎
バシリキマブ（シムレクト）	キメラ	CS25	腎移植拒絶
セツキシマブ（アービタックス）	キメラ	EGFR	結腸，直腸がん
トラスツズマブ（ハーセプチン）	ヒト化	HER2	転移性乳がん
ベバシズマブ（アバスチン）	ヒト化	VEGF	結腸，直腸がん
トシリズマブ（アクテムラ）	ヒト化	IL-6R	関節リウマチ
ニボルマブ（オプチーボ）	ヒト化	PD-1	悪性リンパ腫・がん
アダリムマブ（ヒュミラ）	ヒト化	TNF-α	関節リウマチ・潰瘍性大腸炎

表 4.7.5　抗体薬物複合体の例

薬剤名（商品名）	抗体タイプ	抗　原	薬　物	対象疾患
ヨード（^{131}I）トシツモマブ（Bexxar®）	マウス	CD20	ヨード-131	悪性リンパ腫
ブレンツキシマブ　ベドチン（アドセトリス®）	キメラ	CD30	モノメチルアウリスタチンE（MMAE）	悪性リンパ腫
ゲムツズマブ・オゾガマイシン（マイロターグ®）	ヒト化	CD33	カリケアマイシン	急性骨髄性白血病
トラスツズマブ エムタンシン（カドサイラ®）	ヒト化	HER2	エムタンシン（チューブリン合成阻害剤）	HER2陽性の進行・再発乳がん

4.7 薬物送達システム（DDS）

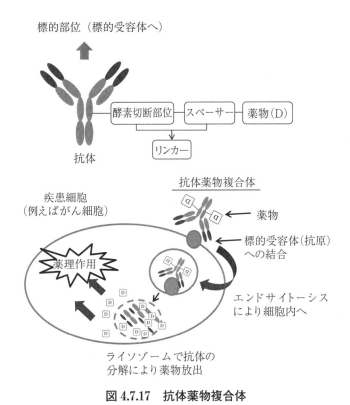

図 4.7.17　抗体薬物複合体

®），ブレンツキシマブベドチン（アドセトリス®）などが実用化されている．また，抗 CD20 マウスモノクローナル抗体に放射性同位体を結合させたヨード（^{131}I）トシツモマブ（Bexxar®）が実用化されており，放射性同位元素が放射される放射線によりがん細胞のみを殺傷させることができる．

iii）小分子の分子標的薬

分子生物学を中心とした研究の発展によって，生命の仕組みが明らかになり，特異的な分子の機能を阻害する医薬品の設計が可能となった．がん細胞における高い増殖や浸潤，転移に関わる分子を標的として，その分子の機能を阻害することでがん細胞の増殖を抑え，より確実にがん細胞を狙い撃つと同時に，正常細胞へのダメージを抑え，副作用を減らせると期待されて開発された医薬品である．その標的分子として，がん細胞の高い増殖に関与するシグナル伝達分子であるチロシンキナーゼがあげられる．肺がんや骨髄性白血病に用いられる分子標的薬であるゲフィチニブ（イレッサ®）やイマチニブ（グリベック®）は EGFR や BCR-ABL のチロシンキナーゼを阻害する医薬品である．

4.7.4　将来の薬物治療システム

　DDS研究は薬学領域ではもちろんのこと，医学，工学および関連する学際領域においても活発な研究が行われている．優れた考え方や新しい手法に基づく興味ある研究も多く，実用化に向けて大きな広がりを見せている分野である．

A　物理的エネルギーを利用した経皮吸収促進

　皮膚は体重の約16％を占め，体内で一番大きな臓器である．投与が簡便であることから経皮投与製剤の開発に多くの期待が寄せられている．皮膚の最外部の角質は薬物透過のバリアーとして働き，水溶性の高い薬物や高分子物質の透過は極めて悪い．

① イオントフォレーシスは皮膚に電極を貼付し，皮膚に数mA/数Vの低電圧/低電圧を加えることで，イオン性薬物や比較的高分子のペプチド性薬物を強制的に吸収促進させる方法である（図4.7.18）．現在，このイオントフォレーシスの原理を利用して，手術後の疼痛管理を必要とする患者が，腕や胸部に貼付したパッチ剤上にあるボタンを自ら調節することで，一定量のフェンタニルを経皮吸収させる製剤が米国で使用されており，国内でも臨床開発が進められている．

② エレクトロポレーションは電気穿孔ともいわれ，皮膚に高電圧を短時間負荷して，生体膜に小孔を可逆的に形成させ，ペプチド性薬物や遺伝子を皮膚から透過（導入）した研究も報告されている．

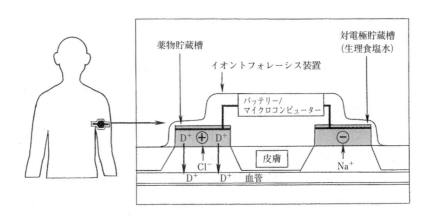

図4.7.18　イオントフォレーシス適用時のイオンの流れの模式図

イオントフォレーシス装置のスイッチをオンにすると電気が流れる．プラス（＋）のイオンはマイナス（－）に向かって移動するが，このときプラスに荷電した薬物は，薬物貯蔵槽に接している皮膚を介して対電極貯蔵槽に移動するより，抵抗の少ない血管に入る．

（森本雍憲他（2012）図解薬剤学5版，p.237，南山堂より引用）

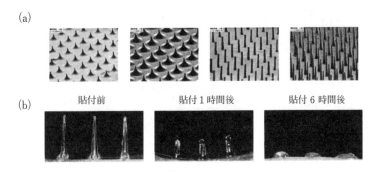

図 4.7.19　溶解型マイクロニードル
（a）針の形状が異なるマイクロニードル，（b）貼付時間変化に伴う針の溶解
（Drug Delivery System（2017）32-1，p.43 より一部改編）

③ソノフォレシスは超音波照射により与えられた減圧力が媒質中に空洞を生じさせる（キャビテーション効果）．このときに発生する無数の気泡が消滅したときに生ずるジェット流が角質層のバリアー機能を低下させ，薬物の経皮吸収を増大させると考えられている．

④マイクロニードルは角質層を貫通する微小な針で，無痛針として経皮投与のデバイスとして期待されている．微小針には，ポリ乳酸（PLA）や乳酸-グリコール酸共重合体を用いた生分解性マイクロニードルや生体成分であるヒアルロン酸やコンドロイチン硫酸を用いた溶解型マイクロニードルが開発されており（図 4.7.19），骨粗鬆症治療薬やインスリンなどのペプチド・タンパク質製剤をはじめとする難吸収性薬物の経皮吸収技術として注目されている．

B　ナノテクノロジー

薬物や遺伝子の体内動態を時間的・空間的に高度に制御する DDS の開発にナノテクノロジーを応用し，高度に制御された薬物や遺伝子のキャリア開発に大きな関心が寄せられている．図 4.7.20 には，親水性ポリマーと疎水性ポリマーの性質の異なる 2 つのポリマーをつなげたブロック共重合体を用いた薬物・遺伝子デリバリーのための高分子ミセルの設計を模式的に示した．1 つのナノ粒子に，生体適合性，薬物・遺伝子リザーバー，標的指向性など多機能を有したナノキャリアである．一方で，これらの機能を併せもつ多機能性リポソームとして，すなわちインテリジェントなリポソームとして多機能性エンベロープ型ナノ構造体 multifunctional enverope-type nano device（MEND）の研究もされている（図 4.7.21）．

C　遺伝子治療と核酸医薬

ヒトゲノムの 30 億対の塩基配列の解読が完了し，タンパク質をコードした遺伝子はおよそ 23,000 であるといわれている．遺伝子の分析や連鎖解析の進歩により遺伝性疾患の原因遺伝子が単離されるようになった．それ以来，種々の疾病の発症・進行の原因が分子レベルで明らかにさ

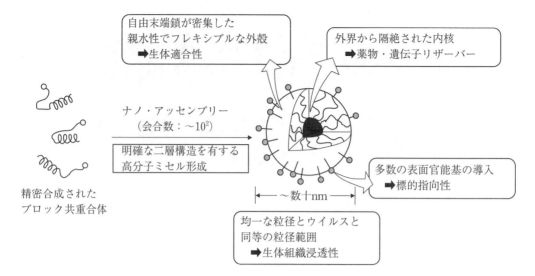

図 4.7.20　薬物・遺伝子デリバリーのための高分子ミセル設計
(片岡一則 (2005) *Pharm. Tech. Japan*, **21**：151)

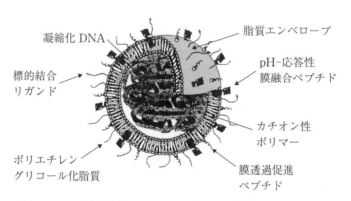

図 4.7.21　多機能性エンベロープ型ナノ構造体 (MEND)
(小暮健太朗, 原島秀吉 (2005) *Pharm. Tech. Japan*, **21**：127)

れている．現在，様々な遺伝性疾患やがんに対する遺伝子治療に関する研究が盛んに行われている．遺伝子治療とは遺伝子の異常によって起こる疾患に対して，治療効果が期待できる生理活性タンパク質をコードした遺伝子を標的細胞に導入・発現させることで疾患治療を行うことである．これまでの遺伝子治療の対象は，遺伝性疾患やがんやエイズといった致死性の疾患に限られていたが，現在では閉塞性動脈硬化症などの生活の質を著しく損なう疾患にも拡大されている．また，免疫応答が誘導できる特定の抗原タンパク質を発現させるDNAワクチン開発の研究も盛んに行われている．

　遺伝子治療を行ううえで最も重要な役割を担うものが遺伝子の"運び屋"（ベクター）である．大きくウイルスベクターと非ウイルスベクターに大別される．2012年に脂質代謝異常の遺伝性

4.7 薬物送達システム (DDS)

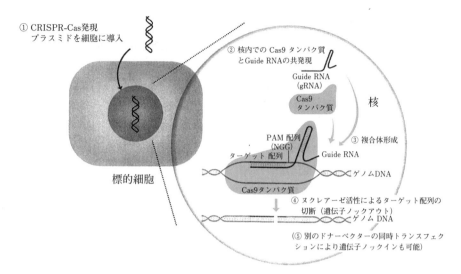

図4.7.21 CRISPR-Cas9による標的特異的遺伝子改変
(橋田充監修 (2016) 図解で学ぶDDS 第2版, p.137, じほう).

疾患治療を目的として，リポタンパク質リパーゼをコードした遺伝子をアデノ随伴ウイルス adeno associate virus (AAV) ベクターに組み込んだ遺伝子治療薬 (Glybera®) が先進国で初めて承認されている．遺伝子治療には，治療目的の遺伝子を標的細胞に効率的に導入・発現できることから，ウイルスベクターの利用が有用と考えられるが，安全性の観点から非ウイルスベクターの利用が望ましいと考えられる．また，最近では，標的となるゲノムDNAを部位特異的に改変できる"ゲノム編集"という技術が開発されている．特に人工ヌクレアーゼを利用したCRISPR-Cas9システムは，簡便かつ高効率にゲノムを編集できることから，遺伝子治療に有力な新たな技術として注目されている．したがってCRISPR-Cas9システムをコードした遺伝子を標的細胞内へと効率的に導入できるベクター開発が鍵とされている (図4.7.21).

遺伝子DNA以外にもmRNAの特定領域に相補的に結合し，1) その転写・翻訳を停止させるアンチセンス antisense DNA/RNA, 2) 転写開始領域への転写因子の結合を競合的に阻害するデコイ decoy, 3) 2本鎖RNAであり，その塩基配列と相同なmRNAを分解するsiRNA (RNA干渉) やmiRNA (micro-RNA) など，特定のタンパク質の発現を負に制御し (図4.7.22)，疾患を治療しようとする研究開発が進められている．2016年に遺伝性疾患であるデュシャンヌ型筋ジストロフィーに対するアンチセンス医薬 (eteplirsen) が米国で承認されている．しかしながら，治療費は年間3000万円以上とされていることから，経済的なコストダウンが課題となっている．また，細胞内に導入できれば，その機能が大いに発揮されるとされている様々な核酸医薬も分子量が大きく，高い水溶性，生体内でヌクレアーゼに分解されやすいなどの性状から，生体内投与後の体内動態，さらには細胞内動態を精密に制御できるDDSキャリアが必要不可欠と考えられており，現在ではリポソームや高分子ミセルの利用が積極的に進められている．

D エクソーム

　エクソームは，細胞から分泌される粒子径30〜150 nm程度の脂質二分子膜から構成される細胞外小胞である．その表面は細胞膜由来の脂質，タンパク質を含み，内部の中空部分には核酸（miRNA，mRNAなど）やタンパク質など細胞内の物質を含んでおり，これらを離れた場所に存在する細胞にタンパク質，核酸（siRNA，miRNAなど）を送達することで細胞間物質輸送

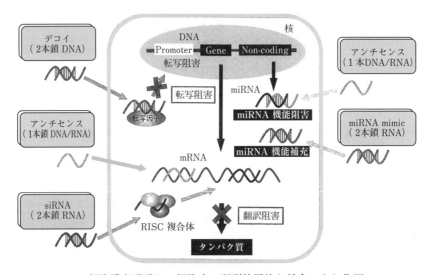

細胞膜を通過し，細胞内で配列特異的な結合により作用

図 4.7.22　細胞内で機能する様々な核酸医薬品
（Drug Delivery System（2016）31-1, p.12）

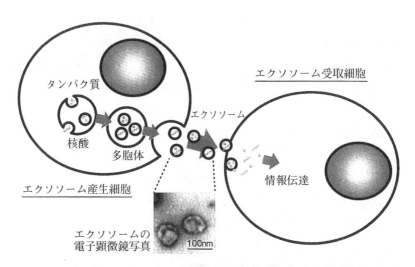

図 4.7.23　エクソームを介した細胞間情報伝達の模式図
（橋田充監修（2016）図解で学ぶDDS　第2版, p.150, じほう）

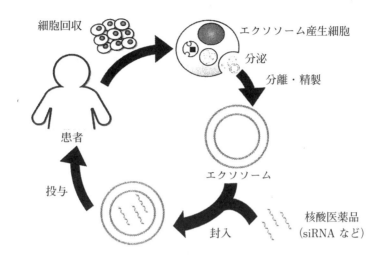

図 4.7.24 エクソソームを利用した核酸医薬 DDS の治療への応用
(橋田 充監修 (2016) 図解で学ぶ DDS 第 2 版, p.150, じほう)

を担っている内因性のデリバリーシステムである(図 4.7.23). 将来的に患者自身から採取した細胞からエクソソームを回収し, それを核酸医薬の DDS として利用する新たな治療システムの実現が期待される(図 4.7.24).

演習問題

問 1 薬物の経口徐放性製剤化の目的として, 誤っているのはどれか. **1つ**選べ.
1 薬効の持続
2 コンプライアンスの改善
3 副作用の軽減
4 肝初回通過効果の回避
5 血中濃度の急激な上昇の回避

(第 97 回薬剤師国家試験を改変)

問 2 プロドラッグとプロドラッグ化の目的の対応のうち, 正しいのはどれか. **2つ**選べ.

	プロドラッグ	目的
1	バカンピシリン塩酸塩	受動拡散の促進
2	バラシクロビル塩酸塩	標的細胞内での選択的活性化
3	テモカプリル塩酸塩	トランスポーターの利用
4	インドメタシンファルネシル	受動拡散の促進

424　　　第 4 章　製剤学

5　ドキシフルリジン ―――――― 標的細胞内での選択的活性化

(第 96 回薬剤師国家試験)

問 3　アシクロビルのプロドラッグであるバラシクロビルに関する記述のうち，正しいのはどれか．**2つ**選べ．

1　アシクロビルにエチレングリコールを結合させた化合物で，体内吸収後の血中滞留性はアシクロビルより優れている．

2　主に肝臓のエステラーゼで加水分解されてアシクロビルに変換される．

3　経口投与後のアシクロビルとしてのバイオアベイラビリティは，消化管からの吸収率が高まるため，アシクロビル経口投与時のそれより高くなる．

4　経口投与後のアシクロビルとしてのバイオアベイラビリティは，肝臓での代謝を回避できるため，アシクロビル経口投与時のそれより高くなる．

(第 100 回薬剤師国家試験)

問 4　エリスロシンドライシロップはプロドラッグ製剤である．このプロドラッグ化の目的として，正しいのはどれか．**1つ**選べ．

1　胃内での溶解性の向上

2　胃内での分解の抑制

3　小腸粘膜透過性の改善

4　肝初回通過効果の回避

5　細菌内への取り込みの促進

(第 97 回薬剤師国家試験)

問 5　下図は，浸透圧を利用した放出制御システム（OROS®）が応用されたメチルフェニデート塩酸塩徐放錠の断面図である．以下の記述のうち，<u>誤っている</u>のはどれか．**1つ**選べ．

1　溶出の初期では，外皮（放出制御膜）を覆っている薬物コーティング層から薬物放出が起こる．

2　体内の水分が外皮を通じて内側に浸透する．

3　プッシュ層の膨張に伴って，薬物放出口から薬物層 1，2 中の薬物が放出される．

4　外皮の膜全体から，内部の薬物が徐々に放出される．

5　外皮は内部の不溶性成分と一緒に糞便中に排泄される．

4.7 薬物送達システム（DDS）

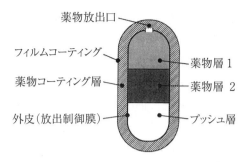

（第102回薬剤師国家試験を改変）

問 6 生体に投与後，長時間 0 次放出を示す製剤はどれか．**1つ**選べ．
1 腸溶性高分子コーティング顆粒
2 胃溶性高分子コーティング顆粒
3 腸溶性高分子固体分散体顆粒
4 ワックスマトリックス型錠剤
5 浸透圧ポンプ型錠剤

（第100回薬剤師国家試験を改変）

問 7 DDS に関する記述のうち，正しいのはどれか．**2つ**選べ．
1 マトリックス型放出制御製剤では，薬物が高分子やワックスなどの基剤中に分散されており，基剤中の薬物分子の拡散や基剤の侵食（エロージョン），溶解によって薬物が放出制御される．
2 ロンタブは，半透膜で被覆された錠剤であり，浸透圧を利用して徐放性を示す．
3 スパンタブは，フィルムコーティングした徐放性部を核とし，その外側を速放性部で囲み糖衣錠としたものである．
4 リュープロレリン酢酸塩を含有した乳酸-グリコール酸共重合体マイクロスフェアは，皮下投与後4週間にわたって主薬を放出させることができる．

（第94回薬剤師国家試験）

問 8 ターゲティングに関する記述のうち，正しいのはどれか．**2つ**選べ．
1 受動的ターゲティングとは，標的部位を特異的に認識できる抗体や糖タンパク質などを薬物に結合させて体内分布を制御する手法である．
2 逆ターゲティングとは，副作用を発現する部位への薬物分布を回避する手法である．
3 リポソームは，内部の疎水性コアに薬物を含有させた高分子ミセル製剤である．
4 昇圧化学療法とは，抗がん薬をマイクロカプセルなどのキャリアーに封入して，腫瘍の栄養動脈に注入する治療法である．

426   第 4 章　製剤学

5　標的細胞内で特異的に発現する酵素により親薬物に変換されるプロドラッグを用いること
　で，薬物の標的細胞への選択的作用が得られる．

(第 99 回薬剤師国家試験)

問 9　リポソームに関する記述のうち，正しいのはどれか．**2 つ**選べ．
1　大豆油とレシチンで調製される閉鎖小胞であり，静脈内投与後，炎症部位へ選択的に移行
　する薬物運搬体として利用される．
2　脂質二重膜からなる閉鎖小胞であり，水溶性および脂溶性いずれの薬物も含有することが
　できる．
3　通例，直径数 μm 〜 数百 μm の大きさで，薬物を芯物質としてこれを高分子物質で被覆し
　たものであり，薬物の安定化や放出制御に利用される．
4　ポリエチレングリコールで表面を修飾することで，血中滞留性が向上する．

(第 98 回薬剤師国家試験)

問 10　EPR（Enhanced Permeability and Retention）効果の説明として，正しいのはどれか．
1 つ選べ．
1　腫瘍組織で活性の高い酵素によって薬物が代謝活性化を受け，腫瘍組織特異的に効果が発
　現する．
2　腫瘍組織特異的なトランスポーターの利用により，薬物の腫瘍組織への移行性と滞留性が
　向上する．
3　薬物を含む微粒子がマクロファージに貪食され，薬物が長時間血液中に滞留する．
4　アンギオテンシン II の併用投与により，腫瘍組織の血管透過性が選択的に上昇し，薬物の
　移行性が向上する．
5　腫瘍組織では，通常組織と比較して毛細血管の透過性が亢進し，リンパ管が未発達なので，
　薬物を含む微粒子の腫瘍組識への移行性と滞留性が向上する．

(第 101 回薬剤師国家試験)

問 11　ペグインターフェロン アルファ-2b は，インターフェロン アルファ-2b にメトキシポ
リエチレングリコールを結合させたものである．この結合の目的として，誤っているのはどれ
か．**1 つ**選べ．
1　水溶性の向上
2　抗原性の低下
3　タンパク質分解酵素に対する安定性の向上
4　肝臓への標的指向化
5　糸球体ろ過の抑制

4.7 薬物送達システム（DDS）

（第99回薬剤師国家試験）

問12 フェントステープに関する記述のうち，誤っているのはどれか．**1つ選べ．**

1 支持体，薬物を含む膏体およびライナーから構成される．

2 貼付24時間後も，製剤中に薬物が残存している．

3 膏体を構成するスチレン・イソプレン・スチレンブロック共重合体は，水に不溶である．

4 高温とならない所に保管する．

5 ハサミ等で切って使用しても差しつかえない．

（第98回薬剤師国家試験）

解答と解説

問1 4

1 正

2 正

3 正

4 誤 徐放化しても消化管吸収後，肝臓での代謝を避けることはできない．

5 正

問2 1, 5

1 正

2 誤 吸収効率の改善

3 誤 吸収性の改善

4 誤 副作用の低減

5 正

問3 2, 3

1 誤 アシクロビルと L-バリンがエステル結合した化合物である．

2 正

3 正

4 誤 肝臓での代謝は回避されない．

問4 2

1 誤

2 正 エリスロマイシンエチルコハク酸エステルは，胃酸に対する安定性が改善されている．

3 誤

第 4 章　製剤学

4　誤

5　誤

問 5 4

1　正

2　正

3　正

4　誤　薬物放出孔から内部の薬物が徐々に放出される.

5　正

問 6 5

1　誤　腸溶性高分子コーティング顆粒は，腸に到達後薬物を放出する.

2　誤　胃溶性高分子コーティング顆粒は，胃に到達後薬物を放出する.

3　誤　腸溶性高分子固体分散体顆粒は，腸に到達後薬物を放出する.

4　誤　ワックスマトリックス型錠剤は，徐々に薬物放出速度が低下する.

5　正

問 7 1, 4

1　正

2　誤　ロンタブは，外層を速溶性に，内層を徐放性に打錠したもの.

3　誤　スパンタブは，速溶層と徐放層を 2 層または 3 層に打錠したもの.

4　正

問 8 2, 5

1　誤　受動的ターゲティングは，標的部位での薬物濃度を相対的に高める.

2　正

3　誤　リポソームは，リン脂質の二重膜構造をもつ小胞体である.

4　誤　昇圧化学療法は，血圧の上昇による腫瘍組織の血流量の選択的上昇を利用し，目的部位での薬物濃度を高める治療法である.

5　正

問 9 2, 4

1　誤　リピッドマイクロスフェアの記述.

2　正

3　誤　微粒子コーティングの記述.

4.7 薬物送達システム（DDS）

4　正

問10　5

1　誤　代謝活性化は関係ない.

2　誤　トランスポーターは関係ない.

3　誤　マクロファージによる貪食は滞留性を低下させる.

4　誤　アンギオテンシンⅡの併用投与は関係ない.

5　正

問11　4

1　正

2　正

3　正

4　誤　持続性の向上.

5　正

問12　5

1　正

2　正

3　正

4　正

5　誤　ハサミ等で切って使用できない.

4.8 日局一般試験法中の製剤試験法

　一般試験法中の製剤に関する試験法の概略を述べる．詳細については，第十七改正日本薬局方（日局 17）を参照されたい．一般試験法は，共通な試験法，医薬品の品質評価に有用な試験法およびこれに関連する事項をまとめたものである．日局 17 では各種試験法（化学的試験法，物理的試験法，粉体物性測定法，生物学的試験法／生化学的試験法／微生物学的試験法，生薬試験法，製剤試験法，容器・包装材料試験法），標準品，標準液，試薬・試液，計量器・用器等が収載されている．

4.8.1 崩壊試験法

　崩壊試験法は，錠剤，カプセル剤，顆粒剤，シロップ用剤，丸剤が試験液中，定められた条件で，規定時間内に崩壊するかどうかを確認する試験法である．崩壊とは，成形された固形製剤が，試験液中に溶解するかあるいは規定より小さい粒子状態にまで分散する現象をいう．本試験法は，製剤中の有効成分が完全に溶解するかどうかを確認することを目的としていない．

A 装　置

　試験器：図 4.8.1(a) に示す構造の試験器に製剤を入れて試験を行う．等間隔に 6 個の穴を有する円形の 2 枚のプラスチック板の間に 6 本の透明なガラス管が固定されており，下面にはステンレスの網が取り付けられている．製剤を入れた試験器を電動機に吊るし，ビーカーに入れた試験液中で，37±2℃，1 分間 29 〜 32 往復，振幅 53 〜 57 mm で滑らかに上下運動を行う．試験液の量は，試験器が最も上がったとき，試験器の網面が液面から下へ少なくとも 15 mm 以上離れるようにし，試験器が最も下がったとき，網面はビーカーの底から 25 mm 以上で，試験器が完全に沈むことのないよう調節する．

　補助盤：各条に補助盤（図 4.8.1(b)）の使用が規定されている場合には，試験器の各ガラス管に 1 個の透明なプラスチック製の補助盤を入れて試験する．

　補助筒：補助筒（図 4.8.1(c)）は，針金の取手の付いたプラスチック製の円筒で，両端に網が装着されている．顆粒剤および腸溶顆粒を充塡したカプセル剤を試験するときに用いる．

B 試験液

　　水
　　崩壊試験第 1 液　人工胃液に相当．pH は約 1.2．無色透明．

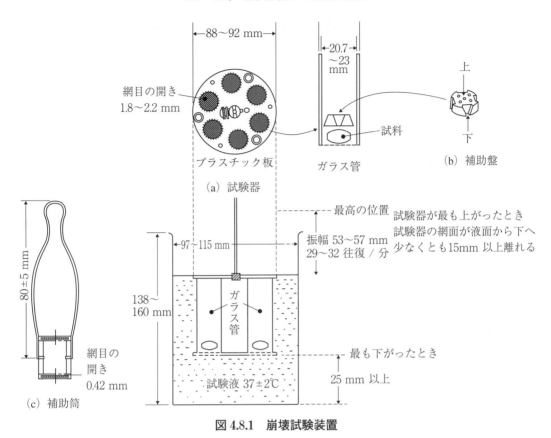

図 4.8.1 崩壊試験装置

(塩化ナトリウム 2 g を塩酸 7.0 mL および水に溶かし 1000 mL とする)

崩壊試験第 2 液　人工腸液に相当．pH は約 6.8．無色透明．
(0.2 mol/L リン酸二水素カリウム試液 250 mL に，0.2 mol/L 水酸化ナトリウム試液 118 mL および水を加え 1000 mL とする)

試験液の温度：37±2℃

C 方法と判定

表 4.8.1 に崩壊試験の測定条件と試験時間の一覧表を示す．

試験器の 6 本のガラス管に試料 1 個ずつ入れ，試験器を作動させる（補助盤の使用が規定されている場合は補助盤を入れる）．各製剤に規定されている試験時間後，試験器を試験液から引き上げ，試料の崩壊の様子を観察する．試料の残留物をまったく認めないか，明らかに原形をとどめない軟質の物質であるとき，あるいは不溶性の剤皮またはカプセル皮膜の断片であるとき，崩壊したものとする．判定方法は以下の通りである．

表 4.8.1　崩壊試験の測定条件と試験時間一覧表

分　類	剤　形	試験数	試験液	補助盤の使用	補助筒	試験時間
即放性製剤	錠剤（素錠）	6 個	水	規定による	−	30 分
	カプセル剤	6 個	水	規定による	−	20 分
	適当なコーティング剤で剤皮を施した錠剤	6 個	水	規定による	−	60 分
	丸剤	6 個	水	規定による	−	60 分
	舌下錠（ニトログリセリン錠，硝酸イソソルビド錠）	6 個	水	−	−	2 分
	リン酸ピペラジン錠	6 個	水	−	−	10 分
	剤皮を施していない顆粒剤	6 個	水	−	使用	30 分
	剤皮を施した顆粒剤	0.1 g×6	水	−	使用	60 分
腸溶性製剤	腸溶錠および腸溶性カプセル	6 個	第 1 液	規定による	−	120 分
		6 個	第 2 液	規定による	−	60 分
	腸溶性顆粒および腸溶性顆粒を充填したカプセル剤	0.1 g×6	第 1 液	−	使用	60 分
		0.1 g×6	第 2 液	−	使用	30 分

i）即放性製剤

錠剤，カプセル剤，丸剤（生薬を含む丸剤を除く）：

　試験液に水を用いる．素錠は 30 分後，コーティング錠および丸剤は 60 分後，カプセル剤は 20 分後，すべての試料が崩壊した場合，適合とする．1 個または 2 個が崩壊しなかった場合，さらに 12 個の試料について試験を行い，計 18 個のうち 16 個以上の試料が崩壊した場合，適合とする．

生薬を含む丸剤：

　崩壊試験第 1 液で 60 分間試験する．試料の残留物を認めるとき，引き続き，崩壊試験第 2 液で 60 分間試験を行う．

顆粒剤およびシロップ用剤：

　30 号ふるい（500μm）に残留するもの 0.1 g ずつを補助筒 6 個にとり，試験器のガラス管に 1 個ずつ入れて試験を行う．試験液に水を用いる．剤皮を施していない顆粒は 30 分後，剤皮を施した顆粒は 60 分後，すべての補助筒内の試料が崩壊した場合，適合とする．1 個または 2 個の補助筒内の試料が崩壊しなかった場合，さらに 12 個の試料について試験を行い，計 18 個の試料のうち 16 個以上の試料が崩壊した場合，適合とする．

ii）腸溶性製剤

　崩壊試験第 1 液および第 2 液による試験を別々に行う．

［腸溶錠および腸溶性カプセル剤］

第1液による試験：崩壊試験第1液を用いて120分間，即放性製剤の操作法に従って試験を行う．すべての試料が崩壊しない場合，適合とする．1個または2個が崩壊した場合は，さらに12個の試料について試験を行い，計18個の試料のうち16個以上の試料が崩壊しない場合，適合とする．

第2液による試験：崩壊試験第2液を用いて60分間，即放性製剤の操作法に従って試験を行い，崩壊の適否を判定する．

[腸溶顆粒および腸溶顆粒を充填したカプセル剤]

顆粒剤またはカプセル剤中より取り出した内容物で，30号ふるいに残留するもの0.1gずつを補助筒6個にとり，試験を行う．

第1液による試験：崩壊試験第1液を用いて60分間，即放性製剤の操作法に従って試験を行う．試験器の網目から落ちる顆粒数が15粒以内のとき，適合とする．

第2液による試験：崩壊試験第2液を用いて30分間，即放性製剤の操作法に従って試験を行い，崩壊の適否を判定する．

4.8.2 溶出試験法

溶出試験法は，経口製剤について，溶出試験規格に適合しているかどうかを判定するために行うものであるが，併せて著しい生物学的非同等を防ぐことを目的としている．本試験における試料とは，最小投与量に相当するもので，錠剤では1錠，カプセルでは1カプセル，その他の製剤では規定された量を意味する．日局では，即放性製剤，徐放性製剤，腸溶性製剤，それぞれに対する試験法と判定法が規定されている．試験の方法として，回転バスケット法，パドル法，フロースルーセル法があり，日局では溶出試験が適用される医薬品ごとに用いる装置が規定されている．

A 装 置

i) 回転バスケット法またはパドル法の装置

容器は，ガラスなどで製した底部が半円球の円筒形で，容積は1Lである．試験液の蒸発を防ぐために，容器にふたをし，容器内温度が37±0.5℃となるように恒温水槽に設置するか，恒温ジャケットに入れる．攪拌部の回転数は可変で，各条に規定されている回転数の±4%以内で回転するよう調節する．回転バスケット法では，乾燥したバスケット内に試料を入れ，ステンレス製などの回転軸に連結して装置にセットする（図4.8.2(a)）．試験中は，容器の内底とバスケット下端との距離は25±2mmに固定する．パドル法では，攪拌翼と回転軸からなるパドル（図4.8.2(b)）を用いる．試料は，攪拌翼の回転を始める前に，通例，容器の底部に沈める．試料が浮く場合には，らせん状に数回巻いた針金のような，化学的に不活性な材質でできた小型の締め付けないシンカーまたは図4.8.2に示したシンカーを試料に取り付けることができる．その他，

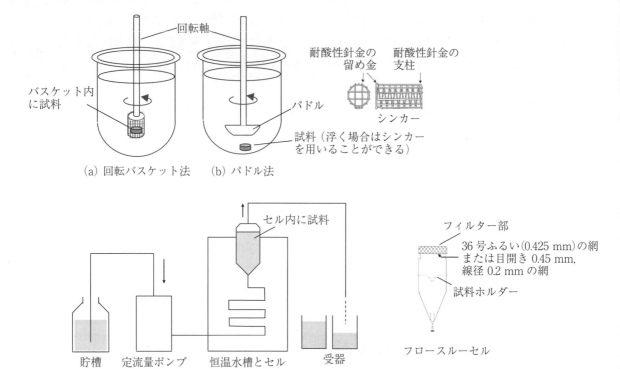

図 4.8.2 溶出試験装置

バリデートされたシンカーを用いることもできる．

ii）フロースルーセル法の装置

　恒温水槽に沈めた透明なフロースルーセルの中を，37±0.5℃に保った試験液を送液用ポンプで上向きに送液する（図 4.8.2(c)）．各条で規定されている大きさのものを使用し，標準的な流速は，4, 8, 16 mL/分である．セルの上部には，未溶解の粒子が流失するのを防ぐため，各条に規定されているフィルターシステムを装着し，セルの下部の円錐の先端に試験液導入チューブを保護するために直径約 5 mm のビーズ，その上に直径約 1 mm のガラスビーズを入れ円錐内を満たす．特殊な剤形では，ホルダーを使用して製剤を保持してもよい．

B 試験法

i）回転バスケット法およびパドル法

　即放性製剤：規定された容器に，規定された容量（±1%）の試験液（緩衝液の場合，pH を規定値±0.05 に調整する）を入れ，37±0.5℃ に保ち，規定の回転速度で装置を作動させる．規定された時間±2% 以内に，試験液の上面と回転バスケットまたはパドルの撹拌翼の上面との中間で容器壁から 10 mm 以上離れた位置から，試験液を採取する．適切な分析法で溶出した有効成分量を測定する．なお，1 時点での測定が規定されているときは，規定された溶出率に達した

場合，その時間より早く試験を終了することができる．

徐放性製剤：即放性製剤に準ずる．通常3時点の測定を行い，単位は時間で表示する．

腸溶性製剤：試験液として溶出試験第1液および溶出試験第2液を用いて，それぞれ独立して即放性製剤と同じ操作を行う．第1液による試験時間は，通例，錠剤，カプセル剤は2時間，顆粒剤は1時間とする．第2液による試験時間は，規定時間±2%以内である．

ii）フロースルーセル法

即放性製剤：規定された大きさのフロースルーセル（セル）にガラスビーズを詰め，試料を上に乗せる（ホルダーの使用が規定されている場合はホルダーの上に乗せる）．37±0.5℃に加温した試験液をセル底部よりセル内に導入し，規定された時間ごとに溶出液のフラクションを採取し，規定の分析法で溶出した有効成分量を測定する．試験液および試験時間は，回転バスケット法およびパドル法における即放性製剤に準ずる．

徐放性製剤：即放性製剤に準ずる．通常3時点の測定を行い，単位は時間で表示する．

C 判定法

医薬品各条で Q 値が規定されている場合は「判定法1」に従い，その他の場合は「判定法2」に従う．Q 値とは，規定された有効成分の溶出率であり，表示量に対する百分率で表す．即放性製剤，徐放性製剤，腸溶性製剤，それぞれに対して判定基準が規定されている．

判定法1：試料6個について，個々の溶出試験を行い，規定された時間における有効成分の溶出率が判定基準を満たすときに適合とする．判定基準は3水準あり，水準1または水準2を満たさない場合には，水準3まで試験を行い判定する．製剤ごとの詳細な判定基準については，局方を参照されたい．

判定法2：別に規定するもののほか，試料6個について試験し，個々の溶出率がすべて医薬品各条に規定する値のとき，適合とする．規定値から外れた試料が1個または2個のときは，新たに試料6個で試験を繰り返し，計12個中，10個以上の試料の個々の溶出率が規定する値のとき，適合とする．なお，腸溶性製剤については，溶出試験第1液，溶出試験第2液，それぞれの試験液で試料6個について試験し，同様の判定基準を適用する．

4.8.3 製剤均一性試験法

製剤均一性試験法は，個々の製剤間での有効成分含量の均一性の程度を示すための試験法である．別に規定される場合を除き，単剤または配合剤に含まれる個々の有効成分に対して適用される．ただし，懸濁剤，乳剤またはゲルからなる外用の皮膚適用製剤には本試験法を適用しない．これは，皮膚の局所的疾患に適用する外用剤はその用法・用量の記載のほとんどが「1日1回〜数回，患部に適量を塗布する．症状により適宜増減する」のような投与量を規定する表現がないため，適用を除外されている．

第 4 章　製剤学

　錠剤，カプセル剤，散剤または顆粒の分包品，アンプル入り注射剤等は，個々の製剤中に有効成分の1回服用量または複数個で1回用量になるように有効成分を含有している．このような製剤の有効成分の含量の均一性を保証するには，ロット内の個々の製剤中の有効成分量が，表示量を中心とした狭い範囲内にあることを確認する必要がある．

　製剤含量の均一性は，含量均一性試験または質量偏差試験のいずれかの方法で試験する（表4.8.2）．含量（25 mg）および有効成分濃度（25％）が試験選択の1つの基準となっている．

　含量均一性試験（CU）：すべての製剤に適用できる．製剤個々の有効成分の含量を測定し，それぞれの成分の含量が許容域内にあるかどうかを確認する試験．

　質量偏差試験（MV）：適用できる製剤が規定されている（表4.8.2および下記（1）〜（4））．下記の条件を満たさない製剤は，含量均一性試験を行う．ただし，下記（4）に合わない場合でも，製造工程のバリデーションおよび製剤開発のデータから最終製剤の有効成分濃度の相対標準偏差（RSD）が2％以下で，試験法変更が認められた場合には，質量偏差試験が適用できる．
（1）成分が完全に溶解した液を，個別容器に封入した製剤（軟カプセルを含む）．
（2）他の有効成分や添加剤を含まず，単一の有効成分のみからなる散剤，顆粒および用時溶解の注射剤などの固形製剤を，個別容器に封入したもの．

表 4.8.2　含量均一性試験および質量偏差試験の各製剤への適用

剤　形	タイプ	サブタイプ	含量 / 有効成分濃度	
			25 mg 以上かつ 25％以上	25 mg 未満または 25％未満
錠剤	素錠		MV	CU
	コーティング錠	フィルムコーティング錠	MV	CU
		その他	CU	CU
カプセル剤	硬カプセル		MV	CU
	軟カプセル	懸濁剤，乳化剤，ゲル	CU	CU
		液剤	MV	MV
個別容器に入った固形製剤（分包品，凍結乾燥製剤等）	単一組成		MV	MV
	混合物	最終容器内で溶液を凍結乾燥した製剤	MV	MV
		その他	CU	CU
個別容器に入った製剤（完全に溶解した液）			MV	MV
その他*			CU	CU

　CU：含量均一性試験，MV：質量偏差試験
　* この表の上記の剤形に分類されていない製剤のうち，坐剤，経皮吸収型製剤（貼付剤）および有効成分の全身作用を目的とした皮膚に適用する半固形製剤などを含む

4.8　日局一般試験法中の製剤試験法　　*437*

（3）成分が完全に溶解した液を，最終容器内で凍結乾燥して製した用時溶解の注射剤などの固形製剤で，その調製法がラベルまたは添付文書に記載されているもの．

（4）硬カプセル，素錠またはフィルムコーティング錠で，有効成分含量が 25 mg 以上で，かつ製剤中の有効成分の割合が質量比で 25％以上のもの（コーティング部やカプセル殻などの有効成分を含まない部分は除いて計算する）．25％より低い成分がある場合，その成分は含量均一性で試験する．

A　含量均一性試験

製剤個々の有効成分の含量を定量し，均一性を試験する方法である．固形製剤，液剤または半固形製剤，いずれも試料 30 個以上をとり，10 個について個々の製剤中の有効成分含量を，適切な方法で測定し，式（1）により判定値 AV を計算する．

$$判定値 = |M - \overline{X}| + ks \tag{1}$$

M　：基準値（表 4.8.3）

$\overline{X}$　：表示量に対する％で表した個々の含量の平均（x_1, x_2, $\cdots$, x_n）の平均値

k　：判定係数（試料数 n が 10 個のとき $k = 2.4$，30 個のとき $k = 2.0$）

s　：試料の標準偏差（次式より算出）

$$s = \sqrt{\frac{\sum_{i}^{n} (x_i - \overline{X})^2}{n-1}} \tag{2}$$

なお，平均含量 $\overline{X}$ が 98.5％〜101.5％の範囲内にある場合，平均含量を M の値として用いる．M の値は，平均含量および製造時の目標含量（T）により異なる．T 値は，別に規定される場合を除き 100％とするが，分解しやすい医薬品に対して増量仕込みが行われる場合に M に代わる値として用いられる．判定値の計算には適切な M 値を用いる（表 4.8.3）．

B　質量偏差試験

有効成分濃度（有効成分質量を製剤質量で割った値）が均一であるという仮定で行われる試験である．試料 30 個以上をとり，下記剤形の項に示した方法によって，式（1）より判定値を計

表 4.8.3　判定値の計算式

$T \leqq 101.5\%$ の場合	$98.5\% \leqq \overline{X} \leqq 101.5\%$ のとき，$M = \overline{X}$	$AV = ks$
	$\overline{X} < 98.5\%$ のとき，　　　$M = 98.5\%$	$AV = 98.5 - \overline{X} + ks$
	$\overline{X} > 101.5\%$ のとき，　　$M = 101.5\%$	$AV = 101.5 - \overline{X} + ks$
$T > 101.5\%$ の場合	$98.5\% \leqq \overline{X} \leqq T$ のとき，　$M = \overline{X}$	$AV = ks$
	$< 98.5\%$ のとき，　　　　$M = 98.5\%$	$AV = 98.5 - \overline{X} + ks$
	$\overline{X} > T$ のとき，　　　　$M = T\%$	$AV = \overline{X} - T + ks$

算する．ただし，A に，個々の試料の有効成分含量は式（4）に示した有効成分含量の推定値に置き換える．

$$判定値 = |M - A| + ks \qquad (3)$$

$$x_1 = w_1 \times \frac{A}{\overline{W}} \qquad (4)$$

$x_1, x_2, \cdots, x_n$：試料 1 個に含まれる有効成分含量の推定値

$w_1, w_2, \cdots, w_n$：試験した個々の試料の質量

A ：適当な方法により求めた有効成分の平均含量（表示量に対する％）

$\overline{W}$：個々の質量 $(w_1, w_2, \cdots, w_n)$ の平均値

$$s = \sqrt{\frac{\sum_{i}^{n}(x_i - A)^2}{n-1}} \qquad (5)$$

次に示す方法に従って試験する．

素錠またはフィルムコーティング錠：試料 10 個の質量を精密に量り，定量法により求めた平均含量から，個々の試料の含量推定値を求め，表示量に対する％で表す．判定値を計算する．

硬カプセル剤：試料 10 個について，個々の質量からカプセルの質量を差し引いて，内容物の質量をそれぞれ求める．内容物の質量と定量法により求めた平均含量から，計算により個々の試料の含量推定値を求め，表示量に対する％で表す．判定値を計算する．

軟カプセル剤：試料 10 個について，内容物を適当な溶媒で洗い出し，室温に約 30 分間放置し，残存溶媒を蒸発除去する操作が加わるが，硬カプセルと同様の方法で行い，判定値を計算する．

錠剤とカプセル剤以外の固形製剤：硬カプセルと同様に製剤を処理し，判定値を計算する．

液剤：試料 10 個について，内容液の質量または容量と定量法により求めた平均含量から，含量推定値を求め，表示量に対する％で表す．判定値を計算する．

C 判定基準

含量均一性試験または質量偏差試験で，試料 10 個についての判定値が 15％（L_1：判定値の最大許容限度値）を超えないとき，適合とする．15％を超えるときは，さらに残りの試料 20 個について同様の試験を行う．2 回の試験を併せた 30 個の試料の判定値が，15％を超えず，個々の製剤の含量が $(1-L_2 \times 0.01) \times M$ 以上で，かつ $(1+L_2 \times 0.01) \times M$ を超えるものがないとき，適合とする．なお，別に規定するもののほか，L_2（個々の含量からの最大許容偏差）は 25 を用いる．

4.8 日局一般試験法中の製剤試験法

4.8.4 製剤の粒度の試験法

製剤総則中の製剤の粒度の規定を試験する方法である.

試料10.0 gを正確に量り, 18号（850 μm）と30号（500 μm）のふるい（内径75 mm）, および受器を重ね合わせた用器の上段のふるいに入れ, 上蓋をした後, 3分間水平に振り動かしながら, 時々軽くたたいてふるった後, 各々のふるいおよび受器の残留物の質量を量る.

シロップ用剤では, 30号ふるいに残留するものが10%以下のものには崩壊試験法を適用しない.

顆粒剤のうち, 18号ふるいを全量通過し30号ふるいに残留するものが全量の10%以下のものを細粒剤, 18号ふるいを全量通過, 30号ふるいに残留するものは全量の5%以下のものを散剤と称することができる.

4.8.5 制酸力試験法

胃において酸と反応し, 制酸作用を発現する医薬品原体および製剤の制酸力を求める試験法である. 日局に規定された方法で試験するときに, 原体は1 g, 製剤は1日服用量が消費する0.1 mol/L塩酸の量（mL）を, 制酸力として表す.

原体および製剤総則散剤の規定に適合する固体製剤は, そのまま試料とする. ただし, 分包されているものはその20包以上をとり, その内容物質量を精密に量り, 1日服用量当たりの内容物の平均質量を算出し, 均一に混合して試料とする. カプセル剤, 錠剤などは, 20回服用量以上をとり質量を精密に量り1日服用量当たりの内容物の平均質量または平均質量を算出した後粉末として試料とする. 本試験法は, 胃腸薬に制酸の効能を掲げた場合に, 規格および試験方法に設定しなければならない試験項目である. 医薬品各条の無機性制酸薬にも適用される.

4.8.6 粘着力試験法

粘着力試験法は, 貼付剤の粘着力を測定する方法である. ピール粘着力試験法, 傾斜式ボールタック試験法, ローリングボールタック試験法およびプローブタック試験法がある. 試験は, 別に規定するもののほか, 24±2℃で行う. ただし, 温度が24±2℃の許容範囲を維持できない場合は, できるだけ近い許容範囲を設定する. 試料は, 別に規定するもののほか, アルミ包材などの湿度の影響を受けない包装を用い, 24±2℃で12時間以上放置する.

A ピール粘着力試験法

ピール粘着力試験法は, 試験板に試料を貼り付けた後, 試料を180°または90°方向に引き剥が

すのに要する力を測定する方法である．装置は，圧着装置，引張試験機からなる．圧着装置は，試料を圧着する際にローラーの質量だけが圧力として試料にかかる構造とする．

1. 180°ピール粘着力試験法

図 4.8.3(a) に 180°ピール粘着力試験測定用装置の一例を示す．試料を剥がすときは，背面が重なるように試料の掴みしろをもって 180°に折り返す．引張試験機の下部チャックに試験板の片端を固定し，上部チャックに試料の掴みしろを固定し，引張速度毎秒 5.0±0.2 mm で動かし測定を開始する．その後，試験板から引き剥がされた 50% の長さの粘着力測定値を平均し，ピール粘着力試験の値とする．単位は N/cm で表記する．

2. 90°ピール粘着力試験法

図 4.8.3(b) に 90°ピール粘着力試験測定用装置の一例を示す．試料の掴みしろを上部チャックに固定し，試料を 90°に折り返す以外は，180°ピール粘着力試験法と同一方法で試験を行う．

B 傾斜式ボールタック試験法

傾斜式ボールタック試験法は，傾斜板でボールを転がし，停止するボールの最大の大きさを測定する方法である．粘着力試験用ボールは，No.2 ～ 32 を用いる．別に規定するもののほか，幅 10 mm，長さ 70 mm 以上の大きさの試料とする．試料を傾斜板上の所定の位置に粘着面を上にして固定し，助走路用の紙などを，試料の上端の位置に貼り付ける（図 4.8.4）．助走路の長さは 100 mm とする．その後中央に 50 ～ 100 mm の粘着面を残し，下端を適当な紙などで覆う．ボールを傾斜板の上端より転がし，粘着面で停止した最大のボールのナンバー（No.）を傾斜式ボールタック試験の測定値とする．

C ローリングボールタック試験法

ローリングボールタック試験法は，傾斜板で一定の大きさのボールを試験開始位置から転がし

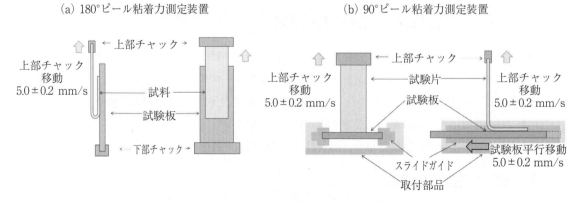

図 4.8.3　ピール粘着力測定装置の例

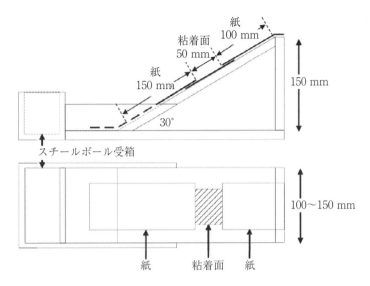

図 4.8.4 傾斜式ボールタック試験用転球装置の例

た後,ボールが停止するまでの距離を測定する方法である.別に規定するもののほか,粘着力試験用ボール No.14(直径 7/16 インチ)を用いる.図 4.8.5 に示す装置を用いる.試料を固定した平滑で硬い測定台上に水準器を用いて転球装置を水平に固定し,ボールを試験開始位置に置いて転がす.ボールが粘着面で停止したときの距離を測定する.停止距離は,傾斜面の末端から粘着剤とボールが接触している中心までの長さを求め,ローリングボールタック試験の値とする.単位は mm で表記する.

D プローブタック試験法

プローブタック試験法は,貼付剤の粘着面に規定された円柱状のプローブを短時間接触させた後,引き剝がすときの力を測定する方法である.図 4.8.6 に示す装置を用いる.試料をウエイトリングなどにたるみのないように貼り付け試料台に置く.別に規定するもののほか,毎秒 10 ± 0.01 mm の速度でプローブと試料の粘着面を接触させ,0.98 ± 0.01 N/cm^2 の接触荷重で 1.0 ± 0.1 秒間保持した後,直ちに,毎秒 10 ± 0.01 mm の速度でプローブを粘着面から垂直方向に引き剝がす.引き剝がす際に要する最大荷重を求め,プローブタック試験の値とする.単位は N/cm^2 で表記する.

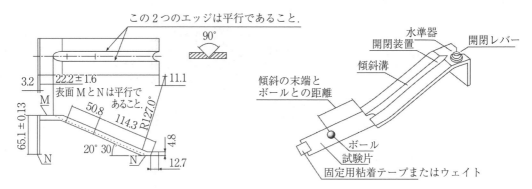

図4.8.5 ローリングボールタック試験用転球装置の例

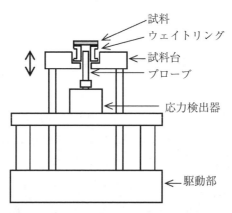

図4.8.6 プローブタック試験用装置の例

4.8.7 皮膚に適用する製剤の放出試験法

本試験法は，皮膚に適用する製剤からの医薬品の放出性を測定する方法を示し，放出試験規格に適合しているかどうかを判定するために使われるものである．これらの製剤では，医薬品の有効性と放出性の関係は個々の製剤特性に依存するため，本試験法は，製剤ごとの品質管理に有効な試験法である．特に，経皮吸収型製剤等では，有効成分の放出挙動の適切な維持管理が必要である．

A 試験液

試験液には，通常，pH 5～7の範囲における任意の緩衝液（イオン強度0.05程度）を用いる．試料の形状に影響を及ぼさなければ，水，水／アルコール混液，有機溶媒等を用いることができる．液量は，200 mL，500 mL，900 mLとするが，200 mLとする場合には特別な容器とミニパドル等を使用する．

4.8 日局一般試験法中の製剤試験法

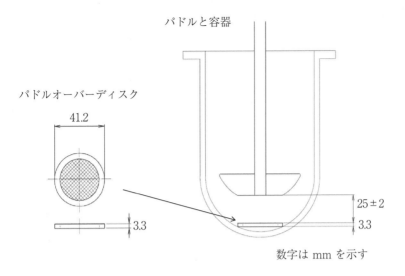

図 4.8.7　パドルオーバーディスク法の装置

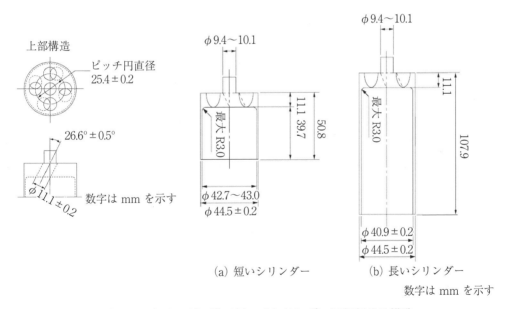

(a) 短いシリンダー　　(b) 長いシリンダー

数字は mm を示す

図 4.8.8　シリンダー法で用いるシリンダー回転部品の構造

B　試験法

1. パドルオーバーディスク法

溶出試験法のパドル法の装置を用いる．パドルと容器の他に，試料を容器の底に沈めるために，

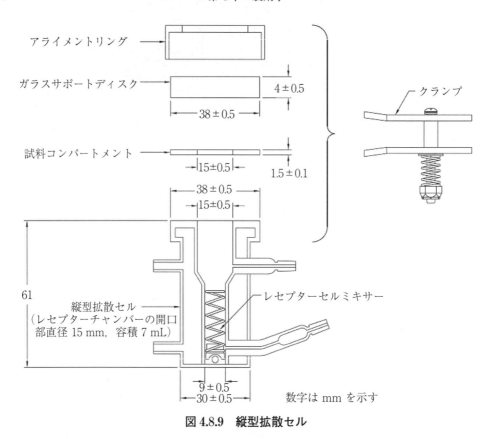

図 4.8.9 縦型拡散セル

通例，ステンレス製の 125 μm の目開きの網でできたディスクを使用する（図 4.8.7）．試料をできるだけ平らになるように，両面テープ等を用いた適切な方法で放出面が上になるようにディスクに固定する．試験液の温度は 32 ± 0.5℃ に保つ．容器の底部に，ディスクを試料の放出面が上になるように，パドル翼の底部や試験液面と平行に設置し，規定された回転数でパドルを回し，規定された間隔でまたは規定された時間に，試験液の上面とパドルの攪拌翼の上面との中間で容器壁から 10 mm 以上離れた位置から，試験液を採取する．規定された分析法を用いて放出した有効成分量を測定する．

2. シリンダー法

溶出試験法のパドル法の装置のうち，容器はそのまま使用し，パドルは図 4.8.8 に示すようなシリンダー回転部品に置き換えて試験を行う．容器底部とシリンダー下部の距離は，25 ± 2 mm とし，その他装置の適合性や試験液の取り扱い等に関しては，溶出試験法に従う．試験液の温度は 32 ± 0.5℃ に保つ．試料から保護シートを取り除き，両面テープ等を用いた適切な方法で，放出面が外側を向くようにシリンダーに試料を固定する．シリンダーを溶出試験装置に取り付け，速やかに，規定された回転数でシリンダーを回転させ，規定された間隔でまたは規定された時間に，試験液の上面とシリンダーの底部との中間で容器壁から 10 mm 以上離れた位置から，試験

4.8 日局一般試験法中の製剤試験法 445

表 4.8.4 判定基準

水準	試験個数	判定基準
L1	6	すべての個々の放出率が，規定範囲内（限度値も含む）である．
L2	6	12個（L1＋L2）の試料の平均放出率が規定された範囲内（限度値も含む）であり，かつ，個々の試料からの放出率は規定された範囲から表示量の ±10％を超えて外れるものがない．
L3	12	24個（L1＋L2＋L3）の試料の平均放出率が規定された範囲内（限度値も含む）であり，かつ，規定された範囲から表示量の ±10％を超えて外れるものが，24個のうち2個以下であり，さらに，規定された範囲から表示量の20％を超えて外れるものがない．

液を採取する．規定された分析法を用いて放出した有効成分量を測定する．

3. 縦型拡散セル法 2つのチャンバーに分かれた縦型の拡散セルからなる装置を用いる（図4.8.9）．規定された容量の試験液をあらかじめ回転子を入れたレセプターチャンバーに入れ，試験液の温度を 32±1.0℃ に保つ．試料をドナー側に均一に設置し，速やかに一定の回転数で回転子を回転させ，規定された間隔でまたは規定された時間に，試験液を採取する．規定された分析法を用いて放出した有効成分量を測定する．

⒞ 判定法

医薬品各条に，試験液採取時間における試料からの放出率の規格幅が記載されている．別に規定するもののほか，試料からの有効成分の放出率が表4.8.4の判定基準を満たすとき，適合とする．L1またはL2を満たさない場合には，L3まで試験を行う．各時点の放出率の限度は，表示量に対する百分率で表されている．限度値は，規定された各試験液採取時間でのそれぞれの放出率の値である．

4.8.8 注射剤の不溶性異物検査法

注射剤中の不溶性異物の有無を調べる検査法である．白色光源の直下，肉眼で検出される比較的大きな異物を対象としている．一般的に，肉眼でたやすく検出される異物の大きさは50μm程度といわれている．

第1法 非破壊的全数検査．溶液，懸濁液または乳濁液である注射剤，および用時溶解または用時懸濁して用いる注射剤の溶解液などに適用される．容器の外部を清浄し，白色光源の直下，2,000 ～ 3,750 lx の明るさの位置で，肉眼で観察するとき（白黒それぞれの背景で約5秒ずつ観察），澄明で，たやすく検出される不溶性異物を認めてはならない．ただし，プラスチック製水性注射剤容器を用いた注射剤にあっては，上部および下部に白色光源を用いて8,000 ～ 10,000 lx の明るさの位置で，肉眼で観察する．観察しにくい場合は適宜観察時間を延長する．

第2法 破壊検査. 用時溶解または用時懸濁して用いる注射剤に適用される. 容器の外部を清浄し, 異物が混入しないよう十分に注意して, 添付された溶解液などまたは注射用水を用いて溶解または懸濁し, 第1法と同様に, 白色光源の直下, 肉眼で観察するとき, 澄明で, 明らかに認められる不溶性異物を含んではならない. 用時溶解して用いる注射剤は, 添付溶剤に肉眼で検出できる異物がなくても, 溶解後に異物が検出されることがある. 第2法はこのための破壊試験である. 溶解後に検出される異物とは, 溶解前に注射用固形医薬品に含まれていた異物, 溶解時に外気から混入した異物, ガラスアンプルの切断に伴い生じるガラス片の混入などである. いずれも体内に入る異物である.

4.8.9 注射剤の不溶性微粒子試験法

注射剤（輸液剤を含む）の不溶性微粒子の大きさと数を試験する方法で, 第1法（光遮蔽粒子計数法）と第2法（顕微鏡粒子計数法）がある. 不溶性微粒子とは, 注射剤中に意図することなく混入した, 気泡ではない容易に動く外来性, 不溶性の微粒子である. 第1法での試験を優先するが, 場合によってはまず第1法で試験し, 次に第2法で試験する必要がある. すべての注射剤が両法で試験できるとは限らず, 透明性が低いもしくは粘性の高い乳剤, コロイド, リポソーム, またはセンサー内で気泡を生じる注射剤など, 第1法で試験できない場合は第2法で試験する. 注射剤の粘度が高く試験に支障をきたす場合は, 必要に応じて適当な液で希釈し, 粘度を下げて試験する. 一部のサンプルを対象とする抜取試験であり, 母集団の微粒子数を正しく推定するには, 統計学的に適切なサンプリング計画のもとで試験を行う必要がある.

A 試験法と判定

第1法 光遮蔽粒子計数法：微粒子の粒径および各粒径の粒子数を自動的に測定できる光遮蔽原理に基づいた装置を用いる. 25 mL 以上の注射剤は個々の容器について試験する. 25 mL 未満の注射剤は10個以上の容器の内容物を集め, 清潔な容器にまとめて 25 mL 以上となるようにする. 粉末注射剤の場合, 微粒子試験用水に溶解する. 試験液を 5 mL 以上ずつ4画分採取し, $10\,\mu m$ 以上および $25\,\mu m$ 以上の微粒子数を計測し, 平均微粒子数を計算する.

判定：平均微粒子数が, （A）表示量 100 mL 以上の注射剤では, 1 mL 当たり $10\,\mu m$ 以上のものが25個以下, $25\,\mu m$ 以上のものが3個以下, （B）表示量が 100 mL 未満の注射剤では, 容器当たり $10\,\mu m$ 以上のものが6000個以下, $25\,\mu m$ 以上のものが600個以下のとき, 適合とする. これらの規定値を超えたときは第2法で試験する.

第2法 顕微鏡粒子計数法：双眼顕微鏡, 微粒子捕集用ろ過器およびメンブレンフィルターを用いる. 試験は外部から微粒子が混入しない条件下, できればクリーンキャビネット中で行う. 試験液をろ過後, フィルターをペトリ皿に移し, 風乾する. 反射光下, メンブレンフィルター上にある $10\,\mu m$ 以上および $25\,\mu m$ 以上の微粒子を計数し, 試験製剤の平均粒子数を算出する. 微

4.8 日局一般試験法中の製剤試験法 **447**

粒子の大きさは円形直径目盛りを用いて測定する．各微粒子の形状を円形とみなし，視野目盛領域の参照円と比較して行う．微粒子試験用水として，孔径 0.45 μm 以下のメンブレンフィルターを通した水を用いる．

判定：平均微粒子数が，（A）表示量 100 mL 以上の注射剤では，1 mL 当たり 10 μm 以上のものが 12 個以下，25 μm 以上のものが 2 個以下，（2）表示量 100 mL 未満の注射剤では，容器当たり 10 μm 以上のものが 3,000 個以下，25 μm 以上のものが 300 個以下のとき，適合とする

4.8.10 注射剤の採取容量試験法

表示量よりやや過剰に採取できる量が容器に充塡されていることを確認する試験法である．注射器で取り出した後に注射器から排出できる容量，および直接排出できる容量を測定して行う．アンプル，プラスチックバッグなどの単回投与容器または分割投与容器で提供される注射剤は，通常，表示量を投与するのに十分な量の注射液で充塡されており，過量は，製品の特性に応じて決まる．懸濁性注射剤および乳濁性注射剤では，内容物を採取する前および密度を測定する前に，振り混ぜる．油性注射剤，粘性を有する注射剤では，必要ならば表示された方法に従って加温し，内容物を移し替える直前に振り混ぜてもよい．20 〜 25℃ に冷やした後に測定する．

1. **単回投与注射剤**：表示量が，10 mL 以上の場合は 1 個，3 mL を超え 10 mL 未満の場合は 3 個，3 mL 以下の場合は 5 個をとり，乾燥した注射筒を用いて全内容物を採取し，全内容物をメスシリンダーで容量を測定する．この代わりに，内容物質量を密度で除して容量に換算してもよい．個々の製剤の採取容量が表示量以上のとき，適合とする．表示量が 2 mL 以下の場合で複数個の内容物を合わせて測定したときは，採取容量は表示量の合計以上であれば，適合とする．

2. **分割投与注射剤**：1 回の投与量と投与回数が表示されている分割投与注射剤では，1 個について，規定された投与回数と同数の別々の乾燥した注射筒を用いて内容物を採取し，単回投与注射剤の方法に従って操作する．各注射筒から得られる採取容量は，表示された 1 回投与量以上であるとき，適合とする．

3. **カートリッジ剤または注射筒に充塡済みシリンジ注射剤**：表示量が 10 mL 以上の場合は 1 個，3 mL を超え 10 mL 未満の場合は 3 個，3 mL 以下の場合は 5 個をとり，各容器の全内容物を，注射針の中が空にならないようにして，ゆっくりと一定速度で質量既知の乾いたビーカーへ排出し，内容物の質量（g）を密度で除して容量（mL）を求めるとき，個々の製剤の採取容量は表示量以上でのとき，適合とする．

4. **輸液剤**：容器 1 個をとり，測定しようとする容量が 40% 以上となる乾燥したメスシリンダー中に全内容物を排出し，容量を測定する．製剤の採取容量が表示量以上のとき，適合とする．

4.8.11 点眼剤の不溶性微粒子試験法

点眼剤中の不溶性微粒子の大きさおよび数を試験する方法である．測定装置には，顕微鏡，不溶性微粒子捕集用ろ過装置および測定用メンブランフィルター（孔径 10 μm 以下）を用いる．水性点眼剤，用時溶解して用いる点眼剤，懸濁性点眼剤，1 回量包装点眼剤について操作法が定められている．用時溶解して用いる点眼剤は，添付された溶解液に溶解したものを，懸濁性点眼剤は，懸濁溶解用液または適当な溶解用溶媒で溶解したものを，1 回量包装点眼剤は 10 本を試料とする．

測定用メンブランフィルターをセットした不溶性微粒子捕集用ろ過装置で，試料 25 mL を吸引ろ過し，メンブランフィルター上に捕集された 300 μm 以上の不溶性微粒子数を顕微鏡（倍率は 100 倍に調整）で測定する．本剤 1 mL 中の個数に換算するとき，300 μm 以上の不溶性微粒子が 1 個以下であるとき，適合とする．

4.8.12 点眼剤の不溶性異物検査法

点眼剤中の不溶性異物の有無を調べる検査法である．容器の外部を清浄し，白色光源を用い，3,000 ～ 5,000 lx の明るさの位置で，肉眼で観察するとき，澄明で，たやすく検出される不溶性物質を認めない．

4.8.13 眼軟膏剤の金属性異物試験法

眼軟膏剤の金属性異物を試験する方法である．眼軟膏剤は結膜嚢に適用する製剤であり，固形物の混入は刺激の原因となるため医薬品が粒子状で存在する場合は 75 μm 以下とする規定がある．特に，容器として使用する金属チューブのネジ部などの加工時に飛散しチューブに付着した微細な金属粉などの金属性異物は溶解吸収されず眼粘膜を刺激し続けるので注意が必要である．本試験法は，眼軟膏剤をペトリ皿に取り出し，溶融・固化後，ペトリ皿を反転し，ミクロメーターの付いた顕微鏡を用いて，50 μm 以上の金属性異物の数を数えるものである．

A 方 法

本剤 10 個を清潔な場所で，内容量が 5 g 未満の場合には全量をなるべく完全に取り出し，5 g 以上の場合には 5 g をとり，それぞれ直径 60 mm の平底ペトリ皿に入れる．ふたをして，85 ～ 110℃で 2 時間加熱して基剤を完全に溶かし，揺り動かさないように注意しながら室温で放置して固まらせた後，反転し，その底の金属性異物をミクロメーターの付いた 40 倍以上の倍率の顕微鏡で観測する．光源は上方 45° の角度より照射し，それぞれの平底ペトリ皿につき，50 μm

以上の金属性異物の数を数える.

B 判定法

本剤 10 個の 50 μm 以上の金属性異物の合計数は 50 個以下で，かつ個々の平底ペトリ皿のうち 8 個を超えるものが 1 枚以下のとき，適合とする．これに適合しないときは，さらに 20 個について同様に試験し，本剤 30 個の金属性異物の数の合計が 150 個以下で，かつ個々の平底ペトリ皿のうち 8 個を超えるものが 3 枚以下のとき，適合とする．

4.8.14 注射剤用ガラス容器試験法

注射剤は，直接皮内，筋肉または静脈に適用するため，その容器について詳細に規定されている．注射剤用ガラス容器は，内容医薬品と物理的または化学的に作用してその性状または品質に影響を与えないもので，完全に融封できるか，または他の適当な方法によって微生物が侵入しないようにし，内容医薬品を保護できるものであり，次の規格に適合する．

1. 容器は無色または淡褐色透明で，注射剤の不溶性異物検査法の試験に支障をきたす気泡があってはならない．

2. 分割使用を目的とする容器は，ゴム栓または他の適当な栓を用いて密封する．栓は内容医薬品と物理的または化学的に作用しないもので，注射針を挿入したとき，栓の破片を混入することなく，また，注射針を抜き取ったとき，直ちに外部からの汚染を防げるものである．輸液用を目的とする容器は，輸液用ゴム栓試験法に適合した栓を用いて密封する．

3. アルカリ溶出試験：注射剤用ガラス容器として，主にアンプルとバイアルが用いられている．ガラス容器と薬液との接触によって，ガラスの構成成分が溶け出すアルカリ溶出やそれによりガラス内表面が侵食されて薄く剥離するフレークスが生じ問題となることがある．溶出成分を測定するための試験であり，容器の形状および内容医薬品の用途によって，次の 2 方法に分ける．

   (1) 第 1 法：融封できる容器（アンプルなど），または内容 100 mL 以上の輸液用容器以外の融封できない容器（バイアル，ガラス製シリンジなど）に適用される．粉砕法により溶出成分を抽出し，ブロモクレゾールグリーン・メチルレッド試液を加え，0.01 mol/mL 硫酸で滴定するとき，0.01 mol/mL 硫酸の消費量は，融封できる容器は 0.30 mL 以下，融封できない容器（容器として用いる注射筒を含む）は 2.00 mL 以下である．

   (2) 第 2 法：融封できない内容 100 mL 以上の輸液用容器に適用される．高圧蒸気滅菌器を用いて加熱抽出し，第 1 法と同様に滴定するとき，0.01 mol/mL 硫酸の消費量は 0.10 mL 以下である．

4. 着色容器の鉄溶出試験：着色ガラス容器に対して塩酸を溶出剤として鉄を抽出し，2,2′-ビ

ピリジルのエタノール溶液を検出試薬として比色定量し，限度を定める．

5. **着色容器の遮光性試験**：着色ガラス容器の切片を用いて透過率を測定する．最も光分解を促進する近紫外部（290～450 nm）の透過率は50％以下に制限し，異物検査に支障がないよう可視部（560～610 nm）の透過率は60％以上であることが規定されている．

4.8.15 プラスチック製医薬品容器試験法

本試験法は，プラスチック製医薬品容器の設計および品質評価に用いることができる．

プラスチック製医薬品容器は，錠剤，カプセル剤，散剤，顆粒剤，坐剤，液剤，シロップ剤，点眼薬，ローション剤，注射剤などに用いられており，ブリスター包装，ストリップシート，ユニットパック包装，ボトルタイプ，シリンジタイプ，バッグなど形態がある．また，用いられる素材も多種多様で，ポリエチレン（PE），ポリプロピレン（PP），エチレン酢酸ビニル共重合体（EVA），ポリ塩化ビニル（PVC），ポリエチレンテレフタレート（PET）などがある．プラスチック自身が内容医薬品と化学的・物理的に作用することがほとんどなくても，容器の成形時に使用した可塑剤や安定剤などの添加剤，容器滅菌に使用したエチレンキシドなどの残留物が溶出して，内容薬品に変化を与えることがあってはならない．

本試験法では，下記の7種の試験が設定されているが，容器に求められる品質は医薬品によって異なり，すべての試験を行うことが必要なわけではない．他方，プラスチック製医薬品容器の設計・品質評価にすべての試験方法が示されているわけではないため，必要に応じて他の試験を追加すべきである．

水性注射剤に使用するプラスチック製容器は，内容医薬品と作用して，その有効性，安全性，安定性に影響を与えず，また，内容剤が微生物汚染しないものであり，プラスチック製水性注射剤容器の規格に適合する．

1. **灰化試験**：強熱残分，重金属，鉛，カドミウム，スズの測定

2. **溶出物試験**：容器からの溶出物は医薬品の品質と密接に関係する．泡立ち，pH，過マンガン酸カリウム還元性物質，紫外吸収スペクトル，蒸発残留物を試験する

3. **微粒子試験**：光遮蔽型自動微粒子測定装置を用いる．容器製造時に付着した微粒子，高圧蒸気滅菌などで容器から溶出する微粒子が試験対象となる．

4. **透明性試験**：プラスチック製の容器はガラス容器に比べ澄明性がやや劣ることが多い．内容薬品によって，内容薬品の確認，異物，微粒子，外観を検査する必要がある場合には透明性を有することが必要である．透明性は，波長450 nmの透過率を測定する第1法（容器表面に凹凸やエンボス加工などのない比較的湾曲の少ない容器に適用）あるいは官能試験による第2法（容器表面に凹凸やエンボス加工がある容器に適用）で試験する．

5. **水蒸気透過性試験**：水性注射剤容器に適用する第1法（容器に水を充填し密封後，質量減少を測定）と製剤の容器を通した吸湿性の評価に適用する第2法（水分測定用塩化カルシ

ウムを容器に入れ，保存試験前後の質量差から水分透過速度を測定）がある．吸湿による固形製剤の品質劣化，容器からの水蒸気蒸散によって水性注射剤の成分含量が規格値より高くなるなど，容器の水蒸気透過性は品質に関わる重要な特性である．一般に，ナイロンやポリカーボネートなどのプラスチック素材の水蒸気透過性は大きいが，水性注射剤の容器素材に多く用いられる PE，PP の水蒸気透過性は小さい．PVC は PE, PP に比べ水蒸気透過性は大きい．

6. **漏れ試験**：容器にフルオレセインナトリウム溶液を満たして密封し，一定圧力を加えた後，容器上下に置いたろ紙の色変化をみて漏れを判定する．容器の密封性を評価する試験である．

7. **細胞毒性試験**：容器材料の培地抽出液の細胞毒性を評価することで，プラスチック中の毒性物質を検出するための試験である．

4.8.16 輸液用ゴム栓試験法

輸液として用いる注射剤に使用する内容 100 mL 以上の容器に用いるゴム栓（プラスチック等の材料でコーティングまたはラミネートしたものを含む）に対する試験法である．使用するゴム栓は内容医薬品と物理的または化学的に作用してその性状または品質に影響を与えないもので，また，微生物の侵入を防止し，内容輸液の使用に支障を与えないものであり，次の規格に適合する．

(1) カドミウム，(2) 鉛，(3) 溶出物試験（性状，泡立ち，pH，亜鉛，過マンガン酸カリウム還元性物質，蒸発残留物，紫外線吸収スペクトル），(4) 細胞毒性試験，(5) 急性毒性試験．

4.8.17 エンドトキシン試験法

本試験法は，カブトガニの血球抽出成分より調製されたライセート試液を用いて，グラム陰性菌由来のエンドトキシンを検出または定量する方法である．

エンドトキシンはグラム陰性菌の細胞壁構成成分で，化学的にはリポポリサッカライド（LPS），微量で強い発熱性を示す耐熱性の毒素である．エンドトキシンは，経口的に摂取しても毒性は示さないが，血中に入ると強い発熱活性を発現する．このため，本試験法の目的は，注射剤の安全性を確保することであり，皮内，皮下および筋肉内投与のみに用いるものを除き，静脈注射剤，添付された溶解液，水性溶剤に適用される．発熱性物質試験法から，より精度の高い本法への切替えが進められ，製剤総則注射剤の項では，"本試験法の適用が困難な場合，発熱性物質試験を適用できる"と規定されている．用いる試料溶液および試液は，エンドトキシンが検出されないこと，反応干渉因子を含まないことが保証されたものでなければならない．

452   第4章　製剤学

A 方法と判定

　エンドトキシンの作用によるライセート試液のゲル形成を指標とするゲル化法と光学的変化を
指標とする光学的定量法がある．ゲル化法には，限度試験法とゲル化反応のエンドポイントを求
める定量試験法があり，光学的測定法には，ライセート試液のゲル化過程における濁度変化を指
標とする比濁法および合成基質の加水分解による発色を指標とする比色法がある．エンドトキシ
ン試験は，ゲル化法，比濁法または比色法によって，エンドトキシンによる汚染を避けて行う．

　被験試料のエンドトキシン濃度の値が，医薬品格条に規定されたエンドトキシン規格を満たす
とき，被検試料はエンドトキシン試験に適合とする．

4.8.18 発熱性物質試験法

　本試験法は，発熱性物質の存在を，ウサギを用いて試験する方法である．本試験法の目的は，
静脈注射時にみられることのある悪寒戦慄を伴う発熱の原因となる物質が存在するか否かを知る
ことである．発熱の多くは注射剤の細菌汚染に起因している．発熱性物質 pyrogen とは，動物
に投与したとき体温の異常上昇をもたらす物質の総称で，外界から体内に侵入して発熱を起こす
外因性発熱性物質と，体内で産生される内因性発熱性物質に大別されるが，本法での検出対象は
外因性発熱性物質である．注射液を汚染する可能性が最も高く強力な外因性発熱性物質は，熱に
対して極めて安定なエンドトキシンである．通常の高圧蒸気滅菌では失活せず，完全に失活させ
るには250℃で30分以上の加熱が必要である．本法は，容器に 10 mL を超えて充填された注射
剤あるいは水性溶剤で，エンドトキシン試験法の適用が困難な場合に適用される．

A 試験動物

　体重 1.5 kg 以上の健康なウサギで，使用前1週間以上は一定飼料で飼育し，体重の減少を見
なかったものを試験動物として用いる．試験に用いたウサギを再使用する場合には48時間以上
休養させる．ただし，発熱性物質陽性と判定された試料を投与されたウサギ，または以前に被験
試料と共通な抗生物質を含む試料を投与されたウサギは再使用しない．これは，発熱性物質を投
与されたウサギでは発熱耐性が生じ，次回の発熱性物質投与時の反応が減弱するため，または抗
原－抗体反応による発熱の可能性を考慮するためである．測定精度 ± 0.1℃以内の直腸体温計ま
たは体温測定装置の測温部をウサギの直腸内に 60 ～ 90 mm の範囲内で一定の深さに挿入し，体
温を測定する．試料注射の40分前から注射までの間に，30分の間隔をとって2回測温し，平均
値を対照体温とする．これら2回の体温測定値の間に 0.2℃を超える差がある動物，または対照
体温が 39.8℃を超える動物は用いない．

4.8　日局一般試験法中の製剤試験法

B　方　法

　試験動物体重1kgにつき37±2℃に加温した試料10mLを耳静脈に緩徐に投与する．ただし，1匹への注射は10分以内に完了させる．低張な試料には，発熱性物質を含まない塩化ナトリウムを加えて等張としてもよい．注射後3時間まで，30分以内の間隔で体温を測定する．対照体温と最高体温との差を体温上昇度とする．

C　判定法

　3匹の体温上昇度の合計により判定する．ただし，試験結果により試験動物を3匹単位で追加する．

　初めの3匹の体温上昇度の合計が，1.3℃以下のとき発熱性物質陰性，2.5℃以上のとき発熱性物質陽性とする．1.3℃と2.5℃の間にあるときは，3匹による試験を追加し，計6匹の体温上昇度の合計が3.0℃以下のとき，発熱性物質陰性，4.2℃以上のとき発熱性物質陽性とする．6匹の体温上昇度の合計が3.0℃と4.2℃の間にあるとき，さらに3匹による試験を追加し，計9匹の体温上昇度の合計が，5.0℃未満のとき発熱性物質陰性，5.0℃以上のとき発熱性物質陽性とする．発熱性物質陰性のとき，被験試料は発熱性物質試験に適合と判定する．

4.8.19　無菌試験法

　本試験法は，無菌であることが求められている原薬または製剤に適用される．本試験に適合する結果が得られても，それは単に本試験条件下で調べた検体中に汚染微生物が検出されなかったことを示しているだけである．

　規定の培養法で増殖しうる微生物（細菌または真菌）が製剤中に検出されるか否かを試験するもので，メンブレンフィルター法または直接法で行う．メンブレンフィルター法は，ろ過可能な製品に適用する．例えば，ろ過可能な水性，アルコール性または油性の製品および本試験条件下で抗菌力を有しない水性または油性の溶剤に混和もしくは溶解する製品に対して用いる．本試験法が適用される剤形は，注射剤，腹膜透析用剤，点眼剤，眼軟膏剤および一部の点耳剤である．

A　培　地

　無菌試験は，無菌条件下で行われる．このため，試験環境は無菌試験の実施に適したものでなければならない．無菌試験用として適している培地は次のとおりである．

　培地：液状チオグリコール酸培地（嫌気性細菌を主に検出）

　　　　　滅菌後のpH 7.1±0.2

　　　　ソイビーン・カゼイン・ダイジェスト培地（好気性細菌および真菌を検出）

　　　　　滅菌後のpH 7.3±0.2

454   第 4 章　製剤学

B　方法と判定

1. **メンブレンフィルター法**　メンブレンフィルターは，微生物の捕集効率が確立されている公称孔径 0.45 μm 以下のものを用いる．試料溶液をろ過後洗浄したメンブレンフィルターを培地に入れて，またはろ過器に培地を入れて，培養する．

2. **直接法**　日局に規定する量の製品を，その容量が培地容量の 10% を超えないように培地に直接接種する．

   判定：培養期間中および最終日に，培地に肉眼的な微生物の増殖があるかどうかを調べる．被検材料が培地を混濁させ，微生物増殖の有無を肉眼的に容易に判定できない場合には，培養開始から 14 日後に当該培地の一部（1 mL 以上）を同じ培地の新たな容器に移し，元の培地と移植した培地の両方を 4 日間以上培養する．微生物の増殖が観察されない場合，被験製品は無菌試験に適合となる．

4.8.20　浸透圧測定（オスモル濃度測定法）

　試料のオスモル濃度を凝固点降下法を用いて測定する方法である．浸透圧（オスモル濃度）は，注射剤や点眼剤などを投与した時の痛みと密接に関わる重要な品質の 1 つである．本測定法は，注射剤，点眼剤，透析用剤などについて，それぞれ血液・体液あるいは涙液と等張になっているかを確認するものである．試料セル，冷却装置と冷却槽およびサーミスター温度計からなる浸透圧測定装置を用いて，水の凝固点（氷点）降下度を測定し，オスモル濃度を求める．生理食塩液のオスモル濃度（Cs）に対する試料溶液のオスモル濃度（C$_T$）の比を浸透圧比（C$_T$/Cs）と定義し，等張性の尺度とする．生理食塩液（0.900 g/100 mL）のオスモル濃度 Cs は 286 mOsm（一定）である．なお，1,000 mOsm を超える試料では希釈して測定し，溶質濃度に対するオスモル濃度の直線性を仮定して，みかけの浸透圧比を求める．

4.8.21　アルコール数測定法

　アルコール数とは，チンキ剤またはその他のエタノールを含む製剤について，次の方法で測定した 15℃ における試料 10 mL 当たりのエタノール層の量（mL）をいう．

　第 1 法（蒸留法）：蒸留フラスコ，冷却管およびメスシリンダーからなる蒸留装置を用い，試料 10 mL 中のエタノールを蒸留・冷却・捕集して，その量を測定し，アルコール数とする方法である．

　第 2 法（ガスクロマトグラフ法）：ガスクロマトグラフィーを用いてエタノールの含量（vol%）を測定し，この値からアルコール数を求める方法である．アセトニトリル溶液を内標準物質として，ピーク高さの比から求める．

4.8.22　鉱油試験法

　本試験法は，注射剤および点眼剤に用いる非水性溶剤中の鉱油を試験する方法である．植物性脂肪油中に偽和，混入される鉱物性油（パラフィン，流動パラフィン，ケロシンなど）の混在を確認する．試料に水酸化ナトリウム溶液とエタノールを加え，しばしば振り混ぜて水浴上で澄明になるまで加熱する．次に，磁製皿上でエタノールを蒸発させたのち残留物に水を加え，水浴上で加熱するとき，液が濁らない場合，適合となる．

　油脂をけん化して残留分を水に溶かすと，石ケン分は澄明に溶けるが，パラフィンなどはけん化されないため濁ってくることを利用した極めて簡単な試験法であるが精度は良い．流動パラフィン，ケロシンでは，0.1％程度の混在で明らかに濁りが認められる．ただし，冷時では石ケン分はゼリー状となって溶けないため，熱時に判定を行う．本試験法を適用する医薬品名としては，注射剤（非水性），テレビン油（純，別法）がある．

4.8.23　熱分析法

　熱分析は，温度の関数として物質の物理的性質の変化を測定する一連の方法である．試料物質のエネルギー変化を測定する方法，または質量変化を測定する方法が最もよく使われている．医薬品成分の化学組成変化の測定，相転移の観察や固体混合物の相図の作成，純度の測定などに応用できる．結晶多形や溶媒和結晶が存在する結晶性医薬品を取り扱うときに重要となる測定法の1つである．

1.　熱重量測定法（TG：thermogravimetry または TGA：thermogravimetric analysis）

　制御された温度プログラムに従って，温度の関数として試料物質の質量を測定する方法である．試験する物質に対しては，各条に示されている条件を用いる．得られた熱重量曲線で認められた差から試料物質の質量減少が求められる．質量減少は％で表す．

2.　示差走査熱量測定法（DSC：differential scanning calorimetry）

　物質または物質の混合物の，昇温または降温中に発生するエネルギー現象の測定，さらに，エンタルピーや比熱の変化およびそれらが起こる温度の測定を行うのに用いられる方法である．

4.8.24　粘度測定法

　試料の粘度を粘度計によって測定する方法である．粘度の単位は，パスカル秒（Pa·s）を用いるが，通例，ミリパスカル秒（mPa·s）で示す．粘度（絶対粘度）をその液体の密度 ρ で割った値を動粘度 ν といい，単位は平方メートル毎秒（m^2/s）を用いるが，通例，平方ミリメートル毎秒（mm^2/s）で示す．粘度は，医薬品，溶液や溶解液などの製剤素材に関わる特性の1

つである．例えば，水，エタノール，グリセリン，植物油などはニュートン流動を，軟膏剤，チンク油，乳剤などは塑性流動（ビンガム流動）を，水溶性高分子の約1％水溶液（メチルセルロース，アルギン酸ナトリウム，カルメロースナトリウム）などは準粘性流動を，水溶性高分子の約2～3％水溶液（メチルセルロース，アルギン酸ナトリウム，カルメロースナトリウム）などは準塑性流動を，高濃度（50％以上）のデンプン水性懸濁液などはダイラタント流動を示すことが知られている．

1. 第1法　毛細管粘度計法

ニュートン流体の粘度を測定する方法．ウベローデ型粘度計などの毛細管粘度計を用い，一定体積の液体が毛細管を通って流下するのに要する時間 t（s）を測定し，粘度計の定数 K（mm^2/s）との積を動粘度（$\nu = \mathrm{K}t$）として算出する．粘度 η を求めるには，さらにその温度における液体の密度 ρ（g/mL）を測定し，動粘度との積（$\eta = \nu\rho = \mathrm{K}t\rho$）を算出する．

2. 第2法　回転粘度計法

ニュートン流体あるいは非ニュートン流体に対して適用する方法である．共軸二重円筒形回転粘度計（クェット型粘度計），単一円筒形回転粘度計（ブルックフィールド型粘度計）または円すい-平板形回転粘度計（コーンプレート型粘度計）を用いて，液体中を一定の角速度で回転するローターに作用する力（トルク）をバネのねじれ度で検出し，粘度に換算する原理等を応用した測定法である．

4.8.25　粉末X線回折測定法

粉末試料にX線を照射し，その物質中の電子を強制振動させることにより生じる干渉性散乱X線による回折強度を，各回折角について測定する，非破壊的な測定法である．化合物のすべての結晶相は特徴的なX線回折パターンを示す．回折角の違いは基本的に単位格子の違いを，相対回折強度の違いは，基本的に単位格子中の構造の違いを表す．回折線の角度および強度の測定は，結晶物質の結晶相の同定などの定性的および定量的な相分析に用いられる．また，非晶質と結晶の割合の評価も可能である．医薬品に結晶多形や溶媒和結晶が含まれる場合，溶解度，溶解速度の違いによりバイオアベイラビリティが異なったり，あるいは経時的な安定性も異なる場合があることが知られている．

X線回折はX線と原子の電子雲との間の相互作用の結果生じる．原子配列に依存して，散乱X線に干渉が生じる．干渉は回折した2つのX線波の行路差が波長の整数倍異なる場合に強められる．この選択的条件はブラッグの法則と呼ばれ，次のブラッグ式で表される．

$$2d_{\mathrm{hkl}} \sin \theta_{\mathrm{hkl}} = \mathrm{n}\lambda$$

ここで，d_{hkl} は連続する結晶格子面間の距離または面間隔，θ_{hkl} は入射X線と格子面群との間の角度，λ はX線の波長である．

4.8.26 かさ密度およびタップ密度測定法

かさ密度およびタップ密度測定法は，それぞれ粉末状医薬品の疎充塡時およびタップ充塡時におけるみかけの密度を測定する方法である．疎充塡とは，容器中に粉体を圧密せずに緩やかに充塡することである．タップ充塡とは，粉体を充塡した容器を一定高さより一定速度で繰り返し落下させ，容器中の粉体のかさ体積がほぼ一定となるまで密に充塡することである．

散剤や顆粒剤を分包あるいは容器に充塡するとき，容器や分包材を設計するときなどには粉体や造粒物のみかけの比重を知っておくことは必須である．カプセル充塡や打錠に際しても粉体あるいは造粒顆粒のみかけの比重を管理しておかないと含量均一性や錠剤質量に変動をきたす．かさ密度は医薬品の品質を一定に保つために重要な指標の1つである．

A かさ密度

粉体のかさ密度は，タップしない（緩み）状態での粉体試料の質量と粒子間空隙容積の因子を含んだ粉体の体積との比である．国際単位系では kg/m^3 であるが，メスシリンダーを用いて測定するので，g/mL で表される（1 g/mL ＝ 1,000 kg/m^3）．なお，これは g/cm^3 で表してもよい．

1．第1法（メスシリンダーを用いる方法）

0.1％の精度で秤量した約100 gの試料(m)をふるいを通してメスシリンダーに静かに入れる．緩みかさ体積（V_0）を最小目盛単位まで読み取り，式 m/V_0 によってかさ密度（g/mL）を求める．

2．第2法（ボリュメーターを用いる方法）

ふるいを取り付けた上部漏斗から構成されるボリュメーター（図4.8.10）を用い，装置を通

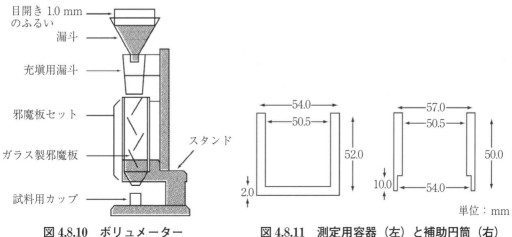

図4.8.10　ボリュメーター　　　図4.8.11　測定用容器（左）と補助円筒（右）

して試料の受器となるカップ内に過剰の粉体を溢れるまで流下させる．カップの上面および側面から過剰の試料をすべて除去し，粉体の質量（m）を0.1%まで測定し，式 m/V_0（V_0はカップの容積）によってかさ密度（g/mL）を求める．

3. 第3法（容器を用いる方法）

100 mL円筒形容器（図4.8.11）から構成される装置を用い，粉体を測定用容器に溢れるまで流下させ，容器上面から過剰の粉体を注意深くすり落とす．あらかじめ測定しておいた空の測定用容器の質量を差し引くことによって，粉体の質量（m_0）を0.1%まで測定する．式 $m_0/100$ によってかさ密度（g/mL）を求める．

B タップ密度

タップ密度は，粉体試料を入れた容器を機械的にタップした後に得られる，増大したかさ密度である．タップ密度は粉体試料を入れた測定用メスシリンダーまたは容器を機械的にタップすることにより得られる．

粉体の初期体積または質量を測定した後，測定用メスシリンダーまたは容器を機械的にタップし，体積または質量変化がほとんど認められなくなるまで体積または質量を読み取る．次の第1法および第2法では図4.8.12に示すタッピング装置を用いる．

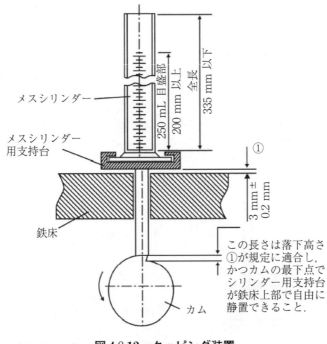

図4.8.12 タッピング装置

1. 第1法

かさ体積（V_0）の測定を行った後，試料を充填したメスシリンダーを装置に取り付け，10 回，500 回および 1,250 回タップし，対応するかさ体積 V_{10}, V_{500}, $V_{1,250}$ を最小目盛単位まで読み取る．V_{500} と $V_{1,250}$ の差が 2 mL 以下であれば，$V_{1,250}$ をタップ体積とする．V_{500} と $V_{1,250}$ の差が 2 mL を超える場合には，連続した測定値間の差が 2 mL 以下となるまで 1,250 回ずつタップを繰り返す．式 m/V_f（V_f は最終タップ体積）を用いてタップ密度（g/mL）を求める．

2. 第2法

250 回／分の公称速度で 3±0.2 mm の固定した落下高さが得られるタップ密度測定器を用いるほかは，第1法で指示されたように行う．

3. 第3法

適切なタップ密度試験器を用いて，補助円筒付きの測定用容器を 50 ～ 60 回／分でタップする．200 回タップして補助円筒を取り外し，測定用容器上面から過剰の粉体を注意深くすり落とし，さらにタップ操作を 400 回繰り返す．200 回および 400 回タップ後に得られた 2 つの質量の差が 2% を超えた場合には，2 つの連続した測定値間の差が 2% 未満となるまでさらに 200 回ずつタップして試験を行い，式 $m_f/100$（m_f は測定用容器中の粉体質量）を用いてタップ密度（g/mL）を求める．

4.8.27 比表面積測定法

本測定法は，気体吸着法により粉体医薬品の比表面積（単位質量当たりの粉体の全表面積）を算出する方法である．固体表面での気体の物理吸着により測定され，表面上の単分子層に相当する吸着気体の量を求めることにより算出される．物理吸着は，吸着気体分子と粉末試料表面の間の比較的弱い力（van der Waals 力）に起因している．通例，測定は液体窒素の沸点で行われ，吸着した気体量は，動的流動法（第1法）または容量法（第2法）により測定される．

比表面積は，ある種の添加剤については吸着能に関係する重要な物性値であり，また，粒子径の管理の面からも重要とされている．さらに，安定性，溶解性，流動性など，各種の製剤特性にも深く関係する重要な粉体物性の1つである．

4.8.28 粉体の粒子密度測定法

本測定法は，粉末医薬品または医薬品原料の粒子密度を測定する方法である．通例，気体置換型ピクノメーターを用いて測定する．この方法は，粉体により置換される気体の体積が，質量既知のその粉体の体積に等しいとみなすことにより求められる．

ピクノメーター法による密度測定においては，気体の侵入が可能な開孔部のある空隙は，粉体の体積としないが，閉じた空隙または気体が侵入できないような空隙は，粉体の体積として評価

される．試験用気体としては，通例，開孔部のある微小な空隙への拡散性が高いヘリウムが用いられる．

ピクノメーター法により測定される密度は，固体の真密度または粉体のかさ密度と区別される．固体の密度は，国際単位では単位体積当たりの質量（$1g/cm^3 = 1,000\ kg/m^3$）で表されるが，通例，g/cm^3 で表す．

4.8.29 粒度測定法

本測定法は，粉末状等の医薬品原薬，添加剤等の粒度特性を確認するために，外観，形状，大きさおよびその分布を直接または間接に測定する方法である．測定の目的と試料の性状により，光学顕微鏡法またはふるい分け法を用いる．

A 試験法

1. 第1法

光学顕微鏡法 光学顕微鏡を用いて肉眼または顕微鏡写真によって直接に個々の粒子の外観および形状を観察し，その大きさを測定する方法である．また，これにより粒子径分布を求めることもできる．本法は，一般には，1 μm より大きい粒子に適用でき，非球形粒子を評価するのに特に有用である．汎用されているいくつかの粒子径測定では，以下のように定義されている（図4.8.13）．

(ⅰ) **フェレー径（定方向接線径）**：ランダムに配向した粒子に接し，接眼スケールに垂直な仮想的平行線間の長さ

(ⅱ) **マーチン径（定方向面積等分径）**：ランダムに配向した粒子を2つの等しい投影面積に分割する点における粒子の長さ

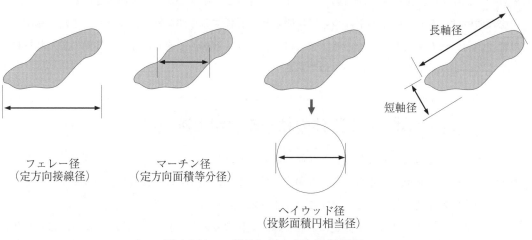

図 4.8.13 一般的に用いられる粒子径

4.8 日局一般試験法中の製剤試験法 461

(iii) **ヘイウッド径（投影面積円相当径）**：粒子と同じ投影面積をもつ円の直径

(iv) **長軸径**：接眼スケールに対して平行に配向した粒子の外縁からもう一方の外縁までの最大長さ

（**v**）**短軸径**：長軸径に対して直角に測定した粒子の最大長さ

2. ふるい分け法

ふるいを用いて粉末状医薬品の粒子径分布を測定する方法である．本質的には2次元の大きさを評価する測定法である．本法により測定された粒子の大きさは，粒子が通過する最小のふるいの目開き寸法で表される．本法は，粒子径分布による粉体や顆粒を対象とした分級法の1つである．ふるい分け法は，通常，比較的粗大な粉体や顆粒を分級するための方法である．粉体や顆粒が粒子径のみに基づいて分級される場合には特に適切な方法であり，ほとんどの場合，乾燥状態で行う．

4.8.30 収着-脱着等温線測定および水分活性測定法

原薬または製剤としての医薬品粉体は，製造工程や保存中にしばしば水と接触することがある．固体-水間の相互作用を評価するためには，収着-脱着等温線と水分活性の測定が用いられる．水は2つの様式で固体と物理的に相互作用をする．すなわち，表面においてのみ相互作用する吸着か，または固体中へ浸透する吸収かである．吸着と吸収の両方が起こるときは，収着という用語が用いられる．

A 収着-脱着等温線の測定

本測定法では，試料を種々の相対湿度に調整した装置内に置き，各試料について質量の増減を測定する．図4.8.14に装置の一例を示す．収着データは，通例，相対湿度または時間の関数として，乾燥試料の質量百分率で表したみかけの質量変化のグラフとして記録される．

1. 動的質量測定法：制御した装置内で試料質量を自動的に測定する．一定温度で種々の相対湿度における試料-水間の相互作用を評価することができる．

2. 容量法：質量法で検出できない場合に用いる方法で，水の取込み量を測定することができる．

一般に，収着-脱着等温線にはヒステレシスが観察される．収着または水の取込みは，乾燥した試料から開始し，これらを既知の相対湿度下に置くことにより測定することが望ましい方法である．脱着は，既に水を含んだ試料から開始し，相対湿度を低下させることによって測定される．収着-脱着等温線はある指定された温度に対してのみ有効であり，温度ごとに固有の等温線が存在する．吸着-脱着ヒステレシスについては，例えば，試料の空隙率や凝集状態（毛管凝縮），水和物の生成，多形転移，あるいは試料の液化の観点から解釈することができる．特に，微細な多孔性構造をもつ固体や非晶質固体は，多量の水蒸気を収着できる場合がある．この場合，相対湿度を低下させながら測定した試料の水分量は，相対湿度を上昇させながら測定した元の水分量

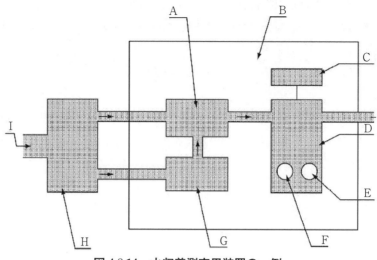

図 4.8.14　水収着測定用装置の一例

A：湿度調節器　　　　　　　F：試料
B：恒温槽　　　　　　　　　G：水蒸気加湿器
C：天秤モジュール　　　　　H：流量調節モジュール
D：湿度が制御されたモジュール　I：乾燥気体
E：リファレンス

よりも多くなる．水を吸収できる非多孔性の固体については，ヒステレシスは固体の平衡状態が変化することによる水蒸気と固体間の相互作用の程度に依存し，例えば，高分子鎖のコンフォメーション変化や，構造上の平衡状態に達する時間スケールが水の脱着の時間スケールより長いために起こる．

B　水分活性の測定

固体試料に含まれる水分と周囲の空間との間の平衡状態を保つことができる小さい密封容器に入れて測定する．水分活性 (A_w) は，試料と同じ温度における飽和水蒸気圧 (P_0) に対する試料の水蒸気圧 (P) の比である．水分活性は，数値としては試料を含む密閉系の相対湿度の1/100に等しい．相対湿度は，水蒸気分圧または露点の直接的な測定，または物理的もしくは電気的特性が相対湿度依存性のセンサーによる間接的な測定によって求めることができる．活量係数を無視すれば，A_w と平衡相対湿度 (ERH) の関係は次式によって表される．

$$A_w = P/P_0$$

$$ERH\,(\%) = A_w \cdot 100$$

4.8 日局一般試験法中の製剤試験法   *463*

演習問題

問 1　経口投与する固形製剤の著しい生物学的非同等性を防ぐことを目的として実施される一般試験法はどれか. **1つ**選べ.

1　制酸力試験法　　　2　製剤均一性試験法　　　3　崩壊試験法

4　溶出試験法　　　5　消化力試験法

(第 102 回薬剤師国家試験)

問 2　固形製剤の評価に用いられる一般試験法に関する記述のうち, 正しいのはどれか. **2つ**選べ.

1　腸溶錠の崩壊試験では, 崩壊試験第 1 液中で耐酸性を評価した後, 試験に用いた錠剤を引き続き使用して, 崩壊試験第 2 液中での崩壊性を判定する.

2　収着 – 脱着等温線測定法における水分の収着とは, 医薬品粉体に水分の吸着および吸収の両方が起こることである.

3　溶出試験法の 1 つであるフロースルーセル法は, 徐放性製剤の試験方法であり, 即放性製剤には適用されない.

4　製剤均一性試験法において, 医薬品の有効成分含量が 25 mg 以上かつ有効成分濃度が 25% 以上の素錠の場合には, 質量偏差試験が適用できる.

5　製剤の粒度の試験法で用いるふるいは, 18 号のふるいの方が, 30 号のふるいに比べてより細かい粒子をふるい分けることができる.

(第 102 回薬剤師国家試験)

問 3　静脈内に投与する注射剤に適用される日本薬局方一般試験法はどれか. **1つ**選べ.

1　崩壊試験法　　　2　溶出試験法　　　3　エンドトキシン試験法

4　制酸力　　　5　摩損度試験法

(第 101 回薬剤師国家試験)

問 4　日局において, 腸溶性製剤の崩壊試験に用いられる崩壊試験第 1 液と崩壊試験第 2 液の pH の組合せとして, 正しいのはどれか. **1つ**選べ.

464　　第 4 章　製剤学

	第 1 液の pH	第 2 液の pH
1	約 1.2	約 6.8
2	約 1.2	約 9.5
3	約 6.8	約 1.2
4	約 6.8	約 9.5
5	約 9.5	約 1.2
6	約 9.5	約 6.8

（第 101 回薬剤師国家試験）

問 5　注射剤の溶剤に関する記述のうち，正しいのはどれか．**2 つ**選べ．
1　通例，生理食塩液およびリンゲル液は，注射用水の代用として用いることができる．
2　皮内，皮下および筋肉内投与のみに用いる水性溶剤は，エンドトキシン試験法の適用を受ける．
3　エタノールやプロピレングリコールは，非水性注射剤の溶剤として用いることができる．
4　鉱油試験に適合する流動パラフィンは，非水性注射剤の溶剤として用いることができる．
5　溶剤に注射用水を用いた場合は，添付する文書，容器もしくは被包に，溶剤が注射用水であることを記載する必要がある．

（第 100 回薬剤師国家試験）

問 6　薬物の結晶多形を検出できる方法はどれか．**1 つ**選べ．
　　1　空気透過法　　　2　X 線回折法　　　3　旋光度法
　　4　粘度測定法　　　5　気体吸着法

（第 98 回薬剤師国家試験）

問 7　日局で散剤に対して規定されている試験法はどれか．
　　1　エンドトキシン試験法　　　2　不溶性微粒子試験法　　　3　微生物限度試験法
　　4　重金属試験法　　　　　　　5　溶出試験法

（第 98 回薬剤師国家試験）

問 8　日局の製剤試験法に関する記述のうち，正しいのはどれか．**2 つ**選べ．
1　注射剤の採取容量試験法は，内容物が容器に表示量どおりに正確に充填されていることを確認する試験法である．
2　点眼剤の不溶性異物検査法は，不溶性異物の大きさおよび数を測定する方法である．
3　眼軟膏剤には，無菌試験法が適用される．

4.8 日局一般試験法中の製剤試験法

4 軟膏剤には，鉱油試験法は適用されない．

(第97回薬剤師国家試験)

問 9 注射剤に適用される試験法に関する記述のうち，正しいものの組合せはどれか．

a 注射剤の採取容量試験法は，表示量よりやや過剰に採取できる量が容器に充塡されていることを確認する試験法である．

b エンドトキシン試験法の結果に疑義がある場合は，発熱性物質試験法によって最終の判定を行う．

c 鉱油試験法は，非水性溶剤中の鉱油を定量する方法である．

d 注射剤の不溶性異物検査法では，肉眼で不溶性異物の観察を行う．

1 (a, b)　　2 (a, c)　　3 (a, d)　　4 (b, c)　　5 (b, d)　　6 (c, d)

(第96回薬剤師国家試験)

問 10 日局一般試験法に関する記述のうち，正しいものの組合せはどれか．

a 浸透圧測定法は，試料のオスモル濃度を凝固点降下法を用いて測定する方法である．

b 軟カプセル剤の質量偏差試験では，個々の質量から対応するカプセル被包の質量を差し引いた値を内容物の質量として判定する．

c 熱質量測定法（TG）では，結晶試料の温度上昇にともなって現れる融解ピークから融点を求めることができる．

d 鉱油試験法は，注射剤および点眼剤に用いる鉱油の純度を求める方法である．

1 (a, b)　　2 (a, c)　　3 (a, d)　　4 (b, c)　　5 (b, d)　　6 (c, d)

(第95回薬剤師国家試験)

解答と解説

問 1　4

溶出試験法は，経口製剤（即放性製剤，徐放性製剤，腸溶性製剤）に適用される試験法であり，著しい生物学的非同等を防ぐことを目的としている．

問 2　2, 4

1 誤　腸溶性製剤の崩壊試験法は，崩壊試験第1液および第2液の試験液を用いて，それぞれ独立して試験を行うことが規定されている．

2 正

3 誤　溶出試験法におけるフロースルーセル法は，即放性製剤および徐放性製剤に適用される．

4 正

466　　第 4 章　製剤学

5　誤　18 号ふるいの目開きは 850μm, 30 号ふるいの目開きは 500μm で, 30 号ふるいの方が
　　　細かい粒子をふるい分けることができる.

問 3　3

　エンドトキシン試験法は, 注射剤の安全性を確保することを目的としており, 皮内, 皮下および筋肉内投与のみに用いるものを除き, 静脈注射剤, 添付された溶解液, 水性溶剤に適用される.

問 4　1

　崩壊試験法では, 試験液として, 即放性製剤には水, 腸溶性製剤には崩壊試験第 1 液と崩壊試験第 2 液を用いることが規定されている. 崩壊試験第 1 液は, pH は約 1.2 で人工胃液に相当し, 崩壊試験第 2 液は, pH は約 6.8 で人工腸液に相当する.

問 5　1, 3

1　正
2　誤　エンドトキシン試験法は, 静脈注射剤, 添付された溶解液, 水性溶剤に適用されるが,
　　　皮内, 皮下および筋肉内投与のみに用いるものは適用対象外である.
3　正
4　誤　鉱油試験法は, 注射剤および点眼剤に用いる非水性溶剤中の鉱油を試験する方法であ
　　　り, 植物性脂肪油中に偽和, 混入されるパラフィンや流動パラフィンなどの鉱物性油の
　　　混在を確認するものである. 通例, 非水性注射剤の溶剤には, 鉱油試験法に適合する植
　　　物油を用いる.
5　誤　注射用水の場合は, 記載する必要はない.

問 6　2

　粉末 X 線回折法は, 粉末試料に X 線を照射し, その物質中の電子を強制振動させることにより生じる干渉性散乱 X 線による回折強度を, 各回折角について測定する非破壊的な測定法である. 化合物のすべての結晶相は特徴的な X 線回折パターンを示すことから, 本測定法により, 結晶多形や非晶質の存在を確認することができる.

問 7　5

　散剤には溶出試験法, 製剤均一性試験法が適用される. 散剤, 錠剤などの即放性製剤, 徐放性製剤や腸溶性製剤などの経口投与製剤には溶出試験法が適用される.

問 8　3, 4

1　誤　注射剤の採取容量試験法は, 表示量よりやや過剰に採取できる量が容器に充塡されて

4.8 日局一般試験法中の製剤試験法

いることを確認する試験法である.

2 誤 点眼剤の不溶性異物検査法は,点眼剤中の不溶性異物の有無を,白色光源下,肉眼で
観察して確認する方法である.肉眼で観察しにくい不溶性微粒子に対しては,点眼剤の
不溶性微粒子試験法によって,不溶性微粒子の大きさおよび数を測定する.

3 正

4 正

問 9 3

a 正

b 誤 発熱性物質試験法は,エンドトキシン試験法の適用が困難な場合に適用される.

c 誤 鉱油試験法は,注射剤および点眼剤に用いる非水性溶剤中の鉱油を試験する方法であ
る.

d 正

問 10 1

a 正

b 正

c 誤 熱質量測定法(TG)は,試料の温度変化に伴う質量変化を測定する方法であり,脱水,
吸着または脱離,酸化等の温度を求めることができ,耐熱性の評価や反応速度の分析に
用いる.結晶の融解/凝固または多形転移などの相変化,熱分析または化学反応などに
伴う,発熱または吸熱の熱的挙動を観測する方法を,示査走査熱量測定(DSC)または
示差熱分析法(DTA)という.融解ピークから融点を求めるのは DSC である.

d 誤 鉱油試験法は,注射剤および点眼剤に用いる非水性溶剤中の鉱油を試験する方法であ
る.

4.9 日局の製剤総則中およびその他の製剤試験法

4.9.1 錠剤の硬度・摩損度試験法

錠剤は，製造，輸送，調剤および投薬に際しての破損を防止するために，十分な硬度と摩損度をもつ必要がある．しかしながら，硬度が高すぎると崩壊性が悪くなり，主薬の溶出が遅くなる傾向がある．錠剤の硬度測定には，モンサント硬度計（図4.9.1）や種々の自動硬度計が用いられる．いずれも錠剤の直径方向に力を加え，破壊時の応力（kgまたはN）を硬度として測定する．通常，3～7 kgまたは30～70 N程度が適当であるといわれている．

錠剤の摩損度試験法は，圧縮成型錠の摩損度を測定する方法である．ただし，剤皮を施した錠剤には適用しない．1錠の質量が650 mg以下のときは，6.5 gにできるだけ近い量に相当するn錠を試料とする．1錠の質量が650 mgを超えるときは10錠を試料とする．日局の参考情報に記載された操作法に従い，摩損度試験器（図4.9.2）に錠剤を入れ，ドラムを100回転させた後，錠剤を取り出す．試験前後の質量差（摩損した質量）の試験前の質量に対する割合％を，摩損度として表す．通常，1.0％以下が望ましい．

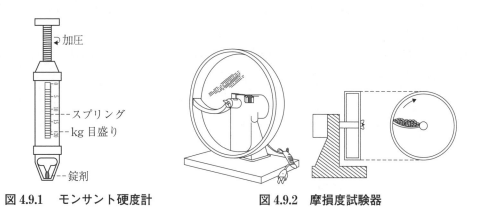

図4.9.1　モンサント硬度計　　図4.9.2　摩損度試験器

4.9.2 軟膏剤の試験

軟膏剤のレオロジー的性質はその使用性と密接に関係がある重要な性質である．軟膏剤の硬さ

および延びやすさの測定には，一般に次の装置が用いられる．これらの装置の外観および構造については，第2章（図2.5.9）を参照のこと．

① **ペネトロメーター penetrometer（針入度計）**：試料を容器に入れ，二重円錐針を試料中に貫入させ，一定時間後にその深さを測定する装置である．

② **カードテンションメーター curd tension meter**：牛乳の凝固物（curd）の硬さを測定するために用いられる装置であるが，軟膏剤の硬さの測定にも利用されている．試料を一定速度で上昇させ，これに上方にスプリングに固定した感圧軸を挿入させて，感圧軸のスプリングの縮みを記録させる装置である．

③ **スプレッドメーター spread meter**：目皿板と平行なガラス板との間に試料をサンドイッチ状に挟み，試料の経時的な広がりから軟膏剤の延び（展延性）を測定する．

4.9.3 安定性試験

医薬品は製造されてから患者に服用されるまで，品質が一定で薬効が保証されなければならない．安定性試験は，医薬品の有効性および安全性を維持するために必要な品質の安定性を評価し，医薬品の貯蔵方法および有効期間の設定に必要な情報を得るための試験である．医薬品の製造（輸入）・販売承認申請においては，1997年以降は，次の安定性試験ガイドラインに従って実施することが厚生労働省より指示されている．

A 安定性試験ガイドライン

新有効成分含有医薬品の承認申請に必要とされる安定性試験の目的と標準的な実施方法を示したもので，日米EU間の国際的な調和会議（ICH）の合意に基づき作成された3極安定性試験ガイドラインに準拠している．原薬および製剤の安定性試験について表4.9.1にまとめる．

この安定性試験には，長期保存試験，加速試験および苛酷試験の3種類の試験があり，適用対象は，医療用医薬品のうち新有効成分含有医薬品である．

① **長期保存試験**：申請する実際の保存条件において，原薬または製剤の物理的，化学的，生物的および微生物学的性質が申請する有効期間を通じて適正に保持されることを評価するための試験．一般的な製剤の保存条件は，25±2℃ /60±5% RH（相対湿度）または30±2℃ /65±5% RHで，申請時点での最小試験期間は12か月である．

② **加速試験**：申請する貯蔵方法で長期間保存した場合の化学的変化を予測すると同時に，流通期間中に起こり得る規定された貯蔵方法からの短期的に逸脱した場合の影響を評価するための試験．一般的な製剤の保存条件は，40±2℃ /75±5% RHで，申請時点での最小試験期間は6か月である．

③ **苛酷試験**：流通の間に遭遇する可能性のある苛酷な条件における品質の安定性に関する情報を得るための試験であり，分解経路，分解機構の解明および試験のための分解生成物の分

表 4.9.1　原薬および製剤の安定性試験

	原薬の安定性試験	製剤の安定性試験
長期保存試験および加速試験		
1) 検体	パイロットプラントスケール*以上で製造された3ロット以上.	3ロットについて実施. 3ロットのうち2ロットはパイロットプラントスケール*以上.
2) 測定項目	保存により影響を受けやすい項目および品質, 安全性または有効性に影響を与えるような項目.	左に同じ.
3) 測定方法	バリデートされた項目.	バリデートされた項目.
4) 保存条件	保管, 流通および使用の条件を考慮に入れて設定. 「承認申請時の最短保存期間」 　　長期試験：25±2℃／60±5% RH 　　または30±2℃／60±5% RH 　　12か月 　　加速試験：40±2℃／75±5% RH 　　6か月 温度に影響を受けやすい原薬の場合, 長期試験は指定する貯蔵温度, 加速試験は＋15℃.	申請する有効期間, 保管, 流通および使用の条件を考慮に入れて設定. 「承認申請時の最短保存期間」 　　長期試験：25±2℃／60±5% RH 　　または30±2℃／60±5% RH 　　12か月 　　加速試験：40±2℃／75±5% RH 　　6か月 懸濁液, 乳液, 半固形製剤のように温度条件で物理的に変化する製剤の場合, その影響を検出できる条件も設定.
5) 測定時期	長期試験：通常, 1年目は3か月毎, 2年目は6か月毎, その後は1年毎. 加速試験：適切に設定.	長期試験：通常, 1年目は3か月毎, 2年目は6か月毎, その後は1年毎. 加速試験：適切に設定.
6) 包装	申請時と同一または準ずるもの.	申請時と同一または準ずるもの.
7) 評価	有効期間は分解曲線の95%片側信頼限界が規格値の下限値と交差する時期をもって決定.	有効期間は分解曲線の95%片側信頼限界が規格値の下限値と交差する時期をもって決定.
苛酷試験		
1) 検体	1ロットの原薬から採取.	1ロットの原薬から採取.
2) 保存条件	原薬の特性に応じて設定するが, 加速試験より苛酷な条件. 例えば, 50℃, 60℃で75% RH 以上.	光, 極端な温度変動や湿度変動および凍結によって品質の変化が予想される製剤では, その影響が検出できる条件を設定.
3) 試験期間および測定時期	原薬の物理化学的特性に基づいて適宜設定.	
その他留意事項		
	強制分解生成物のうち長期保存試験や加速試験で認められない分解生成物は, 構造を明らかにしなくても差し支えない.	① 用時溶解, 懸濁または希釈して用いる製剤は用時調製した後, 安定性試験を行い, 必要に応じて他剤との配合変化試験を行う. ② 乳濁液, 懸濁液, 溶液等の液剤は容器との相互作用や容器からの溶出物の混入を考慮し, 横倒しまたは倒立状態での試験を検討する.

* パイロットプラントスケール：実生産に適用される製造法, 製造工程を十分に反映して製造された原薬または製剤の予備的生産規模のこと. 経口製剤では, 通常, 実生産スケールの10分の1または10万錠（カプセル）のいずれか大きいほうをパイロットプラントスケールとする.

4.9 日局の製剤総則中およびその他の製剤試験法 *471*

取の目的にも利用できる．加速試験よりも苛酷な保存条件で行う．すなわち，加速試験の温度条件より 10℃ ずつ高い温度（例えば，50℃，60℃ など），適切な湿度（例えば，75% RH 以上）で実施する．

B 長期保存試験，加速試験および苛酷試験のそれぞれに応じた試験項目

1) 原薬：含量（力価），分解生成物の量，性状，溶状，光学的純度等
2) 製剤：含量（力価），分解生成物の量，性状，製剤の有する特性等
3) 製剤の剤形に応じて検討すべき項目

水分：錠剤，カプセル剤，散剤，用時溶解または懸濁して用いる固形製剤等

溶出または放出特性：錠剤，カプセル剤，懸濁剤，坐剤，貼付剤等

pH：液状製剤，用時溶解または懸濁して用いる固形製剤等

重量変化：プラスチック容器を用いた液剤または半固形製剤等

粒度分布：懸濁剤，乳剤，吸入エアゾール剤等

粒度：乳剤等

溶出物：大容量注射剤等

不溶性微粒子：注射剤，点眼剤等

粘着力：貼付剤等

溶融温度：坐剤等

硬度：錠剤

4.9.4 製剤に関する試験法の一覧

各製剤に求められている試験法を表 4.9.2 にまとめて示す．

表 4.9.2 製剤に関する試験法の一覧（日局 17）

	製剤名	一般試験法	備 考
固形製剤	散剤	溶出試験法	
		製剤均一性試験法	分包品に適用．
	顆粒剤	溶出試験法または崩壊試験法	
		製剤均一性試験法	分包品に適用．
		製剤の粒度の試験法	細粒剤
	錠剤	溶出試験法または崩壊試験法 製剤均一性試験法	
	カプセル剤	溶出試験法または崩壊試験法	
		製剤均一性試験法	

472　　　　　　　　　　　　第 4 章　製剤学

表 4.9.2　つづき

	製剤名	一般試験法	備　考
固形製剤	口腔用錠剤（トローチ剤，舌下錠，バッカル錠，付着錠，ガム剤）	製剤均一性試験法	
	外用固形剤	製剤均一性試験法	分包品に適用.
液状製剤	エリキシル剤 リモナーデ剤 乳剤 含嗽剤	製剤均一性試験法	
	懸濁剤	溶出試験法 製剤均一性試験法	
	シロップ剤	溶出試験法	懸濁したものに適用.
		製剤均一性試験法	分包品に適用.
	・シロップ用剤（ドライシロップ）	溶出試験法または崩壊試験	用時溶解して用いるものを除く.
		製剤均一性試験法	製剤の粒度の試験法で 30 号ふるいに残留するものが 10％以下のものは崩壊試験法を適用しない.
		製剤均一性試験法	分包品に適用.
	外用液剤（リニメント剤，ローション剤）	製剤均一性試験法	分包品に適用. 乳化または懸濁した外用液剤は除く.
無菌製剤	注射剤	製剤均一性試験法	用時溶解または懸濁して用いるものに適用.
		無菌試験法	
		エンドトキシン試験法	
		発熱性物質試験法	エンドトキシン試験法の適用が困難な場合に適用.
		注射剤の不溶性異物検査法	
		注射剤の不溶性微粒子試験法 注射剤の採取容量試験法	
		注射剤用ガラス容器試験法	注射剤の容器に適用.
		輸液用ゴム栓試験法	100 mL 以上の注射剤用ガラス容器に用いるゴム栓に適用.
		浸透圧測定法	血液または体液と等張にする.
	・水性溶剤 ・注射剤に添付された溶解液	エンドトキシン試験法	皮内，皮下および筋肉内投与のみに用いるものを除く.
		発熱性物質試験法	エンドトキシン試験法の適用が困難な場合に適用.
	・非水性溶剤（植物油）	鉱油試験法	

4.9 日局の製剤総則中およびその他の製剤試験法

表 4.9.2 つづき

	製剤名	一般試験法	備 考
無菌製剤	点眼剤	無菌試験法 点眼剤の不溶性異物検査法	
		点眼剤の不溶性微粒子試験法 浸透圧測定法	
	眼軟膏剤	無菌試験法	別に規定するもののほか，メンブレンフィルター法で行う．
		金属性異物試験法	
	腹膜透析用剤	エンドトキシン試験法 無菌試験法 注射剤の採取容量試験法 注射剤の不溶性異物検査法 注射剤の不溶性微粒子試験法 注射剤用ガラス容器試験法 （容器に適用） 輸液用ゴム栓試験法（容器の ゴム栓に適用）	
	血液透析用剤	エンドトキシン試験法	無菌製剤ではない．
	点耳剤（無菌に製する場合のみ）	無菌製剤	
生薬関連製剤	エキス剤	重金属試験法	
	流エキス剤	重金属試験法	
	丸剤	崩壊試験法	
エタノール含有製剤	チンキ剤	アルコール数測定法	
	酒精剤	アルコール数測定法	
その他	経口ゼリー剤	溶出試験法 製剤均一性試験法	
	坐剤	製剤均一性試験法	
	腟用坐剤，腟錠	製剤均一性試験法	
	貼付剤	製剤均一性試験法	経皮吸収型製剤に適用．
		粘着力試験法	
		皮膚に適用する製剤の放出試験法	

演習問題

問 1 錠剤の品質を評価する次の試験法または試験とその評価の対象との関係のうち，正しいものの組合せはどれか．

	試験法	評価の対象
a	崩壊試験法	取り扱い時の強度
b	摩損度試験法	服用後の利用性
c	溶出試験法	服用後の利用性
d	硬度試験	取り扱い時の強度

1 (a, b)　　2 (a, c)　　3 (a, d)　　4 (b, c)　　5 (b, d)　　6 (c, d)

（第76回薬剤師国家試験を一部修正）

問 2 次の図は，半固形製剤の試験に用いられる装置の模式図である．その測定目的として正しい組合せはどれか．

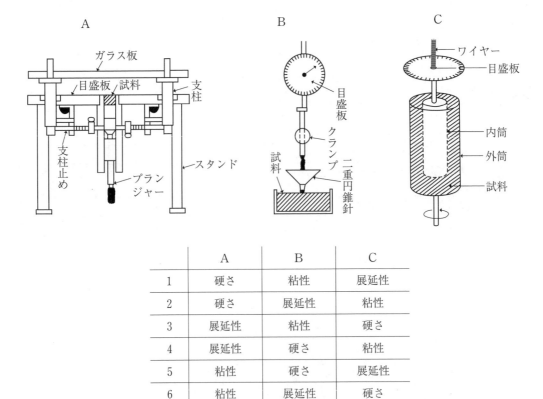

	A	B	C
1	硬さ	粘性	展延性
2	硬さ	展延性	粘性
3	展延性	粘性	硬さ
4	展延性	硬さ	粘性
5	粘性	硬さ	展延性
6	粘性	展延性	硬さ

（第90回薬剤師国家試験）

4.9 日局の製剤総則中およびその他の製剤試験法 **475**

問 3 新有効成分含有医薬品の承認申請に必要な安定性試験に関する記述の正誤について，正しい組合せはどれか．

a 長期保存試験は，原薬または製剤の物理的，化学的，生物学的および微生物学的性質が有効期間を通じて適正に保持されることを評価する試験である．

b 加速試験は，申請する貯蔵方法で長期間保存した場合の化学的影響を評価すると同時に，輸送中に起こり得る貯蔵方法からの短期的な逸脱の影響を評価する試験である．

c 通常，原薬の加速試験は，苛酷試験より苛酷な条件で実施する．

d 製剤の苛酷試験を実施する場合，光，極端な温度変化，湿度変化および凍結によって品質の変化が予想される製剤では，その影響を検出できる条件を設定する．

	a	b	c	d
1	正	正	誤	正
2	正	誤	正	誤
3	正	誤	誤	正
4	誤	誤	正	正
5	誤	正	誤	誤

(第101回薬剤師国家試験)

解答と解説

問 1 6

a 誤 服用後の崩壊性または抵抗性を評価する．

b 誤 取り扱い時の強度を評価する．

c 正

d 正

問 2 4

A：スプレッドメーター（展延性あるいは延びを測定する）

B：ペネトロメーター（硬さを測定する）

C：クエット型二重円筒形回転粘度計（粘度を測定する）

問 3 1

a 正

b 正

c 誤 通常，原薬の苛酷試験は，加速試験より苛酷な条件で実施する．

d 正

4.10 製剤工学

製剤の製造は，混合や造粒など複数の工程を経て行われる．1つ1つの工程を単位操作といい，目的に応じて単位操作を組み合わせ，さらに製造に用いる装置の選定が行われ，製造工程の設計がなされる．

4.10.1 粉砕

粉砕 milling は，物質を砕いて粉体の粒度を減少させることである．粉砕生成物の粒度により，粉砕操作はさらに，粗砕・破砕 crushing，微粉砕・摩砕 grinding，微粒化・微粉化 fine grinding，pulverizing などに区別される．

A 粉砕の意義

粉砕により粒度が減少すると，比表面積が増大する．これによって，以下に示すような，種々の意義が生じる．① 医薬品の水への溶解速度・溶解性の向上，② 生薬からの成分の抽出速度の増大，③ 軟膏剤中に含まれる医薬品の薬効やレオロジー的性質の向上，④ 吸入剤などの細気管支への送達性の向上などである．さらに粉体を適度な粒度にすることにより，他の添加剤との混合性が改善され，製剤均一性を高めることができる．また，付着・凝集力が強く表れるようになるので，造粒されやすくなったり，粒子間の接触点数増大によって結合力が強くなることで圧縮成形（打錠）性が向上したりするなどの製剤操作が改善される．一方，粉砕操作で留意すべき点として，① 多形転移，② 熱的分解，③ 付着凝集性の増大，④ かさ密度の減少，⑤ ぬれの減少などがあげられる．

B 粉砕の仕事法則

粉砕操作は，粉体操作の中でも，最もエネルギー効率の低い操作であり，実際の粉砕機のエネルギー効率は 1% 以下といわれている．Rittinger（1867）は，粉砕に必要なエネルギー E_R は，"生成した新しい表面積の増加に比例する"と考えた．Kick（1885）は，粉砕により，幾何学的に相似な変化を生じさせるには，粒子の"体積に比例"したエネルギー E_K が必要と考えた．Bond（1952）は，上記2つの理論を併せた中間の理論を唱えた．これらは，Rittinger，Kick，Bond の法則として知られており，各々，式（1）～（3）で表される．

$$\text{Rittinger の法則} \quad E_R = K_R - \left(\frac{1}{P} - \frac{1}{F} \right) \tag{1}$$

Kick の法則　　　$E_K = K_K \log\left(\dfrac{F}{P}\right)$　　　　　　　　　　　　　　　（２）

Bond の法則　　　$E_B = K_B\left(\dfrac{1}{\sqrt{P}} - \dfrac{1}{\sqrt{F}}\right)$　　　　　　　　　　　（３）

ここで, F, P は各々原料および粉砕産物の粒子径を表す.

　粗粉砕（数 mm ～数十 mm）では, 体積の変化に比べ表面積の増加が小さいので, Kick の法則が適合する. Kick の法則によれば, 粉砕に必要なエネルギーは F/P（これを粉砕比と呼ぶ）のみによって決まり, 粒子径には依存しない. 微粉砕（数十～数百 nm）では, 表面積の増大の寄与のほうが大きく, Rittinger の法則が適合する. 微粉砕～粗粉砕の中粉砕域では Bond の法則が適合する.

　田中（1954）は, 消費エネルギー dE 当たりの粉砕による比表面積 S の増加（ ＝ dS/dE）は, 粉砕限界における比表面積 S_∞ と S の差（$S_\infty - S$）に比例すると考え, 式（４）を導いた.

田中の式　　$S = S_\infty[1 - \exp(-K_T E)]$　　　　　　　　　　　　（４）

C　粉砕機

　粉砕操作を効率よく行うためには, 粉砕物の粒度と目的に適合した粉砕機を選定する必要がある. 製剤で使用されている代表的な粉砕機としては, ハンマーミル, ボールミル, コロイドミル, ローラーミル, ジェットミルなどがある（図 4.10.1）. ハンマーミルは衝撃式の粉砕機で, 万能型の中砕～微粉砕機として使用されている. 高速に回転させたハンマーに原料が衝突すると, その衝撃によって粒子が微細化される. 同じく衝撃式のコロイドミルは, 高速に回転しているローターと固定部にできた隙間で原料が摩砕され, 粒子が粉砕される. 主として懸濁剤や乳剤などの分散・乳化に用いられており, 微粉砕に適している. タンブラー式粉砕機であるボールミルは, 容器に原料とボール（金属製またはセラミック製など）を入れて容器を振動させ, ボールとの衝撃や摩砕によって粉砕が行われ, 微粉砕に適している. ボールミルの粉砕能力は, ミルの回転速度, ボールの質量, 直径, 充填量によって決まる. また, ボールミルに用いられる容器は, 全体を滅菌できるので, 注射剤や点眼剤などの無菌製剤用の粉末を処理できる. ローラーミルは, らせん状模様が刻まれたローラーがそれぞれ逆方向に回転し, 粉体がローラー間にかみ込まれることによる摩砕によって粉砕が行われる. ジェットミルは超微粉砕が可能で, 流体エネルギーミルともいわれ, 音速前後の気流により粒子を加速して粉砕を行う. 高圧縮空気がノズルから噴出するときの体積膨張に伴うジュールトムソン効果により熱が奪われるので, 低い温度での粉砕が可能である. したがって, 熱分解性物質や低融点物質の粉砕が可能である.

D　混合粉砕とナノ粒子設計

　近年, 水に溶けにくい難溶性化合物が医薬品候補化合物となるケースが増加している. このよ

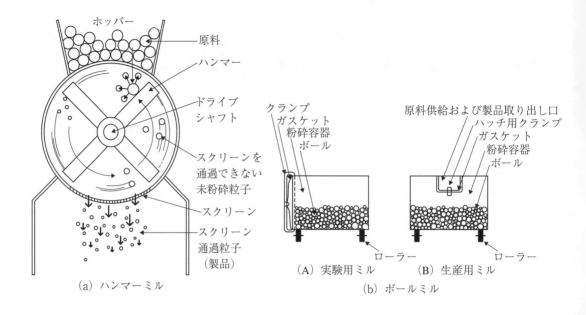
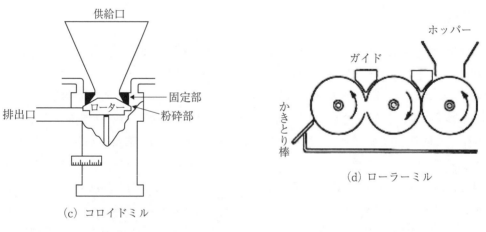
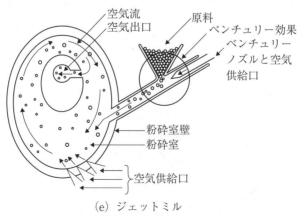

図 4.10.1 代表的な粉砕機

うな難水溶性薬物の溶解性を改善する方法の1つとして，上述したような微細化が有効である．特にナノメーターオーダーまで小さくすると表面積の効果だけでなく，溶解度そのものも向上する．しかしながら，乾式粉砕では微細化が進行すると微粉が再凝集し，投入されるエネルギーは，主にこれを解砕するために使われる．そのため微細化が進行しにくくなり，粉砕効率が著しく低下してしまう．この問題点を解決し，原料をサブミクロンサイズに微細化する方法として，溶媒中で粉砕を行う湿式粉砕法や複数以上の物質を同時に粉砕する混合粉砕法がある．湿式粉砕法には，溶媒中に医薬品と粉砕媒体（ボールなど）を入れ粉砕する方法や，薬物懸濁液を高圧で狭いスリット内を通過させ粉砕する方法などが開発されている．いずれの粉砕方法においても医薬品結晶の粉砕されやすさはもちろんのこと，粉砕された微結晶の再凝集を防ぐために溶媒中に加える分散安定化剤の選定が最終的に得られる粒子サイズに影響を及ぼす．これらの方法を応用した事例として，フェニトインやグリセオフルビンといった難溶性薬物を結晶セルロースやポリビニルピロリドン等の高分子とともに，振動ボールミルで混合粉砕すると，薬物が非晶質化（固体分散体化）して溶解性が向上し，バイオアベイラビリティを改善できることが知られている．一方，混合粉砕法では，乳糖やD-マンニトール等の低分子水溶性物質とともに薬物を粉砕する．それにより，薬物結晶がナノオーダー（<1 μm）にまで超微粉砕されて溶解性が向上し，吸収が改善される例も報告されている．

4.10.2 篩　過・分　級

粉末などをふるいの目に通すことを，篩過 sieving という．また，粒子群（粉体）を，粒子の大きさ，形状，表面性状，比重，化学成分等，種々の物性に着目して区分けすることを分級 size classification という．製剤における分級は，通常，粒子の大きさ（粒度）をそろえることをいう．

A　篩過・分級の目的

篩過の目的は，主に，塊状となった医薬品や添加剤をほぐすと同時に，異物を取り除くことにある．一方，分級の目的としては，粉体の粒度をある範囲にそろえることにより，混合，圧縮等の粉体操作を円滑化させ，粉体製品の品質（性状）を向上させる目的がある．

B　篩過・分級機

篩過・分級を行う方法としては，沈降速度の差を利用する方法（重力分級），慣性力の差を利用する慣性分級，遠心分級（サイクロン）等もあるが，最も広く用いられている方法は，ふるい分け法である．ふるい分け法は，網目を使って網目を通る粒子と通らない粒子とに分ける操作である．日局 17 には，ふるい目の開きが規格化されている．ふるいの名称は，ふるい番号（号）または目開き（μm）による．多種多様のふるい分け機械が使用されており，網面の運動や振動方式，駆動方式などにより分類される．

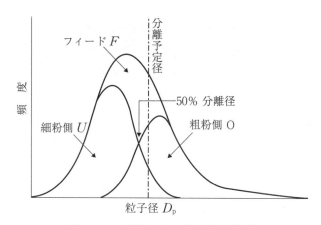

図 4.10.2　分級による粒度分布曲線

C　分級成績の評価

　粉体をある粒子径（分離予定径 D_p）を境にして，分級器によって分けるとき，実際の操作では，粉体試料（フィード F）はこの粒子径を境にして完全に2つに分かれることはなく，必ず両方に迷い込みが生じる．すなわち，D_p より小さい粒子が D_p より大きい（粗粒）側 O に，D_p より大きい粒子が D_p より小さい（細粉）側 U に混入してくる．図4.10.2にその典型的な例を示す．分級成績の評価は，粉体試料が理想的に分かれた場合に対する，実際の分離結果の達成割合で表される．総合分離効率と部分分離効率が最も基本的な評価法である．総合分離効率としては，ニュートン効率 η_N が知られている．

$$\eta_N = \gamma_O + \gamma_U - 1 = \gamma_O - (1 - \gamma_U) \tag{5}$$

ここで，γ_O は粉体試料中の粗粉のうち，実際に粗粉として回収される質量の割合，γ_U は粉体試料中の細粉のうち，実際に細粉として回収される質量の割合である．ニュートン効率は，粗粉の回収率から細粉の残留率を減じたものであり，理想的な分離では1となる．粉体試料中の，粒径 D_i と $D_i + \Delta D_i$ の範囲内にある粒子の質量 W_F に対する，細粉または粗粉側の粒径 D_i と $D_i + \Delta D_i$ の範囲内にある粒子の質量 W_U または W_O の割合を，部分分離効率 $\Delta \eta$ という．これをプロットしたものが，部分分離効率曲線（図4.10.3 C）であり，部分分離効率50％に対応する粒子径を50％分離粒子径 D_{50} という．D_{50} は，粗粉側にいくもの（O）と細粉側にいくもの（U）とが等しい粒子径といえる（図4.10.2, 4.10.3）．

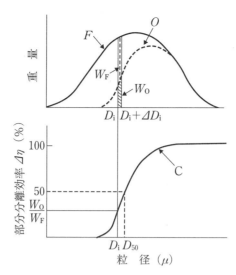

図 4.10.3　部分分離効率曲線

4.10.3　混　合

製剤における混合 mixing には，物質の形態により，液体-液体，固体-液体，気体-液体，固体-固体の混合組合せがある．通常，混合は，固体粒子同士の混合をいう．液体同士の場合には，粘度が低い場合を撹拌，高い場合を捏和と呼び，粉体と液体の混合の場合には練合という．

A　混合の意義と吟味のスケール

製剤における混合操作は，粉体同士を均一化するために行われ，製剤中薬物の含量均一性の観点から重要である．ある混合物の混合度（均一性）を調べるとき，サンプルの大きさをだんだん小さくすると，均一とはみなされない大きさに到達する．この大きさあるいは範囲（面積，体積）を吟味のスケール scale of scrutiny という．混合度を調べるときのサンプルの大きさは，このスケールをもとにして決定される．これは，混合の目的によって異なる．カプセル剤や錠剤では，所定の主薬が各製剤に含有されていれば，製剤内の成分の配列が不均一であってもかまわない．

近年は近赤外分光法を用いインラインでの混合度チェックも行われるようになってきている．

B　混合のメカニズムと混合過程

Lacey は，粉体の混合機構を次のように分類した．

① 移動混合

粒子が群をなして大きく移動する全体混合で，対流混合 convective mixing ともいう．

② せん断混合

粉体内にすべり面が生じる場合の混合で，shear mixing という．

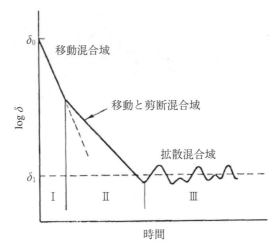

図 4.10.4　混合特性曲線
（粉体工学会編（1998）粉体工学便覧, p.613, 日刊工業新聞社）

③ 拡散混合

粒子個々の拡散による局部的な混合で，diffusive mixing という．

混合の進行過程は，混合機の種類，粉体の性質，操作条件によって混合機構が異なり，一概には論じられない．一般的には，混合ははじめ急速に進むが，ある時点からはほぼ平衡状態となり，混合と分離 demixing が繰り返されるようになる（図 4.10.4）．これは，最初は，移動混合やせん断混合によって混合が進行するが，混合が進行するにつれ，拡散混合が無視できなくなるからである．

C　混合度

統計的に到達しうる混合の限界を完全混合状態と考え，これを基準にして実際の混合度合を表す．混合度（M）を表す式として，Michaels (1954)，Lacey (1954)，Rose (1959) の式が知られている．

$$\text{Michaels の式} \quad M_1 = \left(\frac{\delta_r}{\delta_{r0}}\right) \tag{6}$$

$$\text{Lacey の式} \quad M_2 = \frac{\delta_0^2 - \delta_e^2}{\delta_0^2 - \delta^2} \tag{7}$$

$$\text{Rose の式} \quad M_3 = 1 - \left(\frac{\delta_e}{\delta_0}\right)^2 \tag{8}$$

$$M_3 = 1 - \left(\frac{\delta_e}{\delta_0}\right)^2 \tag{9}$$

ここで，δ, δ_e, δ_0 は各々着目成分濃度の完全混合状態における標準偏差，実測値の標準偏差，混合前の標準偏差，δ_r, δ_{r0} は δ_e, δ_0 を平均濃度 C で割ったものである．(10) δ_e は式で表される．

4.10 製剤工学

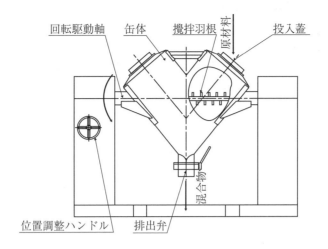

V字型の容器に粉体を入れ，容器を回転させて混合する．
(a) V型混合器

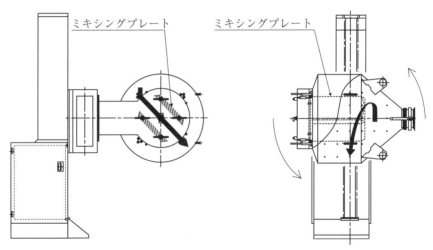

容器の中に邪魔板（ミキシングプレート）を設置し，
容器を回転時に粉体に複雑な運動を与えて短時間に混合する．
(b) コンテナミキサー

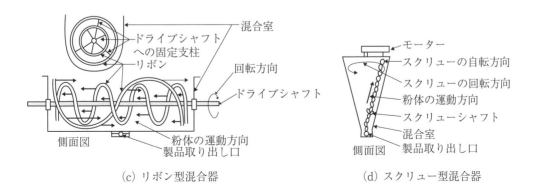

(c) リボン型混合器　　　　(d) スクリュー型混合器

図 4.10.5　各種混合機

$$\delta_e = \sqrt{\frac{\Sigma(C_i - C)^2}{N}} \tag{10}$$

ここで，C は平均濃度，すなわち完全混合状態における着目成分の濃度，C_i はサンプル i における着目成分濃度，N はサンプル個数である．

D 混合機

混合機は，混合容器を回転させて混合を行う型と，混合容器は固定し，その内部に攪拌リボン等を入れて混合を行う型とに分類される．容器回転型の混合機としては，図 4.10.5 に示す V 形混合機(a)やコンテナミキサー(b)が，容器固定型の混合機としては，リボン型(c)，スクリュー型(d)などがある．

E 混合操作に影響を及ぼす因子とオーダードミクスチャー

混合操作に影響を及ぼす因子としては，回転混合機の回転速度，攪拌機の攪拌速度，混合機内への粉体の装入率，混合比等の操作要因と，粉体の物性とがある．粉体の物性としては，粒子径，吸湿性，流動性，成分間の粒子径差，密度差がある．一般に，粒子径が比較的大きく（顆粒），流動性のよい粉体同士で，粒子径差や密度差が少なく，混合比が 1 : 1 に近いほど混合度合が向上する．一方，粒子径差が著しく大きく粒子間に強い相互作用が働く場合には，微粒子が粗粒子表面に規則正しく配列した（単粒子層付着）混合物が得られる．Hersey はこのような混合物をオーダードミクスチャーと定義した．この混合物は理想混合状態にある．この現象を利用して，粒子の表面改質や，難溶性薬物の溶解速度の向上，製剤の含量均一性の向上等を図ることができる．オーダードミクスチャーを得るには，粒子径比と混合比が重要である（図 4.10.6）．

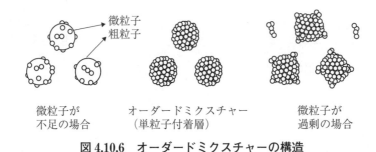

図 4.10.6 オーダードミクスチャーの構造

4.10.4 造粒法

造粒 granulation は，錠剤やカプセル剤の製造工程における中間製品として操作性向上ならびに製造した製剤中の薬物含量の均一性確保のため，顆粒剤の製造などの観点で欠くことのできない重要な単位操作の 1 つである．

4.10 製剤工学

A 造粒の目的

造粒を行う主な目的は以下の通りである.

① **流動性の改善**：造粒粒子は微粉末に比べ流動性がよく，粉体の輸送，顆粒剤としたときの分包，錠剤製造時の打錠機の臼への充填やカプセルへの充填等の操作性の向上や製造の自動化を容易にする．さらに調剤時の計量や分包等をしやすくする.

② **成分の偏析防止**：粒子径や粒子密度の違いに起因する成分の分離や偏析を防ぎ，製剤中薬物含量の均一性を保つ.

③ **発塵の防止**：微粉末の飛散による成分の装置への付着や原料の損失の防止，ならびに環境汚染からの作業者の保護，原料同士の交叉汚染防止.

④ **最終製品の特性向上**：顆粒剤の外観や物性の向上．造粒粒子を用いて製造される錠剤の外観，硬度の向上.

B 造粒の機構

造粒の機構は，原料粉体を結合剤溶液などの液体で湿らせ，結合剤溶液の毛管負圧や界面張力により生ずる凝集力によって粒子の凝集物を形成させる湿式造粒法と，結合液を用いず，圧縮などにより原料粒子間に生じる付着力や凝集力によって造粒する乾式造粒法とに大別される．湿式造粒法は，水分や熱に不安定な薬物への適用には条件設定などの注意が必要ではあるものの，粒子径制御が容易で，粒子の外観が美しく，摩損度の低い製品が得られる．これらのことから，医薬品の製造では主に湿式造粒法によって造粒が行われている．湿式造粒では，粉体同士が互いに媒体を介して凝集し造粒される．このとき，表 4.10.1 のように湿潤した粉末集合体は水分量によりさまざまな充填様式（図 4.10.7）をとり，各造粒法は造粒機構に適した充填状態で実行される．一方，乾式法は，圧密化後破砕によって造粒物を得ることができるため，水などの溶媒が不必要で，溶媒の乾燥工程も不要になる．このため，水分や熱に対して不安定な薬物の造粒に適している．しかしながら，破砕によって粒子径を調整するため，粒子形状が不定形で粒度分布が幅広い．また，粒子は比較的もろく摩損性が高い．乾式造粒法は，乾燥工程が不要なため低コストでの造粒が可能であり，近年見直されるようになってきている.

C 造粒方法

造粒方法には，さまざまな機構の造粒法が開発されている．主な造粒装置を図 4.10.8 に示す．これらの造粒法の中から，医薬品や添加剤原料粉体の物理化学的性質ならびに用途に基づいて最適な方法が選択される.

表 4.10.1 湿潤粉体の充填様式と造粒法の関係

液　分			0				100
ラムゲイル充填様式	固体	粒子	連続	連続	連続	不連続	不連続
	液体	水	不連続	連続	連続	連続	連続
	気体	空気	連続	連続	不連続	ゼロ	ゼロ
	充填域		pendular 域	funicular 域		capillary 域	slurry 域
				F-Ⅰ	F-Ⅱ		
	最上式通称		パサパサ			ネバネバ	ドロドロ
造粒法との関連	圧縮成形法		○	△	△	×	×
	押出し造粒法		△	○	○	△	×
	転動造粒法		△	○	○	△	×
	噴霧造粒法		×	×	×	×	○
	撹拌造粒法		△	○	○	△	×

(東畑平一郎，藤田重文（1972）化学工学Ⅱ（第2版），p.80，東京化学同人)

   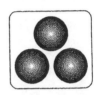

(a) pendular 域　　(b) funicular 域　　(c) capillary 域　　(d) slurry 域

図 4.10.7 粉体-液体-気体系の充填様式

i) 湿式造粒法

① 流動層造粒法

原料粉体層下部より加熱した空気を送り，粉体を吹き上げて流動させ，これに水や結合剤を噴霧する．粉体に結合剤の液滴が付着した後，他の粒子と接触するとともに熱気流による乾燥を受けて造粒が進行する．混合，造粒，乾燥，さらにはコーティングを同一装置内で行うことができるため，交叉汚染の危険性を低減できる．得られる粉体は空隙を多く有するソフトな粒子で，圧縮成形性に良好であることから打錠用の粉体として用いられる．また，細粒などの製造にも汎用されている．近年では，光ファイバー式赤外線水分計を用いて系内の水分量の測定や粒子径をインラインで測定し，常に一定品質の造粒を自動で行うことができるようになっている（図4.10.8 (a)）．

② 撹拌造粒法

原料粉体を高速回転する撹拌翼によって循環流動させながら，水または結合剤溶液を噴霧する．撹拌による強力なせん断力と圧密作用によって，球状の重質な粒子が得られる．撹拌造粒では，撹拌翼にかかるトルクやその回転に要する消費電力をモニタリングすることにより，造粒終点の決定などが行える．これにより自動運転が可能になる（図4.10.8 (b)）．乾燥工程は，別装置を

4.10 製剤工学

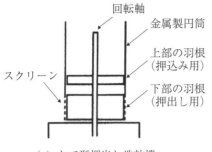

(a) たて型押出し造粒機
（バスケット型）

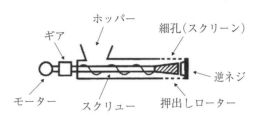

(b) スクリュー型押出し造粒機

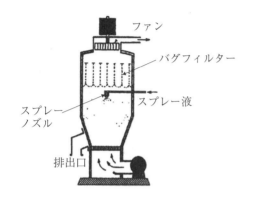

(c) 流動層造粒装置

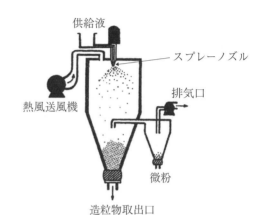

(d) 噴霧乾燥造粒装置

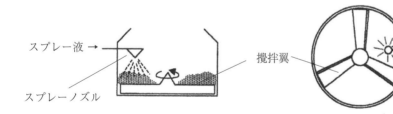

(e) 撹拌造粒装置

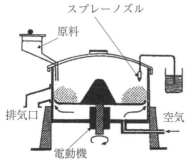

(f) 転動造粒装置

図 4.10.8　湿式造粒法の各種造粒装置

用いて行う.

③ 噴霧乾燥造粒法

医薬品の溶液または懸濁液を熱風気流中に噴霧し,瞬時に乾燥して球形の粒子を得る方法である.瞬間的に乾燥するので熱に対して不安定な薬物やペプチド性薬物の造粒も行える.また,噴霧したものを直接回収できるので,操作が簡単で連続生産が可能である.しかしながら,噴霧液滴を熱気流中で乾燥する必要があるため,サイズの大きな粒子を得るには,大型の装置が必要となる.また,溶媒の蒸発速度が速いため,結晶性の低い粒子や多形を含むものとなりやすい.近年,ノズル部分を工夫することにより,同時に複数の溶液を混合噴霧乾燥し,複合化させた機能性粒子の設計例が報告されている(図 4.10.8 (c)).

④ 押出し造粒法

医薬品と添加剤からなる混合粉体に結合剤溶液を加えて練合した湿潤物を,一定の大きさの穴を有するスクリーンから押し出し,適当な大きさでカットする.得られた成形物を乾燥した後,目的の大きさとなるように整粒して顆粒を得る.得られた造粒物の形状は円柱状である.スクリーンの穴の大きさを変えることで,造粒物のサイズを容易に制御することができる(図 4.10.8 (d),(e))乾燥工程は,別装置を用いて行う.

⑤ 転動造粒法

回転円盤上で医薬品粉体を転動させながら,結合剤溶液を噴霧し,付着凝集力と回転によって生じる遠心力を利用して造粒を行う方法である.球形で,比較的大きな粒子が得られる.また,球形のショ糖やセルロースなどを核粒子として加え,その表面に原料粉末を付着させていく場合もある(図 4.10.8 (f)).

また,流動層造粒法と転動造粒法を組み合わせた転動流動層造粒装置も開発されており,両特徴を生かした効率のよい造粒を行うことができる.

⑥ 液中造粒法

薬物結晶を,結晶を溶解しない溶媒中に懸濁させてスラリーとし,結晶の凝集剤または液体架橋剤を添加して造粒する方法である.球形度が高く,成形性にすぐれた粒子が得られる.

⑦ マイクロカプセル化法

w/o/w 型乳化剤の内層もしくはコアセルベーションを液滴表面で生じさせて薬物を内封し,これを液中乾燥法により固化して粒子を得る方法である.乳酸-グリコール酸共重合体(PLGA)を基剤として LH-RH 誘導体を内封した 1 か月〜3 か月持続型の皮下注射用マイクロカプセルが本方法により調製され,上市されている.

⑧ マイクロスフェア化法,ナノスフェア化法

アルコール,アセトンなどの水混和性の有機溶媒を良溶媒とする高分子(例えば,PLGA)と薬物の混和溶液を,水などの貧溶媒に滴下するとき,擬エマルションが形成され,溶媒が相互拡散すると,高分子中に薬物が分散したマイクロスフェアが得られる(エマルション溶媒拡散法,高分子球形晶析法).本法により,PLGA ナノスフェアが開発され,化粧品やナノメディカルシ

ステムへの展開が試みられている.

ii) 乾式造粒法

① **破砕造粒法**

　医薬品と添加物の混合物をスラッグと呼ばれる直径 20 mm 程度の円板状の圧縮成形体（スラッグ法）またはシート状（ローラー圧縮法）に圧縮成形し，これを適当な方法で破砕して製する．不規則な形状の造粒物が得られ，打錠用の顆粒として用いられる（図 4.10.9 (a)，(b)）．粉砕に対して破砕とは，物質を砕く意味では類似の操作であるが，目標とする粒子径が大きい場合に使われる.

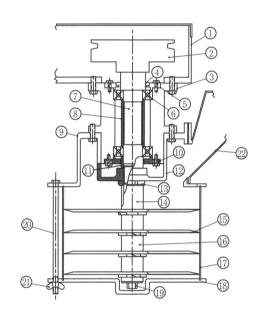

(a) 破砕型造粒整粒装置

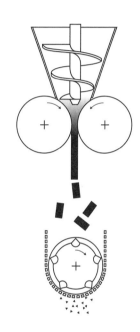

(b) ローラーコンパクター

図 4.10.9　乾式造粒装置

(a) 別に製した造粒物を高速回転する刃（⑮）で破砕し，一定の目開きのスクリーン（⑰）を通して粒子径をそろえる.
(b) 2 本のローラで板状に圧縮し，下部の解砕機で一定の目開きのスクリーンを通して粒子径をそろえる.

4.10.5　乾燥法

　湿式造粒法で製造された顆粒は乾燥操作を必要とする．乾燥 drying は次のように定義される．"乾燥とは，湿った固体原料に熱を与えて水分を除去する操作である"．広義には，液体や気体に対して行う蒸発，濃縮，脱水，除湿なども乾燥操作に含まれるが，ここでは固体状物質の乾燥に限って記述する.

A 含有水分量の表示法と測定法

　乾燥だけでなく，先の造粒操作をはじめとする医薬品の製造においては，製剤原料および製品に含まれる水分量の把握が，工程管理上重要である．湿潤粉体に含まれる水分量の表示方法には2通りある．1つは，乾燥減量（乾燥前後の試料質量差）を試料質量で除した値，すなわち水分（W_w：湿潤基準の水量）である．他方は，乾燥した無水物質量当たりの水分率，すなわち含水率（W_d：乾量基準の水量）である．それぞれは次式で表される．

$$水\ 分 \qquad W_w = \frac{(W - W_0)}{W} \times 100\,[\%] \tag{11}$$

$$含水率 \qquad W_d = \frac{(W - W_0)}{W_0} \times 100\,[\%] \tag{12}$$

ここで，W は湿潤試料の質量，W_0 は乾燥試料の質量である．水分，含水率はいずれもパーセントで表示されるが，そのもつ意味は異なる．水分と含水率は次式で換算することができる．

$$W_d = \frac{100\,W_w}{100 - W_w} \tag{13}$$

B 水分の測定

　水分の測定方法には，① 赤外線水分計，② ガス圧水分計を用いる方法と，③ カールフィッシャー法がある．

① **赤外線水分計**：赤外線照射により，試料を加熱乾燥したときの減量を蒸発した水分量として見積もる．

② **ガス圧水分計**：密閉容器内で試料を水素化カルシウムと混合し，発生する水素ガスのガス圧を測定して水分量を求める．

③ **カールフィッシャー法**：一般に試料を低級アルコールおよびピリジンなどの有機塩基を含む溶液中に懸濁させ，試料中に含まれる水分とカールフィッシャー試薬に含まれるヨウ素と二酸化イオウが反応することで，ヨウ素が消費される．消費されるヨウ素滴定量より，水分量を測定することができる．他にも，電量滴定法などの方法がある．本法の特徴は，微量水分を正確に測定できることである．一方，本法は結晶水（結合水）にも反応するので，自由水のみの測定には注意が必要である．日局17の一般試験法にある乾燥減量試験法は，医薬品各条において規定された条件に置かれた試料の乾燥減量を測るもので，試料中の水分の限度を規定することを主眼とする．最近では，水分測定機能を有する造粒装置なども開発され，インラインで水分を測定し，造粒・乾燥工程の管理に用いるなどの試みも行われている．

C 材料の乾燥と乾燥特性

　材料の乾燥を行うとき，湿潤材料を一定の乾燥条件下に放置すると，まず材料の温度が一時的

に上昇する（Ⅰ．予熱期）．続いて材料表面に形成される水膜から水の蒸発が始まり，蒸発潜熱により材料温度はやや下がって一定値を示す．試料中の水分が多い状態では，水分の蒸発速度と試料の表面に近い内部からの水の移動速度が平衡となり，乾燥速度は一定となる（Ⅱ．恒率乾燥期）．そして，材料表面の水分が蒸発した後は，試料の中心近くに存在した水が表面に移動して乾燥が進行する．このとき，水の移動速度は蒸発速度よりも遅くなるため，乾燥効率が低下し，試料温度は上昇する（Ⅲ．減率乾燥期）．一般に材料の乾燥はⅠ→Ⅲの経過を経る．乾燥操作時における材料の含水率と温度変化および乾燥特性曲線を図4.10.10に示した．乾燥速度が一定値から減少し始めるときの材料の含水率を限界含水率という．乾燥が終了したときの材料の含水率を平衡含水率という．また，材料の全含水率と平衡含水率との差をその乾燥条件下での材料の自由含水率という．乾燥特性曲線は材料の性質によってさまざまな形を示す．顆粒や結晶性固体などの乾燥しやすい材料は恒率期間が長く，減率期間がきわめて短い．またゼラチンや石ケンなどの親水性で乾燥しにくい材料は恒率乾燥期間が短く，減率乾燥期間が著しく長く，平衡含水率が高い．

D　乾燥装置

　材料の乾燥に使われる乾燥機は，基本的には熱の供給，水分の除去および材料の輸送の3つの操作を組み合わせて構成される．実際の乾燥には，材料の性状を考慮して最も適した乾燥方法が選択される．主な乾燥装置の概略図を図4.10.11に示した．凍結乾燥法は，−40℃以下に冷却した試料を減圧下に置き，固化した水（氷）を昇華させて水分を除去する方法で，低温で操作されるため，熱に不安定な薬物やペプチドやタンパクなどの生理活性物質をそのまま乾燥することができる．この方法は乾燥に要する経費が他に比べ割高であるが，乾燥品のもつ特質がそれを上回る場合には有用で，注射剤の製剤工程では多用される．また，乾燥製品が多孔性で吸水しやすい性質を有することを利用して，ブリスターポケット内に医薬品溶液を流し込み，これを凍結乾燥して口腔内速崩壊性錠剤を製造する場合にも利用される．

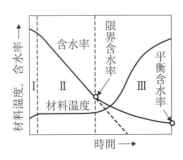 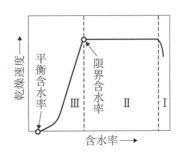

図4.10.10　含水率と材料の温度変化および乾燥特性曲線
（化学工学協会編集（1978）第四改訂　化学工学便覧，p.679，丸善）

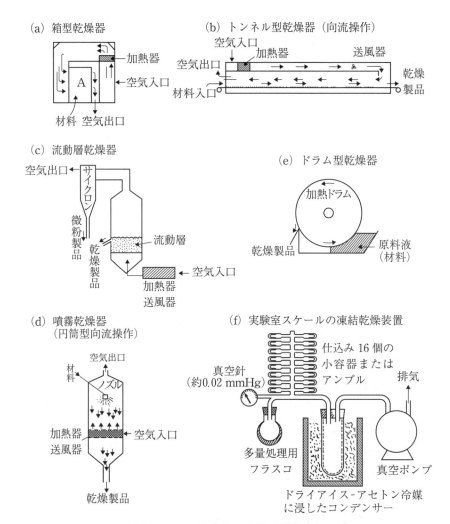

図 4.10.11　主な乾燥装置の概略図
(膳　昭之助著 (1992) 第三版　新薬品製造工学, p.215, 廣川書店)

4.10.6　圧縮と打錠

　錠剤やカプセル剤は，迅速・正確な調剤である計数調剤を可能とする．特に錠剤は，調製法の経済性や取り扱いやすさに優れ，使用される頻度が高いことから，錠剤成形法の確立は製薬企業にとってきわめて重要である．一般に錠剤は，粉末や顆粒を圧縮して錠剤の形状に成形 compression（打錠 tabletting）される．

A 打錠機

錠剤製造機としての打錠機には，単発式打錠機，ロータリー打錠機，多層錠用打錠機，有核錠用打錠機などがある．実生産では，ロータリー打錠機が使用されている．

i) 単発式打錠機（エキセントリック型打錠機）

この打錠機は，図 4.10.12 と図 4.10.13 に示される構造で，臼・杵が 1 組装着されていて，上杵が圧縮し，下杵が錠剤を臼から押し出すことにより錠剤を成形する．錠剤質量は，下杵位置により調整し，錠剤硬度は，上杵位置により調整し，生産する．偏心カムが 1 回転するごとに 1 つの錠剤を成形することから，錠剤を着実に生産する．臼・杵が 1 組であることから，装置の機構が簡素で，品目変更時における装置中への残留試料が少なく，少量生産の効率が高い．また，装置の清掃が簡略・迅速に行うことができる利点を有する．このため生産量の少ない製品の生産や試作品の製造や健康食品など，少量多品種の錠剤生産に適している．

ii) ロータリー打錠機

図 4.10.14，図 4.10.15 に示すロータリー打錠機は，ターンテーブル（回転盤）に 16 本立て，32 本立てなど多数の臼・杵が取り付けられている．このターンテーブルが 1 回転する間に粉末充填，圧縮，抜圧，錠剤排出の各工程を行い，臼・杵の組み合わせの数と同じ数の錠剤を圧縮調製する．一般に錠剤質量は，下杵位置を決定するカムの下限位置で調整し，錠剤硬度も下杵の位置を決めるカムの位置で調整する．

ロータリー打錠機には，1 時間に 60 万錠以上の生産能力を有する高速打錠機もあり，一般に連続大量生産に使用される．装置の機構が複雑なことから生産品目変更時の残留試料のロスが多く，

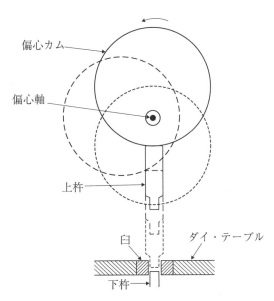

図 4.10.12 打錠機のカムと杵の動き

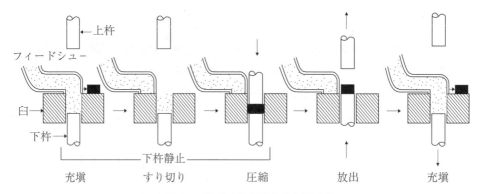

図 4.10.13　単発式打錠機の製錠工程

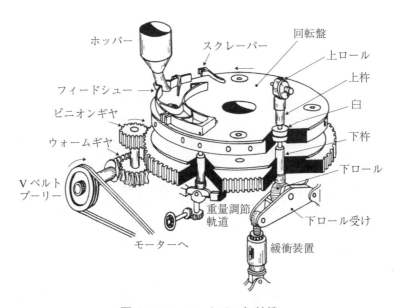

図 4.10.14　ロータリー打錠機

洗浄にも手間がかかることから，少量生産には不向きである．生産効率をさらに上げるために，ターンテーブルが1回転する間に，粉末充填から錠剤排出までの生産工程を複数回数繰り返す高速打錠機もある．錠剤成形性の悪い粉末を錠剤化する場合には，与圧と本圧など複数の圧縮工程を含む多段圧縮打錠機も使用されている．

B　滑沢剤の役割

粉末を臼内で圧縮していくと，臼壁面近傍の壁圧による摩擦の増大により，成形体内に応力の分布が生ずる．これらの応力分布の偏りが，錠剤成形の妨げとなる打錠障害の原因となる．壁面摩擦を軽減するために，錠剤処方にはステアリン酸マグネシウムなどの滑沢剤を添加し，均一に

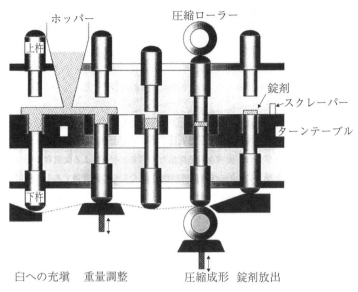

図 4.10.15　ロータリー打錠機の動作原理図

混合することにより，錠剤と壁面との間の摩擦の発生を抑制することができる．これらの滑沢剤の添加により，粉末流動性，応力分布，杵臼への付着などが抑制されることにより，後で示す種々の打錠障害を抑制し，均一な錠剤を高速で成形させることができる．滑沢剤の添加量が多くなりすぎると，粉末の流動性が低下するので，最適な添加量を設定する必要がある．近年の高速打錠法の進歩は，高品質の錠剤を安価に提供することを可能として製薬産業の進歩に寄与している．一方，滑沢剤の錠剤処方への添加は，処方粉末の撥水性を喚起して，崩壊性や溶出性を抑制する場合がある．また，主薬などとの薬物相互作用により安定性の低下を引き起こす場合があることが知られている．これらの滑沢剤の副作用を抑制した新しい錠剤成形法として，臼や杵に直接滑沢剤を噴霧し付着させて錠剤を成形する外部滑沢法が開発された．外部滑沢法で調製された錠剤は，錠剤表面にのみ滑沢剤が分布していることから，錠剤内部の親水性が高く，弱い圧縮力で強い錠剤硬度を発現し，十分な機械的強度をもつ空隙の大きな錠剤を提供することができる．また，内部に疎水性の高い滑沢剤を含まないことから迅速に水が浸透して崩壊する特性を有する機能性の錠剤を成形することができる．外部滑沢錠は，嚥下力の低下した高齢者に適した口腔内速崩壊錠として，適用することができる．

C　打錠障害

典型的な打錠障害の例を図 4.10.16 に示した．

i）キャッピング capping

錠剤の上下側が帽子状に剥がれる現象．顆粒の過度の乾燥，結合剤の不足，滑沢剤の過剰量添加，圧縮速度の超過などの粒子間の結合力の不足により起こる現象．

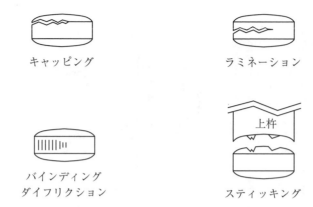

図 4.10.16　打錠障害

ii）ラミネーション lamination
　錠剤の中間部が層状に剥離する現象．キャッピングに類似の現象．顆粒の過度の乾燥，結合剤の不足，滑沢剤の過剰量添加，圧縮速度の超過などの粒子間の結合力の不足により起こる現象．

iii）バインディンク binding，ダイフリクション die friction
　臼壁面摩擦が大きいとき，錠剤放出時にきしみが生じて，錠剤側面に傷が入る現象．顆粒の乾燥の不足，結合剤の過剰量添加，滑沢剤の不足などにより起こる現象．

iv）スティッキング sticking
　試料の付着力が強いために，杵面に試料が付着し固結して，錠剤が剥離する現象．顆粒の乾燥の不足，結合剤の過剰量添加，滑沢剤の不足などにより起こる現象．

4.10.7　コーティング

　顆粒剤，カプセル剤，錠剤，坐剤などの製剤の表面を適当な物質で被覆し，皮膜を形成させることをコーティング coating という．

A　コーティングの目的

　コーティングを行う主な目的は以下の通りである．

1）外観をよくする：商品価値を高める目的で行われる．一般用医薬品ではこの目的で頻繁に行われることが多い．
2）不快なにおいや味をマスクする：アドヒアランスの向上を目的として行われる．
3）防湿，遮光や酸化防止による主薬の安定化：長期の保存を可能にするために実施される．
4）薬物溶出制御による薬効の調節：薬物送達システムの手法として汎用されている．

B 被膜剤によるコーティングの方法

i) 糖衣

　糖衣 sugar coating は，錠剤をコーティングパン（図 4.10.17(a)）に入れて，パンを回転させながら乾燥温風とともにコーティング液をスプレーで供給し，錠剤表面に基剤溶液を吹きつけ回転摩擦により乾燥させながら基剤を展延させてコーティング皮膜を形成させる．糖衣の工程は溶液として水を用いることから，水分により変質を防ぐため裸錠には，防水膜 protective coating の形成を行う．次に糖衣の強度を増すためにゼラチンを結合剤として用いて厚い糖衣層を形成する下掛け subcoating をする．このとき錠剤間の結合を防ぐためにタルクや沈降炭酸カルシウムなどが添加される．また，色むらを防ぐために表面を滑らかにする中掛け smoothing，着色剤を含む緻密で薄い糖衣層を造る上掛け coloring，つやだしのためのワックス掛け polishing をする．糖衣は，外観が美しいが，コーティング層が厚いため工程に時間を要する．

ii) フィルムコーティング

　顆粒剤，錠剤などの剤形に水溶性や腸溶性，徐放性などのさまざまな性質をもった高分子により剤形の表面に皮膜を形成することで薬物放出特性を制御することができる．

① **有機溶媒系フィルムコーティング**：従来は，種々の特性を有する高分子基剤を有機溶媒に溶解したコーティング液をスプレーすることによりフィルムコーティングをしてきた．有機溶剤が高価であること，製剤中への溶媒の残留が懸念されること，環境に配慮した廃棄がコスト高であることからほとんど行われなくなってきている．

② **水系フィルムコーティング**：従来の有機溶媒を使用したフィルムコーティング法が溶媒の残

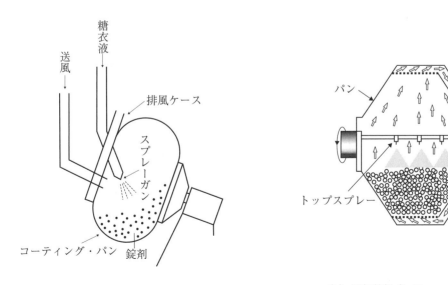

(a) 糖衣装置　　　　　　　　　　(b) 通気乾燥式パンコーティング装置

図 4.10.17　錠剤のコーティングに用いられる装置

留性，作業中の爆発，吸引等の危険性があり，環境に悪影響を有し，かつ経済的に不利であることから，有機溶媒を使用せず，水を溶媒とする水系コーティングが頻繁に行われるようになってきた．水に不溶性の高分子であっても，微粉末懸濁液やラテックスをスプレーし，可塑剤や水和により軟化させた高分子粒子を添加することで，水分蒸発過程で毛細管圧により融合して成膜することができる．

主要なコーティングの基剤を表4.10.2に示した．

表4.10.2 コーティング被膜剤の種類

被膜		被膜剤	溶解pH
糖衣		ショ糖，白糖など	
フィルムコーティング	腸溶性	ヒプロメロースフタル酸エステル（HPMCP）	5.0〜5.5以上
		カルボキシメチルエチルセルロース（CMEC）	5.0以上
		メタクリル酸コポリマー （オイドラギットL）	5.5〜6.0以上
		メタクリル酸コポリマー （オイドラギットS）	7.0以上
		セラセフェート（CAP）	5.0以上
	胃溶性	アミノアルキルメタクリレートコポリマーE （オイドラギットE）	5.8以下
		ポリビニルアセタールジエチルアミノアセテート （AEA）	5.0以下
	水溶性	ヒプロメロース（HPMC）	可溶性
		ヒドロキシプロピルセルロース（HPC）	可溶性
	水不溶性	エチルセルロース（EC）	不溶性
		アンモニアルキルメタクリレートコポリマー （オイドラギットRS, オイドラギットRL）	不溶性
圧縮コーティング		各種添加剤粉末	
乾式コーティング		各種ワックス，脂質，ポリエチレングリコールなど	

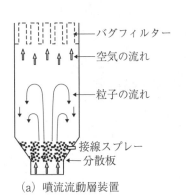 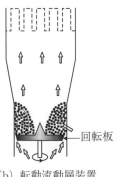 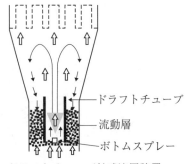

(a) 噴流流動層装置　　(b) 転動流動層装置　　(c) ドラフトチューブ付噴流層装置

図4.10.18 糖衣のコーティングに用いられる装置

iii）圧縮コーティング

中心に錠剤を入れて圧縮して製した内部に小さな錠剤を含む有核錠をいう．混合すると変質する処方成分を同一錠剤として調製する場合や中心錠を徐放性や腸溶性として薬物放出制御製剤を調製する場合に用いられる．乾式による調製法であるために，水などの溶媒により不安定な医薬品や乾燥時の加熱により分解する医薬品のコーティングに適用される．

iv）乾式コーティング

流動層などを用いて粒子を流動化させて，そこへワックスなどの比較的低融点の微粉末を供給し，温度制御すると芯物質に微粒子が付着した後，粒子間摩擦や温度制御により付着した粒子が融解し積層化して成膜する．いずれも水や溶媒を用いない乾式コーティング法であり，製品中の残留溶媒や環境保全の観点から有用性が高い．新しい脱溶媒コーティング技術として有効である．

C コーティングの方法

従来は，図4.10.17(a)）に示したようなコーティングパンに錠剤を入れて回転させ，コーティング液をスプレーしながら熱風により乾燥させて，少しずつコーティングした．厚みやむらができることから熟練を要する技術であった．近年は，図4.10.17(b)）に示す通気乾燥式パンコーティング装置が開発され，錠剤コーティングが自動化された．また，顆粒の微粒子のコーティングには，図4.10.18に示した噴流流動層装置，転動流動層装置，ドラフトチューブ付噴流層装置（ワースター法）などが用いられる．コーティング中には，粒子間の固着が問題となる．これを防ぐために粒子を回転・流動させる．ゆえに，このため粒子の分離力が強いほど微粒子へのコーティングが可能となる．ここで，噴流流動層＜転動流動層＜ワースター法の順で微粒子へのコーティングに適している．

4.10.8 カプセル剤

カプセル剤は，医薬品粉末や液体，懸濁液をゼラチンなどの基剤で製造されたカプセルに充填したものである．カプセル剤には，硬カプセルと軟カプセルがある．

A カプセル剤の製造

i）硬カプセル剤

硬カプセル剤のカプセルは，キャップとボディにより構成されている．空のキャップとボディ部を分離し，ボディ部に顆粒やミニ錠剤などに製した医薬品を以下に示す方法により充填する（図4.10.19）．その後キャップと結合（嵌合）が施され，硬カプセル剤が製造される．

① オーガー式

オーガー式は，ホルダーにセットしたカプセルのボディに，粉末をホッパーからフィーダーなどを用いて直接押し込む方法である．

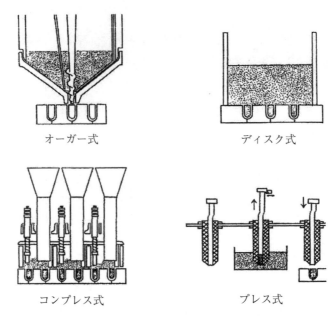

図 4.10.19　硬カプセル剤の製造に用いられる装置

② **ディスク式**

ディスク式は，ボディをセットしたホルダーが粉末を充填したホッパーの下を通過する際に，自重により粉末がボディに充填される方法である．

③ **コンプレス式**

コンプレス式は，粉体層状部からプランジャーを用いてホルダーにセットしたボディ部に粉体を強制的に充填する方法である．

④ **プレス式**

プレス式は，粉体層にプランジャーが内挿されたチューブを押し込み，チューブ内に粉体層を取り込む．この粉体層を，ホルターにセットしたカプセルのボディへプランジャーで押し出して充填する．

ii） **軟カプセル剤の製造**

軟カプセル剤は，一般に以下の方法により製造される（図 4.10.20）．

① **ロータリー・ダイ法**

2枚の柔軟性をもつゼラチンフィルムの中心部に薬物溶液を流し込み，ダイロールでゼラチンフィルムを圧着しながら包み込む．薬液が充填されていない余分なゼラチンシート部を除去して軟カプセル剤が製造される．

② **滴下法**

同心二重ノズルの内側から薬物溶液を，また外側からは皮膜液を，一定速度で流れる凝固液中

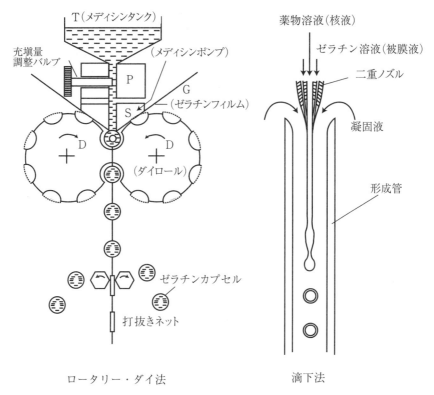

図 4.10.20 軟カプセル剤の製造に用いられる装置

に吐出させる．界面張力によって，凝固液中で薬物溶液が被膜液で包み込まれ，球状の軟カプセル剤が製造される．この方法では，継ぎ目のないシームレスな軟カプセル剤が得られる．

4.10.9 製剤プロセスの自動化

　従来，製剤プロセスは現場技術者の経験的な技術の蓄積により行われてきたが，Good Manufacturing Practice (GMP) の導入や製造ロボットの進化などの背景から製剤行程の自動化，Factory Automation (FA) が行われるようになってきた．多くの製剤プロセスは，バッチ処理による単位操作をつなげたものであるが，原料粉体の搬入・確認・供給，原料の秤量，原料の混合，主単位操作，製品の検査，製品の輸送，装置の洗浄などが各単位操作において組み合わされて行われる．図4.10.21に一例を示した．自動化のためには，それぞれの単位操作において自動秤量，主操作の自動操作，自動輸送・搬送，自動洗浄などの技術が必要となる．これまで，研究で製剤の製造を行う装置のスケールと実生産で製剤の製造を行う装置のスケールが異なっており，実際に製品の製造を移行するに当たり，スケールアップ化検討などが必要であった．近年，計測装置やプロセス解析工学 Process Analytical Technology (PAT) の発展やFDAの推奨によって，

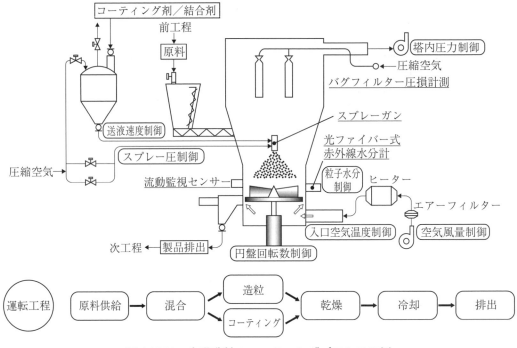

図 4.10.21　自動造粒・コーティングプロセスの例

　小スケールの装置を組み合わせて，連続的にすべての製造プロセスを実施して製剤の製造を行う，連続生産 continuous manufacturing が注目を集めている．連続生産が導入されることによって，プロセスの稼働時間を調整すれば，望ましい品質を有する最終製品を必要な量，必要な時に製造できるようになることが期待される．さらに，製造設備の省スペース化，スケールアップに関する問題の回避などが可能となる．

4.10.10　製剤プロセスのバリデーション

　医薬品製造過程の管理に GMP（医薬品の製造および品質管理に関する基準）が，実施されるようになり，「設備，機器，工程や方法を科学的根拠，妥当性をもって設計し，それが初期の目的どおり機能していることを組織的に検証し文書化すること」，すなわち，バリデーションが医薬品製造過程に導入され，これを実証することを求められるようなった．これにより，医薬品を製造する製剤プロセスからの製品特性に影響する変動要因を明確にし，それを踏まえた合理的な方法を選定して製造し，適切にキャリブレーションされた方法によって製造プロセスを適切に設計・制御・管理して設計されたとおりの製品を安定的に供給することが求められるようになった．図 4.10.19 には一例として，間接顆粒圧縮法による錠剤調製工程を示す．撹拌造粒，打錠プロセスにおける製品均一性に対する変動要因とその相関図を示す．これまで最終製品の品質試験結果

4.10 製剤工学 *503*

に基づいて出荷の可否検定が行われてきたが，上記のような，製造プロセスの工程管理を適切に行うことにより，工程内データに基づいて，工程内製品や最終製品の品質評価がなされ，最終製品の品質試験結果と組み合わせて製品の品質保証がなされるようになってきた.

　主薬，賦形剤，結合剤などの原料粉末，製剤機器の種類や撹拌速度，結合剤添加速度，与圧，主圧，縮圧などの操作条件の選定は，原料粉末の成形性，錠剤硬度，摩損度，崩壊性，溶出性などの錠剤の製剤特性をもつ製品を調製できる合理的な根拠に基づいて行い，製品均一性に許容される操作条件の範囲を明確にし，実生産においてはその適正な範囲で生産されていることが保障されなければならない.

演習問題

問 1 噴出する圧縮空気の気流により粒子を加速させて，粒子同士あるいは粒子と容器壁との衝突により粒子を微細化する粉砕機はどれか. **1つ選べ.**

1　ローラーミル
2　ボールミル
3　コロイドミル
4　ジェットミル
5　ハンマーミル

(第101回薬剤師国家試験　問52)

問 2 医薬品を造粒する目的として<u>誤っている</u>のはどれか. **1つ選べ.**
1　流動性の向上
2　含量均一性の改善
3　真密度の増大
4　充塡性の向上
5　発塵の防止

(第102回薬剤師国家試験　問52)

問 3 空気で吹き上げた原料粉体に結合液を噴霧して造粒する方法はどれか. **1つ選べ.**
1　噴霧乾燥造粒法
2　撹拌造粒法
3　流動層造粒法
4　押出し造粒法
5　乾式造粒法

(第97回薬剤師国家試験　問52)

問 4 固形製剤の製造工程と製剤機械に関する記述のうち，正しいのはどれか．**2つ**選べ．
1 流動層造粒装置は，混合，造粒，乾燥を１つの装置内で行うことができる．
2 Ｖ型混合機は，容器固定型混合機に分類される．
3 糖衣は，フィルムコーティングに比べ，短時間でのコーティング処理が可能である．
4 直接打錠法では，原料粉末をそのまま打錠機で圧縮成形するため，滑沢剤の添加を必要としない．
5 ハンマーミルは，粉砕時に熱が発生するため，熱に弱い医薬品の粉砕には適さない．

(第102回薬剤師国家試験　問176)

問 5 造粒法に関する記述のうち，誤っているのはどれか．**1つ**選べ．
1 破砕造粒法は，混合した粉状の原料を圧縮成形した後，粉砕する方法なので，不定形の造粒物が得られる．
2 攪拌造粒法は，攪拌翼を高速回転させながら，結合剤溶液を噴霧して造粒する方法なので，重質で球形の造粒物が得られる．
3 噴霧乾燥造粒法は，熱風気流中に薬物と添加剤からなる溶液もしくは懸濁液を噴霧し，急速に乾燥する方法なので，球形の造粒物が得られる．
4 流動層造粒法は，熱風気流中に吹き上げた粉末に結合剤を噴霧して造粒する方法なので，流動層内で圧密化を受け，重質で球形の造粒物が得られる．
5 押し出し造粒法は，一定孔径のスクリーンから薬物と添加剤からなる混練物を押し出し，適当なサイズでカットして造粒する方法なので，円柱状の造粒物が得られる．

(第98回薬剤師国家試験　問177)

問 6 下図は，乾燥工程中における乾燥時間と試料温度および試料の含水率との関係を表している．乾燥に関する以下の記述のうち正しいのはどれか．**2つ**選べ．

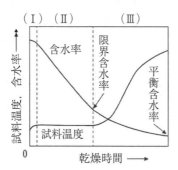

1 乾燥初期の期間（Ⅰ）では，試料温度の上昇にエネルギーが消費されるので，乾燥速度は低下する．

4.10 製剤工学

2 試料の含水率は，全乾燥工程中，直線的に減少する．

3 期間（II）では，加える熱量と水分の蒸発に伴う気化熱が等しくなり，乾燥速度および試料温度はほぼ一定となっている．

4 限界含水率より含水率が低くなる期間（III）では，試料温度が上昇しても，乾燥速度は低下する．

5 乾燥終了時には，含水率は0％になっている．

（第100回薬剤師国家試験　問178）

解答と解説

問 1　4

1 ローラーミルは，らせん状模様が刻まれたローラーが逆方向に回転し，粉体がかみ込まれることによって粉砕が進行する．

2 ボールミルは，容器にボールと粉砕用試料を入れ，容器を回転させる．ボールによる衝撃と擦れにより粉砕する．

3 コロイドミルは，間隙に入った粉体が高速に回転するローターにより摩砕されて粉砕される．

5 ハンマーミルは，高速に回転させたハンマーに粉体が衝突することによって粉砕が進行する．

問 2　3

1 粒子径の増大に伴って，付着凝集力よりも重力の項が大きく増大し，流動性が向上する．

2 造粒することによって，付着凝集力が小さくなり，凝集塊が形成されにくくなり，混合性が改善される．

3 基本的に造粒しても真密度が増大することはない（結晶転移する場合を除く）．

4 造粒によって，付着凝集力の低下により充填性が向上する．

5 造粒によって，1つ1つの粒子が重くなるため飛散性が低下し，発塵の防止につながる．

問 3　3

1 噴霧乾燥造粒法は，熱風気流中に薬物溶液または懸濁液を噴霧し，瞬時に乾燥して造粒物を得る方法である．

2 攪拌造粒法は，攪拌バネで高速に混合している粉体に対して結合液を加え，重質な造粒物を得る方法である．

4 押し出し造粒法は，混練物をスクリーンから押し出して造粒する方法である．

5 乾式造粒法は，粉体を圧縮して一定形状に成形した後，これを破砕して造粒物を得る方法である．

506 第4章 製剤学

問 4 1, 5

2 V型混合器は，容器回転型の混合器である．

3 糖衣錠は，糖液をかけた後，展延・乾燥する工程を繰り返してコーティングするため，フィルムコーティングに比べ工程に長時間を要する．

4 直接打錠法でも，滑沢剤を加えて錠剤の製錠が行われる．

問 5 4

4 流動層造粒法では，装置下部から供給される熱風によって粉体が吹き上げられて形成される流動層に結合剤溶液を噴霧しながら造粒する方法で，空気を含んだソフトな造粒物が得られる．

問 6 3, 4

1 予熱期間となる期間（I）では，温度の上昇に伴って乾燥速度が増加する．

2 予熱期間となる期間（I）では，含水率の減少率が徐々に増加し，減率乾燥期間である期間（III）では，乾燥速度が遅くなり含水率の減少速度が低下する．

5 乾燥終了時には，材料と水との親和性によって決まる平衡含水率まで乾燥が進行し，0％にはなっていない．

参 考 文 献

1) 粉体工学会・製剤と粒子設計部会編（1998）粉体の圧縮成形技術，日刊工業新聞社
2) 大塚誠ら（1993）攪拌混合機とV型混合機による滑沢剤の医薬品処方への混合が製剤特性に及ぼす影響，粉体工学会誌，**30**（6），423-428
3) 大塚誠ら（1996）外部滑択添加法による酵素製剤の錠剤圧縮成形特性と失活抑制，粉体工学会，第13回製剤と粒子設計シンポジュウム講演要旨集，164

4.11 製剤の品質管理

4.11.1 医薬品の品質保証

　医薬品は疾病の予防，治療のために知識集約的に造られた生理活性物質の製剤である．従来の化学合成された低分子化合物の薬物から，最近は，ペプチド，タンパク質のホルモン，サイトカイン，抗体などに加え，遺伝子，細胞などのバイオ素材を用いたバイオ医薬品が開発され，画期的な効果を発揮するようになった．したがって，現在の医薬品の品質保証には実に多岐多様な観点からの対応が必要になっている．

　医薬品の品質，有効性，安全性の保証には，「医薬品，医療機器等の品質，有効性及び安全性の確保等に関する法律」（医薬品医療機器等法または薬機法，2014年11月27日）および「第十七改正，日本薬局方」（2016年4月施行）において，考え方と規制，基準及び標準的な試験法が規定されている．特に，日本薬局方は，学問・技術の進歩と医療需要に応じて，我が国の医薬品の品質を適正に確保するために必要な規格・基準及び標準的試験法等を示す公的な規範書である．また，これらの品質は，米国薬局方（USP）および欧州薬局方（EP）に国際的基準が規制されており，日本薬局方を加えた3極の医薬品品質の調和を目的に実施されているICH (International Conference on Harmonisation of Technical Requirement for Registration of Pharmaceuticals for Human Use，日米欧医薬品規制調和国際会議）を通じて，多くの項目が協議され標準的な規範・基準がガイドラインとして通達されている．

A 医薬品医療機器等法

　医薬品は一般商品と異なり生体に直接作用するものであるため，多くの臨床試験に基づいて有効で副作用が回避できる用法・用量が設定され，その品質，有効性および安全性が確保されたもののみが厚生労働大臣の許可を得てはじめて販売できる．

　医薬品医療機器等法は，医薬品，医薬部外品，化粧品，医療機器および再生医療等製品の品質，有効性と安全性の確保ならびにこれらの保健衛生上の危害の発生と拡大の防止のために必要な規制を行うものである．その目的を達成するために，国，地方自治体，製造販売業者，医療関係者の責務と，患者の役割が記載されている．また，医薬品の品質基準としては，従前の医薬品は日本薬局方に，特別に注意を有する医薬品（生物学的製剤，抗生物質医薬品，放射性医薬品など）については本法第42条にそれぞれの基準が規定されている．さらに，厚生労働大臣が指定する医薬品（ワクチン，血液製剤などの特定の生物学的製剤）または再生医療等製品に関しては国家

検定制度が設けられ，国が直接品質をチェックする．本法は，従来「薬事法」と呼ばれていたものに，医療機器に関する規制の改正，再生医療等製品に関する規制の新設，添付文章の届出制度の新設，医薬品の販売制度の改正，指定薬物の監視指導の厳格化が図られたものである．

1. 製造販売業者と製造業者

　実際に医薬品を製造し販売するには厚生労働大臣の許可が必要で，図 4.11.1 に示すような品質管理体制が求められている．これによると，医薬品を製造するには事業所ごとに「製造業の許可」が必要で，製造販売するには企業ごとに「医薬品製造販売業の許可」と個々の医薬品の「製造販売承認」が必要である．製造業者には，実際に製造を担当する製造部門と出荷に際して品質を管理する品質管理部門があり，それぞれは独立した部門であることが必須である．薬剤師である「製造管理者」が厚生労働省令で定める GMP に基づいて，それぞれの部門責任者を統括する．2005 年の薬事法改正によって，製造を他社の製造業者に委託することが可能になり，委託製造による医薬品の販売が急増している．製造販売業者は，「品質保証責任者」と「安全管理責任者」を置き，これらを総括する「総括製造販売責任者」（薬剤師）が必要で，自社あるいは委託した製造業者から入荷した医薬品を品質管理し，市販後調査を含めた GVP に基づく品質評価を進め，出荷後の品質保証を検証しながら出荷・販売する．

　GMP：Good Manufacturing Practice，医薬品及び医薬部外品の製造管理および品質管理に関する基準

　GVP：Good Vigilance Practice，医薬品，医薬部外品，化粧品，および医療機器の製造販売後安全性管理基準

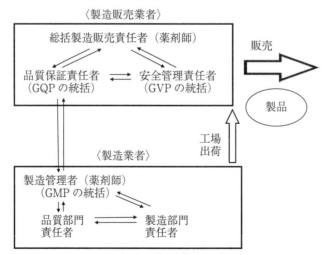

図 4.11.1　医薬品の製造販売に関わる品質管理体制

2. 承認申請と審査

新医薬品の承認申請では，販売名，成分分量，製造方法，用法，用量，効能効果，貯法，有効期間，規格，試験法等が記載され，承認後は承認事項となる．その内容を変更する場合，一部変更承認申請を行い承認が必要であるが，変更の内容が軽微なものは届出（軽微変更届）だけでよい．提出する資料はICHで合意されたCTD（Common Technical Documents）に従い，品質，非臨床試験（薬理，薬物動態，毒性），臨床試験（生物薬剤学的試験，分析法，薬理試験，有効性，安全性）の結果が提出される．なお，2016年10月よりCTDの電子化（eCTD）が義務化され，後発医薬品においても2017年3月よりeCTD化が義務化された．

これらの資料は医薬品医療機器総合機構（PMDA）に提出され，承認審査が行われる．新医薬品については，品質，非臨床，臨床，統計などの領域分野別の審査チームによる詳細な審査が行われ「審査報告書」が作成される．また，このチーム審査専門員と外部専門家が重要な問題について議論する「専門協議」が実施される．さらに，提出された申請資料が信頼性基準（GLPおよびGCP）に従っていることの確認のための適合性書面調査（原データの検証）と治験依頼者および治験実施機関に対するGCP実地調査が実施される．

GLP：Good Laboratory Practice，医薬品の安全性に関する非臨床試験の実施基準

GCP：Good Clinical Practice，医薬品の臨床試験の実施に関する基準

3. 原薬等登録原簿

原薬等製造業者が原薬等の製造方法，製造管理，品質管理等に関する審査に必要な情報を事前にPMDAに登録することで，製剤の承認申請者等に対し審査に必要な情報のうち，知的財産（ノウハウ）を開示することなく承認審査に供する制度として原薬等登録原簿（マスターファイル，MF）制度がある．この制度は原薬のみならず，中間体，製剤，医薬品添加剤，包装材料，近年ではヒト由来細胞・組織を加工した医薬品または医療機器の製造および，細胞，培地，培地添加物などにも適用され，製造場所，製造方法，規格および試験法，安定性試験などの情報が登録されている．外国製造業者の場合は，登録申請に係る事務を行うため，国内に住所を有する国内管理人を置く必要がある．審査当局はこれらの情報を他の承認申請資料の一部として審査に使用できる合理的な制度である．

4. GMP適合性調査と製造許可

PMDAでの審査の後，審査報告書が作成され薬事・食品衛生審議会（薬食審）へ諮問される．薬食審の医薬部会および薬事分科会における審議・報告を経て薬食審の答申を得ることで製造販売承認が与えられる．承認された新薬の審査報告書および添付資料はPMDAのホームページに新薬の承認に関する情報として掲載される．

これとは別に実施されるGMP適合性調査によって，当該医薬品の製造設備や製造管理手法がGMPに適合し，臨床試験に使用されたものと同等の品質の医薬品がその製造所で恒常的に製造

できる体制（供給責任）があることを実地と書面によって調査され，医薬品の製造所として基準に適合していることが確認されて初めて製造許可が与えられる．すなわち，医薬品としての承認と，製造業者の認められた施設で当該医薬品を製造することが許可され薬価が決定されて初めて市販されることになる．

5. 再審査と再評価

医薬品の製造・販売が開始された後に実施される製造販売後調査制度には，GPSP に基づく製造販売後調査・試験と，GVP に基づく安全性確保業務がある．有効な医薬品を病気で苦しむ患者にできるだけ早く届けるため，限られた患者数での審査が余儀なくされるが，その分，市販された後も製造販売業者によって詳細に有効性と安全性の調査を実施し報告する義務を課した合理的な制度である．

GPSP：Good Post-Marketing Study Practice，医薬品の製造販売後調査及び試験の実施基準

GVP：Good Vigilance Practice，医薬品，医薬部外品，化粧品及び医療機器の製造販売後安全管理基準

再審査は，厚生労働大臣が薬食審の意見を基に指定するもので，承認の取り消しや効能効果の削除または修正がなされる場合がある．再審査期間は，新有効成分含有医薬品は承認後 8 年，新医療用配合剤，新投与経路は 6 年，効能追加，新用量医薬品は 4 〜 6 年，オーファンドラッグは 10 年とされ，GPSP に従って実施される．

再評価は，さらに広い分野の医薬品が対象となり，例えば，すでに承認された医薬品でも，年月の経過とともに，より効果の高い安全な薬物が開発され存在価値が低下したり，新しい評価基準では有用性が認められない場合に適用される．すなわち，最新の医学・薬学の学問水準に照らし合わせて，品質（溶出性など），有効性および安全性を再確認する制度で，品質再評価と薬効再評価がある．これにはすべての医薬品が対象となり，厚生労働大臣が薬食審の意見を聞いて対象医薬品の範囲を指定するもので，再審査同様，承認の取り消しや効能効果等の削減または修正が行われる．

6. 先駆け審査指定制度

2014 年 6 月，世界に先駆けて革新的医薬品等の実用化を図るため，基礎研究から臨床研究・治験・承認審査，保険適用，国際展開までの対策を一貫してパッケージで推進する「先駆けパッケージ戦略」が公表された．すなわち，世界に先駆けてわが国で開発され，早期の治験段階で著名な有効性が見込まれる革新的医薬品等については，優先相談，事前評価，優先審査等を行い，早期の実用化を目指す画期的な審査制度「先駆け審査指定制度」が実施された．通常，1 年が見込まれている審査が 6 か月で実施される．2017 年 4 月現在，医薬品，体外診断用医薬品，医療機器，再生医療等製品において 22 品目が指定されている．

B 日本薬局方

日本薬局方（日局）は，学問・技術の進歩と医療需要に応じて，わが国の医薬品の性状と品質を適正に確保するために必要な規格・基準および標準的試験法などを示す公的な規範書で，厚生労働大臣が薬食審の意見を聞いて定めるものである．また，日本薬局方は，薬事行政，製薬企業，医療，薬学研究，薬学教育などに携わる多くの医薬品関係者の知識と経験を結集して作成されたものであり，それぞれの場で関係者に広く活用されるべき公共のものである．また，近年の急速な科学技術の進歩や国際調和事項を薬事行政に速やかに反映させるため，従来の5年ごとの大改正および追補改正に加え，適宜，部分改正を行うことが必要とされている．最近では，2016年4月に第十七改正が施行された．

C ICHと品質の国際調和

ICHの目的は，3極の規制当局 FDA（US Food and Drug Administration 米国食品医薬品局），EMA（European Medicines Agency, 欧州医薬品庁），PMDA（Pharmaceuticals and Medical Devices Agency, 医薬品医療機器総合機構）による新薬承認審査の基準を国際的に統一し，非臨床試験，臨床試験の実施方法やルール，提出書類のフォーマットの標準化などによって製薬企業による各試験の不必要な繰り返しを防ぎ医薬品開発，承認審査を効率化して，より良い医薬品をより早く患者のもとに届けることにある．ICHの構成メンバーは，国際製薬団体連合が事務局となり，上記の3極規制当局と製薬団体で，WHO（World Health Organization, 世界保健機関）などがオブザーバーとして参加している．

トピックスは品質，安全性，有効性と複合領域（multidisciplinary）が協議された．これまでに出されたガイドラインは，安定性（Q1），分析バリデーション（Q2），不純物（Q3），規格及び試験方法（Q6），原薬GMP（Q7），QbD（quality by design）関連（Q8製剤開発，Q9品質リスクマネジメント，Q10品質システム，Q11原薬の開発と製造）などがある．また，安全性では遺伝子毒性試験，生殖発生毒性試験，免疫原性試験，有効性ではGCP，高齢者および小児の臨床試験，さらに複合領域ではCTDなどで合意されている．

D PIC／Sと製造査察の国際化

医薬品製造許可の際の査察時のGMP基準の国際化を推進するものとして，PIC/S（Pharmaceutical Inspection Convention and Pharmaceutical Inspection Cooperation Scheme, 医薬品査察協定及び医薬品査察共同スキーム）があり，医薬品分野での調和のとれたGMP基準及び査察当局の品質システムの国際的な開発・実施・保守を目的とした査察当局間の非公式な協力の枠組みがある．したがって，法的拘束力はないが，PIC/S-GMPはGMPの国際標準と考えてよく，今後，これに準拠した製造管理および品質管理が求められるようになると考えられる．PIC/S加盟のメリットは，使用者の立場では安全性の確保，生産者の立場では輸出入の簡易化，

512　　第 4 章　製剤学

行政の立場では査察能力の向上，情報の共有化による査察の省力化，製造販売承認の迅速化があげられる．

4.11.2　製剤の品質管理と保証

A　製剤の製造における品質管理と保証

　医薬品の製造に際して，原薬，医薬品添加剤，製剤機器，製造施設，操作規準などの最適化によってその品質を管理 control・保証 assurance することが医薬品 GMP 省令によって規定されている．ここで基本的に重要なことは製剤の品質を保証するには，抜き取りによる最終製品の試験で行うのではなく，製造の各工程が適正に実施されていることの検証（バリデーション，validation）によって目標とする品質に適合する医薬品を恒常的に製造することである．例えば，薬物の純度，工程での安定性，確実な製剤設計と製造法の設計と維持，施設・設備の堅牢化による無菌性の確保，異物混入の防止，洗浄バリデーションによる交差汚染の回避などによって，設計された規格通りの高品質の医薬品を再現性よく製造することである．

1.　QbD と品質リスクマネジメント

　ICH Q8 - Q11 で医薬品開発および製造の新しい考え方が出された（第十七改正日本薬局方参考情報参照）．従来の製造工程の再現性や最終試験の実施による品質管理戦略ではなく，製品ライフサイクル（医薬品の初期開発から市販を経て製造販売中止に至るまでの全過程）を通じた製造工程の頑健性や工程理解による管理戦略（品質リスクマネジメント quality risk management）に基づく製品設計である QbD（quality by design）によって造り込む方向が重視されるようになった（図 4.11.2）．そして，あらかじめ許容できる範囲（デザインスペース design space）を設定し，その中で原材料の性質や条件に合わせて造り方を調節する．品質リスクマネジメントとは，例えば製剤工程におけるワーストケースを想定してまずリスクをすべて洗い出し，これを管理することによってリスクを回避する方法で，その意思決定における科学的かつ実用的な取り組みを支援するものである．すなわち，品質に関するリスク評価（特定，分析，評価），リスク制御（低減，受容）およびリスク管理プロセスの結果を見直し，監視することによってリスクの評価・管理を行うものである．

2.　PAT とリアルタイムリリース

　さらに，製造工程の理解を深め，工程内試験 process analytical technology（PAT）によって適切な管理が実施されれば，この PAT を出荷試験とすることも可能である．これによって出荷することをリアルタイムリリースあるいはパラメトリックリリースという．PAT とは最終製品の品質保証を目標として，原料や中間製品・中間体の重要な品質や性能特性を中間工程でタイム

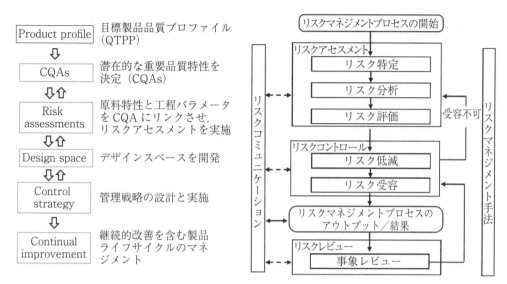

図 4.11.2 典型的な Quality by Design（左図）と品質リスクマネジメント（右図）のプロセス

リーに計測することによって，製造の設計・解析・管理を行う技術である．

3. バリデーション

　バリデーションとは，医薬品のGMP生産で品質を確保するための最重要工程で，「製造所の構造，設備ならびに手順，工程，その他の製造管理及び品質管理の方法が期待される結果を与えることを科学的に検証し，これを文章化すること」である．対象となるのは，製造設備・機器および工程に加え，空調，給水システムなどの製造支援システム，洗浄などの作業，分析機器，原料，資材，使用されるコンピュータなども含まれる．また，含量均一性，固形製剤の溶出性，無菌製剤の無菌性などの製剤ごとの重要な特性に大きな影響を及ぼす製造工程において厳密に実施される．例えば，工程ごとの厳格なバリデーションによる生産管理体制が構築され実施されている場合，注射剤において最も重要な無菌試験を届けによって省略することができると日本薬局方で規定されるまでになっている．バリデーションには，製造承認前に実施される予測的バリデーション，日常の工程管理の定期的照査・変更時の再バリデーション，通常生産に合わせて行うコンカレントバリデーションなどがある．

B 製剤の安定性と安定化

　医薬品の品質を確保するには，確実な製剤設計に基づいた高品質な製剤をいかに規格通りに再現性よく製造できるかが基本であるが，その製造から保管および患者に適用されるまでの流通過程における製剤の安定性を確保することも重要である．そのためには製剤の変化を評価し，分解様式を正確に分析・把握して，確実に変化を回避することが必要である．安定性には，酸化・還元・加水分解あるいは光・熱・放射線などによる化学的分解と，結晶転移，溶融，潮解，昇華，

凝集，ケーキングなどの物理的変化，さらに細菌やカビの繁殖などの微生物学的変化があり，いずれもその原因を明らかにして確実な対策を立て実施する必要がある．

また，製剤の添加剤との反応，消化管での胃酸による分解，製剤工程中の加熱，放射線滅菌などによる変化など思わぬところでの分解・変化に注意するとともに，注射の混注（他注射剤との混合注射）時の変化（pH，還元剤，酸化剤，メイラード反応，再結晶，凝集，着色）などはあらかじめ可能性のある製剤との配合試験をする義務がある．また，製剤での安定性は，光・酸素・湿度などによる変化・分解は乾燥剤・酸素吸着剤などの使用や，遮光・空気透過抑制フイルムの使用，製剤容器・包装による防御も可能であるため，これらを加味したシステムでの安定化は有効な手段である．また最近では，制がん剤，高活性薬物やバイオ医薬品の増加に伴い，シングルユースのプラスティック製配管・バッグなどによる製造が増加しており，プラスティック製容器・包装からの汚染で問題となった抽出物（エクストラクタブル），浸出物（リーチャブル）や異物粒子の混入には注意が必要である．また，サプライヤーからの情報収集と予試験が重要である．

演習問題

問 1 製剤の品質管理および品質保証に関する次の記述のうち，正しいものの組み合わせはどれか．

a Quality by design（QbD）とは事前の目標設定に始まり，製品および工程の理解ならびに工程管理に重点を置き，立証された科学および品質リスクマネジメントに基づく体系的な開発手法である．

b 品質リスクマネジメントとは，例えば製剤工程におけるワーストケースを想定し，まずリスクをすべて洗い出し（リスクアセスメント），これを管理（低減と受容）してリスクを回避する方法である．

c 品質リスクマネジメントの目的は，患者に危害をもたらす可能性のあるリスクのレベルをゼロにすることである．

d バリデーションとは，医薬品のGMP生産で，製造の手順，工程，その他の製造管理および品質管理の方法が期待される結果を与えることを科学的に検証することで，製造所の構造，設備，機器の保全に関しては対象外である．

e 欧州で始められたPIC/Sは，国際的に調和の取れたGMP基準や品質システムの国際的な開発・実施・保守を目的とした査察当局間の公式な協力体制で，出されたガイドラインは当然拘束力を有する．

　　　　1　（a，b）　2　（b，c）　3　（b，e）
　　　　4　（c，d）　5　（d，e）

4.11 製剤の品質管理

515

解答と解説

問 1 1

a 正

b 正

c 誤：リスクレベルをゼロにすることはできない．リスクを受容可能なレベルにまで低減することが目的である．

d 誤：バリデーションとはGMP生産における，製造の手順，工程，その他の製造管理および品質管理の方法が期待される結果を与えることを科学的に検証することで，製造所の構造，設備，機器も対象に含まれ，コンピュータや空調設備なども査証される．

e 誤：PIC/S（医薬品査察協定および医薬品査察共同システム）は，標準となる品質システムの国際的な開発・実施・保守を目的とした査察当局間の協力体制で，非公式で拘束力は有さない．

日 本 語 索 引

ア

アクアポリン　183
圧縮　492
圧縮コーティング　498,499
アデノ随伴ウイルス　421
アトルバスタチン　252
アニオン性界面活性剤　44
アミノ酸　182
アモルファス　15
アルキルベンゼンスルホン酸
　　塩　46
アルキル硫酸塩　46
アルコール数測定法　454
アレニウス式　109
アレニウス・プロット　121
安定化　108,124
安定形　14
安定剤　354
安定性　108
安定性試験　123,469
安定性試験ガイドライン　469
アンテドラッグ　399
Avrami-Erofeev 式　121

イ

胃　146
イオン　181
イオン強度　29,111
イオン交換型システム　406
イオントフォレーシス　418
胃酸　165
1-コンパートメントモデル
　　258
一次吸収過程　266
一次性能動輸送　141
1 次反応　116
一般酸-塩基触媒反応　112
遺伝子治療　419
胃内容排出速度　161,162,291
医薬品，医薬部外品，化粧品
　　及び医療機器の製造販売後
　　安全管理基準　510
医薬品医療機器総合機構　511
医薬品医療機器等法　507
医薬品添加物　331

医薬品の安全性に関する非臨
　　床試験の実施基準　509
医薬品の製造販売後調査及び
　　試験の実施基準　510
医薬品の品質保証　507
医薬品の臨床試験の実施に関
　　する基準　509
飲作用　144
飲食物　168
インドメタシン　14,23

ウ

ウイテプゾール　372
ウベローデ型粘度計　72

エ

永久双極子　19
（永久）双極子間引力　19
（永久）双極子-誘起双極子間
　　引力　19
エキス剤　391
エキセントリック型打錠機
　　493
エキソサイトーシス　144
液中造粒法　488
易動度　66
エクソソーム　422
エチレンオキシド　357
エナラプリラート　241
エナンチオトロピー　14
エマルション　57
エリキシル剤　323
エルダーの仮説　91
エレクトロポレーション　418
塩　15
円錐-平板形回転粘度計　74
塩析　55
エンドサイトーシス　144
エンドトキシン試験法　451
ABC トランスポーター　246

オ

欧州医薬品庁　511
応力緩和　69
オーガー式　499

オキュサートシステム　198
押出し造粒法　488
オストワルド　72
オストワルド 型粘度計　72
オスモル濃度　346
オスモル濃度測定法　454
オーダードミクスチャー　484
オリゴペプチドトランスポー
　　ター 1　159
温度　109
ODT 療法　384
o/w 型　57

カ

回転円盤法　99
回転粘度計法　73,456
回転バスケット法　434
界面　36
界面エネルギー　36
界面活性剤　36,39,179
界面活性剤の作用　47,50
界面活性剤の作用と HLB　47
界面活性剤の分類　44
界面活性剤溶液　40
界面吸着　38
界面現象　36
界面自由エネルギー　36
界面張力　36
外用エアゾール剤　377
外用液剤　376
外用固形剤　375
外用散剤　375
カカオ脂　372
化学的安定性　108
化学ポテンシャル　30
可逆反応　118
拡散　99
核酸医薬　419
核酸医薬品　422
拡張版クリアランスコンセプ
　　ト　249
撹拌造粒法　486
撹拌造粒装置　487
苛酷試験　123,471
かさ密度　88,457
ガス圧水分計　490
加水ラノリン　383

ガス法　357
加速試験　123,471
カチオン性界面活性剤　46
カチリ　376
活性代謝物　224
滑沢剤　494
活量　29
活量係数　29
カードテンションメーター
　　75,389,469
加熱法　356
カプセル剤　317,499
　　製剤試験　319
　　製造方法　317
　　保存容器　319
ガム剤　197,328
可溶化　42
可溶化作用　51
ガラス転移温度　16
顆粒剤　319
　　製剤試験　321
　　製造方法　320
　　保存容器　321
カールフィッシャー法　490
過冷却液体　16
肝固有クリアランス　249
肝クリアランス　279
丸剤　392
肝細胞　242
乾式顆粒圧縮法　314
乾式コーティング　498,499
乾式造粒法　489
肝実質細胞　242
緩衝液　29
緩衝剤　352
関節腔内注射　199
完全静脈栄養法　344
乾燥エキス剤　391
含嗽剤　329
乾燥装置　491
乾燥特性曲線　491
乾燥法　489
肝胆系輸送　245
眼軟膏剤　360
　　調製　361
　　容器　362
乾熱法　356
肝の構造と機能　242
肝非実質細胞　243
管理　512
含量均一性試験　437

キ

気管支・肺に適用する製剤
　　364
擬0次反応　116
擬塑性流動　66
拮抗作用　298
希薄溶液　28,30
起泡作用　50
肝通過率　286
逆ミセル　42
キャッピング　495
吸湿性　90
吸収促進剤　190
吸収速度定数　266
吸収の速度論　149
吸収の調節　189
球状ミセル　40
吸水クリーム　382
求積計　67
急速静脈内投与　258
吸着等温線　84
吸着量　39
吸入エアゾール剤　366
吸入液剤　366
吸入剤　364
吸入粉末剤　364
競合阻害　143
凝固点降下　32
凝固点降下定数　32
共軸二重円筒形回転粘度計
　　73
凝集　59
凝集沈降　60
共沈物　177
共融混合物　17
協力作用　298
極性分子　19
キレート化合物　18
キレート形成　292
キレート錯体　18
金属性異物試験法　448
筋肉内注射　199,337
Cannon-Fenske 型粘度計
　　72

ク

空気　109
空隙率　88
クエット型二重円筒回転粘度

計　385
クエット型粘度計　73
クラフト点　42
グラフ法　352
クリアランスの概念　275
繰り返し投与　269
グリセロゼラチン　373
クリーミング　59
クリーム剤　380,384

ケ

経眼吸収　197
経口液剤　323
　　製剤試験　324
　　製造方法　323
　　保存容器　324
経口ゼリー剤　325
　　製剤試験　325
　　製造方法　325
　　保存容器　325
経口投与型放出制御製剤　403
経口投与する製剤　311
経口フィルム剤　326
　　製剤試験　326
　　製造方法　326
　　保存容器　326
経細胞輸送　149
経細胞輸送経路　138
傾斜式ボールタック試験法
　　441
経腟吸収　198
経粘膜投与型放出制御製剤
　　408
経肺吸収　194
経皮吸収　190
経鼻吸収　193
経皮治療システム　191,406
経皮投与型放出制御製剤
　　406,407
ケーキング　60
血液透析用剤　349
血液脳関門　214
血液脳関門透過速度　216
血液脳脊髄液関門　216
結晶構造　13
結晶多形　13,175
血漿タンパク結合　210
血漿タンパク結合性　206
血中濃度-時間曲線下面積
　　262
血中濃度推移　264,266

日本語索引

血中フェノバルビタール 253
血流速度 164
血流律速 278
血流量 205
ゲル剤 383,384
ゲル基剤 383
限外ろ過法 212
懸濁液 60
懸濁化剤 354
懸濁剤 59,323
懸濁性基剤 383
原薬 13
原薬等登録原簿 509
原薬の安定性試験 470
Kelvin の式 38

コ

高圧蒸気法 356
合一 59
光学顕微鏡法 79,460
硬カプセル剤 318,499
口腔吸収 196
口腔内崩壊錠 197,311
口腔内崩壊フィルム剤 326
口腔の構造 196
口腔用液剤 329
　製剤試験 329
　製造方法 329
　保存容器 329
口腔用錠剤 327
　製剤試験 328
　製造方法 328
　保存容器 328
口腔用スプレー剤 329
　製剤試験 330
　製造方法 330
　保存容器 330
口腔用半固形剤 330
　製剤試験 330
　製造方法 330
　保存容器 331
口腔用半固形剤の特徴 330
高周波法 357
高性能粒子除去用空気ろ過器 338
酵素誘導 229
抗体医薬 415
抗体薬物複合体 415
硬度試験法 468
降伏値 66
高分子化医薬 410

高分子化プロドラッグ 410
鉱油試験法 455
小型ミセル 40
コソルベンシー 97
固体医薬品 21
固体原薬 13
固体状態 95
固体分散体 16
コーティング被膜剤 498
固有クリアランス 277
固有クリアランス律速 278
固溶体 17
コールターカウンター法 80
コロイド分散系 54
コロイドミル 478
混合 480
混合機 484
混合度 482
混合特性曲線 482
混合粉砕 177,477
コンテナミキサー 483
コンパートメントモデル 257,291,298
コンプレス式 500
コーンプレート型粘度計 74
Kozeny-Carman 式 84

サ

サイコレオロジー 63
最終滅菌法 355
採取容量試験法 447
再審査 510
再評価 510
細胞間隙経路 138
細胞間隙輸送 149
細胞膜透過 133
細胞膜透過機構 135
細胞膜の構造 134
先駆け審査指定制度 510
坐剤 371
坐剤基剤 371
サスペンション 59
殺菌作用 52
散剤 321
　製剤試験 322
　製造方法 321
　保存容器 322
残差法による解析 267
三次元拡散律速界面減少型 120
酸素 109

シ

ジェットミル 478
篩過 479
時間制御型薬物放出 105
糸球体ろ過 235,240
糸球体ろ過速度 235
シグマ・マイナスプロット 264
シクロデキストリン 18
試験動物 452
示差走査熱量測定 22
示差走査熱量測定法 455
脂質二重層 134
湿式顆粒圧縮法 315
湿式造粒法 486
湿潤作用 50
湿製法 315
実存溶液 28
質量偏差試験 437
自動造粒・コーティングプロセス 502
ジノスタチンスチマラマー 410
重層貼付法 384
収着‐脱着等温線測定 461
自由沈降 60
充填 340
充填性 88
酒精剤 392
シュテルン層 55
受動拡散 136
シュルツ・ハーディの法則 56
準安定形 14
準粘性流動 65
消化管運動 164
消化管外吸収 186
消化管吸収 145,171,180
消化管吸収過程 169
消化管吸収過程 291
消化管通過時間 162
消化管内 pH 160
消化管の構造 146
消化管分泌 252
消化管分泌液 161
消化管 pH 変化 291
消化酵素 165
蒸気圧降下 30,31
錠剤 101,311
　製剤試験 316

製造方法　313
　保存容器　317
照射法　357
脂溶性薬物　135
静注用プロスタグランジン含有リピッドマイクロスフェア　200
小腸　146
上腸上皮細胞　149
小腸上皮細胞層　148
小腸粘膜　148
小腸壁　147
承認申請　509
消泡作用　50
静脈注射　199
静脈内注射　338
生薬関連製剤　391
生薬関連製剤各条　309
生薬浸出製剤　396
食塩当量法　351
食作用　145
シリコーン　379
シリンダー法　444
シロップ剤　324
　製剤試験　324
　製造方法　324
　保存容器　324
シロップ用剤　324
腎クリアランス　240
シングルユニット製剤　405
審査　509
浸剤・煎剤　393
親水クリーム　381
親水コロイド　55
親水性親油性バランス　47
親水性溶剤　339
親水ワセリン　382
腎臓の構造と機能　234
浸透圧　32,346
浸透圧測定　454
浸透圧ポンプ　105
浸透圧ポンプシステム　406
針入度計　75,385
GMP 適合性調査　509
Jander 式　120

ス

水系フィルムコーティング　497
水性溶剤　339
水素結合　20

水中油型　57
水中油型 o/w 型基剤　381
水分　110
水分活性測定法　461
水分吸収　182
水溶性基剤　372,380
水溶性薬物　135
スクリュー型押出し造粒機　487
スクリュー型混合器　483
スティッキング　496
ステロイド構造　386
ストークス径　80
スプレー剤　377
スプレッドメーター　75,389,469
スマンクス®　411
ずり応力　64
ずり速度　64

セ

成形　492
成形同時充填システム　342
製剤学　7
製剤各条　306
製剤均一性試験法　435
製剤工学　476
製剤試験法　430,468
製剤総則　303
製剤通則　303
製剤に関する試験法　471
製剤の安定性　108
製剤の安定性試験　470
製剤の品質管理　507
製剤プロセス
　自動化　501
　バリデーション　502
製剤包装通則　305
制酸力試験法　439
静止円盤法　99
精製ラノリン　382
製造業者　508
製造許可　509
製造査察の国際化　511
製造販売業者　508
静電相互作用　20
生物学的利用能　285
生物学的利用率　285
生物薬剤学　6,131
生理学的薬物速度論モデル　274

生理活性物質　180
赤外吸収スペクトル測定法　22
赤外線水分計　490
脊髄腔内注射　200,338
舌下錠　196,327
石ケン類　46
接合部　139
絶対的バイオアベイラビリティ　285
セフジニル　293
セミ直打法　314
セラトロダスト　15,23
0 次反応　115
0 次放出型コントロールドリリース製剤　403
線形 1-コンパートメントモデル　291,293,294,296,298
線形マルチコンパートメントモデル　272
洗浄作用　51
全身クリアランス　260
腺房の構造　219

ソ

層状ミセル　40
造粒法　484
造粒方法　485
阻害様式　143
束一性　30
束一的性質　30
促進拡散　135,142
速度勾配　64
即放性製剤　432
粗砕・破砕　476
組織クリアランス　276
組織細胞膜透過性　206
素錠　315
疎水コロイド　56
疎水性相互作用　21
塑性体　66
塑性粘度　66
塑性流動　66
ソノフォレシス　419
素反応　117
ゾル-ゲル変換　67
ソルベントドラッグ効果　139

タ

対応ろ過フィルター　340

胎児　216
代謝　165
代謝過程　294
代謝酵素　166
代謝性・非代謝性スタチン類
　　250
代謝阻害　229
体積相当径　80
大腸　149
大腸吸収　186
胎盤　217
胎盤の構造　217
ダイフリクション　496
ダイラタンシー　67
ダイラタント流動　66
多価アルコール型界面活性剤
　　47
多機能性エンベロープ型ナノ
　　構造体　419
多形転移　14
ターゲティング　409
打錠　492
打錠機　493
打錠障害　495
多層錠　316
タッピング装置　458
タップ密度　88,458
タップ密度測定法　457
たて型押出し造粒機　487
縦型拡散セル法　445
多要素モデル　71
単一円筒形回転粘度計　74
胆汁酸　170,245
胆汁中排泄　242
胆汁中への排出機構　246
単純塗布法　384
担体輸送　140,159
単糖類　180
単軟膏　380
タンパク結合　212
タンパク結合率　279,282
タンパク質　134
単発式打錠機　493
w/o 型　57

チ

逐次反応　119
蓄積率　271
チザニジン　296
腟錠　374
腟の構造　198

腟用坐剤　375
チトクロム P450　225
茶剤　393
チュアブル錠　312
注射　199
注射経路　199
注射剤　336
　　調製　338
注射剤の配合変化　348
注射剤用ガラス容器試験法
　　449
注射により投与する製剤　336
注射用水　339
中心静脈栄養法　344
中心静脈カテーテル処理法
　　345
注腸剤　374
稠度曲線　65
潮解　91
腸管内 pH　157
腸管免疫システム　145
長期保存試験　123,471
腸肝循環　251
腸内細菌　167
腸溶性製剤　432
直接粉末圧縮法　314
直打法　314
直腸吸収　186
直腸用半固形剤　374
チンキ剤　394
沈降速度相当径　80
沈降天秤法　81
沈降法　80
チンダル現象　54

テ

ディスク式　500
定速静脈内投与　264
定方向接線径　460
定方向面積等分径　460
デバイ・ヒュッケル理論　30
テープ剤　386
テモカプリラート　241
電解質　29
電解質濃度　345
電荷移動錯体　21
電荷移動相互作用　20
添加剤　124,331,349
点眼剤　358
　　製造工程　359
　　調製　359

容器　360
電気泳動　55
電気二重層　55
電子供与体　20
点耳剤　367
電子受容体　20
転相　58
点滴静脈内注射　338
転動造粒法　488
点鼻液剤　369
点鼻剤　368
点鼻粉末剤　368
貼付剤　386
D 値　343
TPN 製剤　347
TPN の投与量　345
TTS 製剤　406

ト

糖衣錠　315
投影面積円相当径　461
透過経路　138
凍結乾燥　342
凍結乾燥法　341
動植物油　379
透析に用いる製剤　349
透析用剤　349
等張化剤　350
等張容積法　352
動的光散乱法　81
動脈注射　199
投与量依存性　280
特殊酸-塩基触媒反応　111
トラスツズマブ　416
ドラム型乾燥器　492
トランスポーター　135
トリアゾラム　296
トローチ剤　327
曇点　43
トンネル型乾燥器　492
Traube 則　42

ナ

ナノスフェア化法　488
ナノテクノロジー　419
ナノ粒子設計　477
軟エキス剤　391
軟カプセル剤　318
軟膏剤　378,384,468
難溶性塩　125

日本語索引

ニ

2-コンパートメントモデル 272
二次性能動輸送 136,141
2次反応 116
日局一般試験法 430
日局製剤試験 373
日本薬局方 511
乳化剤 354
乳化作用 51
乳剤 57,323
乳剤性基剤 372
乳汁 219
乳房の構造 219
ニュートン液体 64
ニュートン流動 64
尿細管再吸収 238,240,297
尿細管分泌 236,240,296
尿中排泄 234
尿中排泄データ 263
尿中排泄の解析 262
尿 pH 239
Newton の法則 70

ヌ

ぬれ 90

ネ

熱重量測定法 455
熱重量分析 22
熱分析法 22,455
ネフロン 235
粘弾性 68
粘着プラスター 386
粘着力試験法 439
粘稠剤 354
粘度 66
粘度測定法 72,455
粘膜表面 pH 157

ノ

脳 214
濃度 26
濃度依存性 282
能動輸送 135
Noyes-Whitney 式 98

ハ

パイエル板 145
バイオアベイラビリティ 285
バイオレオロジー 63
配向効果 19
排出トランスポーター 248
排泄過程 296
排泄経路 233
培地 453
肺の構造 194
バインディンク 496
白色軟膏 379
箱型乾燥器 492
破砕型造粒整粒装置 489
破砕造粒法 489
バッカル錠 196,328
発熱性物質試験法 452
パップ剤 387
発泡顆粒剤 319
発泡錠 313
ハードファット 372
パドルオーバーディスク法 443
バドル法 434
鼻に適用する製剤 368
パラフィン 379
バリデーション 513
半直接粉末圧縮法 314
判定基準 438
反応速度 114
ハンマーミル 478

ヒ

非イオン性界面活性剤 46
非攪拌水層 155
皮下注射 199,337
皮下注射徐放剤リュープリン注 200
皮下注入型放出制御製剤 409
光 110
非競合阻害 143
微絨毛 148,149
非晶質 15,175
非晶質固体 15
微小 pH 環境 154,155
非水性溶剤 339
ヒステリシスループ 67
微生物学的安定性 109
非線形性 143

非線形モデル 280

ピタバスタチン 295
ビタミン 181
非電解質 29
ヒト消化管部位 162
ヒドロゲル処方 383
皮内注射 199,337
非ニュートン流体 65
非ニュートン流動 65
鼻粘膜の構造 193
比表面積測定法 82,459
比表面積平均径 82
皮膚吸収 190
皮膚の構造 190
微粉砕・摩砕 476
標的特異的遺伝子改変 421
氷点降下度法 350
氷点法 350
表面張力 37
微粒化・微粉化 476
微粒子性キャリア 413
ピール粘着力試験法 439
ビンガム体 66
ビンガム流動 66
品質管理体制 508
品質管理と保証 512
品質の国際調和 511
品質リスクマネジメント 512
Hixson-Crowell 式 99
P-糖タンパク質 141,159
P450 サイクル 227
pH-rate プロファイル 112
pH 環境 155
pH 分配仮説 151

フ

ファンデルワールス力 19
フィルムコーティング 497,498
フィルムコーティング錠 316
フェノール・亜鉛華リニメント 376
フェレー径 460
負荷投与 265,271
不競合阻害 143
複合体 17
複合体形成 125
腹腔内注射 199
複合反応 117
腹膜透析用剤 349
賦形剤 355

日本語索引

付着剤　197
付着錠　328
沸点上昇　31
沸点上昇定数　31
物理的安定性　108
物理薬剤学　5
部分分離効率曲線　481
不溶性異物検査法　445,448
不溶性微粒子試験法　446,448
ブラウン運動　54
プラスチック製医薬品容器試
　験法　450
プラスチベース　379
ブラッグの法則　21
フリップ・フロップ　268
ふるい分け法　80,461
ブルックフィールド型粘度計
　74
プレス式　500
プレフィルドシリンジ　342
プロセス解析工学　501
フロック　60
プロドラッグ　124,398,400
プロパンテリン　292
プローブタック試験法　442
分解　165
分級　479
分級成績の評価　480
分極率　19
粉砕　476
粉砕機　477
分散系　54
分散効果　19
分散作用　50
分散錠　313
分散相　54
分散媒　54
分子標的薬　414
半分体　79
粉体　79
粉体-液体-気体系の充填様式
　486
分布過程　293
分布容積　208
粉末　341
粉末 X 線回折測定法　21,456
粉末充填法　341
噴霧乾燥器　492
噴霧乾燥造粒装置　487
噴霧乾燥造粒法　488
V 型混合器　483
Voigt モデル　70

ヘ

ヘイウッド径　461
平均滞留時間　283
平均粒子径　82,85
平衡透析法　212
米国食品医薬品局　511
併発反応　118
ペグインターフェロン　410
ベシクル　42
ペネトロメーター　75,385,469
ペプチド　182
BET 型　83
PEG 修飾　412

ホ

崩壊　101
崩壊試験装置　431
崩壊試験法　430
芳香水剤　395
放射線法　357
放出試験法　442
放出制御　102
放出制御型皮膚吸収製剤　193
放出制御システム　399
棒状ミセル　40
包接化　124
包接化合物　18,178
飽和溶液　95
保証　512
保存剤　354
ホフマイスター順列　55
ポリエチレングリコール
　372,380
ポリエチレングリコール型界
　面活性剤　47
ボリュメーター　457
ボールミル　478
ホルムアルデヒド　357
ポンプスプレー剤　377

マ

マイクロカプセル化法　488
マイクロニードル　419
膜タンパク質　134
膜中の濃度勾配　137
膜透過型システム　403
膜透過係数　103,137
膜動輸送　144

マクロゴール　372,380
マクロゴール軟膏　380
摩損度試験器　468
マーチン径　460
末梢静脈栄養法　344
マトリックス型システム　403
マトリックス型徐放性製剤
　103
マルチプルユニット製剤　404
Maxwell モデル　69

ミ

水収着測定用装置　462
ミセル　40
ミセル形成　40
ミセル構造模型　40
密封　340
密封療法　384
耳に投与する製剤　367
Michaelis-Menten 式
　142,280

ム

無菌試験法　453
無菌製剤　349
無菌操作法　355,358
ムチン　170
無痛化剤　355

メ

メイラード反応　348
滅菌　342,355
滅菌法　355
メトクロプラミド　292
メトホルミン　297
目に投与する製剤　358
眼の構造　197
メロキシカム　252
メンブレンフィルター法　454

モ

毛細管粘度計法　72,456
毛細血管　214
毛細血管透過性　205
毛細リンパ管　214
モデル非依存的方法　283
モノカルボン酸トランスポー
　ター　158

日本語索引

モノトロピー 14
モーメント解析法 257
モンサント硬度計 468

ヤ

薬剤学 3
薬物吸収障壁 159
薬物相互作用 291
薬物送達システム 336,398
薬物速度論 6,257,291
薬物代謝 224
薬物代謝酵素 230
薬物代謝酵素活性の変動 228
薬物代謝反応 225
薬物担体 124
薬物動態 224
薬物動態学的相互作用 291
薬物の吸収 133
薬物の消化管吸収 140,145
薬物の消化管吸収機構 149
薬物の消化管吸収経路 150
薬物の脂溶性 151
薬物の上皮細胞透過過程 150
薬物の組織分布 205
薬物の代謝 224
薬物の排泄 233
薬物の分布 204
薬物の膜透過理論 152
薬物放出システム 404
薬物放出パターン 404
薬物溶出 95
薬物溶出性 101
薬理遺伝学 230
薬力学的相互作用 298

ユ

有核錠 316
有機アニオン輸送系 238
有機カチオントランスポーター 245
有機カチオン輸送系 237
誘起効果 19
誘起（瞬間）双極子間引力 19
有機溶媒系フィルムコーティング 497
誘電率 111
輸液剤 343
輸液用ゴム栓試験法 451
油脂性基剤 372,378

油水分配係数 151
油性溶剤 339
輸送 133
輸送担体 135
輸送担体／トランスポーター 158
油中水型 57
油中水型 w/o 型基剤 381

ヨ

溶液 26
溶解 339
溶解型マイクロニードル 419
溶解過程 99
溶解錠 313
溶解性 27
溶解速度 98
溶解速度式 98
溶解度 95
溶解補助剤 354
溶剤 339
溶出試験法 433
容積価法 352
陽電子断層撮像法 251
溶媒 27
溶媒牽引効果 139
溶媒和物 14
溶媒和物 176
要求 HLB 50

ラ

ラウール 27
ラウールの法則 27
落球粘度計法 75
ラノリンアルコール 382
ラミネーション 496
Lineweaver-Burk プロット 142,280

リ

リアルタイムリリース 512
離液順列 55
リオゲル処方 384
リザーバー型徐放性製剤 102
リザーバー型製剤 102
理想溶液 27
律速過程 278
リニメント剤 376
リピッドマイクロスフェア

413
リピッドルート 138
リポソーム 42,413
リボン型混合器 483
リモナーデ剤 323
流エキス剤 395
粒子径 79,174
粒子形状 85
粒子密度 85
粒子密度測定法 459
流動曲線 65
流動性 87
流動層乾燥器 492
流動層造粒装置 487
流動層造粒法 486
粒度測定法 79,80,460
粒度の試験法 439
粒度分布 85,86
リュープリン® 409
両逆数プロット 143
両親媒性物質 44
両性界面活性剤 46
臨界相対湿度 91
臨界ミセル濃度 40,41
リンパ管 147
リンパ吸収 168
リンパ管系 214

レ

レオロジー 63
レオロジー的性質 72
レーザー回折法 81

ロ

ロウ類 380
ろ過 340
ろ過法 355,358
ローション剤 376
ロータリー打錠機 493
ロートエキス・タンニン坐剤 373
ローラーコンパクター 489
ローラーミル 478
ローリングボールタック試験法 442

ワ

ワセリン 378

外 国 語 索 引

A

absorption rate constant　266
acidic microclimate　155
activity　29
adeno associate virus　421
adhesive plaster　386
adsorption amount　39
aerosols for cutaneous
　application　377
amorphous　15
amphipathic compound　44
anionic surfactant　44
antedrug　399
antibody-drug conjugate
　415
antiforming　50
apparent viscosity　66
area under the blood
　concentration curve　262
aromatic waters　395
assurance　512

B

binding　496
Bingham body　66
Bingham (plastic) flow　66
biopharmaceutics　6
biorheology　63
breast cancer resistant
　protein　141
Brownian motion　54
buccal tablets　328
buffer solution　29
bulkdensity　88

C

caking　60
capillary viscometer method
　72
capping　495
capsules　317
catapiasms　387
cationic surfactant　46
charge-transfer complex　21

chemical potential　30
chewable tablets　312
cloud point　43
cmc　40
coalescence　59
colligative property　30
competitive inhibition　143
complex　17
complex reaction　117
compression　492
consecutive reaction　119
consistency curve　65
control　512
cosolvency　97
creaming　59
creams　380
critical micelle concentration
　(cmc)　40,41
critical relative humidity
　(CRH)　91
crushing　476
cryoscopic constant　32
curd tension meter　75,469
CYP3A7　230

D

DDS　336,398
Debye-H ckel　30
deliquescence　91
desmosome　139
detergency　51
die friction　496
differential scanning
　calorimetry (DSC)　22,455
dilatancy　67
dilatant flow　67
dilute solution　28
dipole-dipole force　19
disintegration　101
dispersed phase　54
dispersible tablets　313
dispersion　50
dispersion medium　54
dispersion model　277
drip intravenous injection
　338
drug delivery system

336,398
drug substance　13
dry extracts　391
dry powder inhalers　364
dynamic light scattering
　(DLS)　81

E

ear preparations　367
ebullioscopic constant　31
effervescent granules　319
effervescent tablets　313
Elder's hypothesis　91
electrical double layer　55
electrolyte　29
electron acceptor　20
electron donor　20
electrophoresis　55
electrostatic interaction　20
elixirs　323
EMA　511
emulsification　51
emulsions　57,323
endocytosis　144
enemas for rectal application
　374
enterohepatic circulation
　251
European Medicines Agency
　511
eutectic mixture　17
exocytosis　144
extracts　391

F

FDA　511
film-coated tablets　316
films for oral administration
　326
fine grinding　476
floc　60
flow curve　65
fluidextracts　395
forming　50
freezing point method　350

G

GCP 509
gel patches 387
gels 383
glass transition temperature 16
glomerular filtration rate 235
GLP 509
Good Clinical Practice 509
Good Laboratory Practice 509
Good Post-Marketing Study Practice 510
Good Vigilance Practice 510
GPSP 510
granulation 484
granules 319
graphical method 352
grinding 476
GVP 510

H

HEPA filter 338
hepatocytes 242
high efficiency particulate air filter unit 338
HLB 47
Hofmeister series 55
hydrogen bonds 20
hydrophile-lipophile balance 47
hysteresis loop 67

I

i.d. 337
i.m. 337
i.v. 338
ICH 511
ideal plastic body 66
ideal solution 27
induced dipole-induced dipole force 19
induction effect 19
infusions and decoctions 393
inhalation liquids and solutions 366
inhalations 364
interface 36

interfacial free energy 36
intermediate junction 139
International Conference on Harmonisation of Technical Requirement for Registration 507
intradermal injection 337
intramuscular injection 337
intrathecal (intraspinal) injection 338
intraveneous hyperalimentation 344
intravenous bolus injection 258
intravenous injection 338

J

jellies for oral administration 325

K

Krafft point 42

L

lamination 496
lemonades 323
liniments 376
lipid microsphere 413
lipid route 138
liposome 42, 413
liquids and solutions for oral administration 323
liquids and solutions for cutaneous application 376
liquids and solutions for oro-mucosal application 329
lotions 376
lyophilization 341
lyotropic series 55

M

MDR1 141
mean residence time 283
medicated chewing gums 328
membrane permeability coefficient 103
MEND 420

metered-dose inhalers 366
micelle 40
microclimate pH 155
milling 476
mixing 480
mobility 66
monocarboxylate transporter 158
MRP 141
MRT 283
mucoadhesive tablets 328
multidrug resistance 1 141
multidrug resistance associated protein 141
multifunctional enverope-type nano device 419
multiple-layered tablets 316

N

nasal dry powder inhalers 368
nasal liquids and solutions 369
nasal preparations 368
nephron 235
Newtonian flow 64
Newtonian liquid 64
Nicolson 134
noncompetitive inhibition 143
nonelectrolyte 29
nonionic surfactant 46
nonlinearlity 143
non-Newtonian flow 65
non-Newtonian fluid 65
non-parenchymal cells 243

O

occlusive dressing therapy 384
oil in water 57
ointments 378
orally disintegrating films 326
orally disintegrating tablets 311
orientation effect 19
orodispersible tablets 311
osmotic pressure 32
osmotic pump 105

外国語索引

Ostwald-Freundlich 38

P

paracellular route 138
parallel reaction 118
parallel tube model 277
parenchymal cells 242
pasteurization 52
PAT 512
patches 386
penetrometer 75,469
peptide transporter 1 159
permanent dipole 19
permeability coefficient 137
PET 251
P-glycoprotein 141,159
P-gp 141
pH 111
phagocytosis 145
Pharmaceuticals and Medical
    Devices Agency 511
Pharmaceuticals for Human
    Use 507
pharmaceutical technology 7
pharmaceutics 3
pharmacokinetics 6,257
physical pharmacy 5
PIC/S 511
pills 392
pinocytosis 144
planimeter 67
plasters 386
plastic flow 66
plastic viscosity 66
PMDA 511
polarizability 19
polar molecule 19
polymeric drug 410
polymeric prodrug 410
polymorphs 13
porosity 88
positron emission
    tomography 251
powders 321
powders for cutaneous
    application 375
preparation related to crude
    drugs 391
preparations for oral
    administration 311
preparations for syrups 324

Process Analytical
    Technology 501
prodrug 398
pseudoplastic flow 66
psychorheology 63
pulverizing 476
pump sprays for cutaneous
    application 377

Q

QbD 512
Quality by Design 513
quality risk management 512
quasi viscous flow 66

R

Raoult's law 27
rate of shear 64
real solution 28
required HLB 50
reverse micelle 42
reversible reaction 118
rheology 63
RHLB 50

S

s.c. 337
salt 15
salting out 55
saturated solution 95
Schulze-Hardy rule 56
semi-solid preparations for
    oro-mucosal application
    330
semi-solid preparations for
    rectal application 374
shearing stress 64
sieving 479
simple reaction 117
Singer 134
size classification 479
sodium chloride equivalent
    method 351
sol-gel transformation 67
solid dosage forms for
    cutaneous application 375
solid solution 17
solubility 95
solubilization 42,51

soluble tablets 313
solution 26
solvate 14
solvent drag effect 139
spirits 392
sprays for cutaneous
    application 377
sprays for oro-mucosal
    application 329
spread meter 75,469
Stern layer 55
sticking 496
stress relaxation 69
subcutaneous injection 337
sublingual tablets 327
sugar-coated tablets 315
super cooled liquid 16
suppositories for rectal
    applicaton 371
suppositories for vaginal use
    375
surface active agent 39
surface tension 37
surfactant 39
suspensions 59,323
syrups 324

T

tablets 311
tablets for oro-mucosal
    application 327
tablets for vaginal use 374
tabletting 492
tablet-within-tablets 316
tapes 386
teabags 393
thermogravimetric analysis
    455
thermogravimetry（TG）
    22,455
thixotropy 67
tight junction 139
tinctures 394
total body clearance 260
transcellular route 138
transdermal delivery system
    191
transdermal therapeutic
    system 191,406
transport 133
transporter 135

troches/logenzes 327
Tyndall phenomenon 54

U

uncoated tablets 315
uncompetitive inhibition 143
US Food and Drug
 Administration 511

V

van der Waals 19

vapor‑pressure depression
 30
velocity gradient 64
vesicle 42
viscoelasticity 68
viscous extracts 391
volume value method 352

W

water in oil 57
well‑stirred model 277
wetting 50

Y

yield value 66

Z

zwitterionic surfactant or
 ampholytic surfactant 46